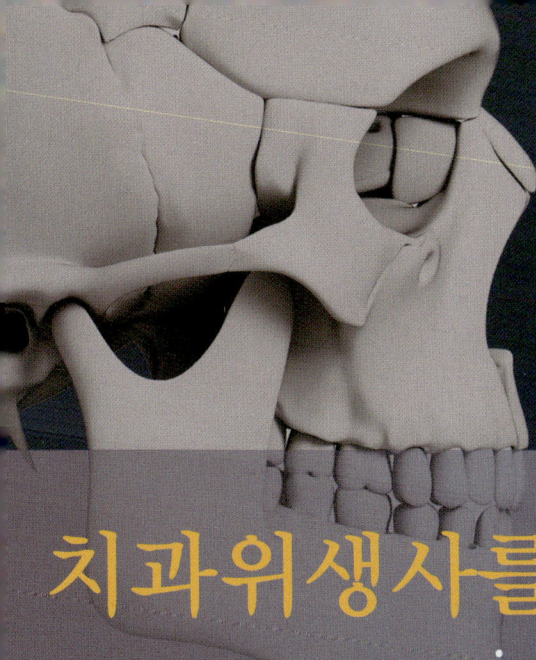

제 4 판

Oral & Maxillofacial Surgery

치과위생사를 위한

구강악안면외과학

감수 차인호

편저 임순연 · 강현주 · 구자영 · 김다혜 · 김재은 · 김한나 · 박보람 · 윤미혜
이금선 · 정경이 · 정나래 · 정명희 · 정임희 · 최규영 · 최진선

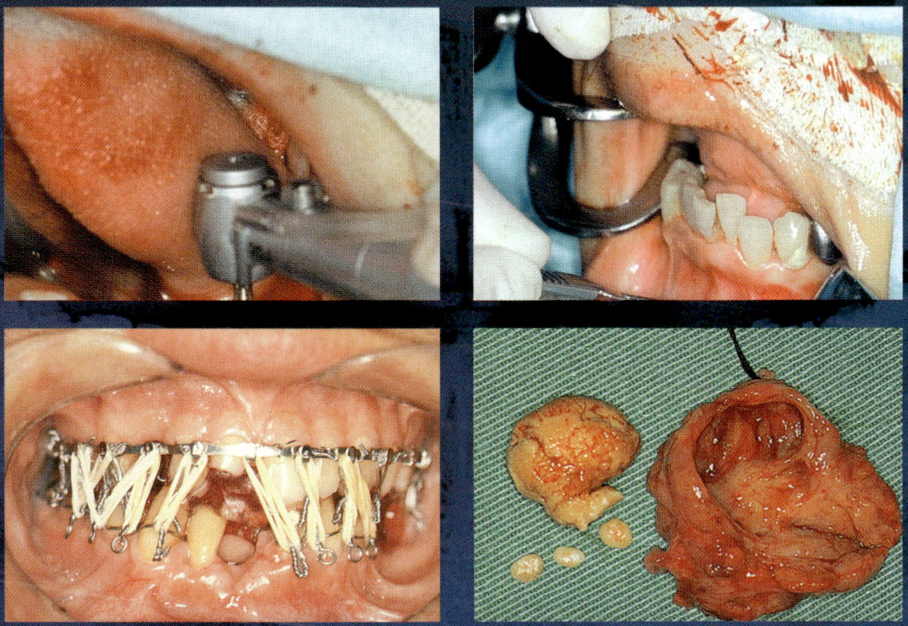

의학교육

Preface

구강악안면외과학(oral and maxillofacial surgery)은 구강과 악안면부위에 발생하는 감염, 손상, 기형 및 종양 등의 질병을 올바르게 진단하고 외과적 시술과 보조적 치료를 통해 심미적 복원 및 기능적 회복을 추구하는 학문이라고 할 수 있다.

다른 치과 영역의 치료도 마찬가지이겠지만, 특히 구강악안면외과 진료는 엄격한 멸균과 소독, 진찰과 진단, 수술과정 등을 잘 알고 있어야 수술이나 술후 경과에 문제가 발생하지 않고 잘 치료될 수 있는 분야이다. 따라서 치과의사, 치과위생사를 비롯하여 치과의료종사자들은 전문직이고도 깊이 있는 지식을 충분히 갖추어 이에 대비할 수 있어야 한다.

이 책은 크게 3편으로 구성되어 있다. 1편에서는 구강악안면외과학의 개요를 설명하였고, 2편에서는 진찰과 진단, 소독과 멸균, 감염관리, 수술기구, 치과마취, 응급처치 등 진료의 실제적인 흐름을 설명하였으며, 3편에서는 구강악안면 영역에서 발생하는 외상, 감염성 질환, 악관절질환, 신경질환 등의 질환과 그 구체적인 치료방법을 설명하였다.

이 책은 가능한 많은 임상 증례 사진과 그림을 활용하여 어려운 내용을 쉽게 이해할 수 있도록 하였으며, 각 장의 첫 부분에 핵심용어를 실어 단원의 중요한 내용을 쉽게 파악할 수 있도록 하였고 마지막 부분에 핵심포인트를 실어 중요한 내용을 정리할 수 있게 하였다.

이 책을 통해서 학생들의 구강악안면외과 영역에 대한 이해도가 더욱 높아져 실제 임상 현장의 업무수행에서도 큰 도움이 될 수 있기를 간절히 빈다.

마지막으로 이 책이 출간될 수 있도록 많은 도움을 주신 도서출판 의학교육 대표님과 편집부 직원들에게 감사의 마음을 전한다.

저자 일동

Contents

Part 01 구강악안면외과의 개요

Part 02 구강악안면외과 진료의 실제

Chapter 02 치과 임플란트 155

Chapter 03 구강악안면 영역의 외상 175

Chapter 10 구강악안면 영역의 신경질환 329

Chapter 11 구강악안면 영역의 선천적 이상과 변형 341

Index 찾아보기 365

Part

01

구강악안면외과의 개요

Chapter 01

구강악안면외과와 치과위생사

핵심용어 ▶▶ 구강악안면외과학, 치과위생사의 역할, 사전동의, 교차감염, 표준주의지침

학습목표

1 구강악안면외과의 개요

1. 구강악안면외과학을 정의할 수 있다.
2. 구강악안면외과 영역의 주요 질환을 열거할 수 있다.
3. 구강악안면외과 영역의 주요 질환에 대한 치료원칙을 설명할 수 있다.

2 구강악안면외과에서 치과위생사의 역할

1. 구강악안면외과 환자의 문진항목을 설명할 수 있다.
2. 수술 환자의 검사항목을 설명할 수 있다.
3. 수술 중 환자 관찰사항을 점검할 수 있다.
4. 수술 후 환자를 관리할 수 있다.

1 구강악안면외과의 개요

1. 구강악안면외과학의 정의

구강악안면외과학(oral and maxillofacial surgery)은 구강과 악안면 부위에 발생하는 감염, 손상, 기형 및 종양 등의 질병을 진단하고 외과적 수술과 보조적 치료를 통해 심미적, 기능적 회복을 추구하는 치과임상 분야이면서 외과의 여러 분야 중 하나로 치의학과 의학이 만나는 융합 학문이다.

2. 구강악안면외과학의 역사

구강악안면외과학의 역사는 기원전 이집트나 그리스 시대까지 거슬러 올라가며, 그 시대의 발치나 치은농양 등의 치료 기록이 남아 있다. 우리나라에서는 1885년 제중원에서 선교사 앨런(HN Allen)이 구내염, 발치 등의 치과 치료를 처음 실시하였으며, 1915년에 치과의사인 쉐프리(WJ Scheifley)가 세브란스연합의학교에서 치과학교실을 개설하여 치의학 교육을 시작하였고, 1921년에는 부츠(JL Boots)가 세브란스병원에서 전문적인 구강외과 환자 진료를 하였다. 그 후 1922년 우리나라 최초의 치과학교인 경성치과의학교가 설립되고 많은 일본인과 한국인이 구강외과 진료를 하였다.

1959년에는 대한구강외과학회가 창립되었고 1962년에는 대한악안면성형외과학회가 창립되어 오늘날 구강악안면외과학의 발전에 많은 공헌을 하였다.

3. 구강악안면 영역의 주요 질환 및 치료영역

구강악안면외과에서는 구강악안면부(그림 1-1-1)의 경조직(치아 및 악골골절) 및 연조직 외상, 감염으로 인한 화농성 질환, 낭종 및 종양, 악관절질환, 타액선 질환, 신경질환, 악안면부 기형이나 변형(구순구개열) 등 다양한 구강악안면부 질환들을 다루며, 발치, 보철치료를 위한 외과적 처치, 배농술을 포함한 소수술, 치과임플란트 식립, 악안면 재거술 및 전신마취를 동반한 외과적 수술 등의 치료를 제공한다.

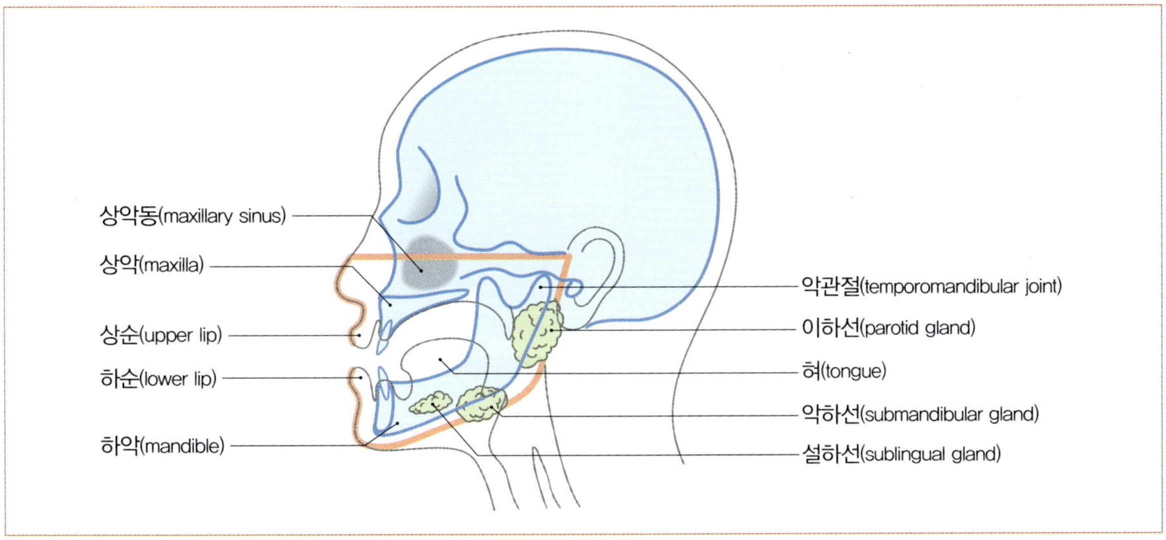

그림 1-1-1 **구강악안면 영역**

(1) 발치술

발치술은 일상의 치과임상에서 가장 많이 시행되는 수술 중 하나이다. 기본적으로 발치는 치료의 최후 수단이기 때문에 적응증인지 금기증인지 신중하게 파악해야 한다. 또 단순발치(그림 1-1-2)인지 외과적 발치인지에 따라 기구를 바르게 준비해야 하며 환자에게는 발치 전후의 주의사항을 이해하기 쉽게 잘 전달해야 한다.

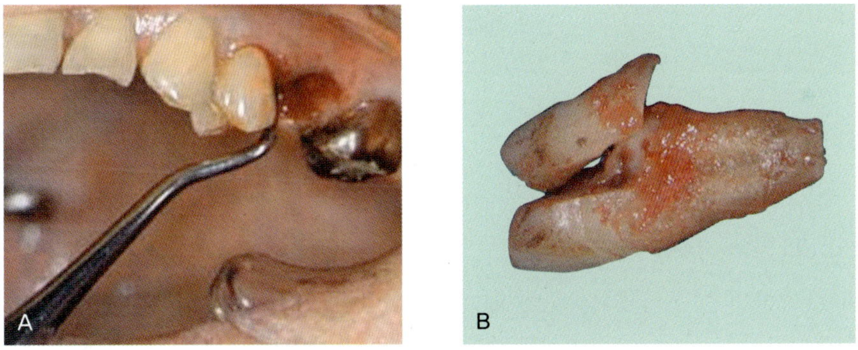

그림 1-1-2 **상악 좌측 제2소구치의 단순 발치**

(2) 치과 임플란트 식립

임플란트(implant)는 상실된 치아를 대체 수복하는 방법으로 티타늄으로 만들어진 인공치근을 치조골 또는 악골 내에 식립하여 자연치아와 같은 기능을 하게 하는 것이다(그림 1-1-3).

임플란트 치료는 자연치아와 같은 높은 저작력을 회복할 수 있는 등 많은 장점을 가지고 있으나 치료기간이 길고 치료방법이 복잡하며 비용이 많이 드는 단점이 있다.

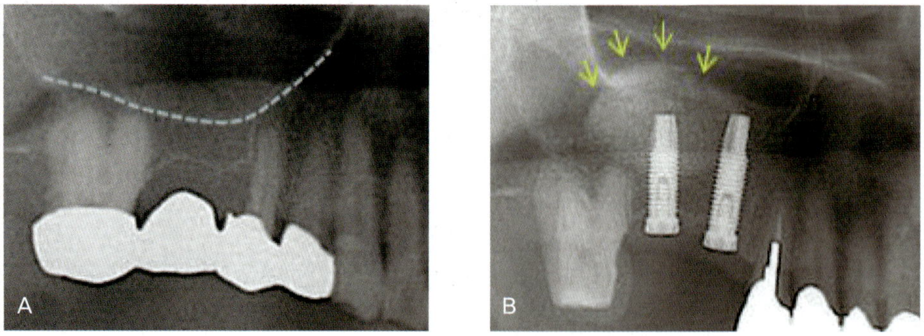

그림 1-1-3 상악 구치부의 임플란트

(3) 보철치료를 위한 외과적 치료 및 소수술

치과 보철물이나 의치 등을 장착할 때 치조부나 치조골 등의 형태수정이 필요한 경우 등에 실시하는 수술로 치조골성형술, 골융기제거술(그림 1-1-4), 구강전정성형술, 연조직성형술 등이 있다.

수술의 과정을 잘 이해하고 필요한 기구를 바르게 준비하며, 환자에게는 수술 후 주의사항을 잘 전달한다.

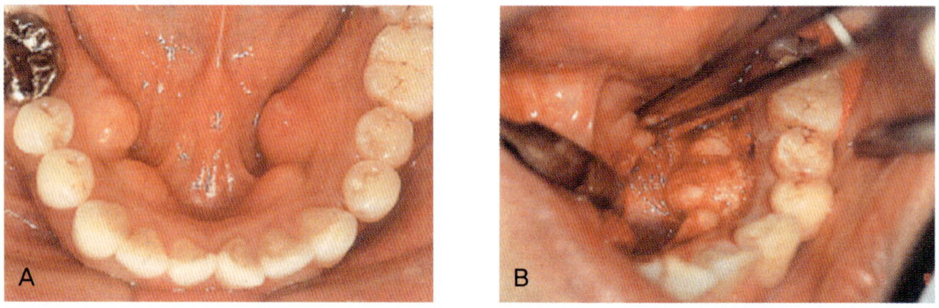

그림 1-1-4 하악골융기제거술

(4) 구강악안면 영역의 외상 치료

악골골절은 구강악안면 영역의 외상 중에서 가장 많이 발생하는 외상으로, 교통사고, 낙상사고, 구타 등에 의해 발생한다. 발생부위는 하악골이 가장 많고 이어서 상악골, 관골 등이다(그림 1-1-5).

외상의 종류는 크게 경조직 외상과 연조직 외상으로 나뉜다.

골절에 대한 치료는 정복과 고정, 감염예방이 가장 기본이 되며, 정복과 고정은 비관혈적인 방법과 관혈적인 방법이 있다.

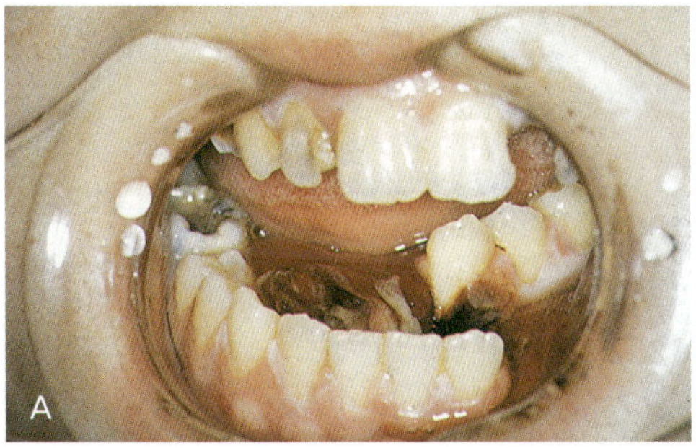

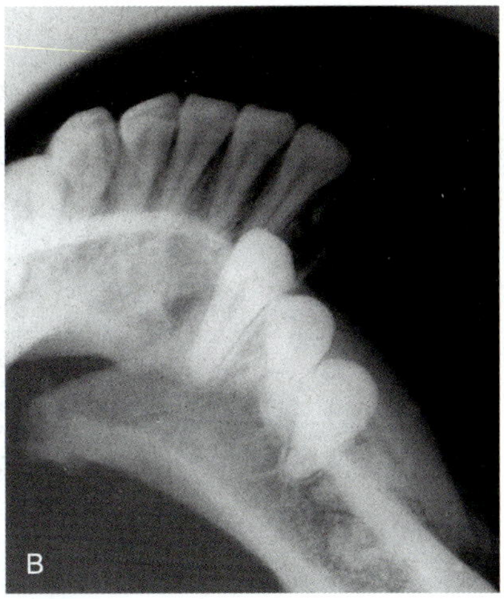

그림 1-1-5 하악골 골절

(5) 구강악안면 영역의 화농성 감염 치료

구강악안면 영역의 화농성 염증은 대개 치아에서 기원된 치성감염이 많으며, 치아 및 그 주위조직에 발생된 감염병소가 주변 연조직 및 경조직으로 퍼져나가는 특성을 지닌다. 악골 및 주위조직으로 퍼진 감염은 국소의 상태나 환자의 면역력에 따라 국소부위에 국한되어 나타나는 경증부터 주변부로 확대되는 중증 또는 봉와직염까지 파급될 수 있으며, 심하면 치명적인 합병증이 동반될 수 있다. 절개 및 배농, 항생제 투여 및 영양관리 등을 치료원칙으로 한다(그림 1-1-6, 7).

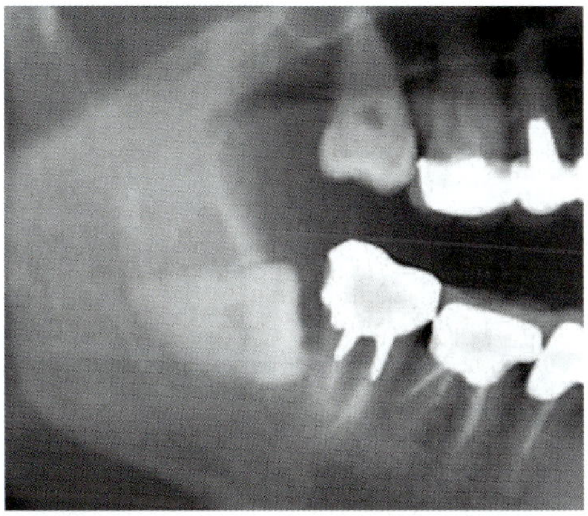

그림 1-1-6 수평 매복 지치의 방사선사진

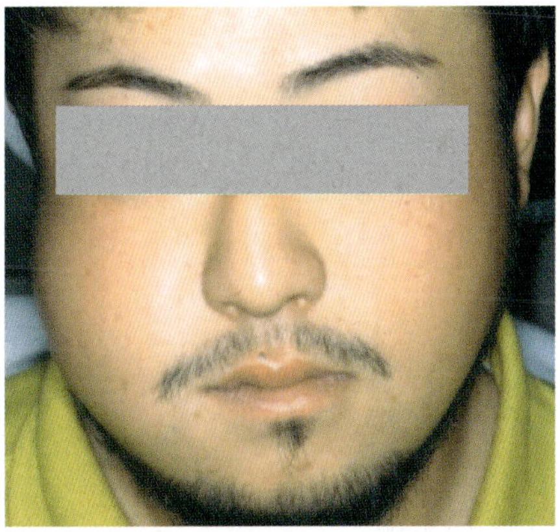

그림 1-1-7 지치주위염에 의한 오른쪽 하악부와 협부의 종창

(6) 구강악안면 영역의 낭종 치료

구강을 포함한 두경부 및 악안면 영역은 낭종의 호발부위이며 발생기전에 따라 발육성 낭종과 염증성 낭종으로 분류되며, 발생조직의 유래에 따라 치성 낭종과 비치성 낭종으로 분류된다.

낭종의 치료에는 적출술(그림 1-1-8)과 조대술이 있으며, 낭종의 위치나 크기에 따라 수술법이 결정된다.

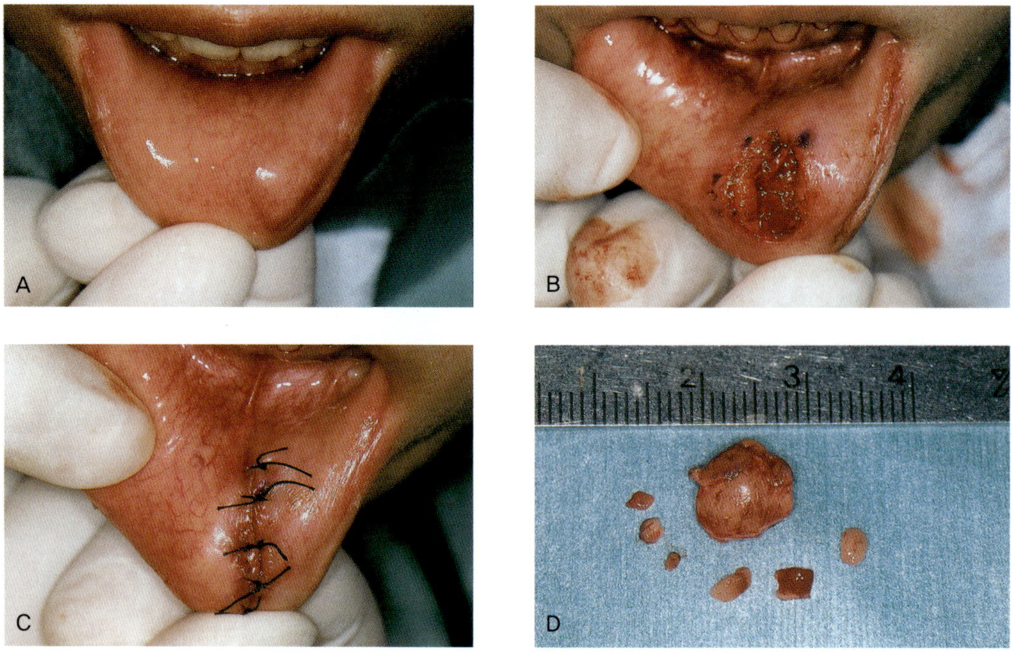

그림 1-1-8 낭종적출술의 실제

(7) 구강악안면 영역의 종양 치료

구강악안면 영역의 종양은 구강점막이나 타액선상피 등과 같은 상피조직에서 발생하는 상피성 종양, 상피 이외의 조직에서 발생하는 비상피성 종양으로 크게 분류되며, 또 치아를 형성하는 조직에서 유래하는 치성 종양(그림 1-1-9)과 그 외의 조직에서 유래하는 비치성 종양으로 분류된다. 또 각 종양은 양성과 악성으로 분류된다.

치료는 양성인 경우 대부분 종양 적출술을 시행하며 악성인 경우는 외과적 수술, 방사선요법, 화학요법, 면역요법 등이 시행되는데 종양의 진행도에 따라 단독 또는 2가지 이상의 요법을 조합한 치료법을 시행한다.

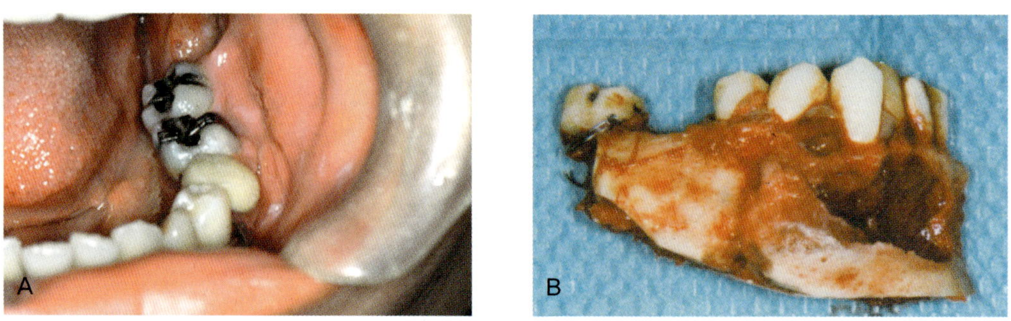

그림 1-1-9 법랑모세포종

(8) 악관절질환

악관절질환은 악관절이나 저작근의 통증, 관절잡음, 개구장애 또는 턱운동이상을 주요 증상으로 하는 포괄적인 진단명인데 치료 시에는 각각의 질환별로 나누어 치료해야 한다.

발병원인은 하악이나 악관절의 외상, 정신적 스트레스, 구강악습관, 부정교합 등이 복합적으로 작용한다. 치료법은 자가요법, 물리치료, 약물투여, 교합장치 등의 보존적 치료와 교합조정, 그리고 외과적 치료가 있다.

(9) 타액선질환

타액선질환에는 세균이나 바이러스에 의해 발생하는 염증성 타액선질환, 타액의 흐름이 폐쇄되어 발생하는 폐쇄성 타액선질환, 타석증, 타액선종양 등이 있다.

치료법에는 항생제 투여, 외과직 적출, 대증요법 등이 있다(그림 1-1-10).

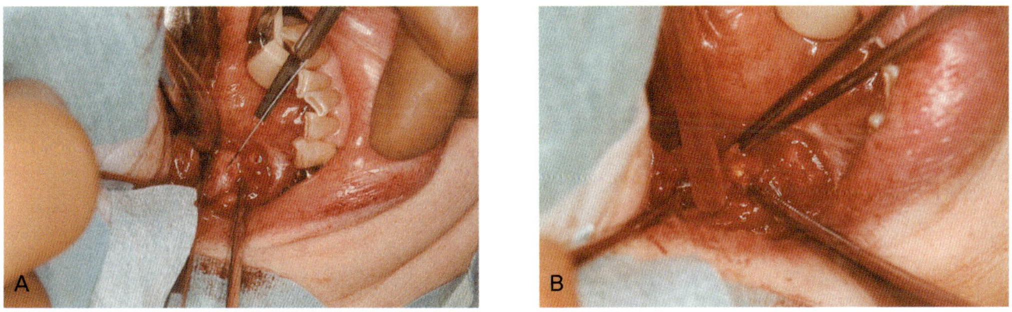

그림 1-1-10 **악하선 절개 및 적출**

(10) 악안면 영역의 신경성 질환 치료

구강악안면 영역은 음식의 저작과 연하, 발음 등 다양한 생리기능을 수행하는 기관으로, 뇌신경의 지배를 받는다. 구강악안면 영역의 감각과 운동은 삼차신경, 안면신경이 지배하고, 연하나 발음 등은 설인신경, 미주신경, 부신경, 설하신경 등이 지배하는데 이러한 신경에 문제가 발생하면 통증이나 마비가 발생한다(그림 1-1-11). 대표적 질환으로는 삼차신경통(trigeminal neuralgia), 안면신경마비(Bell's palsy)가 있으며, 치료법에는 신경차단요법, 미세혈관감압술, 국소마취제를 이용한 약물요법, 신경절차단술, 신경관개방술, 신경이식술 등이 시행된다.

(11) 구강악안면 영역의 기형 및 변형 치료

구강악안면 기형 및 변형의 치료에서는 관련된 기능적 · 심미적 장애를 회복하는 치료를 제공한다. 구순 · 구개열은 출생 직후부터 성인에 이르기까지의 발달단계에 따라 해결해야 할 의학적, 치과적 문제를 가지고 있으므로 치료계획을 잘 세워 구강악안면외과, 교정과, 언어치료사 등의 전문가와 함께 팀의료를 실시해야 한다(그림 1-1-12). 악안면 기형의 치료도 개인별 신체 발육 및 생리적 연령을 평가하여 적절한 시기에 실시하도록 한다.

구강영역에서 형태이상과 기능장애가 있는 경우, 형태수정 수술을 시행하면 심미 복원 및 기능 개선이 가능하다.

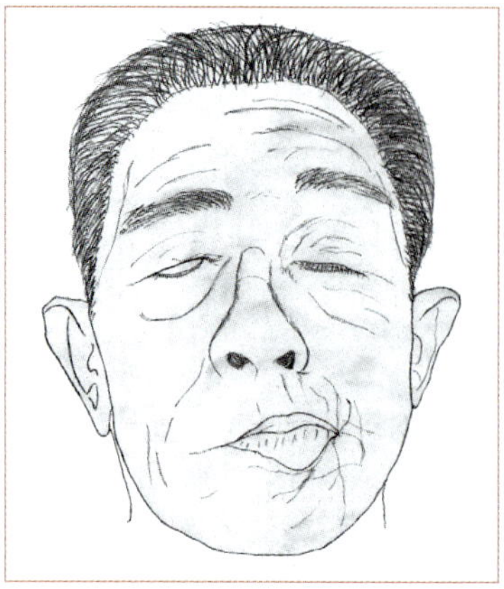

그림 1-1-11 **말초성 안면신경마비(우측 마비)**

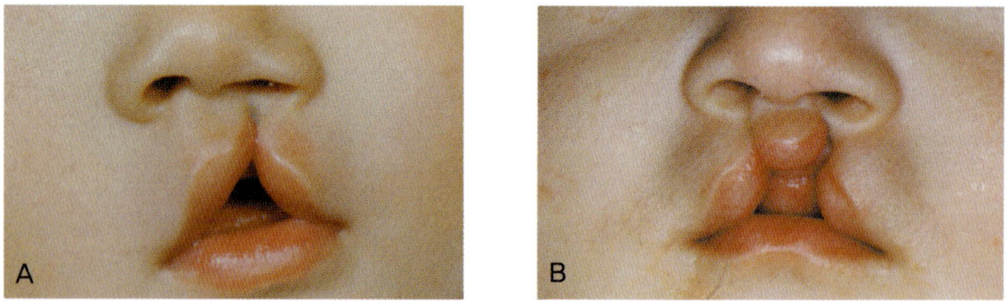

그림 1-1-12 **구강악안면 영역의 기형**

A. 구순열 B. 구순구개열

2 구강악안면외과에서 치과위생사의 역할

구강악안면외과 영역은 대개 소수술 및 대수술이 진행되므로 환자는 수술 전부터 긴장하여 혈압 상승이나 맥박수 증가, 체온 상승 등 순환기를 중심으로 생리학적 변화가 일어나기 쉽다. 따라서 치과위생사는 환자의 전신상태를 주의해서 관찰하고 생명징후(vital sign)를 확인해야 하며, 시술 중에 나타날 수 있는 현상을 미리 설명하여 환자를 심리적으로 안정시키는 것이 중요하다. 또한 환자에게 구체적인 진료 내용과 합병증 등을 설명하여 사전동의(informed consent)를 얻는 것도 환자와의 문제를 방지하는 의미에서 중요하다.

(1) 수술 전 준비

① 환자에게 수술 과정 및 나타날 수 있는 현상을 설명하여 심리적 안정을 준다.

② 수술이 예정된 환자는 가능한 오전 중으로 내원하도록 약속하고 대기시간과 치료시간을 가능한 짧게 한다.

③ 합병증 예방을 위해 수술 전 치석제거를 시행한다.

④ 출혈과 관련이 있는 약물의 복용 여부를 확인한다.

(2) 수술 중 환자 관찰

① 수술 중 환자가 구강 내 불편 사항이 있을 경우 의사를 표현할 수 있는 방법을 설명한다.

② 수술 시간이 길어질 경우 필요에 따라 안색이나 호흡 및 맥박의 안정성을 확인한다.

(3) 수술 후 환자 관리

① 수술이 종료된 환자는 지혈 여부 확인과 수술 후 컨디션 회복을 위해 회복실 또는 대기실에서 30분 정도 상태를 확인한 후 귀가시킨다.

② 당일 수술 결과에 대한 설명과 주의사항 및 통증 감소를 위한 진통제나 항생제 등 약 복용에 대한 지시사항을 설명하고 다음 진료에 대한 안내를 한다.

Tip

■ 사전동의(informed consent)

의료종사자는 앞으로 하려고 하는 치료방법이나 그 위험도, 합병증, 후유장애, 다른 치료방법 등에 대해 충분한 설명을 하고, 환자는 그 설명을 이해한 후 동의하는 것을 말한다. 사전동의의 기본은 의료에서 환자 자신의 의사결정을 존중하는 것에 있지만, 이와 동시에 상호 신뢰관계를 구축하여 문제를 미연에 방지하는 의미도 가지고 있다. 의료진의 설명과 환자가 동의한 내용을 진료기록부에 기록할 필요가 있다.

■ 교차감염(cross infection)

진료나 진료 기구를 통해 환자로부터 다른 환자나 의료종사자에게 감염이 전파되는 것을 말하며, B형 간염, C형 간염, AIDS, MRSA(Methicillin-resistant *Staphylococcus aureus*; 메티실린 내성 황색포도상구균) 등이 문제가 되고 있다.

■ 표준주의지침(standard precaution)

감염이 확인된 경우에만 예방대책을 취하는 것이 아니라 모든 환자에게 감염병이 있다고 간주하고 대응하는 감염방지대책의 기본적 개념이다. 구체적으로는 모든 환자의 혈액, 땀을 제외한 모든 체액, 분비액, 배설물, 상처 있는 피부, 점막과 직접 접촉되었거나 또는 부착된 것과의 접촉이 예상될 때 장갑, 마스크, 보안경 등의 보호장구 착용 및 손위생을 철저하게 함으로써 방어한다.

핵심포인트

① 구강악안면외과학은 구강과 악안면 부위에 발생한 감염, 손상, 기형 및 종양 등의 질병을 진단하고 외과적 수술과 보조적 치료를 통해 심미적, 기능적 회복을 추구하는 치의학과 의학이 만나는 융합 학문이다.

② 구강악안면 영역의 주요 치료 영역은 발치, 보철전 수술, 치과임플란트, 악골골절, 치성 상악동질환, 구강악안면 영역의 낭종, 양성 종양 및 악성 종양, 타액선질환, 악관절장애, 구순구개열, 두개악안면 기형, 악안면 동통과 신경성 질환, 구강악안면 영역의 재건술 등이 있다.

③ 구강악안면 영역에서 치과위생사의 역할은 병력조사 및 사전동의, 환자 관찰 및 검사, 수술 전 준비, 수술 중 환자 관찰, 수술 후 환자 관리 등이다.

④ 사전동의는 환자와의 신뢰관계를 구축하여 치료과정에서 발생할 수 있는 문제를 미연에 방지하는 데 의미가 있다.

Part

02

구강악안면외과 진료의 실제

Chapter 01

진찰과 진단

핵심 용어 ▶▶ 주소, 생명징후, 미란, 궤양, 개구장애, 항생제, 진통제, 고혈압, 심근경색, 협심증, 예방적 항생제 투여, 당뇨병, 출혈경향, 항혈전요법, 치매, 천식, 결핵

학습목표

1 구강악안면외과 환자의 진단

1. 문진의 내용을 설명할 수 있다.
2. 구강 외 진찰을 기술할 수 있다.
3. 구강 내 진찰을 기술할 수 있다.
4. 이화학적 검사의 내용을 설명할 수 있다.
5. 영상검사의 종류를 설명할 수 있다.
6. 생검의 종류를 열거할 수 있다.
7. 혈압을 측정할 수 있다.
8. 맥박을 측정할 수 있다.
9. 체온을 측정할 수 있다.
10. 호흡을 측정할 수 있다.
11. 의식을 관찰할 수 있다.

2 전신질환과 치과치료와의 관계

1. 심혈관계 질환자의 치과치료를 설명할 수 있다.
2. 내분비계 질환자의 치과치료를 설명할 수 있다.
3. 출혈성 질환자의 치과치료를 설명할 수 있다.
4. 전신질환이 있는 환자에 대한 투약 시 주의사항을 설명할 수 있다.
5. 폐질환자의 치과치료를 설명할 수 있다.

1 구강악안면외과 환자의 진단

1. 구강 및 전신검사

1) 병력조사(History taking)

병력조사는 질병 진단 시에 가장 중요한 부분의 하나이며, 병력은 질병 진단의 합리적 도달에 기초가 될 뿐만 아니라 환자와 의사 사이의 성공적인 진료 협조관계를 확립하기 위한 계기가 된다. 전신질환 및 관련 복용 약제 파악, 과거 치과치료 시의 문제 여부, 수술 및 입원내력, 약물 및 마취에 대한 이상반응 유무, 임신 여부 등 치과위생사는 문진을 통하여 일반적 사항, 주소, 현병력, 가족력, 사회력 등을 조사하며, 환자가 문진표에 솔직하게 기입할 수 있도록 돕는다(표 2-1-1).

(1) 일반적 사항

환자의 성명, 주소, 성별, 연령, 직업 등을 기록한다.

(2) 주소(chief complaint)

진찰 시 환자의 증상을 환자 자신이 하는 말로 간결하게 표현한 것이다.
환자가 호소하는 자각증상 중에서 가장 먼저 해결해 주었으면 하는 중요한 사항이다.

(3) 현병력(present illness)

환자가 호소하는 증상이 언제부터 어떠한 경과로 현재에 이르렀는지에 대해서 발병의 원인, 시기, 증상 등을 체계적으로 기록한 것이다.

(4) 과거력(anamnesis)

과거에 어떠한 질병에 걸렸는지를 묻는 것으로 치과병력은 최근 정기적인 치과진료를 받았는지의 여부, 구강위생관리 수준, 최근에 받은 치과치료 시의 문제, 국소마취 후의 문제 여부, 발치 및 외과적 시술 경험 여부와 그에 따른 문제 발생의 여부를 확인해야 한다.

전신병력은 치과치료의 치료 예후에 영향을 미치는 중요한 요소 중 하나로, 작성된 문진표를 참고하여 추가적인 질문을 통해 더 구체적으로 확인하는 과정이 필요하다. 주로 확인해야 하는 전신병력은 전신질환 및 관련 복용 약제 파악, 수술 및 입원내력, 약물 및 마취에 대한 이상반응 유무, 임신 여부 및 계획 여부 등이 필요하다.

(5) 가족력(family history)

유전성 질환 등의 경우 본인 이외에 가족을 포함한 혈연자에 대해서 고혈압, 당뇨병, 뇌졸중, 정신병, 악성 종양 등을 현재 또는 과거에 앓았는지 확인하여 기록한다.

(6) 사회력(social history)

사회 · 경제적인 현황, 직업, 성격, 습관 등에 대한 사항은 치료계획 수립 시 고려해야 할 중요 요소들이다. 다만 지나치게 과도한 사회력 수집은 환자의 불필요한 오해를 일으킬 수 있으므로 사전에 목적과 그 필요성에 대해 환자에게 충분히 설명해야 한다. 습관적인 문제(과도한 음주, 흡연, 저작습관 및 식습관, 구강악습관 등)가 있는 경우 이를 기록하고 진단과 치료계획에 반영한다.

표 2-1-1 **전신건강에 대한 문진표**

문진 내용	아니오	예	구체적인 내용
1. 과거에 병원에 입원한 적이 있습니까?			이유 :
2. 과거에 수술을 받은 적이 있습니까?			수술명 :
3. 현재 병원 치료를 받고 있습니까?			이유 :
4. 현재 복용하고 있는 약이 있습니까?			약명 :
5. 약에 대한 부작용이 생긴 적이 있습니까?			
6. 주사에 대한 부작용이 생긴 적이 있습니까?			
7. 고혈압 또는 저혈압이 있습니까?			혈압수치 :
8. 당뇨병이 있습니까?			
9. 심장질환이 있습니까?			
10. 간질환이 있습니까?			
11. 신장질환이 있습니까?			
12. 항혈액응고제를 복용하고 있습니까?			
13. 빈혈이 있습니까?			
14. 결핵에 걸린 적이 있습니까?			
15. 류마티스에 걸린 적이 있습니까?			
16. 상처가 났을 때 피가 잘 멎지 않습니까?			
17. 호흡하기 어려울 때가 있습니까?			
18. 성병에 걸린 적이 있습니까?			
19. 현재 임신 중입니까?			
20. 기타 건강상의 문제나 궁금한 사항이 있습니까?			

2) 전신검사

환자에 대한 주의 깊은 관찰을 통해 모습, 행동, 의식, 움직임, 호흡, 안색, 의사전달 등에서 부자연스럽거나 이상한 점이 없는지를 확인하는 단계로, 관찰을 통해서 전신상태를 유추할 수 있다. 소아 환자의 경우는 몸무게도 기록해야 하며 신체검사는 전신마취 하에서 수술할 때 원칙적으로 필요하다.

(1) 생명징후(vital sign)

생명징후는 인간이 살아 있는 상태를 나타내는 기본적인 정보로서 체온, 맥박, 혈압, 호흡의 4가지를 말한다(표 2-1-2).

표 2-1-2 **생명징후의 성인 정상치**

항목	정상치
체온	36.0~37.0℃
맥박	60~100/분
혈압	최고 120mmHg 미만 또는 최저 80mmHg 미만
호흡	12~20/분

① 체온(body temperature)

체온은 일반적으로 액와에서 측정하지만, 전신마취 하에서는 직장 내에서 측정한다. 최근에는 빠르고 편리한 전자식 체온계를 주로 이용한다(그림 2-1-2). 건강한 성인의 액와체온은 36.0~37.0℃(평열)이며, 구강내 체온은 36.8±0.4℃이고 직장에서는 구강보다 0.4℃ 높고 액와에서는 직장보다 0.8℃ 낮은 경향을 보인다. 체온은 하루 중에도 변동성이 있어(일내변동), 한밤중부터 새벽이 가장 낮고, 오후부터 저녁에 걸쳐 가장 높다(일내변동 1℃ 이내). 만약 38℃가 넘으면 발열(fever)상태이며 40℃가 넘으면 치과치료 전 반드시 내과 의사에게 의뢰해야 한다. 발열은 감염, 염증성 질환, 외상, 출혈 등의 원인으로 발생하고 건강한 성인도 임신, 배란 및 생리기간, 스트레스, 운동이나 활동에 의해 생리적으로 체온이 올라갈 수 있다.

Memo ■ **측정부위에 따른 체온의 차이**

체온은 신체의 부위에 따라 온도차가 있는데, 신체의 심부에 가까울수록 높고 외기와 닿는 부분은 낮다. 액와온, 구강온, 직장온을 비교하면 직장온 > 구강온 > 액와온 순이다. 또 고막온은 직장온과 거의 같다.

② 맥박(pulse)

심장은 수축기에는 내압의 상승으로 대동맥이 확장되고 이완기에는 내압의 하강에 의해 대동맥벽이 원래대로 회복된다. 이때 대동맥벽의 움직임이 말초로 전달되는 혈관의 파동이 피부표면 가까운 동맥에서 촉지되는데 이것을 맥박이라고 한다. 맥박은 주로 심박동수를 파악하기 위하여 측정되며 맥박의 강도, 리듬 등도 같이 평가해야 한다. 주로 요골동맥, 경동맥, 상완동맥에서 1분간 측정한다. 촉진은 손가락 두 개를 이용하여 측정하고 이때 살짝 압력을 가하면 맥박을 더 잘 느낄 수 있다(그림 2-1-1). 주로 건강한 성인의 맥박수는 60~100/분이며, 소아는 이보다 많고 노인은 이보다 적다.
100/분 이상을 빈맥(빠른맥, tachycardia), 50~60/분 이하를 서맥(느린맥, bradycardia)이라고 한다. 또 리듬이 불규칙한 것을 부정맥(arrhythmia)이라고 한다.

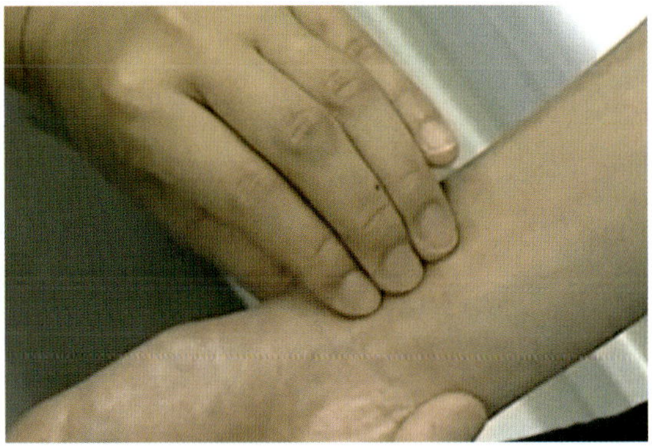

그림 2-1-1 **맥박 측정(요골동맥의 예)**

③ 혈압(blood pressure)

치과에 내원하는 환자는 치과치료 전에 혈압을 측정해 고혈압의 유무를 확인해야 한다. 병력상 고혈압이 있다면 매 치료 시에 반드시 측정하여야 하고 병력을 가지고 있지 않아도 고혈압이 의심되는 연령군, 심한 불안을 가지고 있는 환자, 정상적인 환자라도 치과수술을 앞두고 있는 경우, 정기적인 건강검진을 받고 있지 않은 환자는 검사를 통해 고혈압인지 확인할 수 있다(그림 2-1-3, 4).
혈압 측정은 보통은 상완동맥에서 하며 수축기혈압(최고혈압) 140mmHg 이상 또는 확장기혈압(최저혈압) 90mmHg 이상인 경우를 고혈압(hypertension)이라고 한다. 또 최고혈압 120mmHg 미만 또는 최저혈압 80mmHg 미만을 정상 혈압이라고 하고, 이 중간을 고혈압전단계라고 한다(표 2-1-3). 최고혈압 90mmHg 이하를 저혈압(hypotension)이라고 한다. 혈압은 일내변동(오전보다 오후가 높다가 수면 중에는 다시 하강) 외에 측정 시의 상황에 따라 변동이 있다. 최고혈압과 최저혈압의 차를 맥압이라고 하는데, 맥압의 정상 수치는 30~50mmHg이며, 노인은 이보다 높다. 정확한 혈압 측정을 위해서는 표 2-1-4와 같은 방법과 지침에 따라 측정해야 한다.

표 2-1-3 혈압의 분류

혈압 분류		수축기 혈압		이완기 혈압
정상 혈압*		<120	그리고	<80
주의 혈압		120–129	그리고	<80
고혈압 전단계		130–139	또는	80–89
고혈압	1기	140–159	또는	90–99
	2기	≧160	또는	≧100
수축기 단독고혈압		≧140	그리고	<90

* 심혈관질환의 발병위험이 가장 낮은 최적 혈압

(출처 : 2018년 『고혈압 진료지침』 대한고혈압학회)

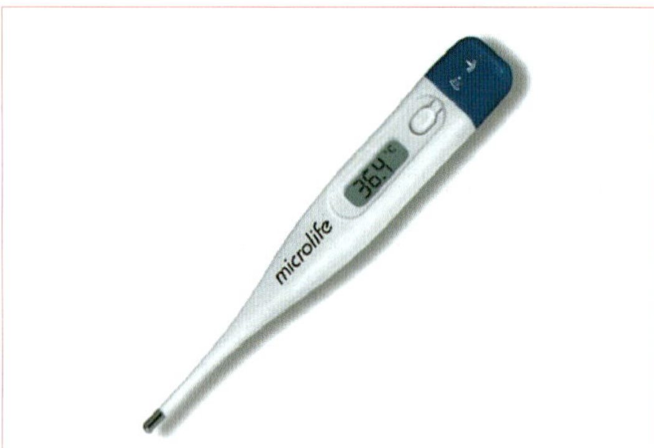

그림 2-1-2 전자체온계

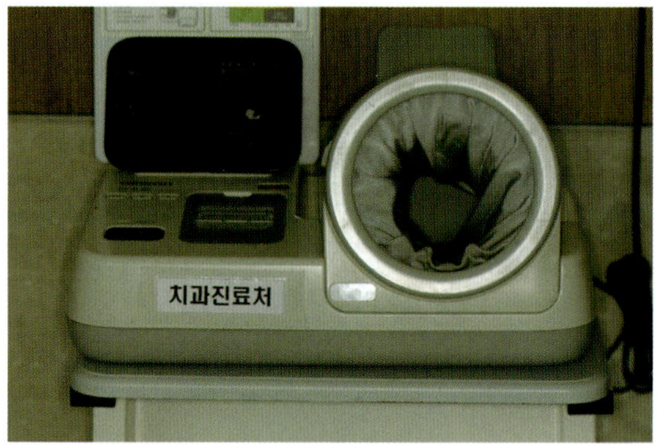

그림 2-1-3 전자식 혈압측정기

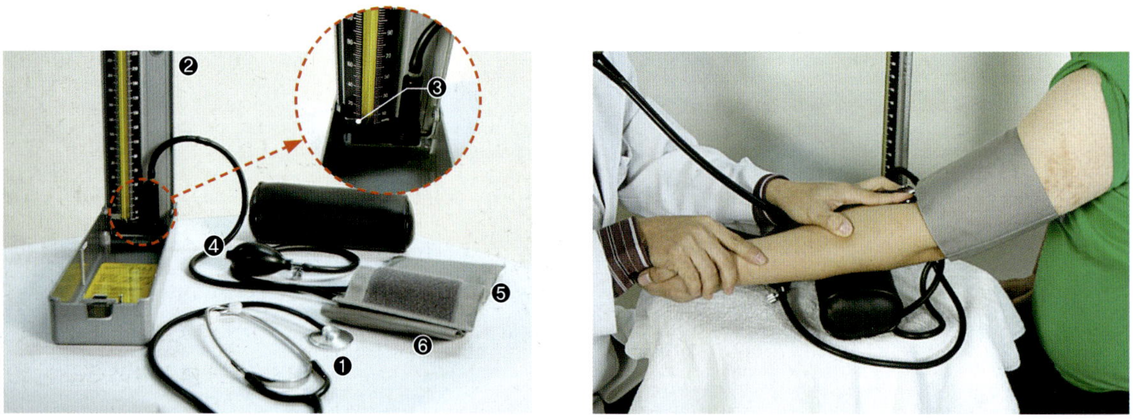

그림 2-1-4 수동식 혈압측정기

❶ 청진기 ❷ 수은주 ❸ 콕 ❹ 고무 펌프와 밸브 ❺ 커프 ❻ 공기주머니

표 2-1-4 올바른 혈압 측정 방법

● **혈압 측정 전 최소 5분 동안 안정하며 조용한 환경에서 측정한다.**
● **혈압 측정 30분 이내에는 흡연, 알코올, 카페인을 섭취해서는 안 된다.**
● **1~2분 간격을 두고 적어도 2번 이상 혈압을 측정한다.**
● 커프 내 공기주머니의 길이는 상완 둘레의 80~100% 이상을 감을 수 있고 너비는 상완 둘레의 40%가 되어야 한다(성인에서의 표준 크기는 너비 13cm, 길이 22~24cm).
● **상완을 심장 높이에 위치시키고 커프 아래에 3cm의 공간을 확보하여 커프를 감는다.**
● 빠른 속도로 압력을 올리고 맥박소실지점에서 30mmHg 더 올린다.
● 상완동맥에 청진기의 벨부분을 밀착시키고 박동당 2mmHg 속도로 천천히 감압한다.
● 코로트코프음(Korotkoff sound)의 I (처음 2개의 음 중 첫 번째 음이 들리는 지점)와 V(최종 음이 들리는 지점)를 각각 수축기 및 확장기혈압으로 한다.
● 임신, 동맥정맥션트, 만성 대동맥판폐쇄부전의 경우에는 코로트코프음 VI를 확장기혈압으로 한다.
● **처음에는 양팔에서 혈압을 측정한 뒤, 혈압 수치가 더 높은 팔을 다시 측정한다.**
● 다리의 맥박이 약한 경우 말초혈관 질환을 배제하기 위해 다리의 혈압을 측정한다.
● **부정맥이 있는 경우에 맥박에 따라 혈압이 변하므로 3번 이상 측정하여 평균을 구한다.**
● **고령자, 당뇨병 환자와 기립성 저혈압이 의심되는 환자는 일어선 후 1분과 3분에 혈압을 측정한다.**

※ 굵은 글씨는 전자혈압계 사용 시의 관련 사항이다.　　(출처 : 2013년『고혈압 진료지침』대한고혈압학회)

④ 호흡(respiration)

호흡이란 폐에서 산소(O_2)를 흡입하고 탄산가스(CO_2)를 배출하는 것으로 흉식호흡(가슴호흡)과 복식호흡(배호흡)이 있으며 보통은 흉복식호흡을 한다. 호흡은 흉곽의 운동을 관찰하면서 진찰하는데 건강한 성인의 안정 시 호흡수는 12~20회/분이며, 소아는 이보다 많은 20~30회/분이다. 호흡과 맥박의 비는 1:4이며, 호흡수 21회/분 이상을 빈호흡(tachypnea)이라 하고, 11회/분 이하를 서호흡(bradypnea)이라고 한다.

(2) 전반적 외모검사

환자의 영양 및 발육상태를 검사한다. 체격이 균형을 이루는지, 건강해 보이는지 또는 너무 뚱뚱하거나 마른 체형이 아닌지를 관찰하고 두경부의 정상적 발육 정도, 자세 등도 같이 평가한다.

(3) 환자의 인지 정도

환자의 시간이나 방향성 등의 의식수준을 평가하고 의식소실 여부, 기억력 상실 여부 및 과거 유사한 경험 등이 있었는지에 관하여 대화를 통해 유심히 관찰한다. 이는 치료 계획에도 많이 반영되는 부분이다.

3) 국소검사

(1) 구강과 안면부 검사

구강과 안면을 중심으로 두경부 영역을 진찰한다. 눈의 진찰에서는 안검결막의 충혈 여부, 안구결막의 황달 유무를 관찰한다. 경부의 진찰에서는 특히 악성 종양이나 염증성 질환의 경우 림프절을 촉진한다.

구강 내 진찰은 구순, 혀, 구강저, 협점막, 치은, 구개, 편도, 인두 등 앞쪽에서 안쪽으로 색조, 형태를 관찰하고 종창, 발적, 경결 크기, 가동성, 압통, 궤양 유무, 각화 등을 주의하여 진찰한다. 다음으로 치아 및 치주조직 등을 관찰하고 동요도, 타진검사, 교합상태를 평가한다. 또한 발음, 구취를 진찰하고 필요에 따라 치수진단을 실시한다.

① 통증(pain)

주관적 요소가 강하기 때문에 객관적 평가가 어려운 점도 있지만, 발병 양식, 시간적 경과, 성질, 강도 등에 대해 진찰한다.

② 색의 변화

백색, 적색, 흑색 등의 색상 변화, 또 표면인지 점막 밑인지 등의 그 깊이에 대해 진찰한다.

③ 종창(swelling) · 종양(tumor)

표면이 부어오른 상태로, 종창은 분명하지 않은 미만성인 데 비해 종양은 국한성이다. 크기, 형태, 표면 성질, 단단함, 촉감 등에 대해 진찰한다. 발육 속도도 질환 감별에 중요하다(그림 2-1-5).

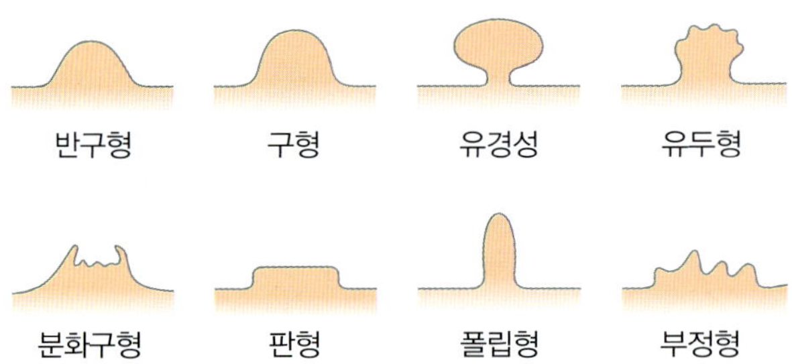

그림 2-1-5 **종양의 대표적 형태**

④ 미란(erosion) · 궤양(ulcer)

상피의 결손 깊이에 따라 미란과 궤양을 구별한다. 주위의 경결 여부도 질환 감별에 중요하다(그림 2-1-6).

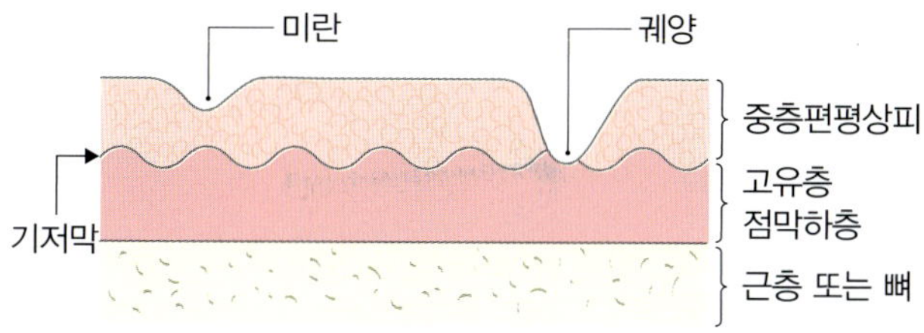

그림 2-1-6 미란과 궤양

⑤ 개구장애(trismus)

일반적으로 개구 시 상하 중절치 절단연 사이가 40mm 이하인 경우를 개구장애로 본다. 염증성, 종양성, 외상성, 반흔성, 신경성 등의 원인이 있다.

⑥ 구강건조(xerostomia)

구강의 비정상적인 건조상태를 말한다. 타액의 정상적인 하루 분비량은 1~1.5L이다.

⑦ 신경마비(neurolepsis)

구강악안면 영역의 감각과 운동은 삼차신경과 안면신경이 지배한다. 감각신경마비는 객관적 평가가 어렵다.

(2) 경부검사

목의 운동장애 또는 강직성 여부, 좌우 대칭성, 림프절 위치와 크기를 시진 및 촉진을 통해서 확인하고 감염, 갑상선기능항진증 등을 확인해야 한다.

(3) 흉부검사

흉통, 가슴의 답답함 등을 확인하며 심호흡 시 불편감, 일정한 자세에서의 불편감 등을 임상적으로 먼저 진단하고 폐기능 및 심장기능 이상을 나누어 검사하는 것이 좋다.

(4) 복부검사

소화가 잘 되는지, 식욕은 있는지 확인하고 복부의 윤곽 등을 시진으로 확인하며 압통 및 동통 여부, 간비대 및 췌장비대 등을 촉진으로 검사한다.

(5) 비뇨기계검사

소변 횟수 및 소변량, 소변 색깔 · 냄새 등을 확인하며, 다뇨, 핍뇨, 무뇨, 야간 빈뇨 및 소변 시 동통 등을 알아본다. 또한 성병 감염 여부를 검사하고 필요에 따라 비뇨기과에 의뢰한다.

(6) 등검사

요추 동통 및 척추만곡 정도를 확인한다. 간혹 신장질환과 요통의 연관성이 있을 수 있으나 치과진료와 크게 연관되는 것은 없다.

(7) 팔 · 다리검사

잘 움직일 수 있는지, 대칭적인지, 손가락과 발가락은 정상적인지, 부어있지 않은지, 피부질환은 없는지, 함요부종(pitting adema)은 없는지 등을 확인한다.

2. 임상병리검사

질병의 진단이나 치료를 위해서 실시하는 검사로 전신 상태를 파악할 수 있는 진단과정의 중요한 검사이다. 치과위생사는 이화학적 검사를 직접 시행할 수 없다 할지라도 기본적인 이화학적 검사 내용과 검사 결과를 해석할 수 있어야 한다. 혈액학적, 혈청학적(각종 항체), 생화학적(각종 간기능검사 등), 생리학적(심전도, 뇌파, 호흡기능 등), 세균 · 바이러스학적 검사나 일반적(요, 분변), 방사선 검사 등이 있다.

1) 혈액검사(Complete blood cell count)

(1) 일반혈액검사(complete blood count) (표 2-1-5)

일반혈액검사는 혈액의 일반적 특성, 각 혈구세포들의 수와 특성, 혈색소의 양 등에 관한 검사로서 정맥혈이 많이 이용된다. 환자의 진찰과정 중 창백, 홍조, 감염, 림프절경결 및 출혈소견 등이 관찰되는 경우 이들에 대한 보조진단 술식으로 흔히 사용된다.

표 2-1-5 일반혈액검사

일반혈액검사	정상치
백혈구(수)	5,000~10,000/μL
적혈구(수)	남 : 450~550만/μL 여 : 400~500만/μL
혈색소(hemoglobin, Hb)	남 : 13.5~18g/dL 여 : 12~16g/dL
적혈구 용적률(hematocrit, Hct)	남 : 38~53% 여 : 36~46%
적혈구 침강속도(erythrocyte sedimentation rate, ESR)	남 : 0~10mm/60min 여 : 0~20mm/60min

(2) 출혈 · 응고장애검사 (표 2-1-6)

환자의 진찰과정 중 출혈과 관련된 병력이나 소견이 관찰된다면 반드시 적절한 이화학적 검사를 통해 사전에 식별해야 하며, 적절한 내과적 치료와 함께 응급지혈을 할 수 있는 재료가 준비된 상태에서 진료에 임해야 한다.

표 2-1-6 출혈 · 응고장애검사

출혈 · 응고장애	정상치
출혈시간(bleeding time)	Ivy법 : 2~9.5분 Duke법 : 8분 미만
혈소판 수(platelets count)	15만~45만/mm^3
프로트롬빈시간(prothrombin time, PT)	10~14초
부분트롬보플라스틴시간(partial thromboplastin time, PTT)	35~50초

(3) 혈액화학검사(blood chemistry) (표 2-1-7)

혈액화학검사는 질환의 진단이나 치료를 돕기 위해 혈액을 각종 화학적인 방법으로 분석 · 평가하는 것을 말한다.

표 2-1-7 혈액화학검사

혈액 검사	정상치
혈당(blood glucose)	공복 시 : 70~100mg/dL 식후 : 140mg/dL 이하
당화혈색소(HbA1c)	4~6%
총단백질(total protein, TP)	6~8g/dL
알부민(albumin)	3.8~5.0g/dL
빌리루빈(bilirubin)	0.2~1.0mg/dL
AST(GOT) · ALT(GPT)	0~40IU/L
γ-GTP	10~50IU/L
콜린에스테라아제(ChE)	3.7~8.3IU/mL
아밀라아제	40~125IU/L
총콜레스테롤(T-chol)	200mg/dL 미만
LDL 콜레스테롤	130mg/dL 미만
HDL 콜레스테롤	40mg/dL 이상으로 유지
중성지방	150mg/dL 미만

(4) 혈청전해질검사(serum electrolyte) (표 2-1-8)

전해질은 체내의 수분변동, 분포조절, 삼투압 유지, 산염기평형을 유지하기 때문에 수술 전 경구섭취 장애, 구토, 설사, 발열, 물과 전해질 이상이 있을 때 시행한다. 여기에는 혈청 내 Na^+, K^+, Cl^-, CO_2 농도 등이 포함된다.

표 2-1-8 혈청전해질검사

구분	정상
Sodium(Na^+)	135~148mEq/L
Potassium(K^+)	3.5~5.0mEq/L
Chloride(Cl^-)	98~106mEq/L
HCO_3^-	19~25mEq/L

(5) 혈청검사(serologic test)

매독(syphilis)이나 바이러스성 간염 검사 등이 있다.

① 매독(syphilis)검사

매독의 경우 상처의 치유력에 장애가 발생하므로 수술 전에 검사하여 양성인 경우 치유 후에 수술하는 것이 바람직하다.

② 바이러스성 간염(viral hepatitis)검사

B형간염은 B형간염표면항원(HBsAg)에 대한 민감성 검사를 이용하며 정확한 진단을 위해서는 핵항원(HBcAg) 검사를 이용한다. 감염의 예후 및 전염성 평가를 위해서는 e항원(HBeAg)에 대한 검사가 시행된다.

2) 소변검사(Urinalysis) (표 2-1-9)

소변검사에서는 신선한 소변을 사용하는 정성시험과 24시간 배뇨된 전량을 사용하는 정량시험이 있다. 환자에게 고통을 주지 않고 용이하게 채취가 가능하다.

표 2-1-9 **소변검사**

검사구분	정상치
소변량	500~2,500cc
요비중	1.003~1.030
요pH	4.6~8.0
요단백	음성(10mg/dL 미만)
요당	음성(30mg/dL 미만)

3. 생검(Biopsy)

생검은 조직이나 기관 일부에 생긴 병소를 직접 채취하여 현미경 하에서 관찰하므로 보다 직접적이고 정확한 진단을 위한 방법이다. 종류에는 절제생검(excisional biopsy), 절개생검(incisional biopsy), 흡인생검(aspiratuon biopsy), 천공생검(punch biopsy), 박리세포검사(exfoliative cytology), 탐색생검(exploratory biopsy) 등이 있다.

① **절제생검법**(excisional biopsy)

병소가 작을 경우 병소 전체를 절제하여 채취해서 조직검사를 시행하는 방법이다.

② **절개생검법**(incisional biopsy)

병소가 클 경우 일부를 채취해서 조직검사를 시행하는 방법이다.

③ **흡인생검법**(fine needle aspiratuon biopsy)

가느다란 바늘을 조직 속에 찔러 넣어 세포를 흡인해서 조직검사를 시행하는 방법이다.

④ **천공생검법**(punch biopsy)

펀치를 이용해 병변 부위를 적출해서 조직검사를 시행하는 방법이다.

⑤ **박리세포검사법**(exfoliative cytology)

점막표면의 병소를 찰과법으로 채취하여 조직검사를 시행하는 방법이다.

⑥ **탐색생검**(exploratory biopsy)

수술 중 심부 병소에서 일부 조직을 채취하여 조직검사를 시행하는 방법이다.

4. 세균학적 검사

염증을 야기하는 세균을 정확하게 파악하기 위한 검사이다. 화농성 염증에서 세균을 분류하여 세균의 약제에 대한 감수성, 내성검사 등을 목적으로 한다.

(1) 항생제 감수성 검사

세균이 항생제에 얼마나 민감한지(= 감수성을 가지는지) 측정하는 방법이다.

세균을 한천 배지에 얇게 바르고 각각의 항생제를 투침시킨 작은 종이원판을 배지 위에 얹어 세균성장 억제 여부를 검사하여 세균이 특정 항생제에 민감한지 내성이 있는지를 검사하는 방법이다.

5. 방사선 검사

방사선 필름을 사용하는 보통의 촬영법(아날로그 방식)과 방사선 센서로 CCD 센서 또는 영상판(IP)을 사용하여 얻은 방사선 정보를 컴퓨터로 처리하여 영상화하는 디지털 촬영법이 있다. 디지털 촬영법은 현상처리과정 없이 영상처리가 가능하며, 데이터 관리가 쉽고 거의 실시간으로 관찰이 가능하며, 환자의 피폭선량을 줄일 수 있는 등의 장점이 있어 빠르게 보급되고 있다.

1) 방사선 사진 검사

(1) 구내 방사선 사진

주로 치아나 치조골 부위의 진단에는 치근단촬영, 타석 등의 진단에는 교합촬영이 사용된다(그림 2-1-7).

(2) 파노라마 방사선 사진

구강악안면외과의 주요 영역을 한 장으로 촬영할 수 있기 때문에 많이 이용된다. 평면상이기 때문에 판독에는 주의가 필요하다(그림 2-1-8).

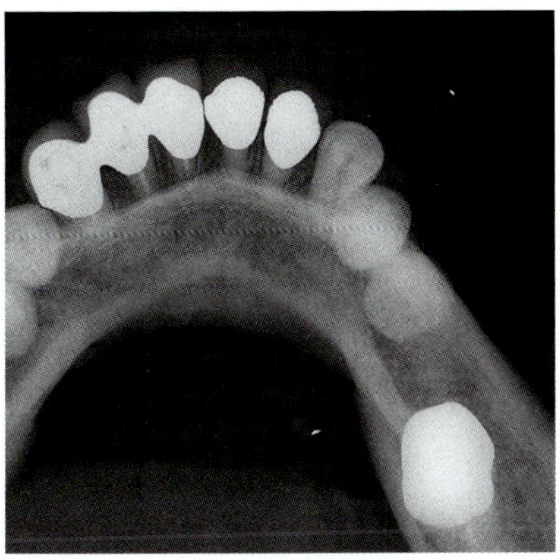

그림 2-1-7 **교합방사선 사진**
타석 등의 진단에 사용된다.

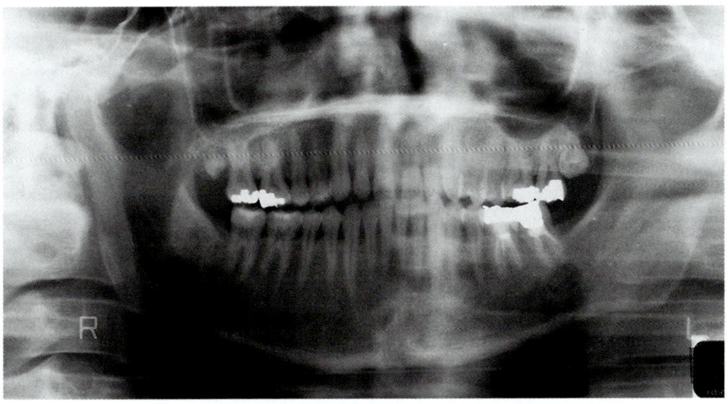

그림 2-1-8 **파노라마 방사선 사진**
구강악안면외과의 주요 영역이 1장에 들어간다.

(3) 두부 방사선 사진

후두전두 방향 촬영(P–A), 측방향 촬영(lateral), 워터스(Waters)법, 축방향 촬영(축위) 등이 있다.

특별한 두부 고정장치를 이용해서 규격사진을 촬영하는 방법도 있으며, 이것은 주로 악교정수술에 사용되고 있다. 워터스법은 상악동의 진단, 축방향 촬영은 협골궁 골절 등의 진단에 사용되는 경우가 많다(그림 2-1-9~12).

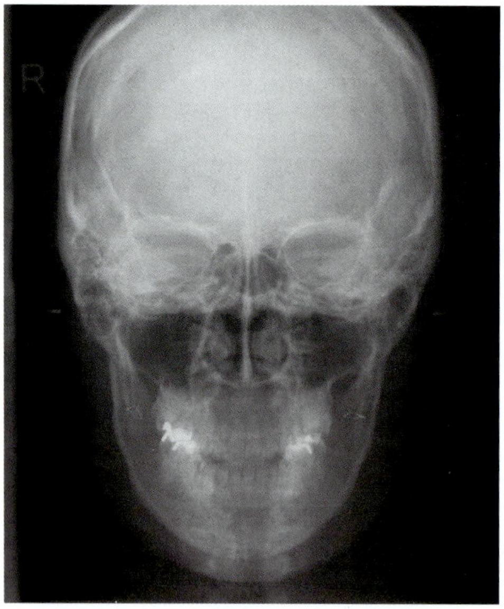

그림 2-1-9 **두부 방사선 사진(P-A)**
안면두개 전체를 관찰하는 데 적합하다.

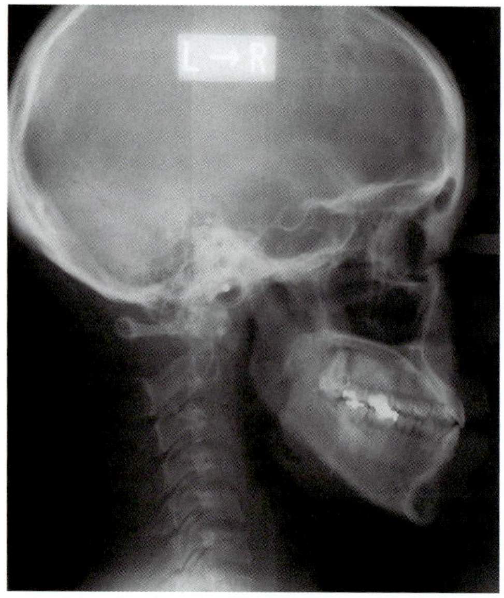

그림 2-1-10 **두부 방사선 사진(lateral)**
규격사진은 악변형증의 수술 전후 비교에 사용된다.

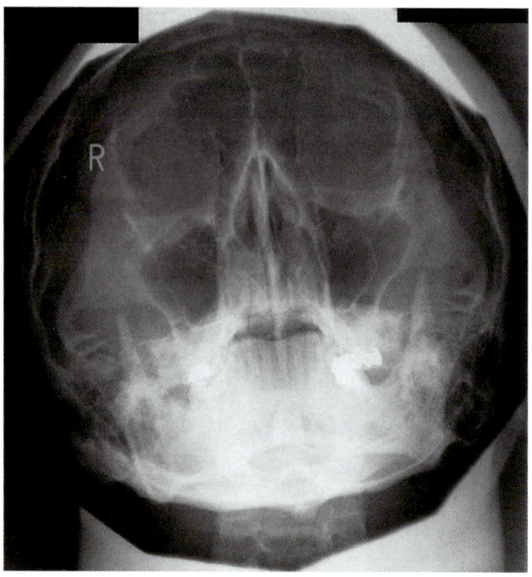

그림 2-1-11 **워터스법**
상악동이나 상악 관찰에 사용된다.

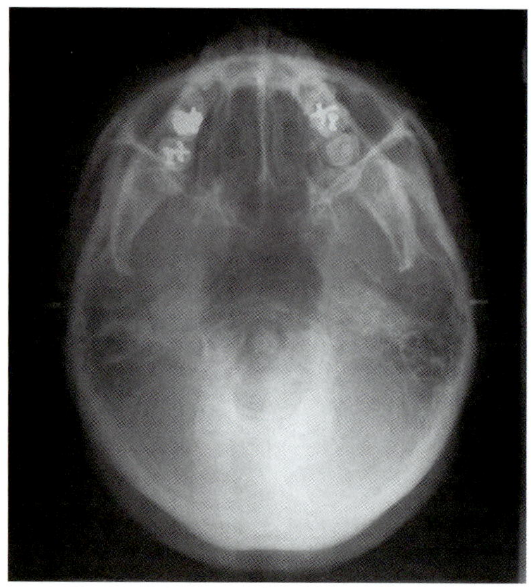

그림 2-1-12 **축방향 촬영**
협골궁이나 하악골 관찰에 사용된다.

(4) 악관절 방사선 사진

악관절은 파노라마 방사선 사진으로도 진단할 수 있지만, 더 자세한 진단을 위해 측사위경두개 촬영법[슐러(Schüller)변법]이나 안와하악두 방향 촬영법 등이 있다(그림 2-1-13, 14).

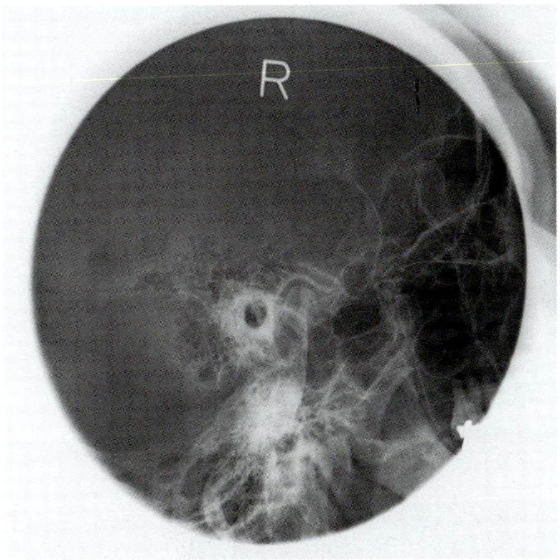

그림 2-1-13 **악관절 방사선 사진(슐러변법)**
개 · 폐구 시의 촬영으로 악관절의 움직임이나 측면형태를 관찰한다.

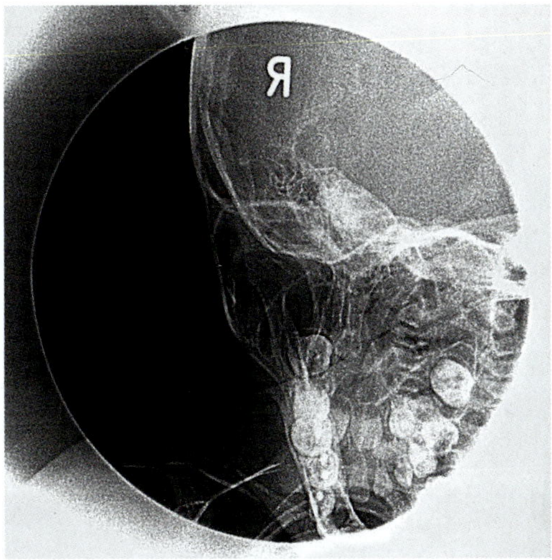

그림 2-1-14 **악관절 방사선 사진(안와하악두 방향)**
악관절을 전후 방향으로 관찰한다.

2) 컴퓨터단층촬영 검사

컴퓨터단층촬영(computed tomography, CT) 검사는 다양한 방향에서 피사체에 방사선을 투과하여 얻은 데이터를 컴퓨터로 영상화하는 시스템으로, 뼈뿐만 아니라 연조직을 포함한 단면상을 얻을 수 있다. 방사선 피폭량이 비교적 많고, 치과용 금속에 의한 인공음영으로 진단이 어려운 경우가 있는 등의 단점도 있으나 특히 악성 종양의 진단과 경과관찰에 많이 이용되고 있다(그림 2-1-15).

또 이전에는 의료용으로 개발된 CT를 치과에서도 사용해왔으나 최근에는 치과용으로서 작은 조사영역의 CT가 개발되어 보급되고 있다. 치과용 CT는 원추형(콘빔) 방사선을 사용하고 있어서 콘빔 CT라고도 한다(그림 2-1-16).

3) 자기공명영상 검사

자기공명영상(magnetic resonance imaging, MRI) 검사는 핵자기공명(NMR) 현상을 이용하여 인체의 단층영상을 구성하는 것으로, CT와는 원리가 전혀 다르다. MRI는 방사선 피폭이 없고 인공음영이 적은 등의 장점이 있지만, 강한 자장이나 고주파에 노출되기 때문에 예를 들어 심장박동기 장착자는 검사할 수 없는 등의 제한이 있다.

구강악안면외과 영역에서의 적용 범위는 넓으며 특히 연조직 진단에 효과적이다(그림 2-1-17).

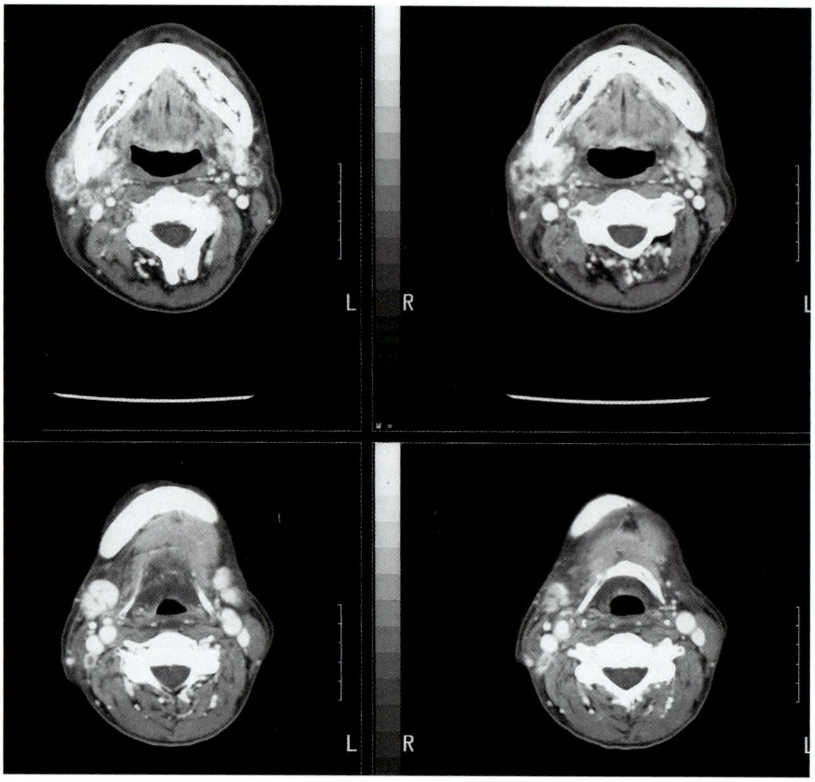

그림 2-1-15 **CT 영상**
단면형태의 관찰에 적합하다.

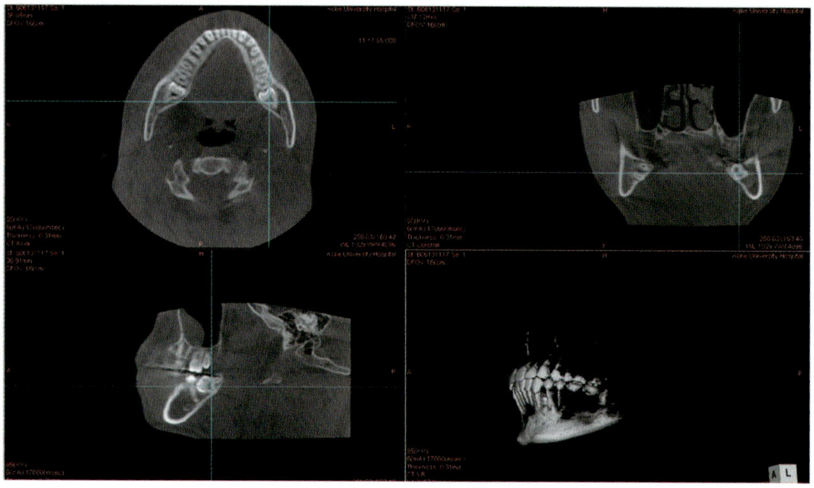

그림 2-1-16 **콘빔 CT 영상**
지치 세 방향 및 3D 영상

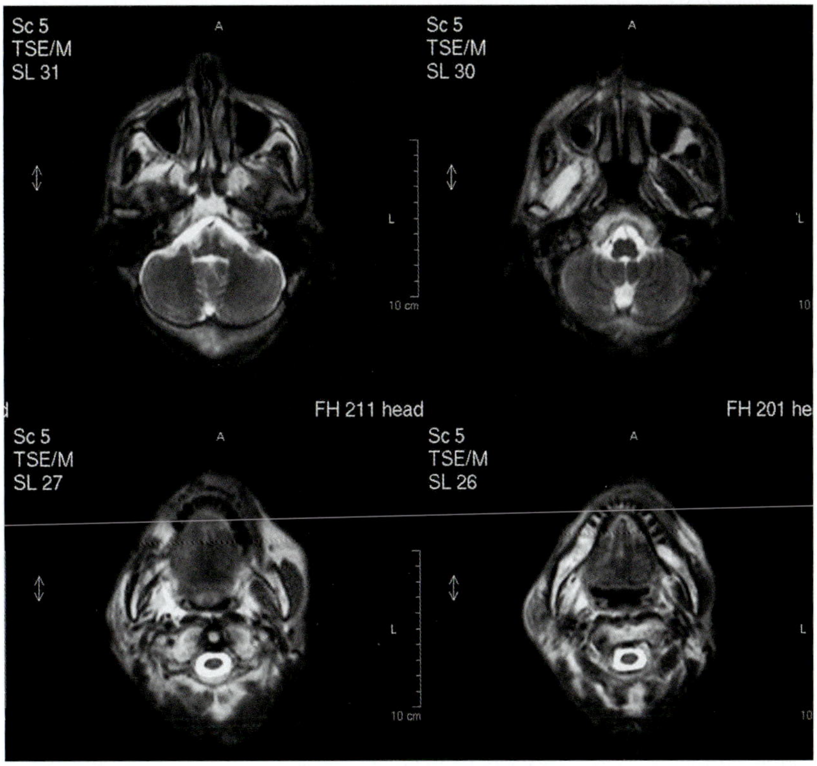

그림 2-1-17 **MRI 영상**

단면형태, 특히 연조직 관찰에 적합하다.

2 전신질환과 치과치료와의 관계

우리나라에서는 치과에 관한 교육을 의과와는 별개로 시행해온 역사가 있어 구강질환을 전신질환과는 별개로 생각하는 경향이 있다. 그러나 구강은 신체의 일부이기 때문에 구강질환도 당연히 전신질환의 한 병태로 파악해야 한다. 치과영역의 2대 질환인 치아우식과 치주질환의 치료나 예방의 중심은 그 원인인 치면세균막을 제거하는 것이지만, 이들 질환은 폐렴 등의 신체 감염병과 마찬가지로 세균 감염병이라는 측면에서 파악할 필요가 있다.

최근 대규모 조사를 통해 고령자의 상실 치아수와 (의과) 의료비는 양의 상관관계에 있다는, 즉 잔존 치아수가 많은 사람일수록 질병에 걸리는 비율이 낮다는 사실이 증명되었다. 또 치주질환이 악화되면 당뇨병이나 뇌혈관장애, 심장질환 등이 악화된다는 보고도 있어 구강질환과 전신질환은 서로 관련되어 있음을 간접적으로 나타내고 있다.

또한 고령화가 진행됨에 따라 다양한 전신질환을 가진 환자가 치과를 방문하는 경우도 늘고 있어 치과위생사도 전신질환에 관한 충분한 지식을 갖고 있어야 한다.

여기서는 발생 빈도가 높은 전신질환에 대해서 살펴보고 치과치료 시 발생할 수 있는 문제점도 알아보기로 한다.

1. 심혈관계 질환(Cardiovascular disease)

1) 고혈압(Hypertension)

고혈압은 수축기혈압 140mmHg 이상이거나 확장기혈압 90mmHg 이상인 경우를 말하는데, 우리나라에서는 65세 이상 고령자의 60%가 고혈압이라고 한다. 고혈압의 치료 목적은 뇌혈관장애나 심근경색 등의 합병증을 예방하는 데 있다. 정상 혈압은 연령에 관계없이 120/80mmHg 미만이며, 고령이 될수록 혈관벽의 탄성이 떨어져 혈압이 상승한다.

(1) 고혈압 환자의 합병증 위험도

고혈압 환자는 치과치료 시 혈압이 상승하여 치료 중 또는 치료 후에 심각한 합병증을 일으킬 위험성이 있다. 특히 고령, 비만, 당뇨병, 고콜레스테롤혈증, 흡연 등의 위험인자를 가진 환자나 뇌혈관장애와 심장질환 등의 과거병력이 있는 환자는 합병증 발생의 위험이 더 높아진다.

시술 중 비정상 고혈압에 대해 혈압강하제를 사용하면 뇌혈류가 저하되어 특히 고령자는 심각한 합병증이 발생하기도 한다.

● 치과치료 시 주의사항

① 치과치료 전에 환자의 상태를 파악해서 환자의 건강상태에 따라 계획한다(항고혈압제 복용과 조절 여부).
② 초진을 포함하여 모든 치과치료 전에 혈압을 측정하고, 조절되지 않는 180/110mmHg 이상 환자의 경우 일상적인 치과치료는 연기한다.
③ 환자가 공포나 불안 등이 있는 경우 필요에 따라 수술 전 투약 또는 진정요법을 시행한다.
④ 환자의 스트레스와 불안을 줄여주는 것이 중요하며 치료시간은 짧게 한다.
⑤ 치료 중 혈압이 상승하면서 두통, 현기증, 경련, 구토 등이 일어나면 치료를 중단하고 상태를 살핀다.
⑥ 기립성 저혈압이 유발될 수 있으므로 환자의 자세를 서서히 바꾸도록 한다.
⑦ 혈관수축제가 없거나 소량이 들어있는 국소마취제를 사용하며 사용량도 줄여야 한다.
⑧ 보철치료 시 에피네프린이 함유된 치은압배사나 도포용 혈관수축제도 국소 지혈에 사용하면 안된다.

Memo ■ 고혈압 환자와 국소마취제

고혈압 환자에게 국소마취제를 사용할 때에는 에피네프린 첨가 리도카인보다 페리프레신 첨가 프로피토카인이 권장되고 있는데, 둘의 혈압상승작용에는 큰 차이가 없다는 보고도 있다. 모두 중등도 고혈압 환자에게는 2개 이내, 중증 고혈압 환자에게는 1개 이내로 사용하는 것이 바람직하다.

2) 저혈압(Hypotension)

저혈압이란 일반적으로 수축기 혈압이 100mmHg 이하, 확장기 혈압이 60mmHg 이하인 경우로 별다른 이상 징후를 보이지 않는 경우가 대부분이므로 저혈압에 의한 특징적인 증상을 명확히 기술하는 것은 쉽지 않다. 일반적인 저혈압의 증상은 현기증이나 두통, 전신 무기력증이 많이 나타난다. 일반적인 치과치료 및 국소마취제 사용이 가능하다

3) 허혈성 심장질환(Ischemic heart disease)

허혈성 심장질환이란 관상동맥의 동맥경화로 인해 혈액순환이 나빠져 심근이 허혈에 빠진 상태를 말하며, 크게 심근경색과 협심증으로 나뉜다.

(1) 심근경색(myocardial infarction)

심근경색은 관상동맥이 막혀서 심근이 산소부족에 빠져 심근세포가 괴사되는 질환이다. 통증은 보통 30분 이상 지속되며 협심증에 비해 훨씬 강도가 심하고 지속시간도 길다.

● 치과치료 시 주의사항

① 환자가 항혈전요법을 시행하는 경우에는 의과 주치의에게 확인해야 한다.
② 심근경색 후 6개월 이내에는 통상적인 치과치료는 피하고 주치의 상담 후 응급치료만 시행한다.

(2) 협심증(angina pectoris)

협심증은 관상동맥의 혈류저하로 인해 심근에서 산소의 수요와 공급에 불균형이 일어나고 그로 인한 흉통을 주요 증상으로 하는 질환이다. 발작을 일으키는 빈도, 정도, 지속시간이 안정되어 있는 안정협심증(stable angina)과 발작을 일으키는 빈도, 정도, 지속시간이 길어지거나 안정 시에도 발작이 일어나는 불안정협심증(unstable angina)이 있는데 불안정 협심증이 심근경색으로 진행될 위험성이 높다.

● 치과치료 시 주의사항

① 협심증 발작이 일어났을 때에는 치료를 중지하고 45° 앉은 자세를 취하게 한다. 니트로글리세린(nitroglycerin)을 사용한다.
② 불안정협심증이나 심근경색 발작 후 6개월 이내인 환자에게는 스트레스를 주는 치과치료를 최대한 피하는 것이 좋다
③ 협심증 증상이 나타나고 15분 이후에도 통증이 계속되면 심근경색을 의심하고 병원으로 이송한다.

4) 선천성 심장질환(Congenital heart disease)

선천성 심장질환은 심장이나 주요 혈관이 형성되는 과정에서 손상이 가해져 이상을 나타내는 질환으로, 출생 인구의 약 1%에서 발생하는 것으로 추정된다.

선천성 심장질환의 원인은 유전, 환경, 염색체 이상, 임신 초기 모체의 바이러스 감염(풍진바이러스, 멈프스바이러스, 거대세포바이러스), 담배, 알코올, 약물 등이다.

진찰과정에서 발견될 정도로 경미한 경우도 있지만 아주 심하면 청색증을 보이며 성장이 중지되고 생명을 잃을 수도 있다. 그 외의 주요 증상으로는 호흡곤란, 심잡음, 손·발가락의 곤봉화, 울혈성 심부전 등이다. 대개 외과적 수술로 교정한다.

● 치과치료 시 주의사항

① 치과치료 전 복용 약물과 현 상태에 대해 주치의에게 자문을 구해야 한다.
② 감염성 심내막염의 예방이 가장 중요하다(표 2-1-10).
③ 대혈관전위나 팔로네징후는 예방적 항생제 사용이 권장되는 고위험군이다.
④ 교정되지 않은 기타 선천성 심장기형도 대개 중간 위험군에 속하므로 예방적 항생제 사용이 권장된다.
⑤ 외과적 시술 전 항응고제 복용으로 과다출혈의 위험이 있으므로 지혈검사가 필요하다.

표 2-1-10 **예방적 항생제 투여와 치과치료**

예방적 항생제 투여가 권장되는 치과치료	예방적 항생제 투여가 권장되지 않는 치과치료
• 발치 • 치주수술, 스케일링, 치근활택, 치주낭 탐침 • 임플란트 매식 • 탈락치아 재식 • 치근단을 넘어가는 근관치료나 수술 • 교정용 밴드의 첫 장착	• 수복치료 • 국소마취 주사(감염 조직을 통과하지 않는 경우) • 근관치료, 포스트 • 러버댐 • 봉합사 제거 • 가철성 보철이나 교정장치의 장착 • 인상채득 • 불소치료 • 구강방사선 사진 촬영 • 유치 발치

5) 류마티스성 심장질환(Rheumatic heart disease)

류마티스성 심장질환은 급성 류마티스열(acute rheumatic fever)의 주요 합병증으로서 판막 손상을 일으키기 때문에 감염성 심내막염이 발생할 가능성이 크다.

류마티스열은 심장, 관절, 중추신경계, 피부 등 여러 신체조직을 침범할 수 있는데, 이 중 가장 심각한 증상은 심장염으로, 심장판막에 영구적인 손상을 일으켜서 이를 '류마티스성 심장질환'이라고 한다. 대개 승모판이 손상된다.

● 치과치료 시 주의사항

① 류마티스성 심장질환 환자는 감염성 심내막염에 걸릴 위험이 크기 때문에 예방적 항생제 투여를 한다.

② 급성 류마티스열의 병력은 있어도 심장질환이 없는 환자는 예방적 항생제가 필요 없으며, 환자가 자신의 심장질환 이환 여부를 모르는 경우 내과의의 자문을 구해야 한다.

6) 심장판막증(Valvular disease of heart)

심장판막증은 심장의 판막이 협착 또는 역류를 일으키는 질환으로, 중증인 경우에는 인공판막치환술을 시행한다. 인공판막치환술을 한 환자는 일반적으로 와파린 등의 항혈전제를 복용하고 있기 때문에 출혈에 대한 배려가 필요하다.

● 치과치료 시 주의사항

치은조직이나 치근단 주위를 조작하거나 구강점막에 천공이 발생하는 모든 치과치료는 감염성 심내막염(infective endocarditis, IE)을 일으킬 가능성이 있기 때문에 예방적 항생제를 투여한다(표 2-1-9).

7) 부정맥(Arrhythmia)

부정맥은 '심장박동의 이상'을 의미하는 증상으로서, 심장박동이 불규칙해지거나 규칙적이라도 지나치게 빠르거나 혹은 느려지는 비정상적인 심장박동 상태를 말한다.

- 치과치료 시 주의사항

① 심방세동(atrial fibrillation)이 있는 환자는 뇌경색 예방을 위해 항혈전요법이 시행되기도 하므로 관혈적 처치 시 반드시 내과의에게 자문을 구한다.
② 인공심박조절기(pacemaker) 장착자는 심장박동기에 생기는 전기적 간섭이 문제가 되므로 초음파 스케일러, 전기치수검사기, 전기수술기구의 사용을 금한다.
③ 정신적인 긴장감으로 부정맥이 빈발하기도 하므로 치과치료 시에는 심전도 모니터를 장착하고 불안이나 통증을 주지 않도록 배려한다.
④ 가능한 한 혈관수축제가 없는 국소마취제를 사용해야 한다.

2. 내분비계 질환(Endocrine disorders)

1) 당뇨병(Diabetes mellitus)

당뇨병은 인슐린이 결핍되거나 인슐린의 작용능력이 저하됨에 따라 고혈당, 요당 양성, 고지혈증 등 다양한 병태를 나타내는 대사성 질환이다. 건강한 사람의 공복혈당은 70~100mg/dL, 식후 1시간 지나면 상승하지만 140mg/dL을 넘는 경우는 적고 식후 2시간이 지나면 식전 수치로 회복된다.

당뇨병 환자의 혈당관리기준은 혈당치와 당화혈색소(HbA1c) 수치로 평가한다(표 2-1-11).

당뇨병은 인슐린분비량이 절대적으로 부족한 인슐린 의존성 당뇨병(1형 당뇨병)과 중년 이후 비만해진 사람에게 발병하기 쉬운 인슐린 비의존성 당뇨병(2형 당뇨병)으로 분류된다. 또 당뇨병 환자는 망막증, 신증, 동맥경화증 등의 혈관장애나 신경장애를 합병하고 있는 경우가 많다.

세포는 당 외에 지방을 에너지원으로 이용하게 되면서 지방대사산물인 아세톤산과 케톤산 등을 형성하고 위험한 수준의 산증(acidosis)을 유발한다.

말초혈관장애가 있는 경우 창상치유 지연(그림 2-1-18)이나 감염성 증가 등의 문제를 일으키는 경우가 종종 관찰된다. 발병기간이 오래된 환자는 인슐린 투여로 혈당치가 외견상 개선되었어도 이러한 장애의 위험은 사라지지 않는다. 치성 감염으로 인해 괴사성 근막염을 일으켜 사망하는 경우, 당뇨병 환자가 많다는 사실이 알려져 있다(그림 2-1-19).

당뇨병 환자는 치주질환에 잘 걸린다고 이전부터 알려져 있지만, 반대로 치주질환의 악화와 개선이 당뇨병의 악화와 개선과 관련이 있다는 사실도 최근 보고되어 그 기전이 주목을 받고 있다.

● 치과치료 시 주의사항

① 혈당치 변동에 대한 주의가 필요하며, 특히 인슐린을 투여받고 있는 환자는 저혈당발작을 일으키기 쉬우므로 공복 시에는 치과치료를 피한다.

② 인슐린 또는 경구제 투여를 받는 환자가 치과치료 중 공복감, 하품, 두통, 정신상태 불안, 발한, 경련 등의 증상을 나타내면 저혈당을 의심하여 사탕이나 주스를 섭취하게 한다.

③ 당뇨병 환자는 순환기계 질환 등 다른 질환을 합병하고 있을 가능성이 높기 때문에 이에 대한 주의도 필요하다.

표 2-1-11 **당뇨병 관리**

관리	공복혈당치(mg/dL)	식후혈당치(mg/dL)	HbA1c(%)
정상치	70~100	≦ 140	4.0~6.0
우수	≦ 110	≦ 150	≦ 6.0
양호	≦ 140	≦ 200	≦ 7.0
가능	≦ 170	≦ 250	≦ 8.0
불가	> 170	> 250	> 8.0

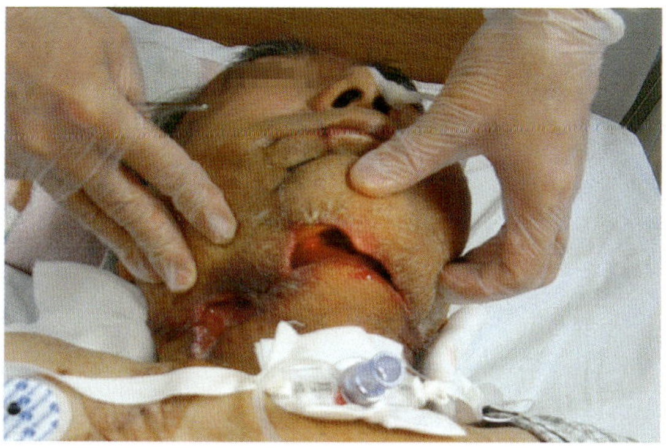

그림 2-1-18 **당뇨병 환자의 경부절제술 후 창상부 치유부전**

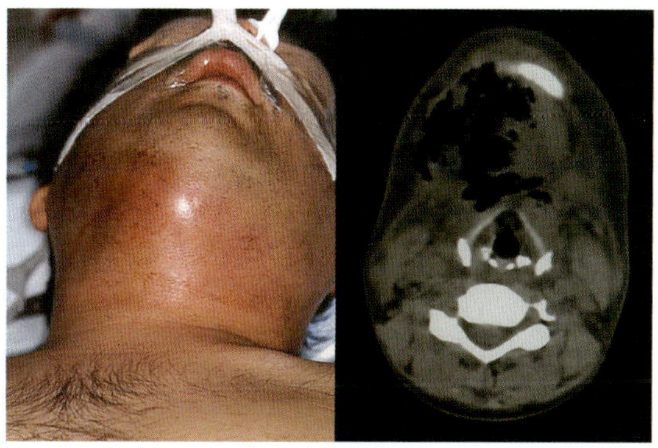

그림 2-1-19 **당뇨병 환자에게 생긴 경부의 괴사성 근막염**

2) 부신기능항진과 부신기능부전

부신은 신장 위쪽에 위치한 작은 내분비선으로 부신의 피질에서는 글루코코르티코이드(glucocorticoid), 염류코르티코이드(mineralocorticoid), 안드로겐(androgen)의 세 가지 부신스테로이드호르몬이 생산된다. 중요한 글루코코르티코이드인 코티솔(cortisol)은 신체적 및 정신적 스트레스에 대해 인체의 항상성을 유지하고 신진대사, 심혈관기능, 면역계에 중요한 생리작용을 한다.

인체는 매일 20mg의 코티솔을 정상적으로 분비하지만 수술이나 외상, 질병, 발열, 저혈당, 불안과 같은 다양한 신체적, 정신적 스트레스를 받으면 코티솔의 분비가 증가한다. 부신의 장애는 관련 호르몬이 과잉 생산되는 부신기능항진과 생산이 부족해지는 부신기능부전으로 나뉜다.

(1) 부신기능항진(adrenal hyperfunction)

부신기능항진은 글루코코르티코이드의 과잉 분비 때문에 발생하며 대표적인 질환으로는 쿠싱증후군이 있다. 체중증가(특히 중심성 비만), 달덩이얼굴, 목뒤 지방축적(buffalo hump), 복부 줄무늬, 고혈압, 다모증, 여드름 등을 특징으로 하며 포도당불내성, 심부전, 골다공증, 골절, 치유지연, 정신적 문제(우울증, 불안장애, 정신병등) 등이 동반될 수 있다. 외인성 쿠싱증후군의 가장 흔한 원인은 글루코코르티코이드의 장기 복용이며 이는 부신기능부전으로 이어질 수 있다.

(2) 부신기능부전(adrenal insufficiency)

부신기능부전은 원발성 부신기능부전과 이차성 부신기능부전이 있다. 원발성은 부신피질의 파괴로 인해 모든 부신피질호르몬의 생산이 부족해짐으로써 발생하며, 대표적인 질환은 애디슨병(Addision's disease)이다. 흔한 증상으로는 무력감, 피로, 피부와 점막의 과잉색소침착이다. 이차성은 외인성 코르티코스테로이드의 복용으로 발생하고 원발성보다 발생빈도가 높으며 증상으로는 발한, 저혈압, 약한 맥박, 청색증, 메스꺼움, 무력감, 두통, 탈수, 호흡곤란 등이 나타날 수 있고 즉시 치료하지 않으면 저체온증, 심각한 저혈압, 저혈당증, 혼미상태로 발전하여 사망할 수 있다.

- 치과치료 시의 주의사항

① 치과치료 전 미리 혈압, 혈당치를 포함한 다양한 합병증에 대한 평가가 필요하다.

② 장기간 코르티코스테로이드를 복용한 환자는 합병증이 있는지 확인한다. 합병증에는 고혈압, 당뇨병, 창상치유 지연, 골다공증, 소화성 궤양 등이 있다.

③ 치과치료와 관련된 스트레스에 대비하여 코르티코스테로이드의 보충을 고려한다.
부신기능부전 상태에서는 인체가 스트레스에 대처하기 위한 코티솔을 생산하지 못하므로 치과치료와 관련하여 코르티코스테로이드의 보충(추가 투여)을 고려한다. 특히 스트레스가 많은 외과적 치료는 치료 전 추가 투여를 고려한다.

③ 창상치유가 지연되고 감염에 취약할 수 있다.

3) 갑상선기능항진증(Hyperthyroidism)

갑상선기능항진증은 과잉 생산된 갑상선호르몬이 혈액 내에서 증가되어 갑상선의 생리적 작용이 과도하게 나타나는 질환이다. 갑상선호르몬은 우리 몸의 에너지대사에 관여하여 체온을 유지하고 신진대사를 조절하는데 갑상선호르몬이 과다하게 분비되면 체중감소, 혈압상승, 빈맥 등이 나타난다

이소성 갑상선조직, 갑상선종, 아급성 갑상선염 및 갑상선호르몬의 섭취에 의해 발생한다.

그레이브스병(Graves' disease)은 갑상선기능항진증의 대표적 질환으로서 자가면역질환이다.

● 치과치료 시 주의사항

① 치과치료 전 내과 주치의에게 의뢰하는 것이 좋다.

② 조절이 잘 되는 환자는 통상적인 치과치료가 가능하다.
조절이 잘 안 되는 환자는 스트레스와 에피네프린에 매우 민감하여 혈관수축제의 사용을 피해야 하지만, 잘 조절되고 있는 환자에게는 정상 용량을 사용할 수 있다.

③ 조절이 잘 안 되는 환자들은 급성 갑상선기능항진증 증상인 중독위기를 일으킬 수 있다. 불안, 빈맥, 폐부종, 발한, 혼미 증상이 나타나며 혼수에 빠지고 사망에 이를 수 있으므로 즉시 의과적 응급처치가 필요하다.

3. 출혈성 질환(Bleeding disorders)

혈액질환(백혈병, 특발성 혈소판감소성 자반증, 재생불량성 빈혈, 혈우병 등)이나 간질환(만성 간염, 간경화, 간암 등) 환자에게서는 혈소판수가 감소되거나 혈액응고인자가 저하되는 등으로 인해 출혈경향을 나타내는 경우가 있다(그림 2-1-20).

치과에서 이루어지는 수많은 치료과정은 출혈을 수반하기 때문에 출혈성 질환을 가진 환자들은 출혈성 문제를 일으킬 가능성이 높다. 따라서 시술 전에 철저한 병력조사를 하여 미리 조치하면 치과 시술에 수반되는 위험성을 줄일 수 있다.

● 치과치료 시 주의사항

① 혈소판 수의 기준치는 15만~40만/μL이다. 임상적으로 수술 시에 출혈 문제가 되는 경우는 5만/μL 이하인 경우이다.

② 국소적 지혈법으로 과도한 출혈을 조절할 준비가 되어 있지 않는 한 외과적 시술은 피해야 하고 치료전 혈액내과 전문의에게 자문을 의뢰한다.

③ 아스피린 및 NSAIDs 계열 약제는 출혈경향을 증가시키므로 아세트아미노펜을 처방한다.

④ 빈혈 환자의 치과치료 시 주의할 점은 출혈과 감염이다.

⑤ 백혈병이 급성기일 때는 모든 치과치료는 금한다.

⑥ 백혈병 환자의 모든 치과치료 시 감염을 방지하기 위해 예방적 항생제 투여가 필요하다.

⑦ 백혈병으로 진단되어 암 치료가 계획된 환자는 심각한 구강합병증을 예방하기 위해 감염 위험을 제거하고 방사선치료나 화학요법으로 인한 합병증을 관리한다.

- 치면세균막 제거의 중요성을 강조하는 구강위생관리교육을 철저히 한다.
- 가능한 한 화학요법을 시작하기 전에 우식과 감염을 제거하고 급성 질환부터 먼저 치료해야 한다.
- 방사선치료나 화학요법 시작 전에 최소 10~14일의 간격(3주가 바람직)을 두고 발치를 계획한다.
- 불소겔을 사용하여 치아우식을 예방하고 구강위생을 관리한다.

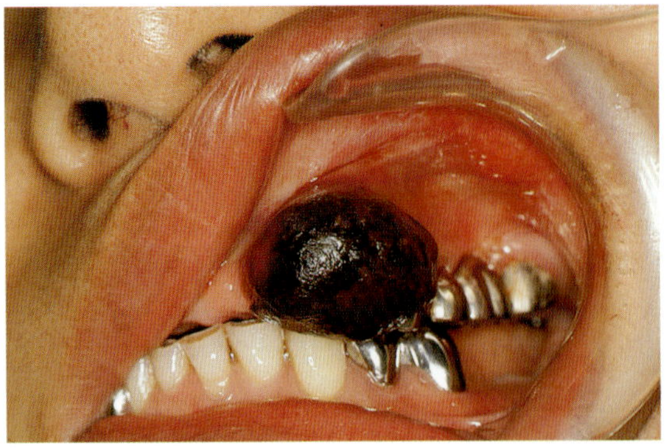

그림 2-1-20 **재생불량성 빈혈 환자의 발치 후 발생한 협부 혈종**

4. 치매(Dementia)

고령화사회가 진행됨에 따라 치매 환자가 급증하고 있어 치과의사나 치과위생사가 치매 환자를 대응할 기회가 앞으로는 더욱 증가할 것으로 보인다.

발육 도중에 발생하는 지능저하를 발달지체라고 하는 데 반해 치매는 일단 발달한 지능이 저하되는 상태로 정의된다. 치매에는 알츠하이머성 치매(노인치매)와 뇌혈관성 치매가 있다.

치매의 증상으로는 장소나 시간을 인식하는 지남력이 장애를 받고, 기명력, 기억력, 판단력이 저하되며, 표정, 태도, 흐트러진 옷매무새 등이 관찰되며 배회, 혼잣말, 큰 목소리, 실금, 섬망 등 다양한 행동을 나타낸다. 이러한 증상은 만성, 진행성으로 경과한다.

● 치과치료 시 주의사항

① 환자의 태도나 행동을 무시하면 안 된다.

② 구강위생이나 의치 세정 등에 관해서는 충분한 시간을 들여 끈기있게 설명한다(그림 2-1-21).

③ 치과치료는 무통으로 최대한 간단한 방법으로 단시간에 끝내도록 한다. 심장질환이나 뇌혈관장애, 당뇨병 등이 합병된 환자가 많기 때문에 주의가 필요하다.

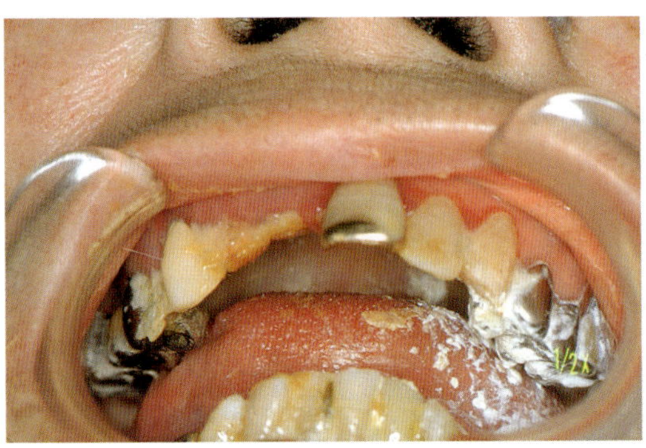

그림 2-1-21 **치매 환자의 구강위생 상태**

5. 호흡기계 질환

(1) 천식(asthma)

다양한 자극에 대한 기관지 반응의 증가를 특징으로 하며, 기도의 가역적인 과민반응이 반복적으로 발생해 호흡곤란, 기침 및 천명을 일으킨다. 천식을 유발할 수 있는 자극에는 알레르기 유발 물질(알레르겐, allergen), 약물(아스피린, 베타차단제, 아황산염 등), 환경(대기오염원, 기후조건 등), 직업력(다양한 유형의 산업과정에서 사용되고 있는 많은 종류의 화합물), 감염, 운동, 심리적 스트레스 등이 있다.

스테로이드(steroid)를 장기간 고용량 흡입하는 환자에게서 구강칸디다증이 많이 발생한다. 호흡곤란 시 사용하는 흡입제(기관지확장제)는 타액의 양을 20~35%까지 줄이고 치면세균막의 pH를 감소시킨다.

● 치과치료 시 주의사항

① 천식 발작에 대비하여 환자가 사용하는 흡입제(기관지 확장제)를 가져오도록 한다.

② 천식 병력이 있는 환자에게 아스피린 또는 비스테로이드항염증제(NSAIDs)는 기관지수축으로 인한 천식발작을 유발할 수 있으므로 사용하지 않는다.

③ 발작이 지속되면 0.3~0.5mL 용량의 1:1,000 에피네프린(epinephrine)을 피하주사하고 응급의료를 요청한다.

(2) 결핵(tuberculosis)

호기성, 비운동성, 항산성의 결핵균(*Mycobacterium tuberculosis*)에 의한 만성 세균감염으로, 산소가 많은 곳에서 생존력이 강하므로 폐에서 감염이 가장 많이 일어난다. 폐에서 배출된 점액이나 타액이 공기감염으로 전파된다.

● 치과치료 시 주의사항

① 활동성 결핵 환자는 응급치료만 하고 적절한 격리, 멸균(장갑, 마스크, 가운), 특수 환기장치가 필요하며, 치료 시 저속의 핸드피스 사용과 에어로졸 발생을 최소로 한다.

② 결핵의 과거력이 있는 환자라도 임상적으로 활동성 질환이 없는 상태라면 정상 환자처럼 치료가 가능하다.

(3) 만성 폐쇄성 폐질환(chronic obstructive pulmonary disease, COPD)

회복될 수 없는 기도 폐색으로 인하여 폐의 기능이 서서히 저하되는 질병으로 공기흐름이 만성적으로 제한되는데, 여기에는 폐기종(pulmonary emphysema), 만성 기관지염(chronic bronchitis), 말초 소기도질환(small airway disease) 등이 있다.

폐기종은 해부학적으로 폐포가 파괴 및 확장되는 특징을 보이고, 만성 기관지염은 임상적으로 만성 기침, 객담 배출을 동반하며, 말초 소기도질환은 세기관지가 좁아진 상태를 말한다.

위험인자는 흡연으로, 흡연율과 만성 폐쇄성 폐질환 발병과의 인과관계는 확실하게 밝혀져 있다. 기침, 객담, 운동성 호흡곤란이 가장 특징적인 증상이다(표 2-1-12).

● 치과치료 시 주의사항

① 대부분의 환자는 흡연 병력이 있으므로 치과의사는 환자들이 금연하도록 적극적인 금연치료를 해야 한다.
② 환자의 호흡이 불안정하면 내과의의 자문을 구한 뒤 치과치료를 해야 하며, 환자의 호흡이 안정적이라면 더 이상의 호흡 억제를 피하는 방향으로 이루어져야 한다.
③ 치료 중 맥박산소측정기(pulse oximeter)를 이용한 모니터링이 권장된다.
③ 심장질환 유무를 확인하고 심장질환이 있다면 적절한 예방조치를 취한다.
④ 곧게 선 자세(upright position)에서 치료한다.
⑤ 통상적인 국소마취를 시행한다.
⑥ 질환이 심하면 러버댐(rubber dam) 사용을 피한다.
⑦ 만성 폐쇄성 폐질환과 폐기종이 심각한 경우 아산화질소 흡입진정은 피한다.
⑧ 만일 스테로이드(steroid)를 복용하는 환자에게 침습적 시술이 계획되었다면 부가적 스테로이드 투여가 필요할 수 있다.
⑨ 외래 환자에게는 전신마취를 하지 않는다.

표 2-1-12 **COPD와 천식의 증상 비교**

	만성 폐쇄성 폐질환(COPD)	천식
발생시기	대개 40세 이상	전 연령층에서 나타남(20세 미만이 많음)
호흡기 증상	지속적으로 기침, 가래, 숨가쁨 나타남 (정도의 차이 있음)	특정 시간에 나타남 (먼지, 알레르기항원, 운동, 감정변화에 영향)
폐기능	지속적인 숨가쁨	정상일 수 있음
과거력 · 가족력	10년 이상 흡연, 분진 등에 지속적으로 노출	아동기에 알레르기나 천식 병력, 또는 가족력 있음
경과	치료해도 서서히 진행	치료로 호전 가능
흉부 방사선사진	폐의 심한 과팽창, 폐포질환 관찰	대체로 정상

* 대한결핵및호흡기학회 2014년 COPD진료지침 · 대한천식알레르기학회 2015년 천식 진료지침

6. 신장질환(Renal disease)

신장은 인체의 항상성 유지를 조절하는 기관으로 크게 배설기능과 내분비기능이 있는데 신부전(renal failure)은 배설기능의 저하를 특징으로 하는 상태를 말하며, 급성 신부전과 만성 신부전이 있다.

증상으로는 급격한 소변배설량의 변화, 피로, 호흡곤란, 부종, 빈혈, 고혈압, 빈맥 등이 나타난다.

● 치과치료 시 주의사항

• 보존적 치료 환자

① 내과의에게 자문을 의뢰한다.

② 시술 전과 시술 중에 면밀하게 혈압을 측정한다.

③ 출혈 가능성이 있기 때문에 출혈성 장애에 대한 검사결과를 확인한다.

④ 신장에서 대사되는 약물이나 신장에 위해가 되는 약물의 사용을 금한다.

• 신장투석 환자

① 혈액투석은 혈소판의 기계적 파괴와 항응고제(헤파린)의 사용으로 인해 출혈 경향을 증가하므로 외과적 수술 전에 출혈시간, 혈소판 수를 포함한 검사를 시행한다.

② 치과치료 시간은 투석 다음날 오전이 가장 좋다.

④ 감염에 약하므로 관혈적 시술 시 예방적 항생제 투여가 필요하다.

• 신장이식 환자

① 면역억제제 투여로 인한 감염 위험성이 높아지고, 면역억제제에 의해 구강 내 염증 초기증상과 징후가 가려질 수 있으므로 정기적이고 세밀한 구강검진이 필요하다.

② 치과치료 시 매 치료마다 예방적 항생제 처방이 필요하다.

7. 임신(Pregnancy)

임신은 질병이 아니지만 발육 중인 태아에게 유해한 영향을 미치면 안 되기 때문에 치과치료 시에 고려해야 할 점이 많다. 특히 약물투여나 방사선사진 촬영 등에 주의가 필요하며, 출산 후 모유 수유를 한다면 영아에게 가해질 잠재적 영향도 고려해야 한다.

● 치과치료 시 주의사항

① 임신 초기에는 태아에 대한 위험성 때문에 치면세균막 외의 급하지 않은 치과치료는 연기하는 것이 좋다.

② 임신기, 특히 임신 초기에는 약물을 복용하지 않는 것이 바람직하지만 어쩔 수 없이 약물 복용이 필요한 경우가 있으므로 미국 FDA에서 제시한 위험도 분류 등급을 참고하여 처방한다.

③ 임신 중기는 일상적인 치과치료를 하기에 가장 안전한 시기이다.

④ 임신 후기의 초반은 안정된 시기이나 중반이 지나면 불편감이 증가하므로 급하지 않은 치과치료는 최대한 연기해야 한다.

⑤ 광범위한 치료나 전악방사선사진, 큰 수술은 출산 이후로 연기하는 것이 좋다.

⑥ 임신 기간 동안에는 치과방사선 촬영에 주의할 필요가 있으며 정확한 진단을 위해 필요한 경우 선택적으로 촬영해야 한다.

⑦ 임신 초기에는 특히 발육 중인 태아가 방사선 손상에 민감하므로 가능한 한 피해야 한다.

핵심포인트

① 생명징후(vital sign)란 인간이 살아있는 상태를 나타내는 기본적인 정보로서 체온, 맥박, 혈압, 호흡의 4가지를 말한다.

② 체온(body temperature)은 일반적으로 액와에서 측정하지만 전신마취 하에서는 직장 내에서 측정하며, 건강한 성인의 액와체온은 36~37℃이며, 직장체온은 이보다 약간 높다. 보통 37℃ 이상을 발열이라고 한다.

③ 맥박(pulse)은 손가락 두 개를 이용하여 요골동맥을 균등하게 눌러 진찰하며 건강한 성인의 맥박수는 60~100/분이며, 소아는 이보다 많고 노인이나 운동선수는 이보다 적다.

④ 100/분 이상을 빈맥(tachycardia), 50~60/분 이하를 서맥(bradysphygmia)이라고 하며, 리듬이 불규칙한 것을 부정맥(arrhythmia)이라고 한다.

⑤ 혈압(blood pressure)은 보통은 상완동맥에서 측정하며, 최고혈압 120mmHg 미만 또는 최저혈압 80mmHg 미만을 정상혈압이라고 하고, 최고혈압 140mmHg 이상 또는 최저혈압 90mmHg 이상인 경우를 고혈압이라 하며 최고혈압 100mmHg 이하를 저혈압이라고 한다.

⑥ 호흡(respiration)은 흉곽의 운동을 관찰하면서 진찰하며 흉식호흡과 복식호흡이 있는데 보통은 흉복식호흡을 한다.

⑦ 건강한 성인의 안정 시 호흡수는 12~20회/분이며, 소아는 20~30회/분이다.

⑧ 고혈압 환자의 경우 치료 중 혈압이 상승하면서 두통, 현기증, 경련, 구토 등이 일어나면 치료를 중단하고 상태를 살피는 것이 좋다.

⑨ 협심증 환자의 경우 발작을 예방하거나 발작이 일어났을 때에는 니트로글리세린(nitroglycerin)을 사용하며, 불안정협심증이나 심근경색 발작 후 6개월이 지나지 않은 환자는 치과치료를 최대한 피하는 것이 좋다.

⑩ 당뇨병 환자의 치과치료에서는 혈당치 변동에 대한 주의가 필요하며, 특히 인슐린을 투여 받고 있는 환자는 저혈당발작을 일으키기 쉬우므로 공복 시 치과치료를 피한다.

⑪ 출혈성 질환자의 경우 임상적으로 수술 시 문제가 되는 혈소판 수는 5만/μL 이하이다.

⑫ 치매 환자의 치과치료 시에는 환자가 보이는 태도나 행동을 무시하면 안 되며 치과치료는 무통으로 최대한 단시간에 끝내도록 한다.

Chapter 02

소독과 멸균 및 감염관리

핵심 용어 ▶▶ 소독, 멸균, 감염, 고위험기구, 준위험기구, 비위험기구, 자비소독법, 화학적 소독법, 고압증기멸균, 건열멸균, 가스멸균, 손소독, 구강내 · 외 소독, 표준주의지침

학습목표

1 구강악안면 영역에서의 소독과 멸균

1. 멸균의 정의에 대해 기술할 수 있다.
2. 멸균방법에 대해 설명할 수 있다.
3. 감염방지를 위한 기구관리를 설명할 수 있다.

2 술자와 환자의 감염관리

1. 술자의 무균처치를 설명할 수 있다.
2. 환자의 수술부위 소독을 설명할 수 있다.

1 구강악안면 영역에서의 소독과 멸균

구강악안면외과에서는 발치, 절개, 봉합 등 관혈적 처치가 많기 때문에 감염이 발생하기 쉽고, 여기에 동반해서 병원내 감염 문제도 증가한다.

치과위생사는 멸균과 소독의 차이를 분명히 이해해서 처치에 필요한 기구나 시술영역 및 술자의 손을 가능한 무균상태로 유지해서 원활한 처치가 이루어질 수 있도록 협조해야 한다.

병원내 감염방지대책은 감염원을 차단하는 방법으로서 모든 생체물질을 격리하는 표준주의지침(standard precaution)에 기준해서 실시해야 한다.

1. 소독과 멸균의 정의

소독(disinfection)이란 아포를 포함하지 않는 병원체만 살균하거나 병원체를 감소시켜 감염력을 제거하는 것이며, 멸균(sterilization)이란 아포를 포함한 모든 미생물을 사멸시켜 무균상태로 만드는 것을 말한다.

소독과 멸균은 모두 미생물에 의한 감염을 방지하기 위한 수단이다.

2. 소독법과 멸균법 (그림 2-2-1)

소독이나 멸균은 물리적 수단(열, 여과, 전리방사선, 자외선 등) 또는 화학물질(약물 등)을 사용해서 실시한다. 미국의 감염병 대책 종합연구소인 질병관리예방센터(Centers for Disease Control and Prevention, CDC)의 지침에는 환자 치료기구의 감염 위험성을 3가지로 분류(표 2-2-3)해서 각각에 요구되는 멸균과 소독의 수준을 설정하고 있다.

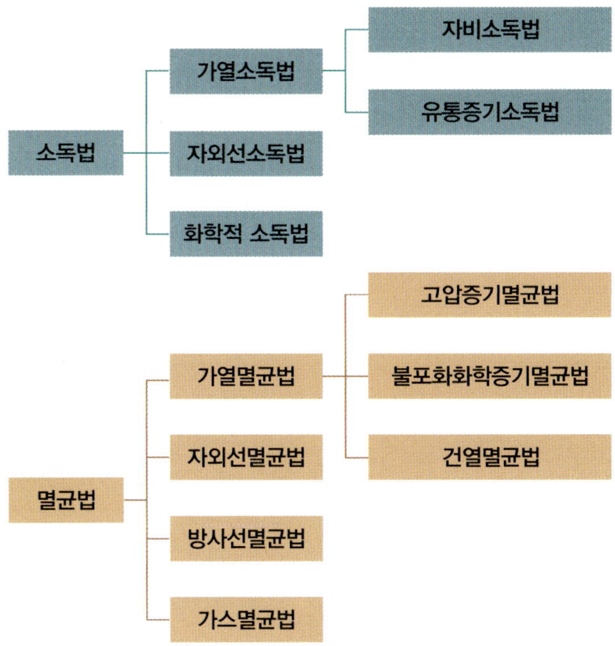

그림 2-2-1 **소독법과 멸균법의 분류**

1) 소독법

소독법에는 물리적 소독법, 화학적 소독법, 자외선 소독법이 있으며, 물리적 소독법에는 자비소독, 저온살균, 여과법 등이 있으며, 화학적 소독법은 용도에 따라 여러 종류의 소독제가 사용되는데 글루탈알데히드, 차아염소산나트륨 등이 사용된다. 자외선 소독법은 자외선이 투과력이 약하고 빛이 닿는 곳에만 작용하기 때문에 기구나 기재의 멸균에는 부적절하다.

(1) 소독법의 종류

① 자비소독법(boiling disinfection)

- 100℃의 물속에 넣어 30분 끓여서 소독하는 방법이다.
- 1%의 탄산나트륨을 첨가하면 소독력이 높아지고 금속기구의 부식도 방지할 수 있다.
- 대부분의 세균은 사멸되지만 아포는 사멸되지 않는다.
- 금속, 고무, 유리, 섬유제품 등의 소독에 많이 이용된다.
- 간편하고 친환경적이며 비용이 저렴하고 물품에 약제가 남지 않는다는 장점이 있다.

② 화학적 소독법(chemical disinfection)

- 소독제의 화학반응을 이용하는 방법으로 소독제는 미생물에 대한 유효성(항미생물범위)의 차이에 따라 분류되므로 적용 대상에 따라 올바르게 사용하는 것이 중요하다.

- 소독제는 글루타르알데히드, 차아염소산나트륨 등이 많이 사용된다.
- 소독효과는 소독제의 농도, 시간, 온도의 영향을 받는다.
- 아포 살균에는 효과가 적다.

(2) 소독제의 수준 (표 2-2-1)

① 고수준 소독제

글루타르알데히드(glutaraldehyde)는 재질에 미치는 영향이 적어 환경(바닥, 체어유닛 등)이나 기구 소독에 사용되어 왔으나 인체에 대한 독성이 강해서 지금은 별로 사용되지 않는다. 현재는 글루타르알데히드보다 자극성이 적은 프탈알데히드(phthalaldehyde)가 많이 사용된다.

의료용 세척기인 washer-disinfector는 고수준 소독 범주에 포함된다.

표 2-2-1 **소독제의 수준(CDC)**

소독수준	일반명
고수준 소독제	글루타르알데히드, 프탈알데히드, 과산화아세트산
중간수준 소독제	차아염소산나트륨, 알코올, 페놀, 크레졸
저수준 소독제	알킬디아미노에틸글리신염산염, 클로르헥시딘글루콘산염, 염화벤잘코늄, 염화벤제토늄

Memo ■ 글루타르알데히드의 독성

글루타르알데히드는 새집증후군의 한 원인으로서 주목받은 포름알데히드와 같은 알데히드기를 가진 화합물이다. 영국에서는 글루타르알데히드를 사용하여 소독 작업을 하던 간호사가 천식이 발생하여 병원이 손해배상을 지급하는 경우가 계속되었기 때문에 시장에서 퇴출되었다. 대체된 프탈알데히드도 포름알데히드와 마찬가지로 알데히드기를 가진 화합물이지만, 글루타르알데히드보다는 휘발성이 낮고 자극성도 낮다. 그러나 작업 중에는 환기를 충분히 시키고 장갑, 고글, 마스크 등을 착용해야 한다.

② 중간수준 소독제

차아염소산나트륨은 환경(바닥, 체어유닛 등)소독에 사용하지만, 고농도에서는 부식작용(녹이 발생)이 있기 때문에 금속성 기구에는 사용하지 않는다. 또 피부에 미치는 자극작용이 강해 인체에도 사용하지 않는다.

포비돈요오드는 과민증 환자에게는 주의할 필요가 있지만, 주로 손이나 수술영역의 소독에 사용하며 점막에도 사용이 가능하다.

③ 저수준 소독제

알킬디아미노에틸글리신염산염, 클로르헥시딘글리콘산염, 염화벤잘코늄 등이 있다.

2) 멸균법

현재 수술기구에 대한 멸균법으로는 고압증기멸균(autoclave), 건열멸균, 불포화화학증기멸균, 산화에틸렌가스(ethylene oxide gas, EO gas)멸균, 저온플라즈마멸균, 방사선(γ선)멸균, 자외선멸균, 액상멸균제에 의한 멸균법 등이 있다(표 2-2-2). 멸균 전에는 대상물을 반드시 세정하여 병원체 수를 미리 감소시킬 필요가 있다.

(1) 고압증기멸균(steam sterilization under pressure)

- 고압의 증기를 이용해서 멸균하는 방법으로 고압증기멸균기(autoclave)(그림 2-2-2)를 이용한다.
- 보통 2기압, 121℃에서 15~20분 가열하는데, 멸균 대상의 내열성에 따라 선택해서 시행한다.
- 아포나 바이러스를 포함한 모든 미생물을 완전히 사멸시킬 수 있어 의료현장에서 가장 많이 사용된다.
- 금속성 기구의 부식 및 기구의 날을 무디게 하고 건조과정이 필요하며 열에 약한 재료가 파괴될 수 있다.

(2) 건열멸균(dry heat sterilization)

- 건열멸균기(그림 2-2-3)를 이용하며 내부 공기를 160~180℃의 고온으로 30~60분 유지해서 멸균하는 방법이다.
- 내열성이 있는 금속제품, 유리기구, 도기 등이 해당되며, 가위나 메스, 스케일러 등은 날이 무뎌지므로 이 방법이 적당하지 않다.

(3) 불포화화학증기멸균(unsaturated chemical vapor sterilization)

- 고압증기멸균기의 단점을 보완하여 수증기 대신 알코올, 알데히드, 케톤 등으로 멸균하는 방법이다.
- 불포화화학증기멸균기(chemiclave)(그림 2-2-4)를 이용하는데 보통 131℃, 20psi에서 20분간 작동시키며 별도의 건조과정이 필요하지 않다.
- 금속기구의 부식 및 기구의 날을 무디게 하지 않는다. 버(bur), 다이아몬드 포인트, 근관치료기구, 치주 큐렛, 교정용 플라이어, 날카로운 기구나 나이프 등의 멸균에 적합하다.
- 기구처리 전에 건조시켜야 하며, 열에 약한 합성수지를 파괴할 수 있으며 포장이 크거나 면제품은 적합하지 않다.

(4) 가스멸균(gas sterilization)

- 주로 산화에틸렌가스(ethylene oxide gas, EO gas)를 이용해서 아포를 포함한 미생물을 사멸시키는 방법이다.
- 산화에틸렌가스 멸균기(그림 2-2-5)가 이용된다.
- 열에 약한 고무, 플라스틱 제품도 멸균이 가능하다.
- 인화성이나 폭발성, 발암성과 같은 독성이 강하다는 단점이 있다.
- 멸균시간은 49℃에서 2~3시간이며 흡입 및 접촉하지 않도록 한다.

(5) 저온플라즈마멸균(low-temperature plasma sterilization)

- 저온(45℃), 저습 하에서 멸균할 수 있다.
- 잔류독소가 없다.
- 멸균 후 바로 사용할 수 있다.
- 형태가 작고 배기설비가 필요하지 않으며 전원이 있으면 어디에나 설치가 가능하다.
- 산화에틸렌가스멸균에 비해 주사바늘 등 가는 틈새에 침투력이 약하다.
- 액체 멸균은 불가능하다.

표 2-2-2 **멸균법의 비교**

	고압증기멸균	산화에틸렌가스멸균	저온플라즈마멸균
멸균시간	짧음, 10~50분	긺, 2~24시간	짧음, 75분
멸균온도	고온, 121~134℃	저온, 40~60℃	저온, 45℃
기재 수명	짧음(손상되기 쉬움)	긺	긺
독성	없음	있음(배기가스 배출이 필요)	없음
환경오염	없음	있음	없음
멸균처리량	많음	중간	적음
적용할 수 없는 멸균 대상물	습열로 열화되기 쉬운 플라스틱 제품이나 고무 제품 등		액체 셀룰로오스(면, 린넨, 거즈, 종이 등) 긴 튜브류(2mm 이상) 가는 튜브류(1mm 이하)

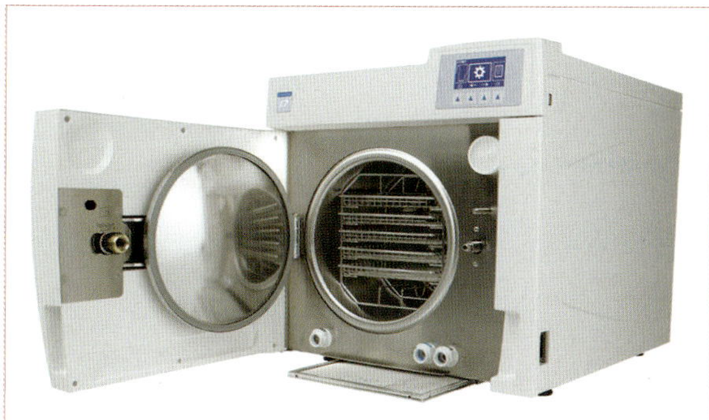

그림 2-2-2 고압증기멸균기

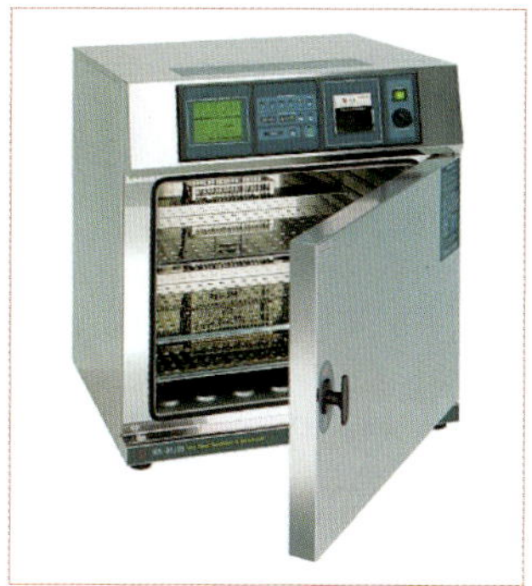

그림 2-2-3 건열멸균기

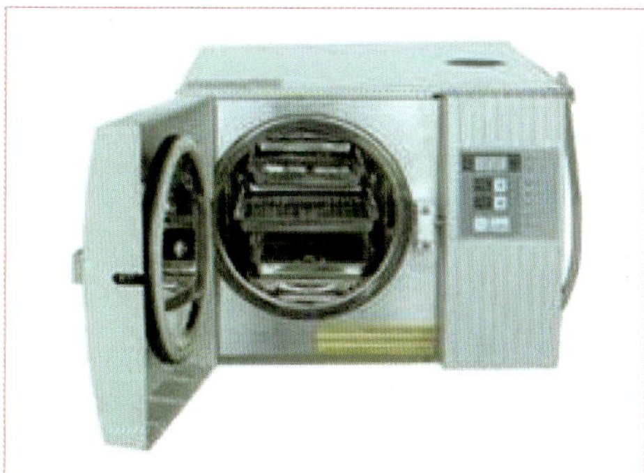

그림 2-2-4 불포화화학증기멸균기

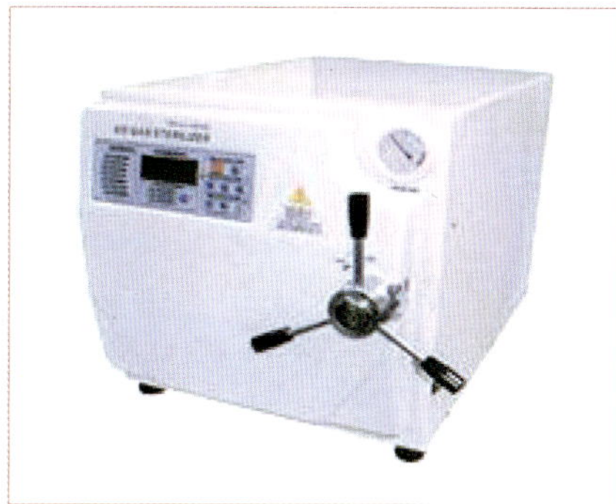

그림 2-2-5 산화에틸렌가스멸균기

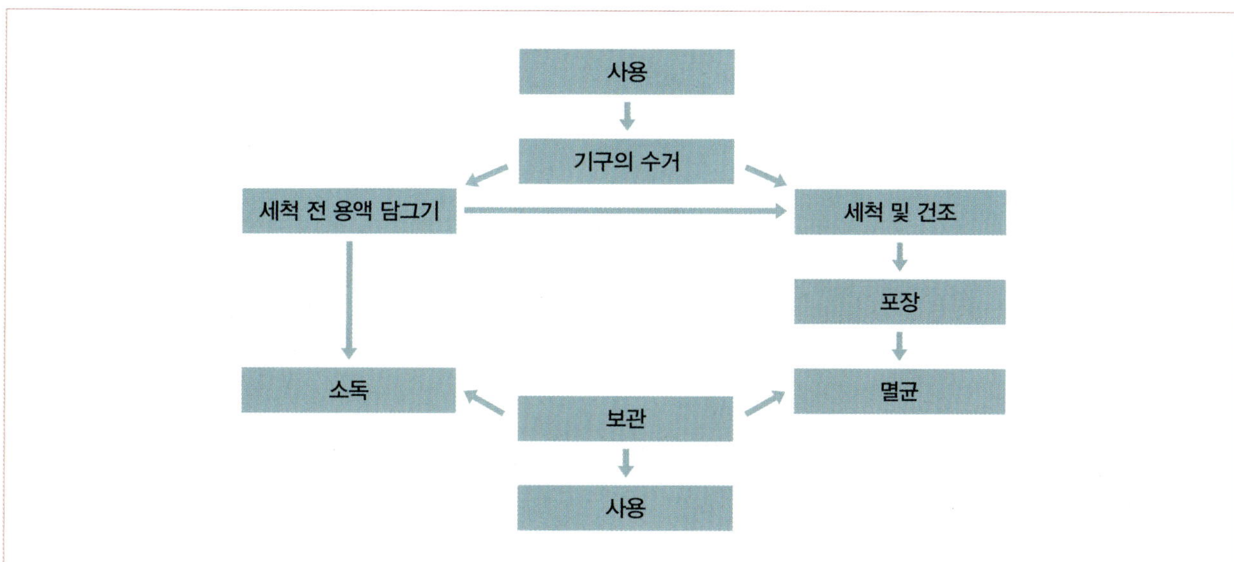

그림 2-2-6 소독 및 멸균과정

3. 감염방지를 위한 기구의 관리 (표 2-2-3)

치과 기구는 모두 소독이나 멸균의 필요성이 있으며, 치료용 기구는 감염 위험성에 따라 다음과 같이 분류된다.

(1) 고위험기구(critical instrument)

연조직을 관통하거나 뼈에 접촉하거나 혈액 또는 그 외의 무균조직 속에 삽입하거나 접촉하는 기구

예) 외과용 기구, 스케일러, 메스, 외과용 버

➲ 반드시 열처리로 멸균한다. 단, 메스 등은 일회용을 사용한다.

(2) 준위험기구(semicritical instrument)

점막 또는 손상된 피부에 접촉하지만 연조직을 관통하지 않고 뼈에 접촉하지 않으며 혈액 내에 삽입하거나 접촉하지 않는 기구

예) 치경, 아말감충전기, 인상용 트레이, 치과용 핸드피스

➲ 열처리로 멸균하거나 또는 글루타르알데히드 등으로 고수준 소독을 실시한다.

(3) 비위험기구(noncritical instrument)

손상이 없는 피부에 접촉하는 기구

예) 방사선조사기, 혈압계, 헤드기어, 산소포화도 측정기

➲ 세정만으로 충분하지만 눈에 보이는 오염이 있으면 알코올이나 차아염소산나트륨 등의 중등수준 또는 저수준 소독을 실시한다.

표 2-2-3 **감염방지를 위한 기구관리**

범주	정의	기구 등의 예	소독 · 멸균방법
고위험기구	연조직을 관통하거나 뼈에 닿거나 혈액 또는 기타 무균조직 내에 삽입하거나 접촉하는 기구	외과용 기구 스케일러 메스 외과용 버(bur)	• 고압증기멸균 • EO gas 멸균
준위험기구	점막 또는 손상이 있는 피부에 접촉하지만, 연조직을 관통하지 않고 뼈에 접촉하지 않으며 혈액 내에 삽입하지 않는 기구	치경 아말감충전기 인상용 트레이 치과용 핸드피스	• 고압증기멸균 • 고수준 소독
비위험기구	손상이 없는 피부에 접촉하는 기구	방사선조사기 혈압계 헤드기어 산소포화도 측정기	• 세정만으로 충분하지만 눈에 보이는 오염이 있으면 중간수준 또는 저수준 소독

2 술자와 환자의 감염관리

1) 술자의 준비(감염관리 및 무균처치)

치과치료 중에서도 구강악안면 영역의 수술은 술자가 환자의 혈액이나 타액에 접촉하는 상황이기 때문에 손 소독을 비롯해 수술용 가운, 장갑, 모자, 마스크, 보안경, 페이스쉴드(face shield) 등의 방호용구의 장착이 필수적이다.

(1) 손의 위생관리

손 소독은 모든 의료행위의 기본으로 손의 위생관리(손씻기, 수술 전후의 손 소독)는 손에 부착되어 있는 병원균을 효과적으로 감소시킨다. 이것은 환자나 의료종사자에게 미생물을 감염시킬 위험성을 감소시키기 위해서 가장 중요한 행위이다.

특히, 수술 시의 손소독은 지속적으로 활성을 가진 마찰식 손소독용 알콜제제(0.5% 클로르헥시딘 또는 0.025% 염화벤잘코늄 함유 속건성 손소독제)를 사용해서 아래팔부위까지 실시한다(그림 2-2-7 ❶).

● 술자의 손소독

① 손소독하기 전에 손톱을 짧게 자른다.
② 흐르는 물에 손을 적신 후 액체비누 등으로 손가락을 씻은 다음, 소독제로 손톱 밑, 손가락 끝부터 팔꿈치까지 충분히 씻는다.
③ 멸균 솔에 소독제를 충분히 묻혀서 손톱 밑, 손가락 끝을 중심으로 손바닥, 손등, 손목, 아래팔, 팔꿈치까지 충분히 문지른 다음 흐르는 물로 충분히 씻고 팔꿈치에서 물이 떨어지도록 손을 위로 한다.
④ 종이 타월로 손을 잘 닦고 건조시킨다.

(2) 수술용 가운, 멸균장갑

술자는 손소독을 한 다음 협조자의 도움을 받아 수술용 가운을 입을 때까지 손을 위쪽으로 든 상태에서 어디에도 접촉하지 않도록 주의한다(그림 2-2-7 ❷).

멸균장갑도 술자가 장갑 표면에 접촉하지 않도록 주의하면서 안쪽을 벌린 다음에 장갑의 접힌 부분만을 잡고 한쪽 손을 넣어 장착한다. 장갑을 장착한 손을 다른 쪽 장갑의 접힌 부분 안쪽에 넣고 그대로 소매부분까지 끌어올린다(그림 2-2-7 ❸).

❶ 술자의 손소독

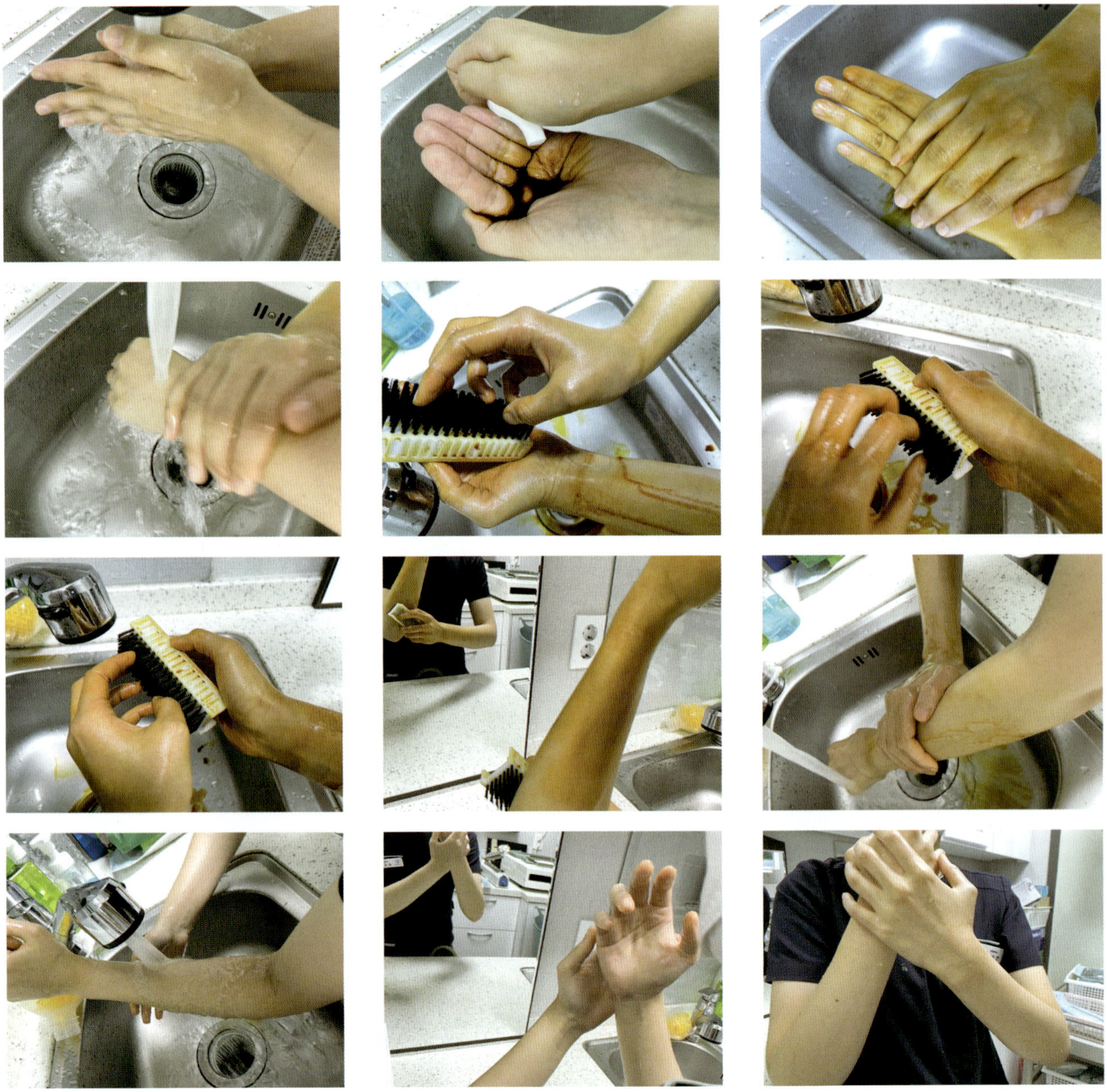

그림 2-2-7 술자의 준비

❷ 수술용 가운 착용

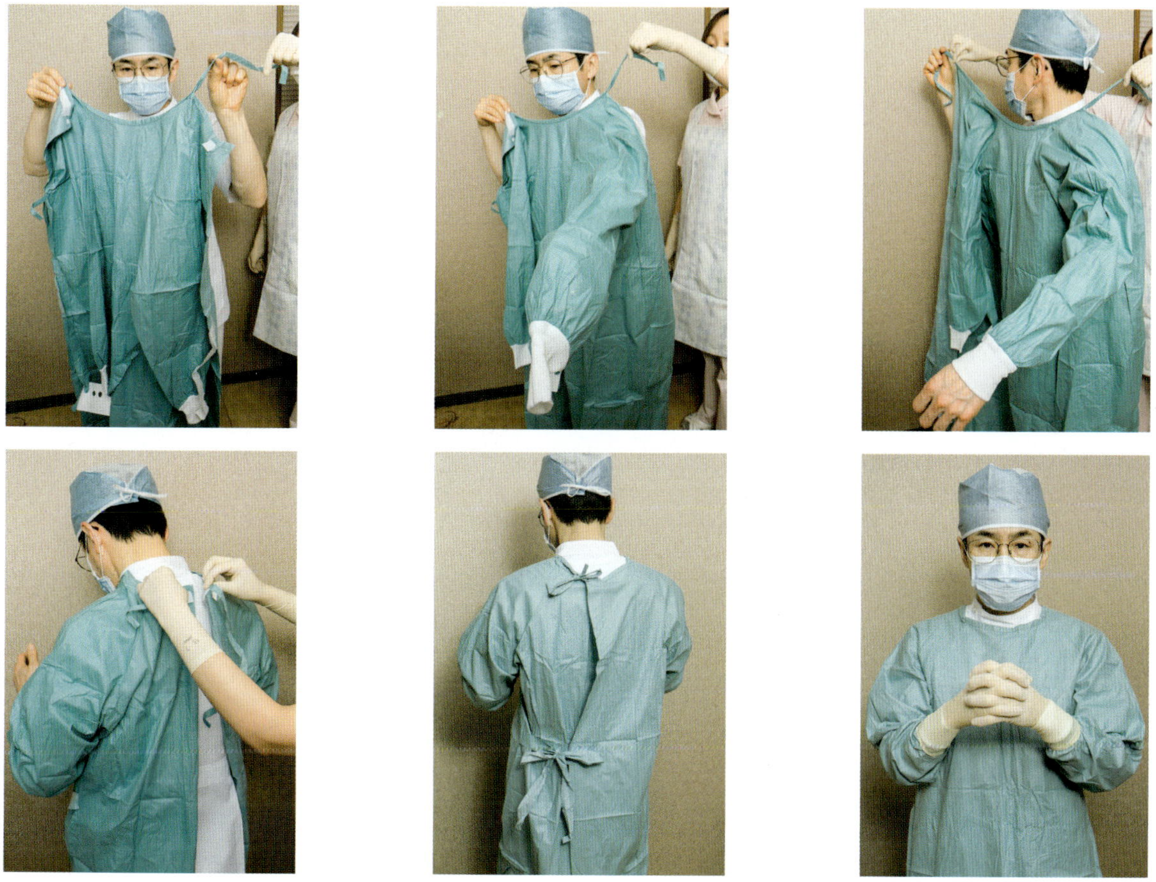

❸ 멸균장갑 착용

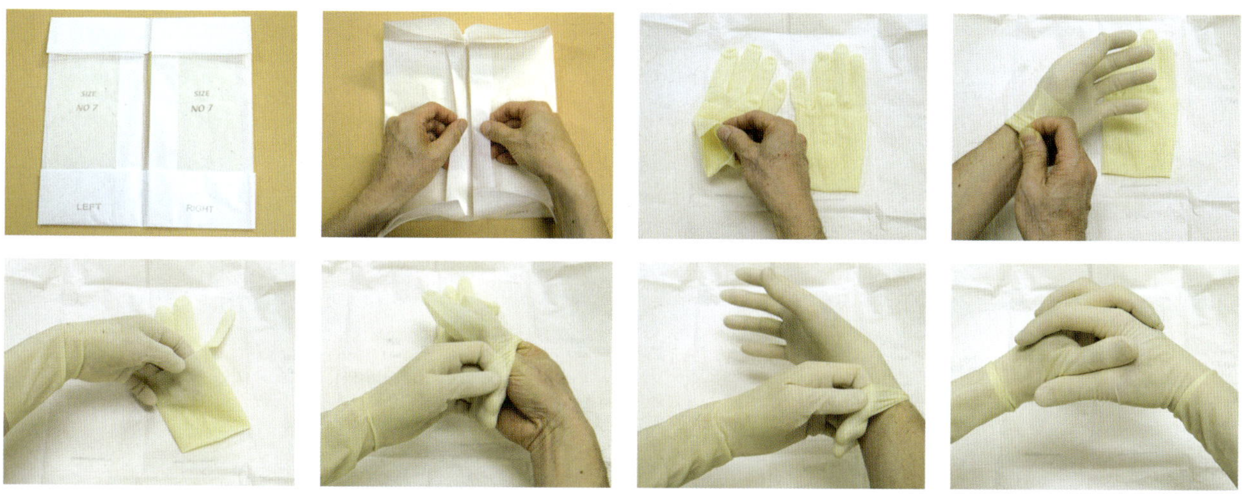

그림 2-2-7 **술자의 준비** (계속)

2) 환자의 준비(수술부위 소독)

구강악안면 수술 중에 감염을 방지하고 무균상태로 원활하게 수술을 진행하기 위해서는 환자의 수술영역인 구강만 격리시키기 위해 그 외의 부분을 멸균 포(천)로 덮는 것(방포, draping)이 원칙이다.

또한 구강 내 수술이라도 구강 주위의 피부소독이 필요하며, 구강 내는 치면세균막, 치석 등을 완전하게 제거해야 한다.

(1) 구강 외 소독 (그림 2-2-8)

구순과 주위의 피부(구강을 중심으로 10~15cm의 범위)소독을 실시한다(표 2-2-4). 소독액에 적신 면구를 겸자로 잡고 눈밑, 협부에서 악하부위까지, 구순을 중심으로 바깥쪽으로 동심원을 그리듯이 몇 번에 나누어 소독액을 도포한다. 한 번 도포된 부위가 다시 도포되지 않도록 하며 소독액이 눈에 들어가지 않도록 주의한다.

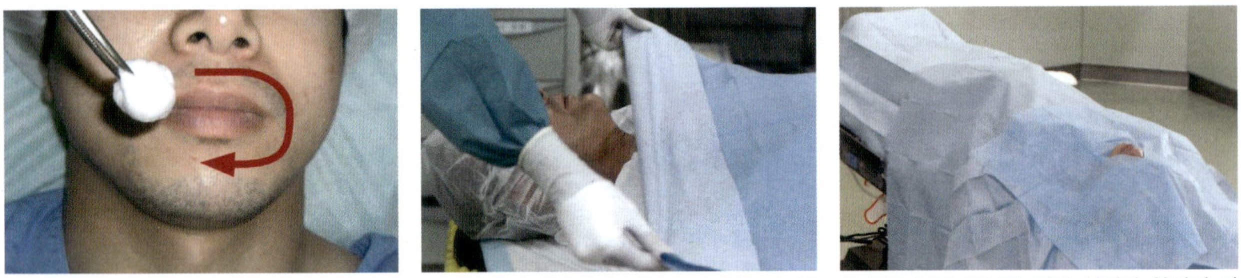

① 구강주위의 소독은 구순을 중심으로 바깥쪽을 향해 동심원을 그리듯이 소독액을 도포한다.
② 경부에서 발끝까지 멸균 포로 덮는다. 목 부분의 포를 바깥쪽으로 접어 소독한 수술영역에 덮는다.
③ 멸균 포로 경부를 덮어 신체가 완전히 멸균 포로 덮이도록 한다(방포).

그림 2-2-8 **환자의 준비(구강 외 소독)**

Memo ■ **방포(draping)**

방포란 수술 시 소독된 수술 영역만 노출시키고 소독되지 않은 영역을 완전히 덮는 멸균된 천을 말한다. 수술 영역 외의 수술 의료진의 몸이 닿기 쉬운 곳 등에 방포를 덮어 소독된 영역과 격리시킨다.

(2) 구강 내 소독 (그림 2-2-9)

구강 내는 항상 타액에 노출되어 있기 때문에 수술 후의 감염방지를 위해 수술 전 구강 세척과 소독이 반드시 필요하다.

수술 전에 미리 치석제거를 한 다음 헥사메딘 용액이나 과산화수소 용액에 면구를 적셔 구강 내 소독을 한다. 소독제가 도달하기 힘든 곳은 주사기나 스프레이를 사용해 소독한다.

구강 내에는 많은 상재균이 존재하고 전체가 타액으로 축축하여 완전한 소독이 곤란하지만 가능한 한 청결을 유지하기 위해 구강 내 전체를 꼼꼼하게 소독한다(표 2-2-4).

수술부위를 중심으로 바깥쪽을 향해 소독해 나간다. 특히 치간부, 치은부는 소독이 불충분하기 때문에 주의를 기울인다.

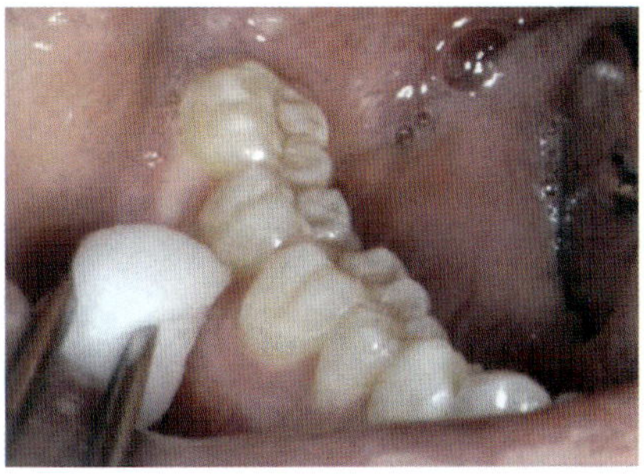

그림 2-2-9 **환자의 준비(구강 내 소독)**

협점막과 혀를 압배하고 수술부위를 중심으로 멀어지듯이 바깥쪽을 향해 소독액을 도포한다. 구강 전체를 소독한다.

표 2-2-4 **구강 내 · 외 소독**

구강 외 소독	구강 내 소독
• 0.1~0.5% 글루콘산클로르헥시딘(chlorhexidine gluconate) • 10% 포비돈요오드(povidone iodide) • 0.1~0.2% 염화벤잘코늄(benzalkonium chloride)	• 0.025% 염화벤잘코늄(benzalkonium chloride) • 10% 포비돈요오드(povidone iodide)

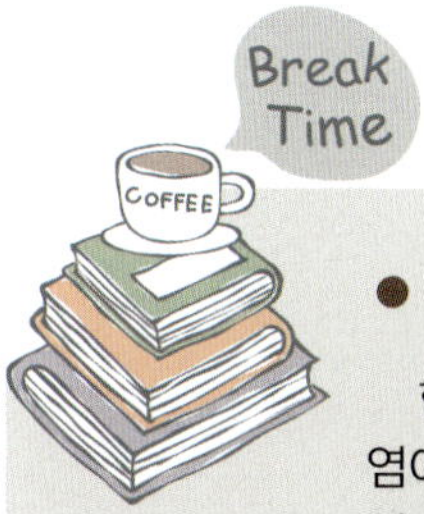

● 헤르페스성 치은구내염(herpetic gingivostomatitis)을 감염시킨 치과위생사

한 치과위생사가 4일간 46명의 환자에게 스케일링을 시행하였고 그 가운데 20명에게서 헤르페스성 구내염이 발생하였다. 발생 3일 후 치과위생사의 검지에서 헤르페스성 생인손(Herpesviral whitlow)이 나타났고 발열, 권태감도 확인되었다. 생인손에서 내용물을 채취하여 바이러스 배양을 실시한 결과 단순헤르페스바이러스 I형이 검출되었고, 다른 환자에게서도 단순헤르페스바이러스 I형의 항체 증가가 확인되었다.

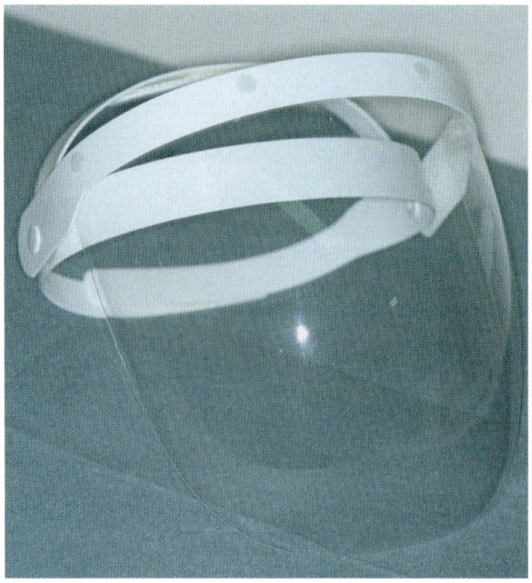

그림 2-2-10 보안경

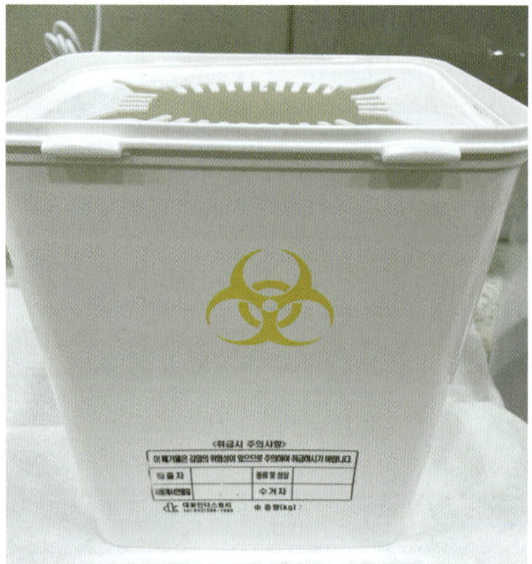

그림 2-2-11 바늘폐기 전용 용기

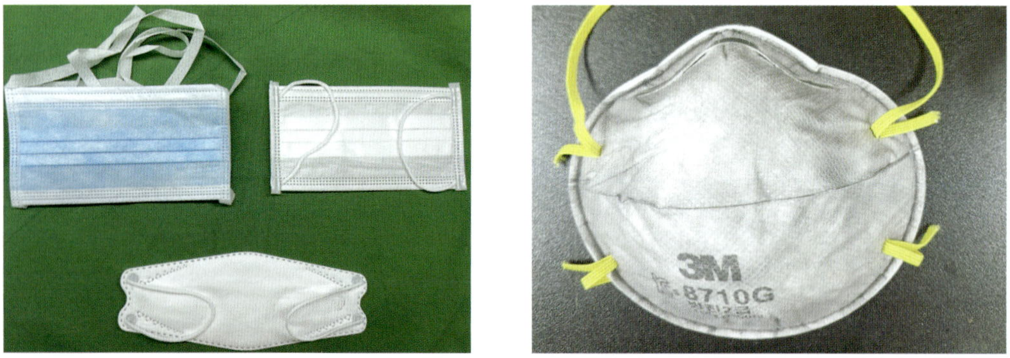

그림 2-2-12 마스크

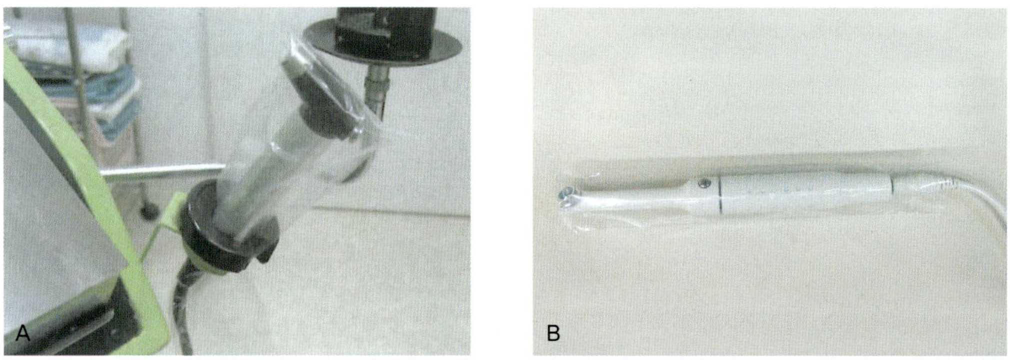

그림 2-2-13 표면덮개

A. 3-way syringe의 표면덮개 B. 광중합용 조사기의 표면덮개

핵심포인트

① 소독(disinfection)이란 병원체만 살균하거나 병원체를 감소시켜 감염력을 제거하는 것을 말한다.
② 멸균(sterilization)이란 아포를 포함한 모든 미생물을 사멸시켜 무균상태로 만드는 것을 말한다.
③ 소독법에는 자비소독법, 화학적 소독법 등이 있다.
④ 소독제는 고수준 소독제, 중간수준 소독제, 저수준 소독제로 나뉜다.
⑤ 멸균법에는 고압증기멸균, 건열멸균, 불포화 화학증기멸균, 가스멸균, 저온플라즈마멸균 등이 있다.
⑥ 감염방지를 위한 기구의 관리는 고위험기구, 준위험기구, 비위험기구로 분류해서 소독이나 멸균을 시행한다.
⑦ 구강악안면 영역의 수술 시에는 술자의 손 소독을 비롯해 수술용 가운, 모자, 마스크, 보안경, 페이스실 등 방호용구의 장착이 필수적이다.
⑧ 감염에 대한 기본적인 예방대책은 표준주의지침(standard precaution)이다.

Chapter 03

구강악안면외과 수술기구

핵심용어 ▶▶ 외과용 메스, 골막기자, 지혈겸자, 조직겸자, 골겸자, 골줄, 골끌, 지침기, 발치겸자, 발치기자

학습목표

1 구강악안면외과 수술기구

1. 조직절개 시 필요한 기구를 준비할 수 있다.
2. 골막 거상 시 필요한 기구를 준비할 수 있다.
3. 지혈 및 조직을 잡을 때 필요한 기구를 준비할 수 있다.
4. 골 제거 시 필요한 기구를 준비할 수 있다.
5. 봉합 시 필요한 기구를 준비할 수 있다.
6. 발치 시 필요한 기구를 준비할 수 있다.

1 구강악안면외과 수술기구

구강악안면외과에서 사용하는 기구들은 필요 시 사용할 수 있도록 무균상태로 보관되어 있어야 한다. 기구 사용의 용도를 정확히 이해하여 각 시술에 알맞은 기구 준비와 관리가 이루어져야 한다.

1) 조직절개 시 필요한 기구

외과적 처치는 대부분 절개에서 시작된다. 구강점막이나 피부 등의 절개 목적으로 사용되는 기구는 메스대(scalpel handle)와 칼날(surgical blade)로 구성된다.

(1) 외과용 칼(surgical blade)

■ No.15 (그림 2-3-1)

칼끝이 작고 둥글어서 안전성이나 조작성이 뛰어나기 때문에 구강 내의 절개에 가장 많이 사용되는데 치아 주변과 점막성 골막 절개에 사용된다. No.15C는 No.15보다 날이 작아 세밀한 절개 및 절제에 사용된다.

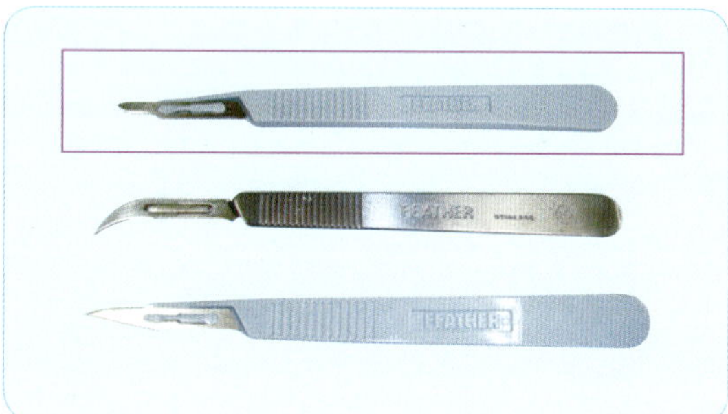

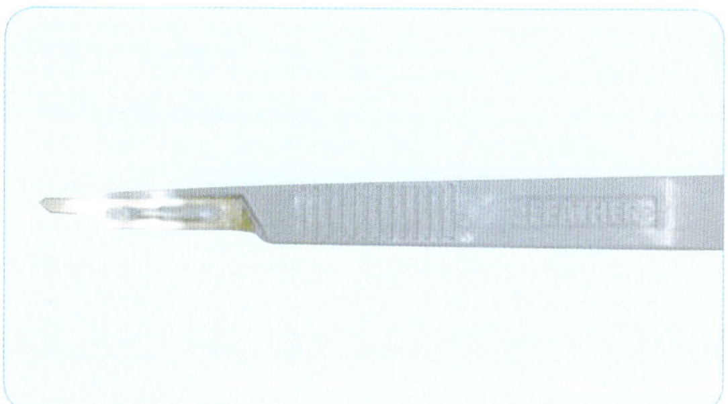

그림 2-3-1 외과용 칼(No. 15)

■ No.12 (그림 2-3-2)

칼날이 낫 모양으로 되어 있다. 구치부 치주치료 및 상악 결절부의 절개 시 사용된다.

No.12의 양날 타입인 No.12D도 있으며, 이는 치주인대의 절단, 치은점막 시술 등에 사용된다.

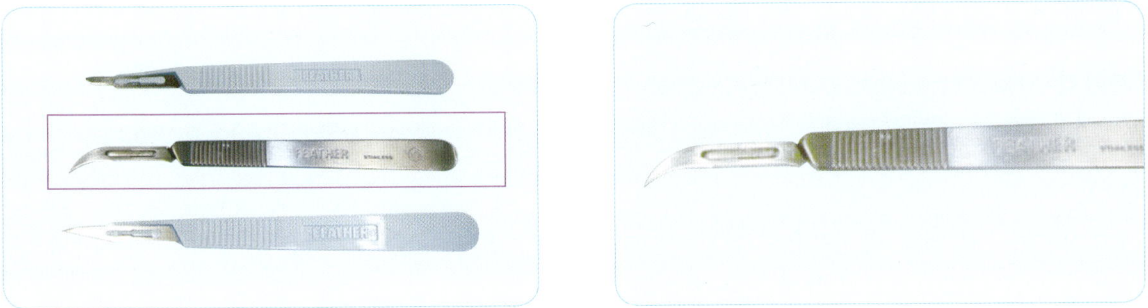

그림 2-3-2 **외과용 칼(No. 12)**

■ **No.11 (그림 2-3-3)**

칼끝이 가늘고 뾰족하여 농양 절개나 미세 절개에 사용된다.

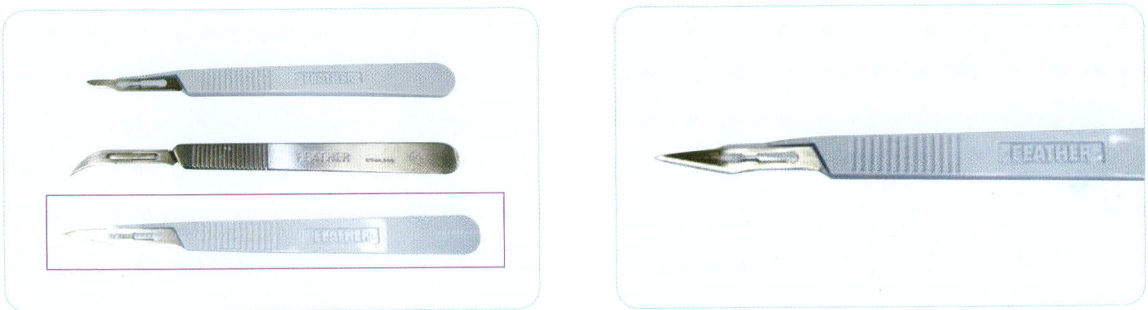

그림 2-3-3 **외과용 칼(No.11)**

2) 골막 거상 시 필요한 기구

■ **골막기자(Periosteal elevator) (그림 2-3-4)**

점막이나 골막을 치조골 표면에서 박리하여 점막골막판을 형성할 때 사용된다. 기구 끝의 형태가 다양한데, 선단이 예리하고 약간 작은 것이 사용하기 편리하다. 가장 일반적으로 사용되는 기구는 9번 몰트 골막기자이다. 선단이 뾰족한 것은 치간유두 거상 시 사용하고 선단이 넓은 것은 골에서 조직을 거상할 때 사용한다.

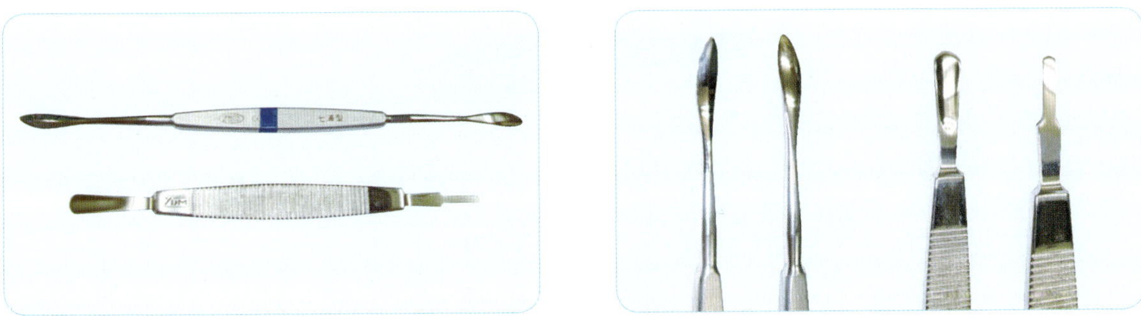

그림 2-3-4 **골막기자**

3) 지혈 및 조직을 잡을 때 필요한 기구

■ 지혈겸자(Hemostatic forceps) (그림 2-3-5)

지혈을 목적으로 혈관을 잡아 조이거나 수술 시 조직을 잡을 때 사용되며, 모스키토와 켈리(Kelly)가 있다.

지혈겸자는 직선형과 곡선형으로 분류되는데, 비교적 정교한 부리와 잠금 손잡이로 이루어져 있으며 술자가 잠금장치로 조직과 혈관을 조이고 풀 수 있다.

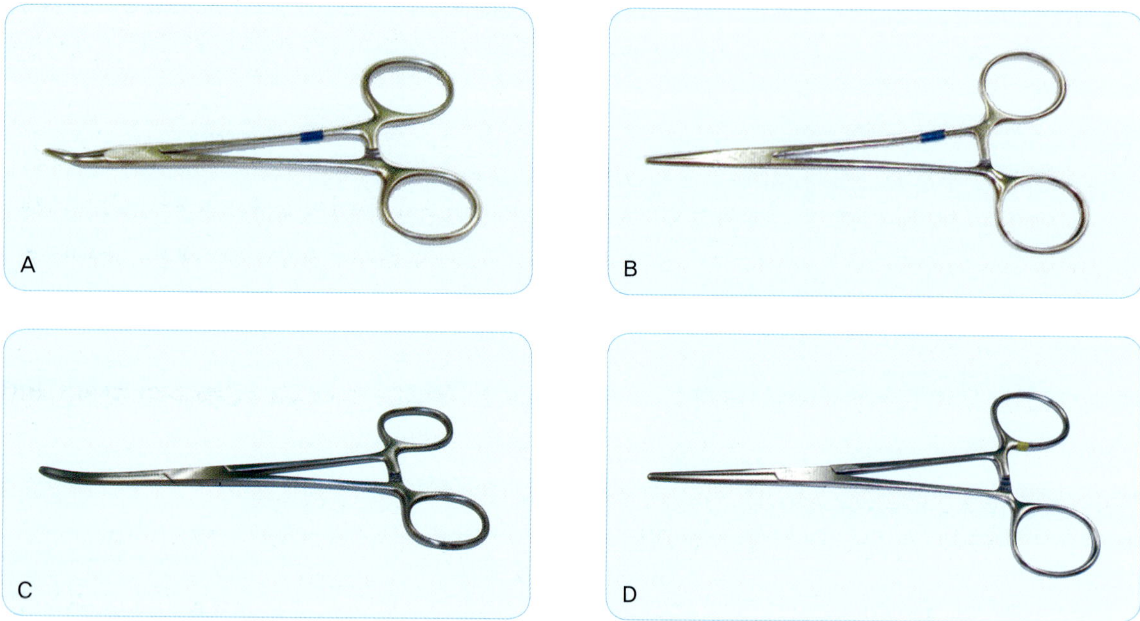

그림 2-3-5 **지혈겸자**
A. 곡선형 모스키토 B. 직선형 모스키토 C. 곡선형 켈리 D. 직선형 켈리

■ 조직겸자(Tissue forceps) (그림 2-3-6)

조직을 잡아서 고정시킬 때 사용하며, 기구 작업단의 내면에 홈이 있어 확실히 잡을 수 있어야 한다.

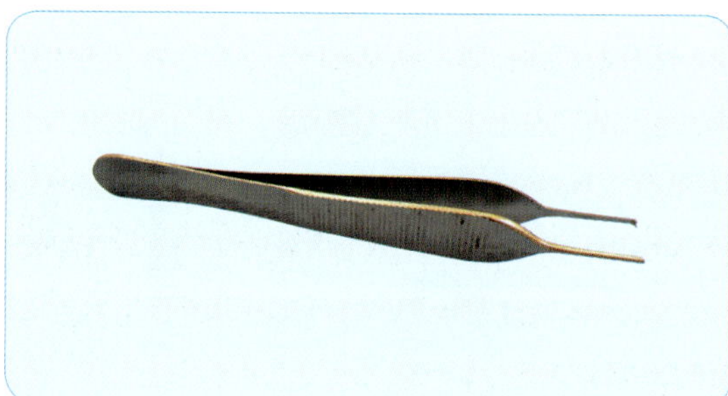

그림 2-3-6 **조직겸자**

4) 골 제거 시 필요한 기구

■ **골겸자**(Bone rongeur) (그림 2-3-7)

치조골의 예리한 모서리를 제거하거나 다듬을 때 사용된다.

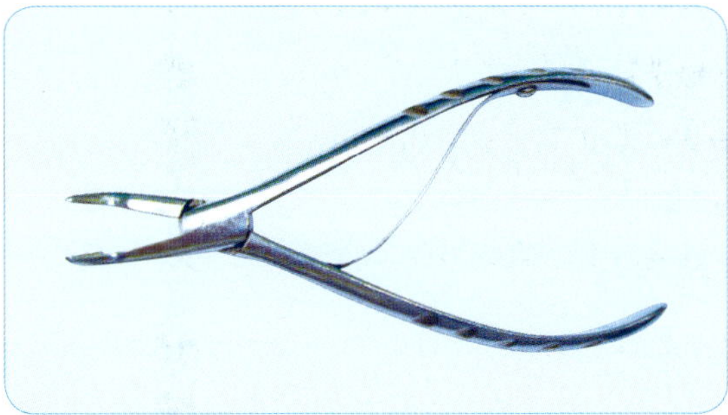

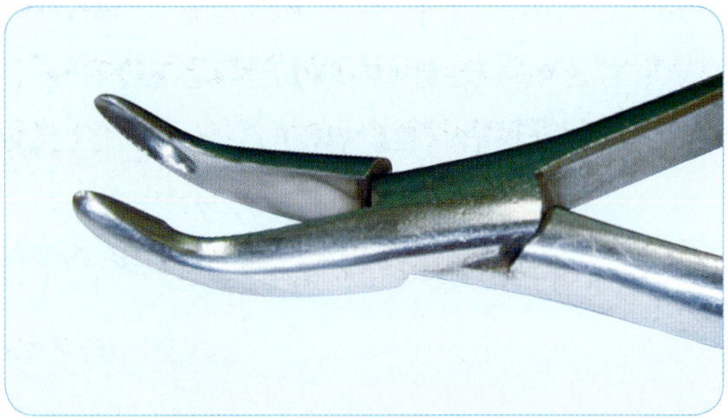

그림 2-3-7 **골겸자**

■ **골줄**(Bone file) (그림 2-3-8)

여러 개의 절단연을 가지는 것이 특징이며, 골 형성의 최종 마무리 단계 및 부드럽게 하기 위해 사용된다. 반드시 한 방향으로 조작해야 하며, 왕복운동을 할 경우 골면이 거칠어진다.

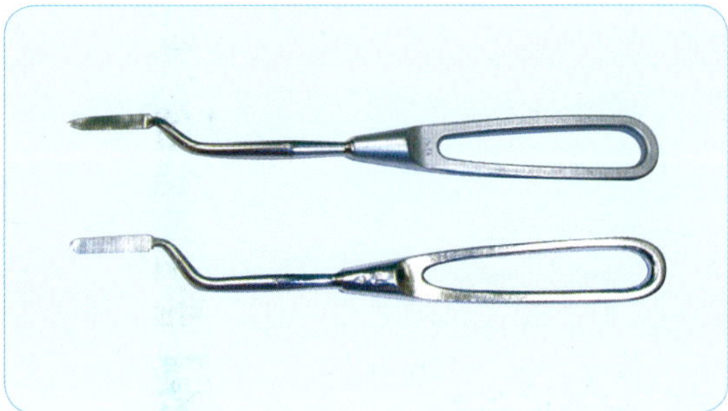

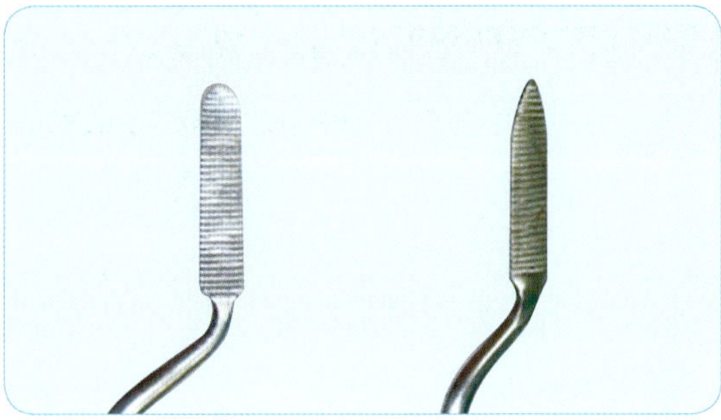

그림 2-3-8 **골줄**

■ **골끌과 외과용 망치**

- **골끌**(Bone chisel) (그림 2-3-9)
  일반적으로 외과용 망치로 골끌을 두드리면서 사용하며, 치조골의 형태를 다듬거나 육아조직을 제거하는 경우 등에 사용된다. Ochsenbein chisel이 사용하기 편리하다.

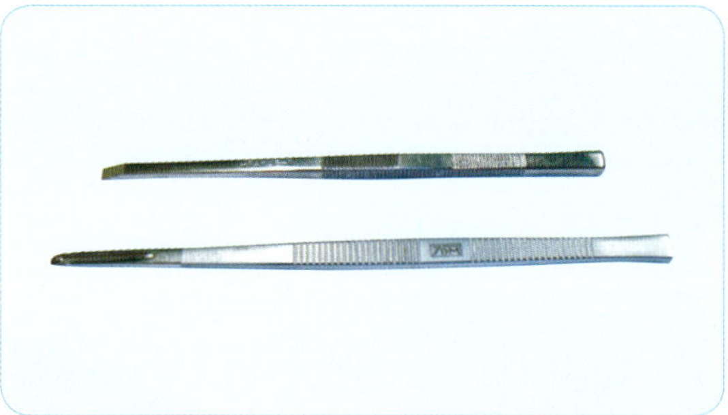

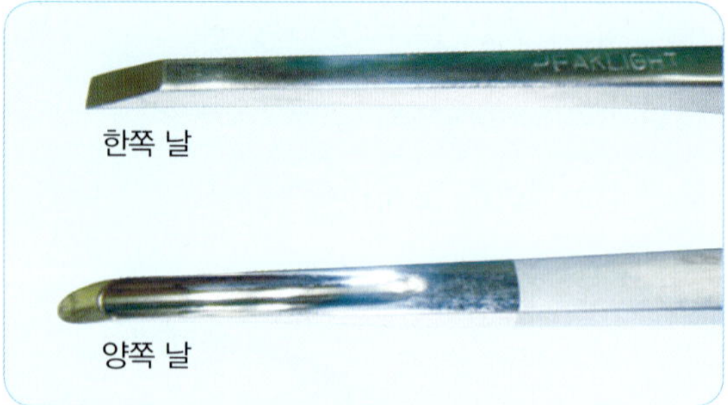

그림 2-3-9 골끌

• 외과용 망치(Surgical mallet) (그림 2-3-10)

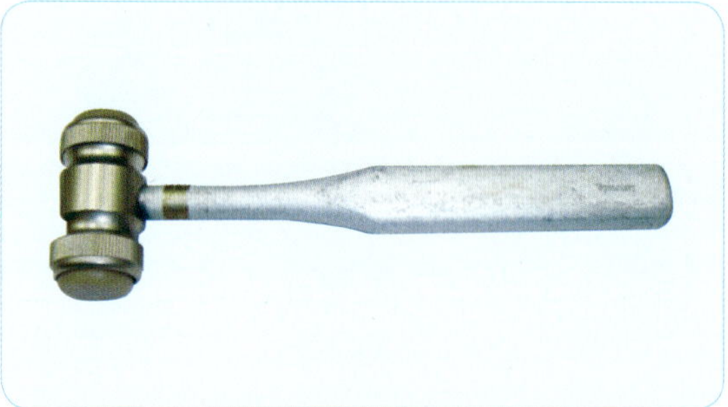

그림 2-3-10 외과용 망치

■ 버(bur)와 핸드피스(handpiece)

제거할 골의 양에 따라 외과용 버의 크기를 선택하여 핸드피스에 끼워서 사용한다.

5) 조직을 자르기 위한 기구

■ 메첸바움 가위(Metzenbaum scissors) (그림 2-3-11)

무딘 코를 가진 가위로 연조직 박리 및 절단에 사용한다.

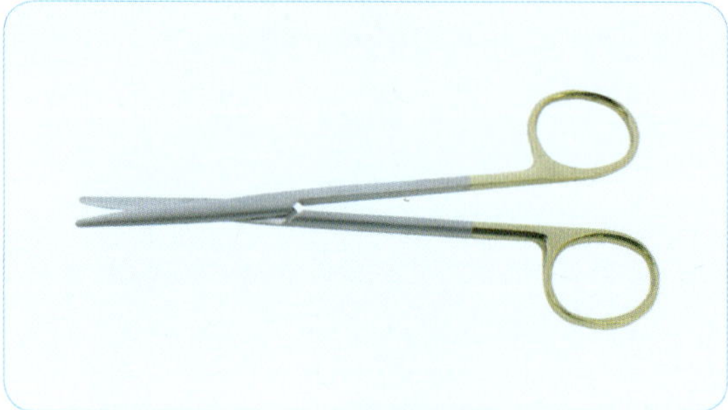

그림 2-3-11 메첸바움 가위

■ **아이리스 가위(Iris scissors) (그림 2-3-12)**

작고 정교한 조직의 절제에 사용한다.

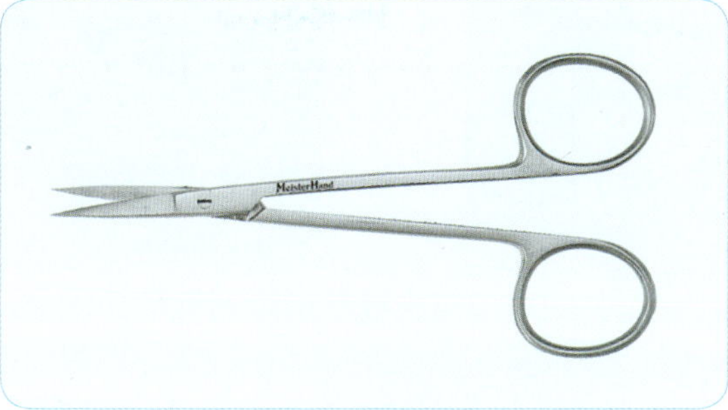

그림 2-3-12 **아이리스 가위**

6) 봉합 시 필요한 기구

■ **봉합침(suture needle)**

점막을 봉합할 때 사용하는 침으로 주로 사용되는 봉합침은 1/2, 3/8 원호형이다.

절단면에 따라 둥근형, 삼각형, 역삼각형으로 분류하는데 둥근형은 구내 봉합과 근막 봉합에 사용하고 삼각형은 세밀한 성형수술 시에 사용하며 역삼각형은 피부 봉합에 사용한다.

■ **봉합사(suture silk)**

- **종류**

  - 흡수성 봉합사 : 체내에 흡수가 되기 때문에 피하조직이나 근육조직 등을 봉합할 때 사용되며 plain gut, chromic gut, 폴리글리콜릭산 봉합사 등이 있다.
  - 비흡수성 봉합사 : 체내에 흡수되지 않으므로 일정 시간이 지나면 반드시 봉합사를 제거해야 하며 실크사, 나일론사, 명주사, 린넨사, 면사 등이 있는데 실크사가 가장 많이 사용된다.

- **굵기**

  - 봉합사의 굵기는 '0' 단위로 표기되는데 숫자가 클수록 가늘다.
  - 치과에서는 3-0을 주로 사용한다.

■ **지침기(Needle holder)**

- **헤가(Hegar) 타입 (그림 2-3-13)**

  봉합 시 봉합침을 잡는 기구로 가위와 비슷한 형태이며, 기계매듭이 쉽다. 헤가 지침기는 미세한 봉합이 필요한 경우에 많이 사용되며, 손가락으로 잡는다.

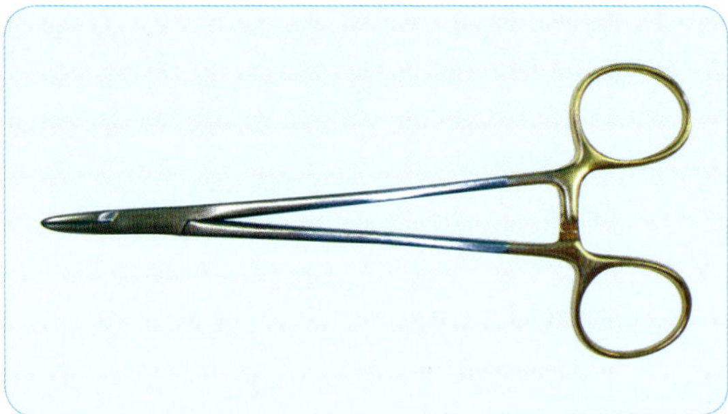
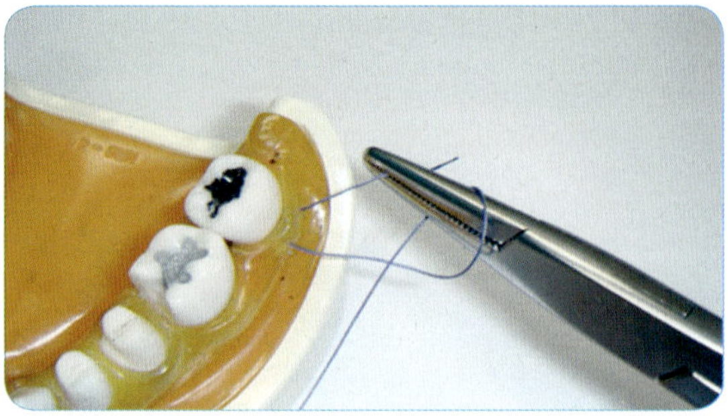

그림 2-3-13 헤가 타입 지침기

- **매튜**(Methieu) **타입** (그림 2-3-14)

매튜 지침기는 손바닥으로 잡는다.

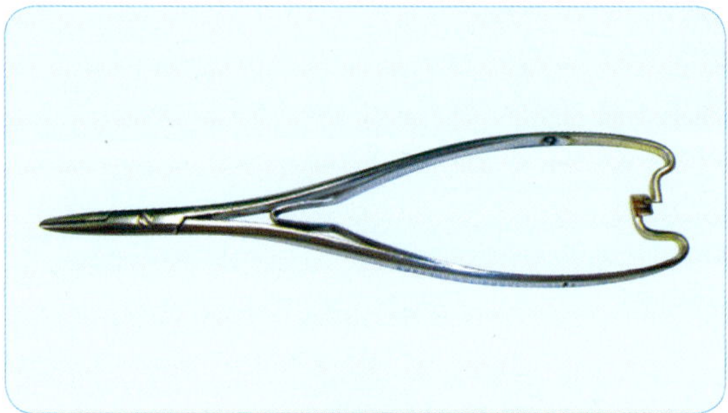

그림 2-3-14 매튜 타입 지침기

■ 봉합사 가위(dean scissores) (그림 2-3-15)

봉합사를 절단하는 데 사용하는 가위이다.

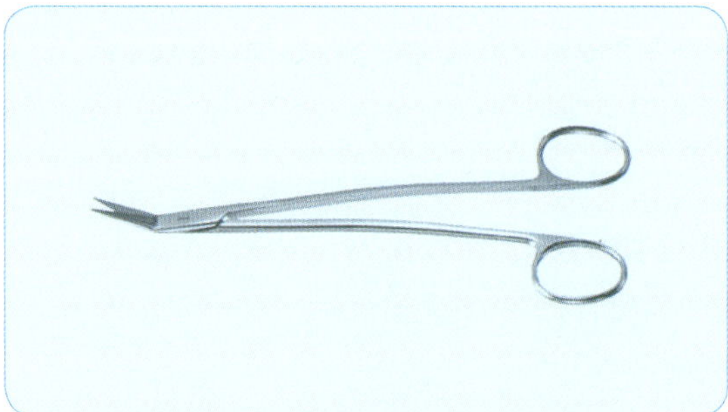

그림 2-3-15 봉합사 가위

7) 발치 시 필요한 기구

(1) 발치겸자(extraction forceps)

상악용, 하악용, 전치용, 소구치용, 대구치용, 잔근용이 있으며 기구 끝의 형태가 다르다.

■ **상악 전치용 발치겸자(Standard forceps No.1) (그림 2-3-16)**

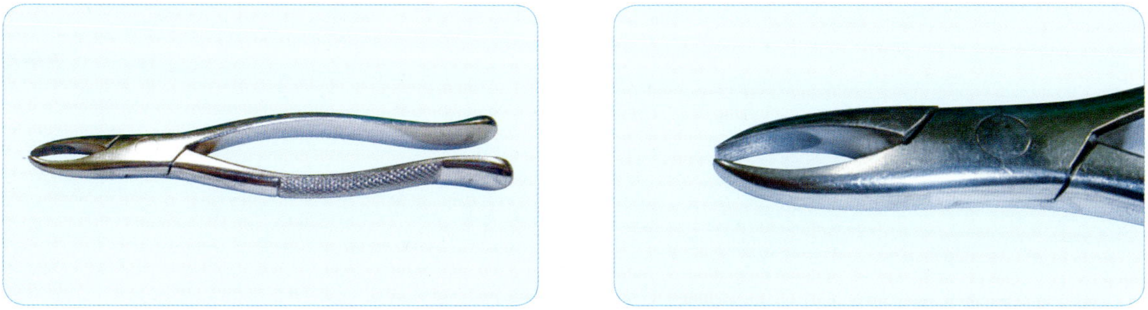

그림 2-3-16 상악 전치용 발치겸자

■ **하악 전치용 발치겸자(Ash forceps, Mead No.1) (그림 2-3-17)**

하악 전치는 Mead 1번 겸자가 사용된다.

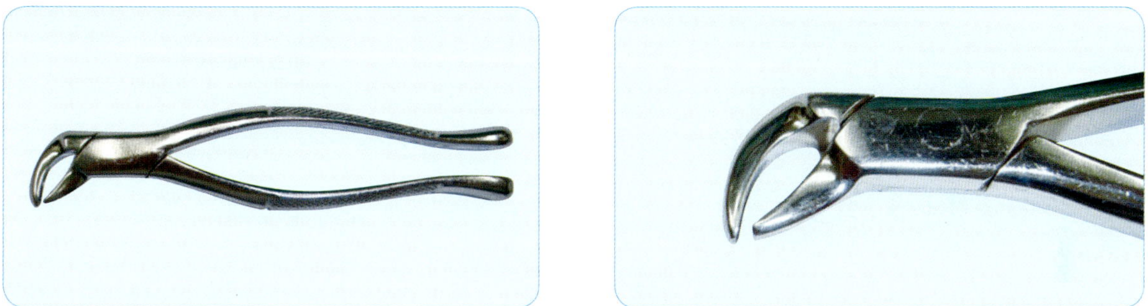

그림 2-3-17 하악 전치용 발치겸자

■ **상악 소구치용 발치겸자(Standard forceps No.150 또는 No.1) (그림 2-3-18)**

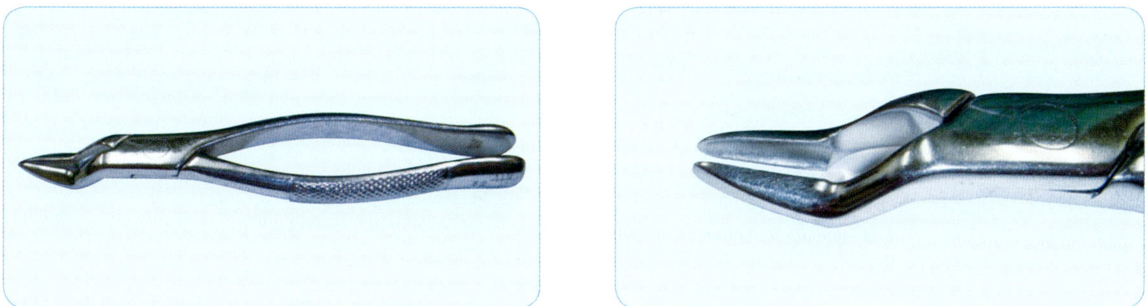

그림 2-3-18 상악 소구치용 발치겸자

■ 하악 소구치용 발치겸자(Standard forceps No.151) (그림 2-3-19)

하악 소구치는 151번 겸자가 사용된다.

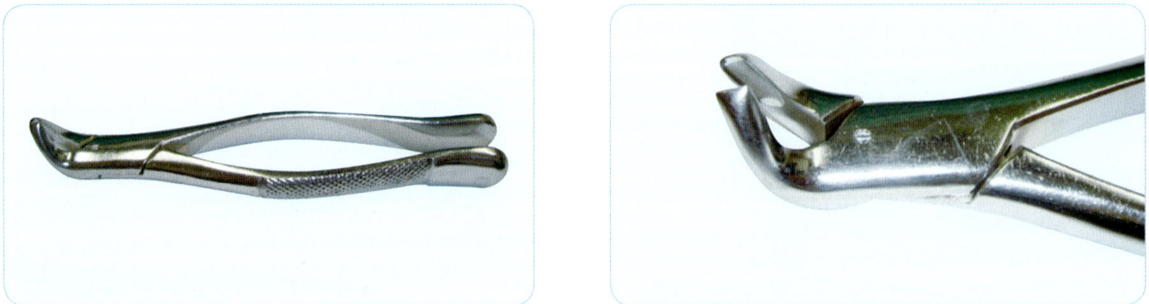

그림 2-3-19 **하악 소구치용 발치겸자**

■ 상악 대구치용 발치겸자(Standard forceps No.10S) (그림 2-3-20)

- 좌우 공용이다. 기구 끝에 갈고리가 있는 것과 없는 것이 있으며 이것은 갈고리가 없는 형태이다.

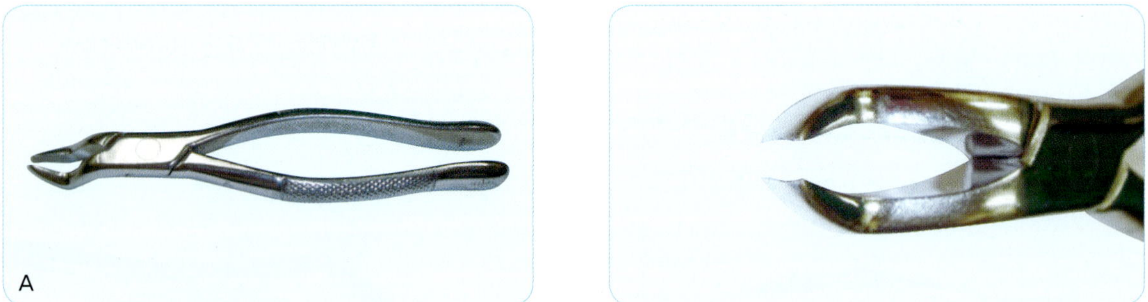

- 한쪽 끝에 있는 갈고리가 협측 치근분지부에 들어가 단단하게 잡을 수 있다.

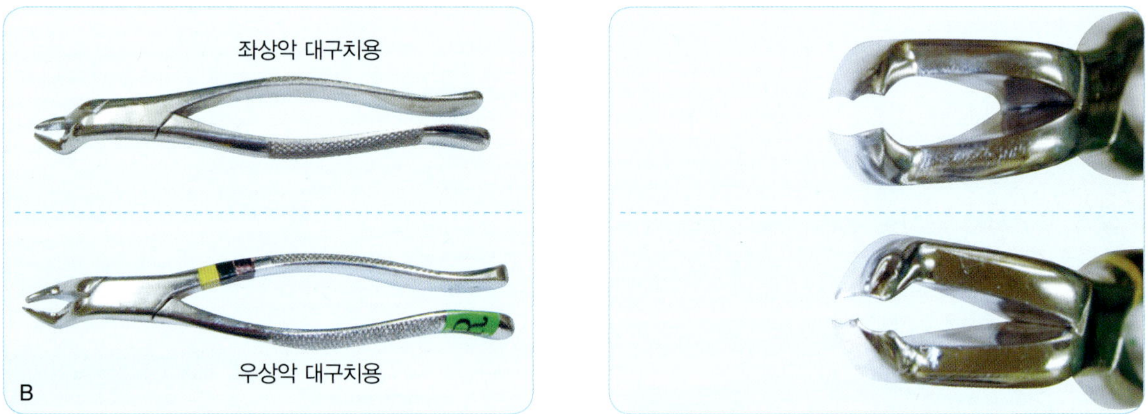

그림 2-3-20 **상악 대구치용 발치겸자**

■ **하악 대구치용 발치겸자**(Standard forceps No.16, Cowhorn) (그림 2-3-21)

• 기구 끝에 갈고리가 없는 형태이다.

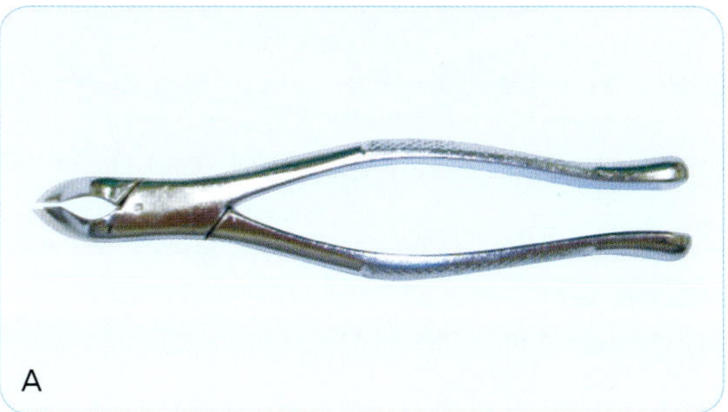

A

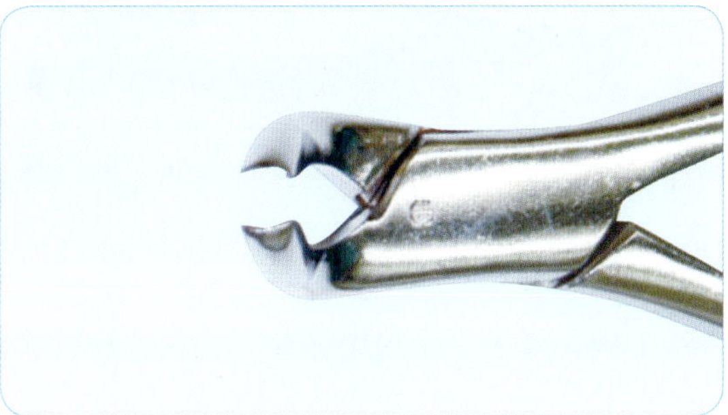

• 기구 끝에 갈고리가 있는 형태로 갈고리가 하악 대구치의 치근분지부에 들어가 단단하게 잡을 수 있다.

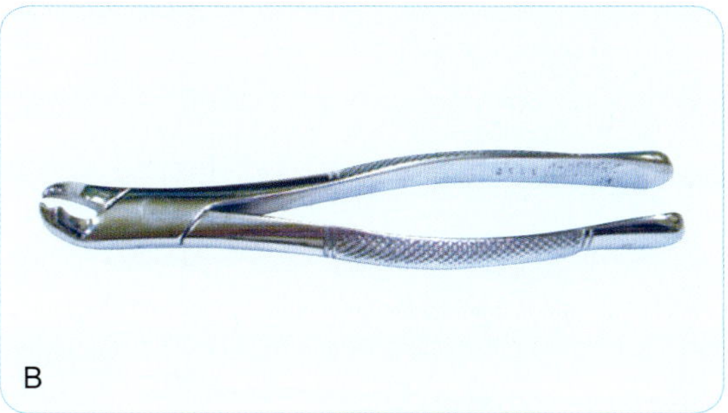

B

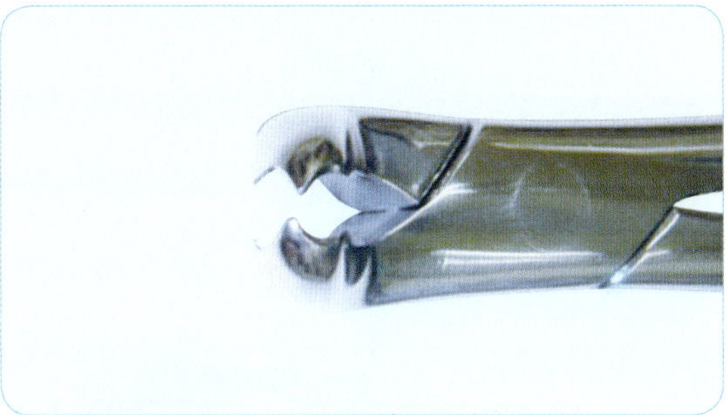

그림 2-3-21 **하악 대구치용 발치겸자**

■ **상악 잔근용 겸자**(Standard forceps No.65) (그림 2-3-22)

형태는 상악 소구치용과 유사하지만 끝이 더 가늘다.

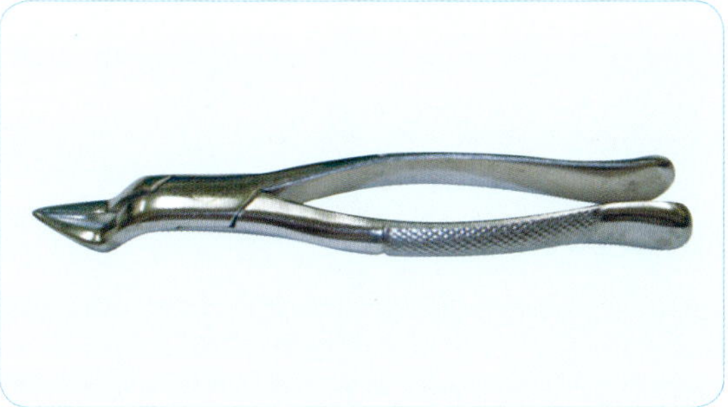

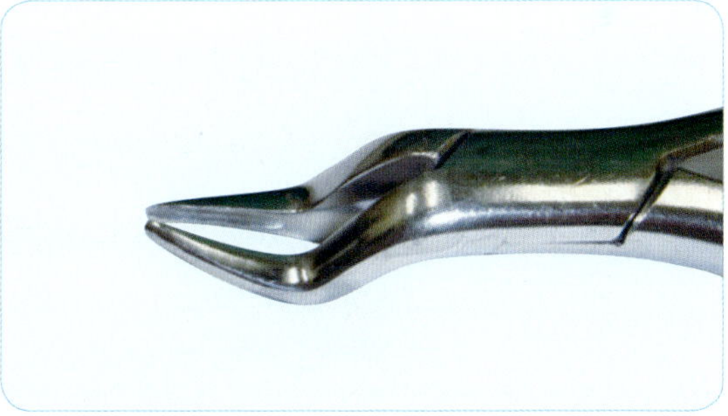

그림 2-3-22 **상악 잔근용 겸자**

■ **하악 잔근용 겸자** (그림 2-3-23)

하악 소구치용보다 끝이 가늘고 길다.

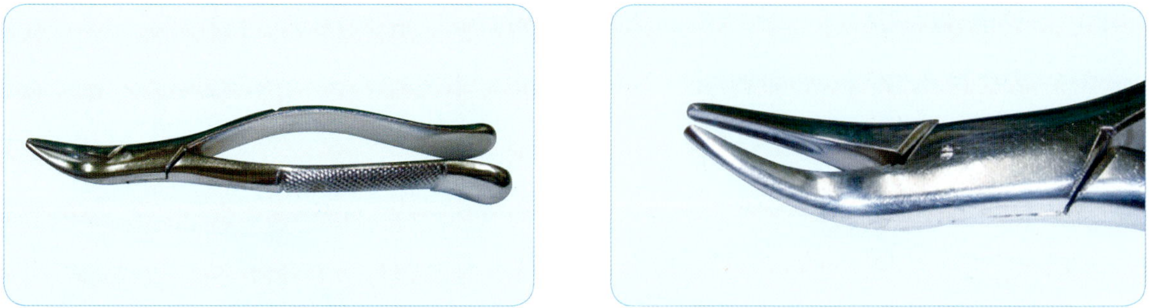

그림 2-3-23 **하악 잔근용 겸자**

(2) 발치기자(extraction elevator)

치주인대 틈새에 기구 끝을 삽입하여 지렛대 작용으로 발치하는 기구이다. 발치겸자를 사용하기 전 치아를 동요시켜 발치를 용이하게 하기 위해 사용된다. 또 치아가 부러졌거나 절단된 치근을 제거하는 데도 사용된다. 기구 끝의 크기(굵기)나 형태에는 몇 가지 종류가 있다.

■ **일반형 (그림 2-3-24)**

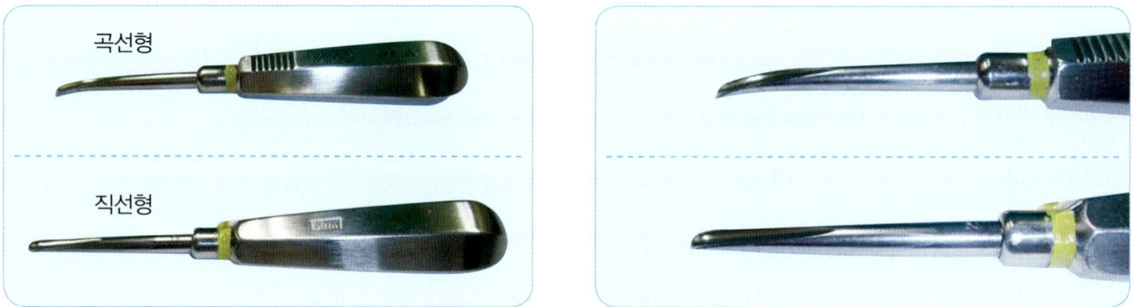

그림 2-3-24 **발치기자(일반형)**

■ **톱니형 (그림 2-3-25)**

기구 끝에 저항성을 증가시키기 위해 톱니를 부착시킨 형태이다.

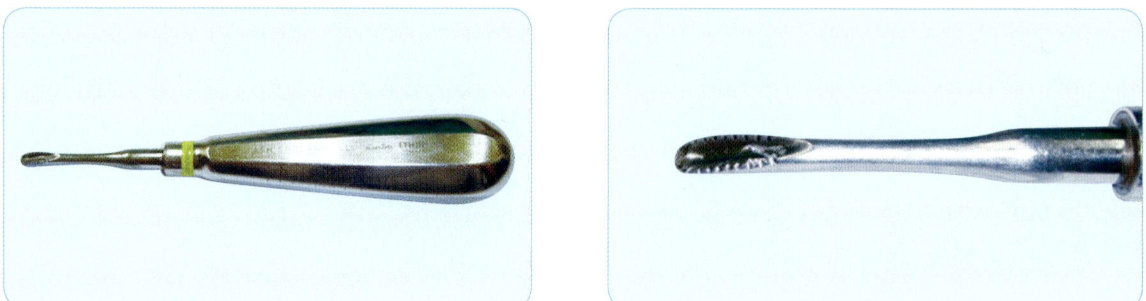

그림 2-3-25 **발치기자(톱니형)**

■ **역형 (그림 2-3-26)**

설측 전위가 있을 때의 발치에 맞추어 끝부분을 일부러 반대로 뒤집은 형태이다.

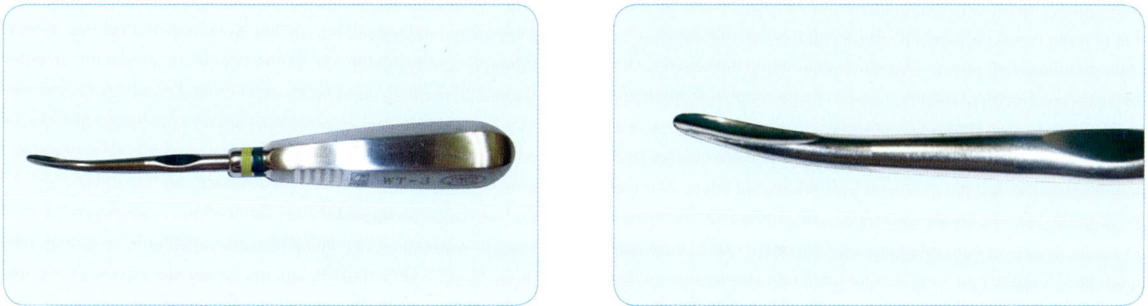

그림 2-3-26 **발치기자(역형)**

■ **치근단기자(루트 피커, Root picker) (그림 2-3-27)**

발치 시 파절된 치근을 제거할 때 사용된다.

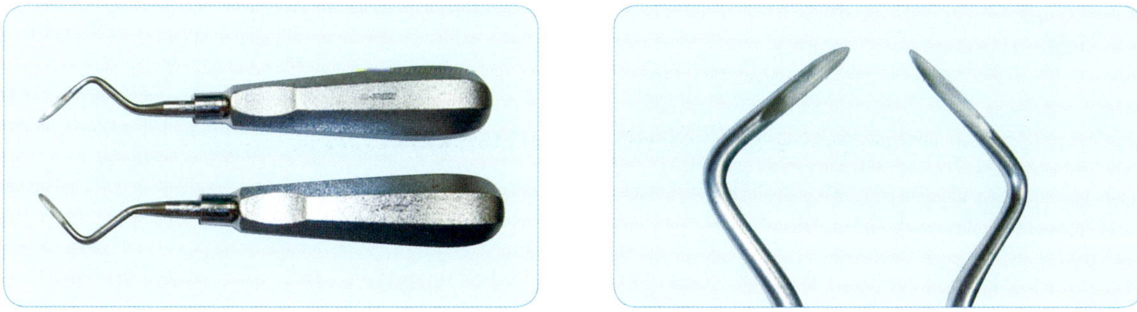

그림 2-3-27 **치근단기자(루트 피커)**

8) 기타 기구

■ **외과용 큐렛(surgical curette) (그림 2-3-28)**

골 결손부로부터 연조직을 제거하기 위해 사용하는 기구로 치근단병소에서 육아종이나 작은 낭종을 제거하는 데 사용한다.

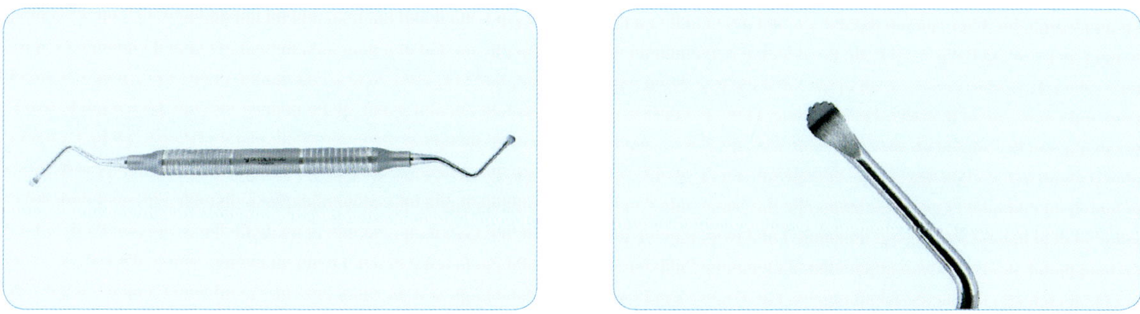

그림 2-3-28 **외과용 큐렛**

■ **견인기**(retractor) (그림 2-3-29)

치료 시 시야를 확보하기 위해 뺨, 혀, 점막성 골막을 견인할 때 사용한다.

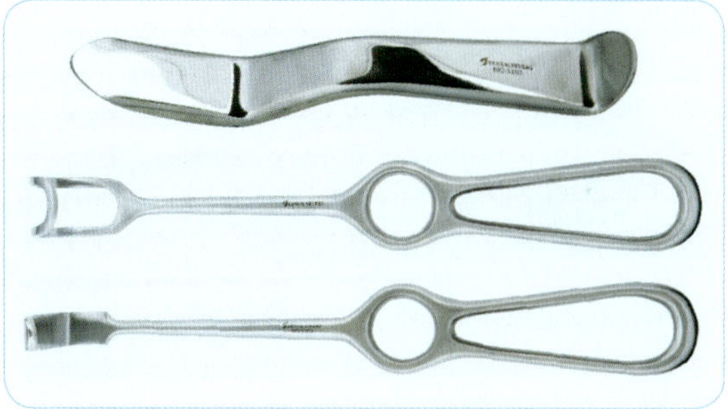

그림 2-3-29 **견인기**

■ **개구기**(mouth prop) (그림 2-3-30)

입을 벌리고 유지시키기 위한 기구이다.

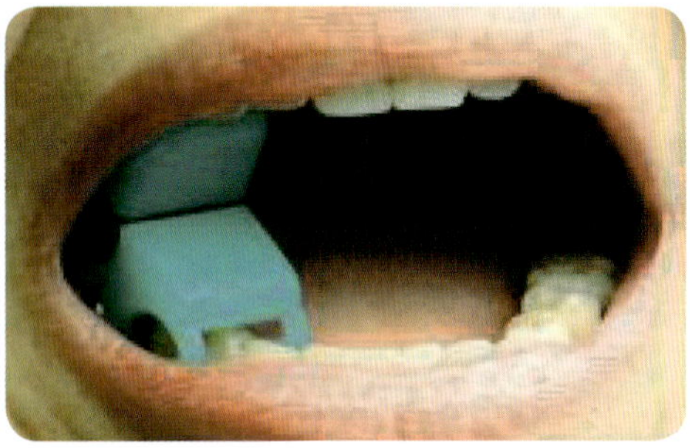

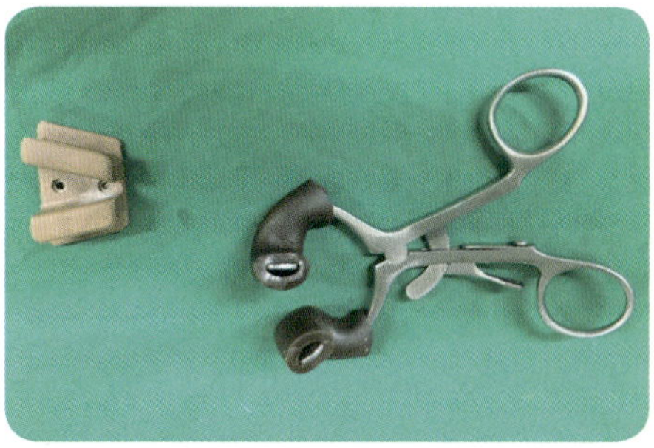

그림 2-3-30 **개구기**

■ **이동겸자**(sterilizing forceps) (그림 2-3-31)

소독이나 멸균된 기구를 옮기는 데 사용하는 기구이다.

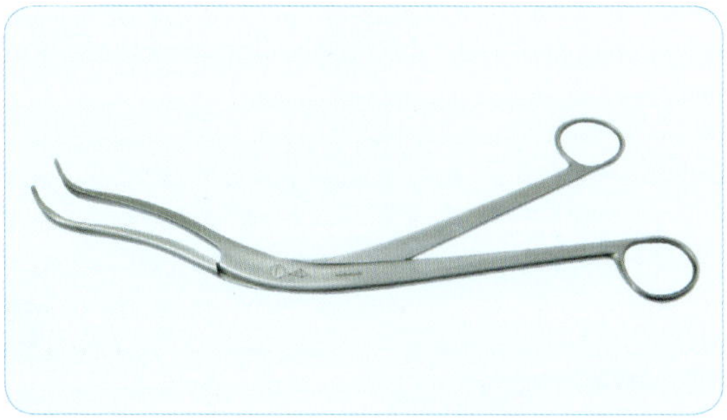

그림 2-3-31 **이동겸자**

■ **타월집게(towel clamp) (그림 2-3-32)**

수술포를 고정시키기 위해 사용한다.

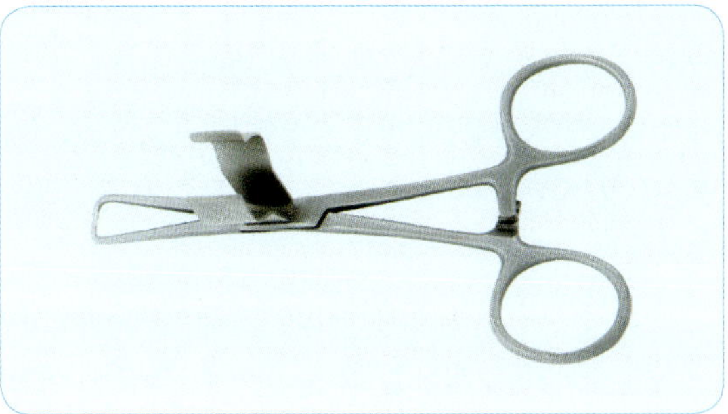

그림 2-3-32 **타월집게**

■ **스킨훅(skin hook) (그림 2-3-33)**

조직을 견인할 때 사용하는 기구로 조직에 외상을 주지 않고 견인할 수 있다.

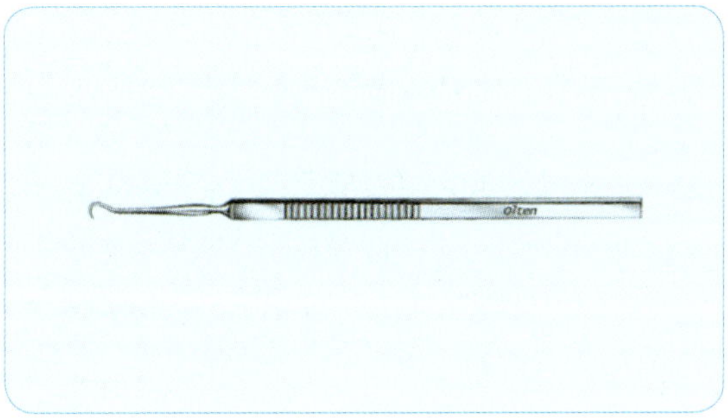

그림 2-3-33 **스킨훅**

핵심포인트

① 조직절개 시 필요한 외과용 메스에는 No.15, No.12, No.11이 있다.
② 점막이나 골막을 치조골 표면에서 박리하여 점막골막판을 형성할 때 골막기자를 사용한다.
③ 지혈겸자는 지혈을 목적으로 혈관을 잡아 조이거나 수술 시 조직을 잡을 때 사용되는 기구로, 모스키토와 켈리가 있다.
④ 조직겸자는 조직을 잡아서 고정시킬 때 사용하는 기구이다.
⑤ 골 제거 시에는 골겸자, 골줄, 골끌, 외과용 망치가 필요하다.
⑥ 발치 시에는 발치겸자와 발치기자가 필요하며, 발치겸자에는 상악용, 하악용, 전치용, 소구치용, 대구치용, 잔근용이 있으며 기구 끝의 형태는 모두 다르다.

Chapter 04

치과 마취

핵심용어 ▶▶ 국소마취, 리도카인, 프릴로카인, 카트리지, 에피네프린, 혈관수축제, 표면마취, 침윤마취, 전달마취, 신경성 쇼크(혈관미주신경반사), 과환기증후군, 진정법, 경구 진정법, 흡입 진정법, 정주 진정법, 정맥확보, 생명징후

학습목표

1 국소마취

1. 국소마취제의 특성을 설명할 수 있다.
2. 국소마취제의 종류를 설명할 수 있다.
3. 주사기의 종류를 열거할 수 있다.
4. 주사침의 종류를 열거할 수 있다.
5. 국소마취 시 동통 감소방법을 열거할 수 있다.
6. 국소마취 후의 합병증을 설명할 수 있다.

2 진정법

1. 진정법의 특징을 설명할 수 있다.
2. 진정법의 종류를 설명할 수 있다.
3. 흡입 진정법의 적응증과 금기증에 대해 설명할 수 있다.
4. 정주 진정법의 적응증과 금기증에 대해 설명할 수 있다.

3 전신마취

1. 전신마취의 특징을 설명할 수 있다.
2. 전신마취법의 종류를 설명할 수 있다.

1 국소마취

마취(anesthesia)란 약물을 이용하여 일시적으로 무감각 또는 통증에 대한 인지능력 상실을 유도하는 처치법으로 크게 전신마취(general anesthesia)와 국소마취(local anesthesia)로 나뉜다. 전신마취는 주로 수술을 위해 시행되며, 무통, 기억상실, 의식소실, 근육이완 그리고 반사차단이 이루어진 상태를 말하고, 국소마취는 마취된 부위에만 국한되어 무통과 근육이완이 이루어진 상태를 말한다.

치과의 국소마취는 생활치의 절삭이나 발수, 또 발치 등의 소수술에 주로 사용된다.

1. 국소마취를 위한 신경의 이해

구강악안면 영역의 마취를 이해하기 위해서는 이 부위의 감각을 지배하고 있는 삼차신경에 대해 알아야 할 필요가 있다(그림 2-4-1).

(1) 안신경

삼차신경의 제1지인 안신경은 감각신경으로, 안와, 전두부피부, 상안검부의 감각을 지배한다.

(2) 상악신경

삼차신경의 제2지인 상악신경은 감각신경으로, 그 분지인 상치조신경은 상악치은, 상악동, 상악치아의 치수감각을 지배하고, 종말가지인 안와하신경은 볼, 상순, 비익(콧망울)의 피부감각을 지배한다.

(3) 하악신경

하악신경은 감각신경과 운동신경의 혼합신경으로, 감각신경은 이개측두신경, 하치조신경, 설신경, 협신경으로 분지한다.

하치조신경은 하악치아의 치수와 치은의 감각 및 하악부의 피부, 하순의 감각을 지배한다. 설신경은 혀 앞 2/3의 감각을 지배한다.

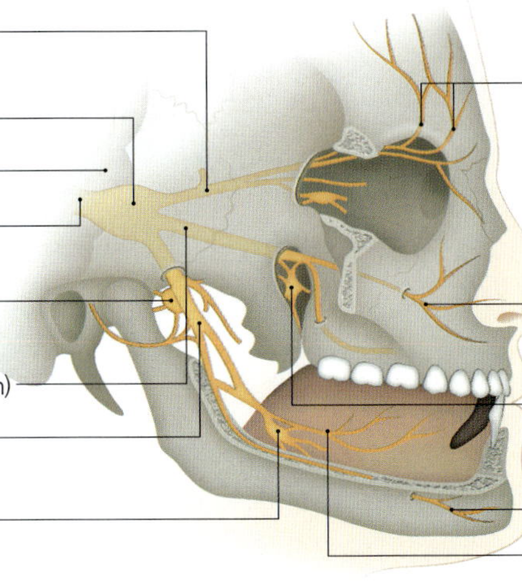

그림 2-4-1 **구강악안면 영역의 해부**

2. 이상적인 국소마취제의 조건

① 약물 작용이 완전히 가역적이어야 한다.
② 국소 조직을 자극하는 증상이 없어야 하고 전신독성이 적어야 한다.
③ 심혈관계에 미치는 작용이 없어야 한다.
④ 과민반응을 일으키지 않아야 한다.
⑤ 마취효과가 신속하게 나타나고 지속시간이 길어야 한다.
⑥ 약물이 생체내변환(biotransformation)을 쉽게 일으켜야 한다.
⑦ 저장 시 안정성이 있어야 한다.

3. 국소마취제의 종류 및 특징

치과용 국소마취제는 주사용 국소마취와 도포용 국소마취제로 구분할 수 있으며, 화학구조에 따라 에스테르형과 아미드형으로 분류된다. 에스테르형 국소마취제에는 코카인(cocaine), 프로카인(procaine), 테트라카인(tetracaine), 벤조카인(benzocaine) 등이 있고, 아미드형 국소마취제에는 리도카인(lidocaine), 프릴로카인(prilocaine), 메피바카인(mepivacaine), 부피바카인 등이 있다(표 2-4-1).

치과에서 사용하는 도포용 국소마취제는 모두 에스테르형 국소마취제를 포함하기 때문에 알레르기반응에 주의가 필요하다. 한편, 주사용 국소마취제는 모두 아미드형이다. 이들 중 리도카인 제제의 효과가 가장 크고 작용지속시간도 길다. 메피바카인 제제는 혈관수축제가 첨가되어 있지 않기 때문에 작용지속시간이 30분 정도로 짧다. 치과치료에서는 충분한 양의 국소마취제를 치근단부에 도달시키기 위해서 일반외과용 국소마취제(0.5~1%)에 비해 국소마취제의 농도를 높이거나(2~3%) 또는 혈중으로의 흡수를 억제하기 위해 메피바카인 제제를 제외하고 혈관수축제를 첨가한다. 이 외에도 주사용 국소마취제에는 방부제(메틸파라벤)나 산화방지제(아황산염) 등이 첨가된다.

(1) 리도카인(lidocaine)

가장 많이 사용되는 약제로, 알레르기반응 등이 적다고 알려져 있다(그림 2-4-8).

혈관수축제를 첨가해서 사용한다. 2% 염산리도카인에 1:80,000 또는 1:100,000의 에피네프린을 배합한다. 마취효과가 신속하게 나타난다.

(2) 프릴로카인(prilocaine)

혈관수축제로서 펠리프레신(felypressin)을 함유하고 있는 것이 많이 사용되고 있다. 리도카인보다 효과가 나타나는 시간이 늦다.

(3) 메피바카인(mepivacaine)

혈관수축제를 포함하지 않는 것이 특징이며, 이로 인해 효과지속시간이 짧은 경향이 있어 간단한 치과치료에 적합하다.

표 2-4-1 각종 카트리지형 국소마취제

일반명	농도	혈관수축제	농도	첨가물	제제 규격
리도카인	2%	에피네프린	1/80,000	피로아황산염	1.8mL
		주석산수소 에피네프린	1/73,000	피로아황산염	1.0mL 1.8mL
		에피네프린	1/80,000	건조아황산염	1.8mL
		에피네프린	1/80,000	피로아황산염	1.8mL
프릴로카인	3%	펠리프레신	0.03단위	파라옥시안식향산메틸	1.8mL
메피바카인	3%	–	–	–	1.8mL

■ **혈관수축제(vasoconstrictor)**

치과에서 사용하는 국소마취제에는 ❶마취효과 증강, ❷효과지속시간 연장, ❸중독 예방, ❹사용량 삭감, ❺출혈 예방을 목적으로 에피네프린이나 펠리프레신 등의 혈관수축제가 함유되어 있다. 에피네프린(epinephrine)은 카테콜아민의 일종으로 혈압을 상승시키거나 말초혈관을 수축시키고 심박출량을 증가시키거나 혈당치를 상승시킨다. 따라서 고혈압이나 협심증, 심근경색 등의 순환기질환이나 당뇨병이 있는 환자에게 사용할 때에는 주의가 필요하다.

4. 국소마취법의 종류

국소마취(local anesthesia)란 국소마취제를 신경섬유에 작용시켜 활동전위의 발생을 가역적으로 억제함으로써 감각이나 운동기능의 마취효과를 얻는 방법이다. 종류에는 표면마취, 침윤마취, 전달마취가 있다.

1) 표면마취(Topical anesthesia)

표면마취란 점막이나 피부에 국소마취제를 분사하거나 도포함으로써 내부로 침투한 국소마취제가 점막 고유층이나 진피의 가장 표층에 있는 감각섬유종말에 작용해서 마취효과를 나타내는 방법이다. 마취 시에는 점막을 잘 건조시킨 다음 필요한 용량의 마취제를 분사하거나 면봉이나 솜으로 도포한다(그림 2-4-2, 3). 마취효과는 2~3분 정도 있다가 나타나며 지속효과는 10분 정도로 짧으나 침윤마취나 전달마취의 보조 수단으로 사용하는 등 응용범위가 넓다.

(1) 표면마취의 적응증

① 침윤마취나 전달마취 시의 주사침 삽입부위의 통증 억제
② 치석제거 시의 통증 억제
③ 점막표면의 외과적 처치 시 통증 완화
④ 점막 표면 병소(궤양 등)의 통증 완화
⑤ 와동 형성, 지대치 형성 시의 통증 완화
⑥ 구토반사가 심한 환자의 인상채득이나 방사선 사진 필름 삽입 시 구토반사 억제

(2) 표면마취제의 종류와 마취방법

표면마취제의 형태는 연고와 용액, 젤리 형태가 있으며 벤조카인(benzocaine), 리도카인(lidocaine), 테트라카인(tetracaine) 등이 사용된다. 연고제는 대상 점막의 표면을 살 선소시킨 다음 면봉에 약제를 묻혀 도포하고, 용액제는 대상 점막을 잘 건조시키고 주위를 면구(tampon)로 철저히 차단한 다음 2회 정도 분무한다.

(3) 표면마취 시의 주의사항

- 마취할 부위의 점막을 충분히 건조시킨다.
- 구강점막이나 인두점막에서 흡수가 매우 빠르기 때문에 광범위하게 다량의 마취제를 적용하지 않도록 주의해야 한다.
- 용액제의 경우 분무 시 인접부위로 흘러가지 않도록 면구로 격리한다.
- 국소마취제에 민감한 환자는 표면마취 시에도 쇼크를 일으킬 수 있으므로 주의한다.

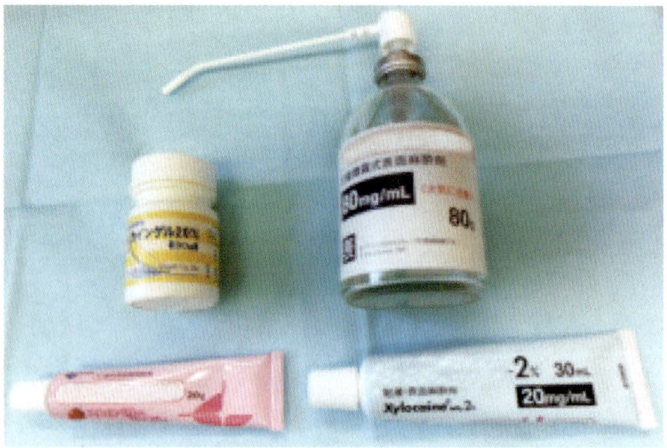

그림 2-4-2 **각종 표면마취제**

연고나 젤리 형태 등 각종 약제가 있으며 긴장을 이완시키기 위해 음식 맛을 첨가한 것도 있다.

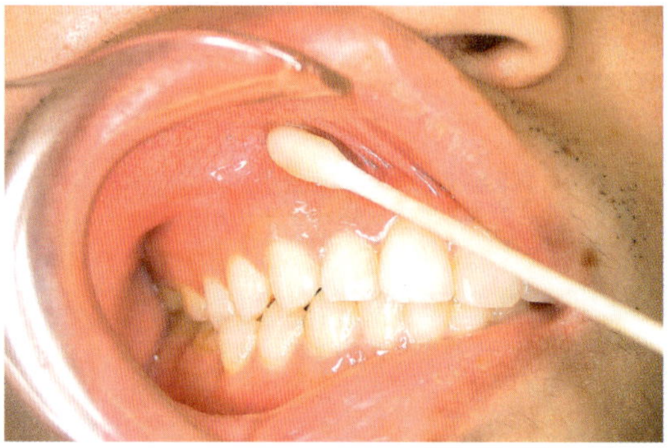

그림 2-4-3 **표면마취제의 도포**

면봉으로 주사침 삽입부위에 표면마취를 하고 있다. 주사침 삽입에 의한 통증을 완화한다.

2) 침윤마취(Infiltration anesthesia)

침윤마취는 치과 영역에서 가장 일반적으로 사용하는 국소마취법이다. 주사기를 이용해서 국소마취제를 조직 내로 주입함으로써 감각신경섬유나 신경종말에 작용해서 마취효과를 나타내는 방법으로 마취효과는 마취제 주입 후 2~3분 후에 나타나며 약 10분 후에 최고치에 이른다.

(1) 침윤마취의 적응증

침윤마취는 치주치료, 치수치료, 발치 시 등 광범위하게 사용된다.

(2) 침윤마취법의 종류

침윤마취법에는 점막하 마취, 골막주위 마취, 골막하 마취, 골내 마취, 치주인대 내 마취, 치수 내 마취 등의 방법이 있다.

이중에서 골막주위 마취법이 통증이 가장 적어 일반적으로 시행되는데 치은협 이행부나 치간 유두부 등에 주사침을 삽입해서 약제를 주입하면서 최대한 천천히 골막 근처까지 주사침을 진행시킨 다음 나머지 약제를 주입하고 주사침을 뺀다. 약제가 골소공을 통과해서 치근단이나 치료할 부위에 도달할 때까지 기다린 후 치료를 시작한다(그림 2-4-4~6).

상악골처럼 피질골의 두께가 얇은 경우 침윤마취법만으로 대부분의 치아를 효과적으로 마취할 수 있으나, 하악골처럼 피질골이 치밀하고 두꺼운 경우 하악 대구치 등의 치아는 침윤마취법만으로 마취가 어렵다. 따라서 침윤마취가 잘 되지 않는 부위는 추가적으로 치주인대 내 마취나 전달마취를 함께 시행한다.

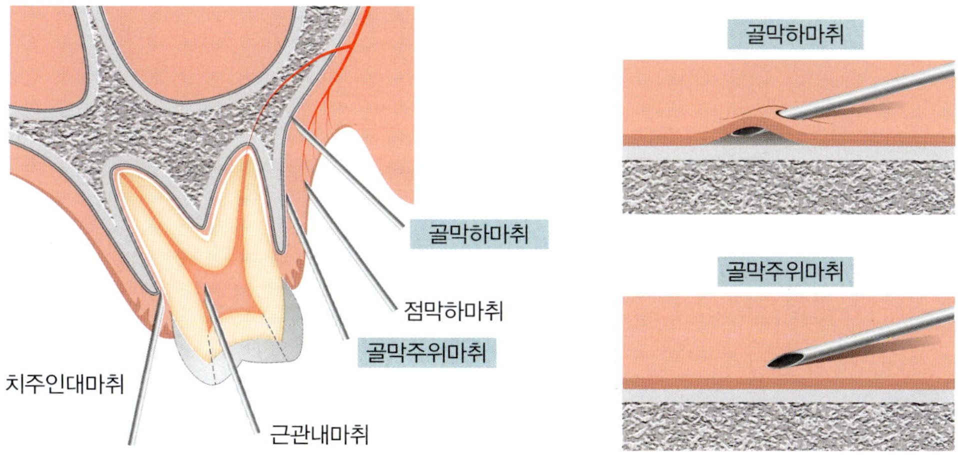

그림 2-4-4 **침윤마취법의 종류**

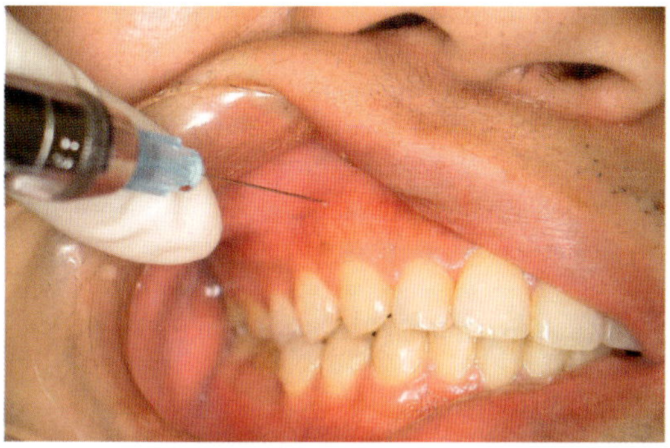

그림 2-4-5 **침윤마취 시의 주사침 삽입부위 (치은협 이행부)**

우측 상악 견치에 침윤마취를 하고 있다. 치근단 해당 부위에 주입해서 침윤되기를 기다린다.

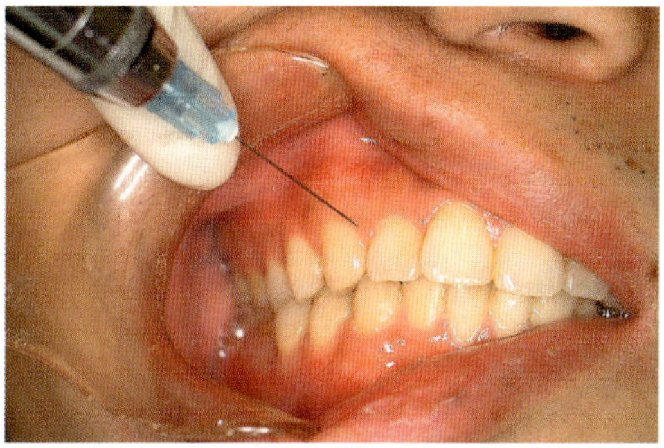

그림 2-4-6 **침윤마취 시의 주사침 삽입부위 (치간유두부)**

같은 치아의 침윤마취로서 치간유두부에 주사침을 삽입하는 경우도 있다.

3) 전달마취(Block anesthesia)

전달마취란 주사기를 이용해 국소마취제를 조직 심부의 신경간이나 신경총에 주입시킴으로써 그보다 말초부위(지배영역)에 마취효과를 나타내는 방법이다. 소량의 마취제로 침윤마취보다 광범위하고 심도있게 장시간 마취효과를 나타낸다. 그러나 지나치게 넓은 범위가 마취되거나 장시간 마비가 지속될 수 있으며, 주사침에 의해 신경이나 혈관 손상이 일어날 수 있고, 마취액이 혈관 내로 주입될 가능성이 있다.

(1) 상악신경의 전달마취

상악신경의 전달마취에는 후상치조신경, 중상치조신경, 전상치조신경, 안와하신경, 비구개신경, 대구개신경 등이 사용된다.

① 후상치조신경 전달마취(posterior superior alveolar nerve block)

상악 대구치 부위와 그 주변 협측 치은이 마취된다.

② 중상치조신경 전달마취(middle superior alveolar nerve block)

주로 소구치 부위가 마취된다.

③ 전상치조신경 전달마취(anterior superior alveolar nerve block)

상악 전치 부위가 마취된다.

④ 대구개신경 전달마취(greater palatine nerve block)

상악 구개 후방 2/3 부위가 마취된다.

⑤ 비구개신경 전달마취(nasopalatine nerve block)

상악 구개 전방부가 마취된다.

(2) 하악신경의 전달마취

하악신경의 전달마취에는 하치조신경, 설신경, 장협신경, 이신경 등이 사용된다.

① 하치조신경(Inferior alveolar block) 전달마취

하치조신경 지배영역인 같은 쪽 치아의 치수, 치주인대, 소구치 후방의 설측 치조골과 치은, 전치부 치조골과 치은, 구순점막 및 피부, 이부(턱끝부위)의 피부 및 설신경 지배영역인 같은 쪽 혀 전방 2/3, 구강저점막이 마취된다.

상당히 넓은 범위가 마취되므로, 다수 치아의 치료나 수술 등을 할 때 사용하면 좋은 마취법이다.

② 설신경 전달마취(lingual nerve block)

설신경은 혀 전방 2/3의 감각을 지배하기 때문에 설신경 전달마취 시 혀의 감각은 없어진다. 설신경 전달마취는 따로 하지 않고 하치조신경 전달마취가 잘 되었다면 혀의 감각도 없어진다.

③ 장협신경 전달마취(long buccal nerve block)

장협신경은 하악 협측 치은의 감각을 지배하기 때문에 하악 구치 후방 협측 치은과 주위 점막이 마취된다.

④ 이신경 전달마취(Mental nerve block)

소구치와 그 앞쪽의 치아와 치은이 마취된다.

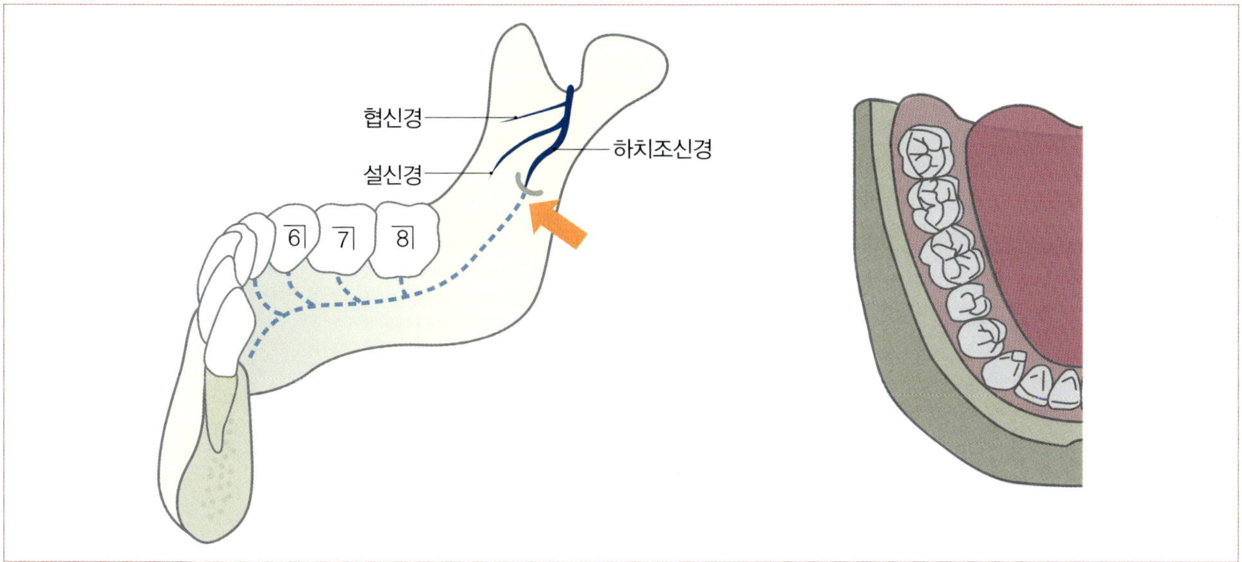

그림 2-4-7 **하치조신경 전달마취 부위와 효과가 나타나는 범위**

우측 하치조신경 전달마취의 삽입부위(➡)로 구강 내에서 바늘 끝을 신행시킨나. 하치조신경 전달미취에 의해 하치조신경뿐만 아니라 설신경도 마취되는 경우가 많으며 때로는 협신경까지 마취되기도 한다. 마취된 신경의 분포범위에 마취 효과가 나타난다.

마취 범위 : 동측 하순의 점막과 피부 및 이부 피부. 동측 하악 치아의 치수 및 치주인대, 동측 설측 치은. 동측 혀 전방 2/3, 구강저 점막. 단, 동측 구치부 협측 치은에는 기본적으로 마취효과가 나타나지 않지만 협신경이 마취된 경우에는 마취효과가 나타난다.

5. 국소마취에 사용하는 기구

(1) 주사기

치과의 국소마취에 사용하는 주사기는 보통의 주사기와 달리, 카트리지(그림 2-4-8)라는 유리에 충전된 국소마취제를 전용 카트리지용 주사기에 장착해서 사용한다. 주사기에 카트리지를 장착한 다음 주사침을 꽂아 사용한다. 주사기 자체는 재사용이 가능하다.

카트리지용 주사기에는 카트리지를 옆으로 넣을 수 있는 것과 꺾어서 뒤쪽에서 넣을 수 있는 두가지 형이 있다. 그 밖에 치주인대에 약제를 주입하는 치주인대용 주사기, 일정한 속도로 주입되는 각종 전동주사기를 사용하는 경우도 있다(그림 2-4-9, 10).

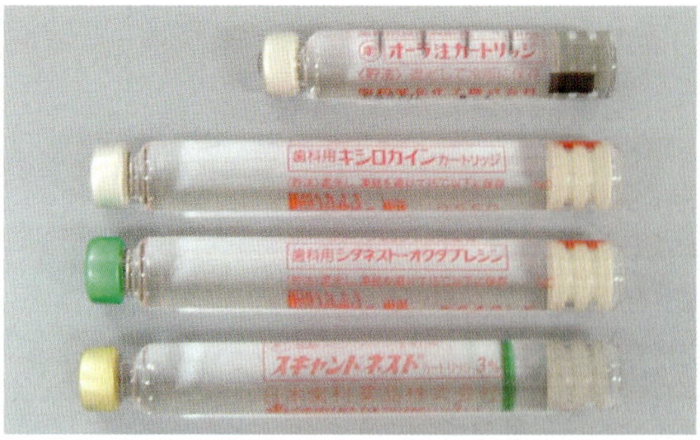

그림 2-4-8 **국소마취제 카트리지**

치과치료에서는 신속하게 국소마취제를 준비하기 위해서 미리 유리통에 충전해 놓은 것을 사용한다. 맨 위쪽 카트리지가 1.0mL이고 나머지 카트리지는 각 1.8mL이다.

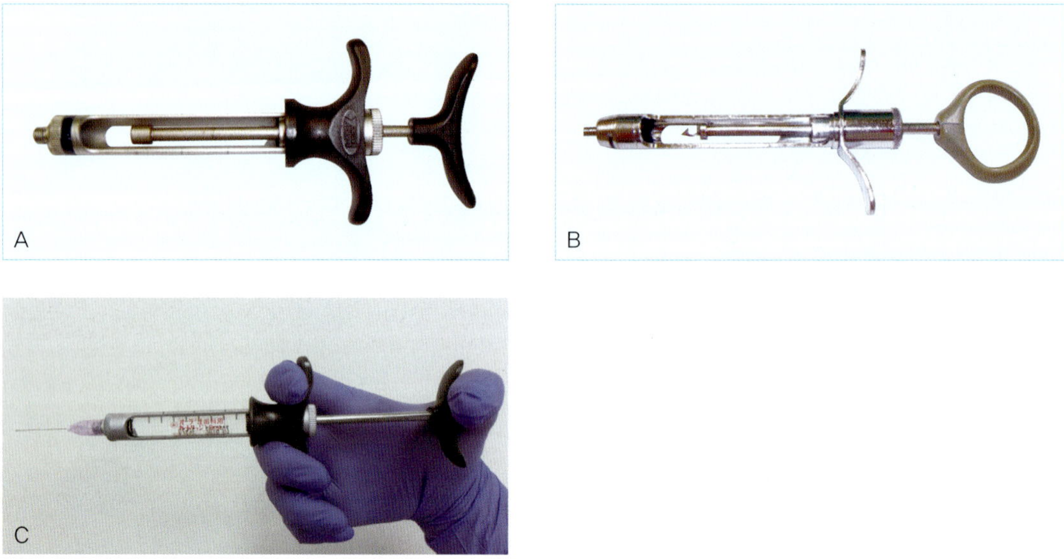

그림 2-4-9 **카트리지용 주사기**

A. 침윤마취용 주사기 B. 전달마취용 주사기 C. 카트리지와 주사 장착

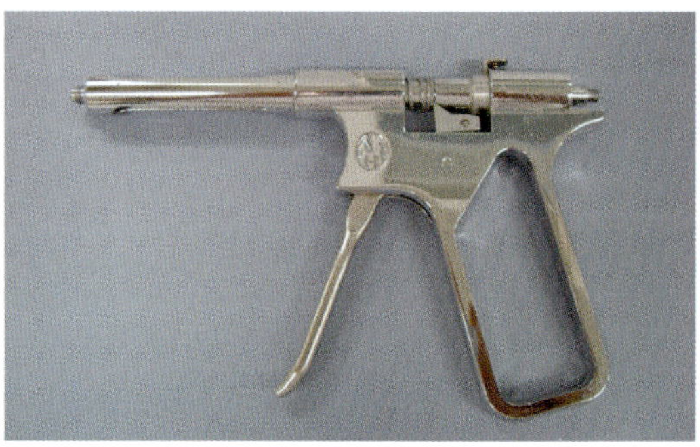

그림 2-4-10 **치주인대용 주사기**

치주인대 내에 소량의 국소마취제를 주입해서 마취효과를 얻기 위한 주사기이다. 소량을 강한 압력으로 주입할 수 있도록 되어 있다.

(2) 카트리지

주사용 카트리지는 한쪽 끝은 중심부가 고무제의 금속으로 덮여 있으며 또 한쪽은 고무 마개로 되어 있다(그림 2-4-8). 금속부분의 고무에는 주사침이 박혀 있고 반대쪽 고무 마개는 플랜저와 접해 있다. 전달마취의 경우에는 고무마개에 플랜저의 나선이나 고리를 끼운 다음에 주사침을 장착한다.

열과 자외선은 국소마취제에 첨가된 에피네프린을 분해하기 때문에 카트리지는 15℃ 이하의 냉암소에 보관하며, 사용 전에 냉암소에서 꺼내어 빛이 차단된 실온에 보관해 둔다. 카트리지 사용 시에는 전체를 알콜솜으로 닦는다. 가열(고압증기멸균, 자비소독 등)하면 카트리지가 파손되고 햇빛을 쏘이면 자외선에 의해 에피네프린이 분해된다. 약물이나 약액 속에 보관하면 고무마개를 통해 카트리지 속으로 약물이 들어갈 가능성이 있다.

(3) 주사침

카트리지용 주사기 전용의 일회용 주사침이 사용되며 가늘수록 삽입 시 통증이 적다. 침윤마취에는 30G, 전달마취에는 25G 또는 27G가 사용된다. 즉 침윤마취 시에는 가늘고 짧은 주사침을, 전달마취 시에는 길고 굵은 주사침을 선호한다.

주사침 끝의 커트면 방향을 알 수 있도록 주사침에는 표시가 되어 있다.

침윤마취에서는 강한 압력을 가해서 주입하기 때문에 주사침이 빗나가지 않도록 중심부가 나사형으로 되어 있다(그림 2-4-11).

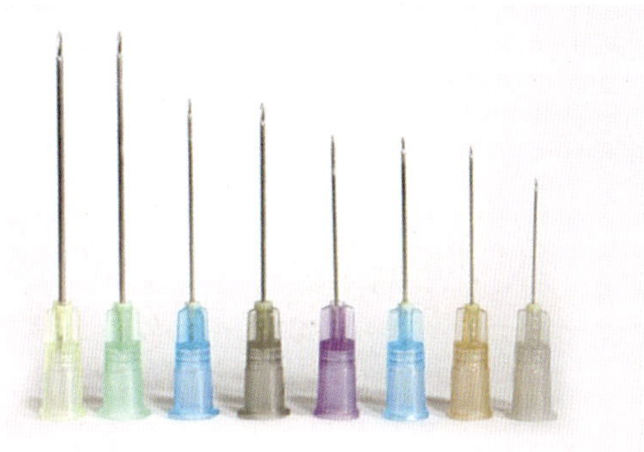

그림 2-4-11 **일회용 주사침**

(4) 특수한 주사기

자동적으로 일정한 속도로 약액을 주입할 수 있는 전동주사기는 약액 주입 시 통증이 비교적 적다.

외관이 주사기처럼 보이지 않아 환자의 불안감을 줄일 수 있는 주사기(그림 2-4-12A)나 소형이며 가벼운 펜형 주사기도 있다(그림 2-4-12B).

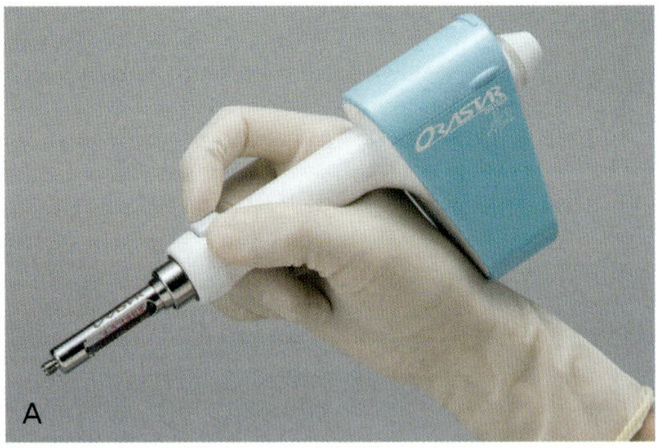
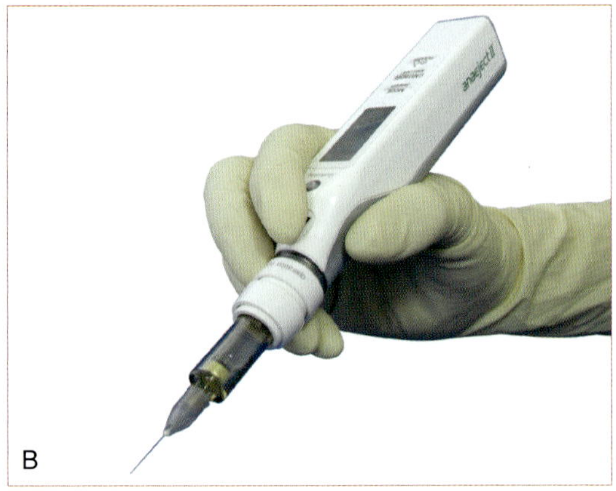

그림 2-4-12 전동주사기

6. 국소마취 시 통증감소 방법

국소마취 시 통증이 유발되는 원인은 주사침(needle)이 점막을 통과할 때 발생하는 연조직의 통증, 마취용액이 퍼지면서 발생하는 압력이나 온도 차이에 의한 감각, 마취용액의 낮은 pH 등인데, 이러한 통증을 감소시키기 위한 방법은 다음과 같다.

① 마취액의 온도를 체온과 비슷하게 유지한다.
② 주사침 삽입부위를 압박하거나 표면마취제를 사용한다.
③ 동통점의 분포가 적은 삽입점을 선택하고 급성 염증이 있는 부위의 삽입을 피한다.
④ 마취용액의 pH를 높이면 통증을 감소시킬 수 있다.
⑤ 마취액 주입속도를 늦추면 통증을 감소시킬 수 있다.
구개점막은 조직 밀도가 높아 마취액의 주입속도를 늦추면 통증을 감소시킬 수 있다.
⑥ 무통 마취기를 사용하면 국소마취제의 삽입속도를 조절하여 통증을 감소시킬 수 있다.

Memo ■ 노인 환자의 국소마취 시 주의사항

- 수술 전 반드시 생명징후를 측정하고 건강상태를 확인해야 하며 필요 시 항불안제를 복용시킨다.
- 심혈관질환 등의 병력을 가진 환자는 저용량의 혈관수축제(1:200,000)가 포함된 국소마취제를 사용해야 하며 신장과 간기능이 약화되어 있으므로 국소마취제 사용 시 주의가 필요하다.

7. 국소마취 후의 합병증

1) 전신적 합병증

(1) 신경성 쇼크(neurogenic shock; 혈관미주신경반사, 실신)

치과치료 시 가장 많이 발생하는 전신적 합병증으로 통증이나 불안감, 긴장이 원인이 된다.

① 증상

안면창백, 식은땀, 현기증, 의식수준 저하, 서맥, 미약한 맥박, 혈압저하가 나타나며, 의식소실, 전신경련, 심폐정지가 발생하는 경우도 있다.

② 치료

- 치과치료를 중단하고 구강 내의 이물질을 제거한다.
- 수평위로 하여 다리를 20~30° 올린다.
- 생명징후(의식상태, 호흡, 맥박, 혈압)를 확인한다.
- 호흡을 방해하는 넥타이나 벨트 등을 풀고 필요에 따라 산소를 흡입시킨다.
- 서맥에는 아트로핀 0.5mg을 정맥 내에 투여한다(Chapter 05 응급처치 참조).

(2) 과환기증후군(hyperventilation syndrome)

신경성 쇼크(혈관미주신경반사)에 이어서 치과치료 시 많이 발생하는 전신적 합병증으로 정신적, 신체적 스트레스에 의해 발생한다.

① 증상

- **중추신경** : 현기증, 의식수준 저하
- **호흡기** : 과호흡, 호흡곤란
- **순환기** : 두근거림, 흉통이나 가슴이 조이는 느낌, 빈맥
- **말초신경** : 입술 · 손발의 비정상적인 감각, 팔다리의 저림
- **소화기** : 복통, 구토
- **기타** : 근육 경직(특히 손가락의 경직)

② 치료

- 치과치료를 중단하고 구강 내의 이물질을 제거한다.
- 생명징후(의식상태, 호흡, 맥박, 혈압)를 확인한다.
- 환자에게 천천히 호흡하게 한다.

- 증상이 계속되는 경우에는 종이봉투에 숨을 내쉬고 이것을 재흡입하게 한 다음 실내 공기를 흡입하게 한다. 이를 반복시킨다.
- 과환기, 팔다리의 경직, 불안감이 사라지지 않을 때는 생명징후를 보면서 진정제(미다졸람 3~5mg)를 정맥주사한다.

(3) 국소마취제 중독

국소마취제가 급격하게 혈중으로 들어가서 발생하는 합병증이다. 보통의 사용량에서는 발생하지 않지만, 하악공 전달마취 시 잘못해서 동맥에 국소마취제가 주입됨으로써 발생한다.

① 증상

초기에는 중추신경증상으로서 불안, 흥분, 두통, 안면홍조 등이 나타나고 순환기계에서는 혈압상승이나 빈맥이 나타난다. 진행되면 중추신경증상으로서 의식상실, 혼수 등이 나타나고 순환기계에서는 서맥이나 심정지가 나타난다.

② 치료

증상이 경미한 경우에는 경과관찰을 하지만, 의식이 소실되거나 서맥이 확인될 때에는 응급처치를 실시한다.

③ 예방

마취제를 주입하기 전에 흡인을 하고 가능한 한 적은 양을 천천히 주입하도록 한다.

(4) 국소마취제 알레르기반응

매우 드물게 발생하며 I형(아나필락시스유사반응)과 IV형(지연형)이 있다. 국소마취제 자체가 아니라 방부제로 함유된 파라벤류가 항원이 될 수 있다고 보고 있으나 명확한 원인은 밝혀지지 않았다.

① 증상

I형의 증상은 천명(쌕쌕거림)을 동반한 호흡곤란, 후두부종, 혈압저하, 부정맥, 혈관부종, 복통, 소양감 등이며 진행되면 의식이 소실된다.

② 치료

알레르기반응이 일어나면 즉시 심폐소생술을 시행한다. 호흡곤란에 대해서는 산소흡입, 항히스타민제나 부신피질스테로이드제의 정맥투여를 시행하고, 기관지경련에 대해서는 기관지확장제의 정맥투여나 에피네프린의 피하주사 등을 시행한다.

(5) 혈관수축제에 의한 과잉반응

혈관수축제를 다량으로 사용한 경우, 혈관 내로 잘못 주입된 경우, 과민하게 반응하는 경우, 상호작용이 있는 약제를 사용한 경우 등에 발생한다.

① 증상

중추신경증상으로서 불안, 긴장, 두통, 발한, 떨림, 현기증이 나타나고, 호흡 · 순환기계에서는 호흡곤란, 혈압 상승, 빈맥, 부정맥이 나타난다.

② 치료

경과관찰을 하며 대부분 자연적으로 증상이 경감된다. 불안감이 오래 지속되는 경우에는 정신안정제, 혈압상승이 오래 지속되는 경우에는 혈압강하제의 투여를 검토한다.

2) 국소적 합병증

(1) 감각마비, 감각이상

주사침, 외과적 침습, 감염, 혈종에 의해 발생하는 신경의 손상으로, 주로 하악공 전달마취 후에 발생한다. 주사침에 의한 신경손상, 약액에 의한 신경장애로 발생한다.

① 증상

신경의 주행을 따라 감각마비나 감각이상이 나타난다. 하악공 전달마취에 의해 발생하는 경우에는 하악각에서 이부(턱끝, mentum)에 걸쳐 감각마비, 얼얼함 등이 나타난다. 단기간에 사라지기도 하지만, 신경 손상이 심한 경우에는 1년 이상 지속되기도 한다.

② 치료

경과관찰을 하며, 자연적으로 개선되는 경우가 많다. 신경의 재생을 촉진하기 위해 신경활성제나 복합비타민제, 혈관확장제 투여 등의 약물요법, 저주파수 치료 등의 물리요법, 신경절 차단 등을 시행한다.

(2) 안면신경마비

주로 하악공 전달마취 시, 약액의 이하선 내 침윤으로 발생한다.

① 증상

말초성 안면신경마비 증상이 나타난다.

② 치료

경과관찰을 하며, 자연적으로 개선되는 경우가 많다.

(3) 시각장애

안와하공이나 상악결절 전달마취 시, 약액의 안와 내 침윤으로 발생하기 쉽다.

① 증상

일과성 시각장애나 복시가 나타난다.

② 치료

경과관찰을 하며, 자연적으로 개선되는 경우가 많다.

(4) 침윤마취 후의 구순이나 협점막의 교상

국소마취 효과가 나타나는 부위인 구순이나 협점막을 깨물거나 부딪힘으로써 발생한다.

① 증상

치료 후의 구순, 협점막의 종창, 피하 · 점막하출혈, 열창 등이 발생한다.

② 치료

필요에 따라 항생제나 소염제를 투여한다.

(5) 하악공 전달마취 후의 개구장애

주사침이 저작근을 손상시키거나 감염시킨 결과 발생한다.

- **비감염성**

① 증상

국소마취 주사 후 조기에 개구장애가 나타나며 개구 시 통증이나 연하 시 경미한 인두통이 나타난다.

② 치료

1주일 정도 지나면 완화되며 소염제가 유효하다.

● 감염성

① 증상

24시간 경과 후에 개구장애가 나타나며 개구 시 통증이나 연하 시 중등도 이상의 인두통이 나타난다. 2~3일 후에는 증상이 심해진다.

② 치료

조기에 항생제를 투여하고, 통증관리를 위해 진통제를 투여한다. 중증인 경우에는 절개 · 배농술을 시행한다.

(6) 내출혈, 혈종

주사침이 혈관이나 정맥총을 손상시킨 경우, 출혈성 소인이 있거나 항응고제를 복용하고 있는 환자 등에게서 발생한다.

① 증상

주사침 삽입부위가 급속하게 붓는다(종창). 혈액이 누출된 부위를 따라 피하출혈이 발생하거나 자반이 형싱된다.

② 치료

종창 부위를 충분히 압박해서 지혈한다. 출혈이 심하면 압박하면서 48시간 냉찜질을 한 다음 온찜질을 시행한다. 내출혈인 경우 피부색이 암자색 → 갈색 → 황색으로 변하다가 보통 2~3주일 지나면 소실된다. 혈종은 서서히 사라지므로 경과를 관찰한다. 감염을 예방하기 위해 항생제를 복용시킨다.

(7) 빈혈대(anemic zone)

발생기전은 밝혀지지 않았지만, 국소마취 주사에 동반해서 얼굴에 하얗게 빈혈대가 나타나고, 주로 전협부에서 비익 부위에 걸쳐 나타난다. 혈관수축제가 제한된 공간 내에서 축적되어 발생한다.

① 증상

상악의 전달마취 주사 중 또는 주사 직후에 얼굴에 경계가 선명한 빈혈대가 나타나는데, 이 빈혈대는 5~10분 후에 사라진다. 빈혈대에 일치해서 피하출혈이 발생하는 경우가 있는데 1~2주일 지나면 소실된다.

② 치료

특별한 처치를 필요로 하지 않으며 경과관찰을 한다.

(8) 주사침의 파절, 유입

주사침을 구부려서 사용하는 경우가 있는데, 여러 차례 구부리거나 몸통 부분에서 구부리면 파절되는 경우가 있다. 또 깊게 삽입해서 방향을 바꾸거나 갑자기 환자가 움직이면 파절되어 파절편이 조직 내에 유입되는 경우도 있다. 하악공이나 상악결절의 전달마취 시, 하악 설측의 침윤마취 시 발생하기 쉽다.

① 증상

보통 증상이 나타나지 않는다.

② 치료

방사선사진으로 위치를 확인하여 조심스럽게 적출하며, 관혈적으로 꺼내는 방법도 고려한다.

(9) 감염

① 증상

주사부위의 소독 및 마취기구와 주사기구의 소독을 철저하게 시행하지 못해 발생한다.

② 치료

국소세정 및 항균제 등을 투여한다.

(10) 부종

① 증상

주사침에 의한 외상이나 마취제에 의한 알러지 등에 의해 발생한다.

② 치료

보통 3일 이내에 자연 소실된다.

2 진정법

진정법(sedation)이란 치과치료에 대한 정신적인 긴장뿐만 아니라 불안과 공포 및 통증을 완화시키기 위해 약물을 투여하는 방법으로, 안전하고 원활한 치과치료를 할 수 있다. 의식은 유지되고 있지만, 치료 중 불쾌감이 기억나지 않는 건망효과를 기대할 수 있다. 통증을 동반하는 처치에는 국소마취를 병용한다.

진정법은 약물의 성질이나 투여 경로에 따라 경구 진정법, 흡입 진정법, 정주 진정법으로 분류할 수 있다.

1. 경구 진정법

경구 진정법이란 진정 약물을 구강을 통해 투여하는 방법으로 가장 오래된 진정법이며 현재까지 가장 많이 사용되는 방법이다.

경구 진정법의 장점은 특별한 장치가 필요없고 고통없이 투여가 간단하며 비용이 저렴하기 때문에 치과에서 의식하 진정법으로 많이 사용된다. 다른 진정법에 비해 간편하고 고통이 동반되지 않으므로 특히 소아 환자에게 유용한 방법이다. 그러나 약물 복용 후 진정 효과가 나타나기까지 시간이 걸리고 혈중 농도 추이나 효과발현에도 개인차가 있다. 또 치료가 끝난 후에도 회복하는 데 시간이 걸린다.

1) 적응증

① 긴장, 불안, 공포감이 심한 소아 환자
② 치료를 거부하는 소아 환자
③ 뇌성마비 등으로 인해 치료에 방해가 되는 불수의운동, 근육의 이상긴장, 반사가 있는 소아 환자
④ 약간의 자극으로도 쉽게 구토하는 환자

2) 사용약물

벤조디아제핀(benzodiazepines) 계통 항불안제인 디아제팜 또는 미다졸람 및 항히스타민제(antihistamines) 계통 약물들이 사용된다. 소아 환자에게는 포수클로랄(chloral hydrate)이 가장 많이 사용된다.

경구 진정법을 사용하는 경우에는 시술 전 금식이 요구되는데 최소 6~8시간 전부터 금식해야 하며 진정 발현 시간은 약물에 따라 약간 다르지만 보통 약물 복용 후 약 30분~1시간 경과한 다음에 나타난다.

2. 흡입 진정법 (그림 2-4-13, 14)

흡입 진정법이란 흡입 마취제를 적정 농도로 투여해서 진정을 유도하는 방법으로 아산화질소와 산소를 이용한다. 진정 효과가 빨라 2~3분 내에 나타나고 금식이 필요하지 않다는 장점이 있다.

아산화질소는 상쾌하고 달콤한 냄새와 맛을 가진 무색의 기체로, 흡입하면 통증에 대해 무감각해지고 얼굴근육에 경련이 일어나 마치 웃는 것처럼 보인다고 하여 웃음가스(laughing gas)라고도 한다.

1) 적응증과 금기증

(1) 적응증

① 치과치료에 불안, 공포감이 있는 환자
② 구토반사가 심한 환자
③ 고혈압이나 심질환 등의 전신질환을 가진 환자
④ 장시간 침습이 큰 치과치료를 받는 환자

(2) 금기증

① 3개월 이내의 임신 초기 환자
② 중이염으로 중이내압이 상승해 있는 환자, 기흉 등의 체내에 폐쇄강을 가진 환자
③ 중증의 지적장애가 있는 환자
④ 비폐색 등으로 코호흡을 할 수 없는 환자
⑤ 장폐색이 있는 환자

2) 사용약물

20~30%의 아산화질소(N_2O)를 산소와 혼합해서 전용 흡입진정기로 코마스크를 통해 흡입시킨다.

3) 사용기구

아산화질소흡입진정기, 아산화질소(웃음기스, N_2O), 산소(O_2), 리저버백, 호스, 코마스크, 마스크스트랩

4) 흡입 진정법의 순서

① 모니터링 기기를 장착한다.

② 처음에는100% 산소를 흡입하게 하고 아산화질소 가스의 총유량은 소아의 경우 3~5L/분, 성인의 경우 6~10L/분으로 설정한다.
③ 코마스크를 환자의 코에 밀착시켜 가스가 새지 않고 호흡할 수 있는지 확인한다.
④ 호흡상태를 관찰하면서 아산화질소의 농도를 점차 올린다.
⑤ 최적 진정상태가 되면 그 흡입농도를 유지하면서 치과치료를 시작한다(보통은 20~30%의 농도).
⑥ 치과치료 중에 아산화질소와 산소를 계속 흡입시키지만, 잠이 들거나 흥분하거나 구역질을 하는 경우에는 아산화질소의 농도를 낮춘다.
⑦ 치료치료가 끝나면 아산화질소 흡입을 중단시키고 3분간 정도 100% 산소를 흡입시킨 후 코마스크를 벗긴다.
⑧ 진정상태에서 회복될 때까지 안정시킨다(보통은 흡입 중단 후 30분 정도).

Memo ■ **아산화질소 흡입 진정법에서의 최적 진정상태**

- 호흡, 순환 등 생명징후가 정상이다.
- 눈깜빡임이 감소하고 멀리 보는 표정을 짓는다.
- 지시에 따르고 자력으로 개구상태 유지가 가능하다.
- 공포심이 사라지고 차분한 기분이다.
- 몸 전체가 따뜻하고 공중에 뜬 느낌이다.
- 소리가 울려퍼지는 것처럼 들린다.

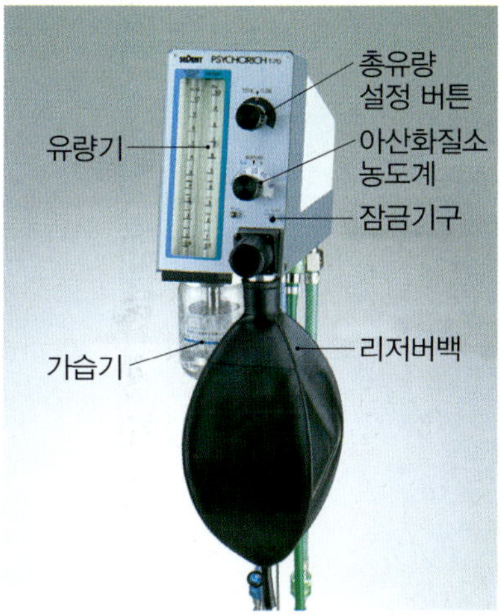

그림 2-4-13 아산화질소 흡입기 본체

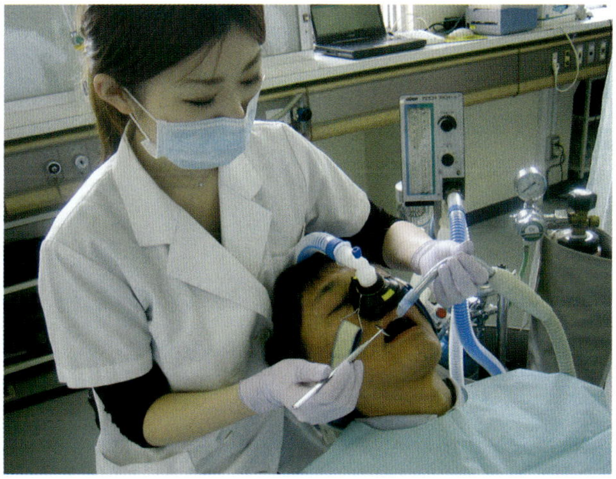

그림 2-4-14 아산화질소의 흡입 모습
치료 중에도 코마스크를 통해 계속 호흡하게 한다.

3. 정주 진정법 (그림 2-4-15~18)

1) 적응증과 금기증

(1) 적응증

① 진정상태를 확실하게 하고자 하는 경우
② 구토반사가 심한 환자
③ 고혈압이나 심질환 등의 전신질환을 가진 환자
④ 장시간 침습이 큰 치과치료를 받는 환자
⑤ 아산화질소 흡입 진정법에 사용하는 코마스크 등의 장착을 싫어하는 환자

(2) 금기증

① 임신 초기 및 후기 환자
② 하악골 저성장, 개구장애 등으로 긴급 시 기도확보가 어려운 환자
③ 순환기 · 호흡기계의 예비력이 저하되어 있는 환자
④ 사용하는 약제가 금기인 녹내장, 근질환 등의 질환을 앓고 있는 환자

2) 사용약물

벤조디아제핀 유도체인 미다졸람, 디아제팜, 프루니트라제팜이나 정맥마취제인 프로포폴 등이 사용된다.

3) 사용기구

약제(신경안정제, 정맥마취제 등), 주사기, 압박띠, 수액, 수액세트 정맥유치침, 모니터기기(자동혈압계, 맥박산소측정기, 심전도 등)

4) 정주 진정법의 순서

① 모니터링 기기를 장착한다.
② 정맥을 확보하고 천천히 수액점적을 시행한다.
③ 환자의 상태를 관찰하면서 수액회로를 통해 약물을 느리게 정주한다. 프로로폴의 경우에는 지속 정맥주사용 펌프를 이용하는 것이 안전하다.
④ 최적 진정상태가 되면 치과치료를 시작한다.

⑤ 치과치료가 끝나면 약물투여를 중단한다.

⑥ 진정상태에서 회복될 때까지 안정시킨다(미다졸람 : 투여 중지 후 90~120분, 프로포폴 : 투여 중지 후 30~60분, 벤조디아제핀계 약물 : 회복이 느릴 때에는 길항제인 프루마제닐을 사용해도 됨).

Memo ■ 정주 진정법에서의 최적 진정상태

- 호흡, 순환 등 생명징후가 정상이다.
- 불안감, 긴장감이 소실되었다.
- 졸음이 오고 중등도의 안검하수가 있다.
- 말투가 분명하지 않다.

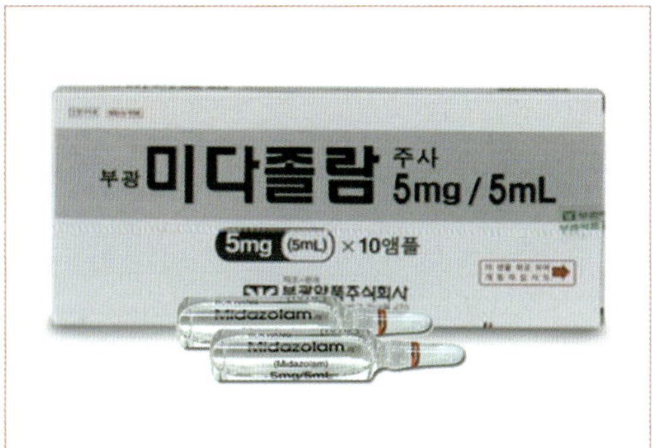

그림 2-4-15 **약제(미다졸람)**
대표적인 신경안정제

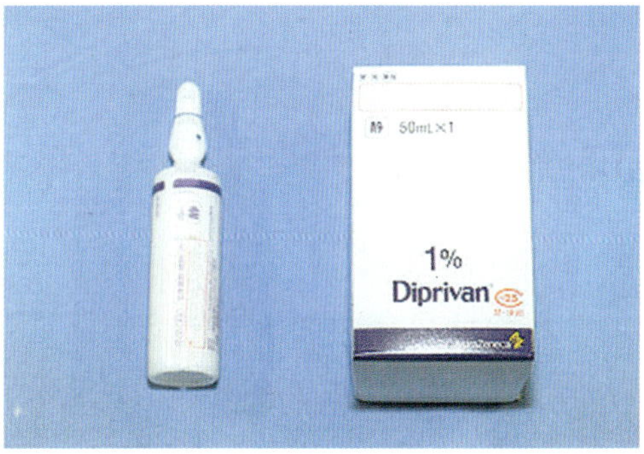

그림 2-4-16 **약제(프로포폴)**
대표적인 정맥마취제

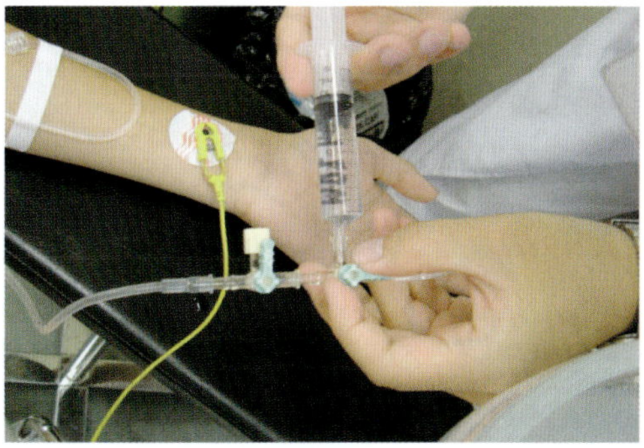

그림 2-4-17 **정맥주사하는 모습**
삼방밸브로 희석한 미다졸람을 천천히 정맥주사하고 있는 모습

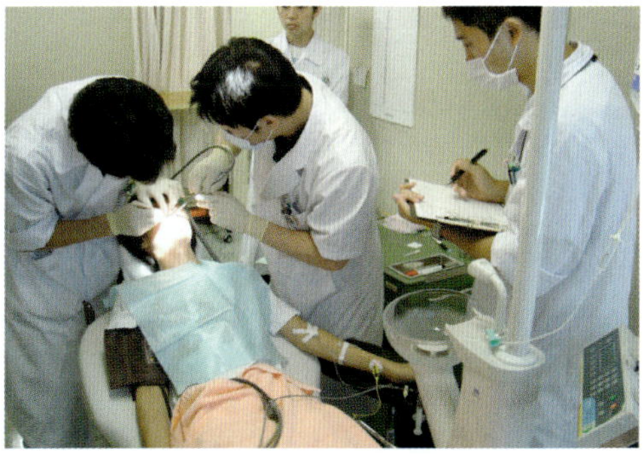

그림 2-4-18 **치료**
정주 진정법 하에서 낭적출술을 시행하고 있는 모습

3 전신마취

전신마취(general anesthesia)란 마취제를 투여하여 중추신경기능을 억제함으로써 의식이나 전신적인 감각을 소실시키는 방법으로 환자가 수술을 받는 동안 통증, 의식, 움직임을 없애고 호흡, 혈압 및 전신상태를 적정하게 유지하는 일련의 진료 과정이다.

전신마취법은 마취제의 투여방법에 따라 흡입마취와 정맥마취로 나누어진다.

치과의 전신마취법은 악골형성술과 종양절제술 등과 같은 대수술이나 국소마취제 알러지가 있는 환자, 선천성 기형 환자, 비협조적인 소아 환자 등에 적용된다.

1) 구강악안면외과 전신마취의 특징 및 위험

구강악안면외과영역의 전신마취는 다음과 같은 특징이 있어 위험성이 높다.

① 기도와 수술영역이 일치한다.

② 구강영역은 혈관이 풍부하여 출혈이 일어나기 쉽다.

③ 악안면의 이상, 변형이나 개구장애 등으로 기도확보가 어려운 사례가 많다.

④ 경비삽관이 많다.

⑤ 치과치료 시의 전신마취에서는 심신장애자 등 비협력자가 많다.

2) 전신마취법의 종류

(1) 흡입마취(inhalation anesthesia)

인공호흡을 통해 환자에게 흡입마취제를 투여하여 전신마취의 효과를 얻는 방법이다. 가스마취제인 아산화질소와 휘발성 마취제인 세보플루란(sevoflurane) 또는 이소플루란(isoflurane)을 산소와 혼합시켜 흡입시키는 경우가 많다.

(2) 정맥마취(intravenous anesthesia)

정맥 내에 정맥마취제를 투여하여 전신마취의 효과를 얻는 방법이다. 주로 바르비탈(barbital), 프로포폴(propofol), 케타민(ketamine)이나 마약을 사용한다. 흡입마취제와 함께 사용하는 경우가 많다.

그 밖에 전신마취에 사용하는 약제는 환자의 근육이완이 필요한 경우에는 숙사메토늄(suxamethonium)이나 베큐로늄(vecuronium), 로큐로늄(rocuronium) 등의 근이완제가 사용된다.

3) 전신마취 수술 후 합병증

수술 후에는 의식상태, 호흡, 맥박, 혈압 및 체온의 생명징후를 기본으로 관리한다. 일반적으로 혈압계, 심전도, 맥박산소측정기 등의 환자 감시장치(생체모니터)와 산소흡입기, 흡인장치 및 구급약품, 구급카트를 준비해둔다.

수술 후에 나타날 수 있는 주요 합병증은 다음과 같다.

① **호흡계통** : 호흡억제, 기도폐색
② **순환계통** : 고혈압, 저혈압, 부정맥
③ **신경계통** : 각성지연, 흥분, 떨림, 경련, 저체온, 발열
④ **소화계통** : 오심 · 구역, 간 · 신장기능장애

4) 통증관리

전신마취 수술 후의 통증관리는 환자의 고통을 없앨 뿐만 아니라 통증에 따른 술후 합병증의 예방에도 도움이 된다. 주로 비스테로이드성 진통제를 투여(좌약이나 근육 · 정맥주사 등)한다.

핵심포인트

① 국소마취법의 종류에는 표면마취(topical anesthesia), 침윤마취(infiltration anesthesia), 전달마취(block anesthesia)가 있다.

② 치과에서는 사용하는 국소마취법은 대부분 침윤마취이며, 대상 치아의 치은협 이행부나 치간유두부에 주입한다.

③ 치과에서 사용하는 국소마취제에는 마취효과 증강, 효과시간 연장, 중독 예방, 사용량 삭감, 출혈 예방을 위해 에피네프린, 펠리프레신 등의 혈관수축제가 함유되어 있다.

④ 국소마취제는 에스테르형과 아미드형이 있는데 에스테르형 국소마취제에는 코카인, 프로카인, 테트라카인 등이 있으며 아미드형 국소마취제에는 리도카인, 프릴로카인, 메피바카인 등이 있다.

⑤ 국소마취제 중에서 리도카인이 가장 많이 사용되는데 알레르기반응이 적고 효과가 가장 크며 작용 지속시간도 길다.

⑥ 표면마취란 점막이나 피부에 국소마취제를 도포하여 점막고유층이나 진피의 가장 표층에 있는 감각섬유종말에 작용해서 마취효과를 나타내는 방법이다.

⑦ 표면마취제에는 벤조카인(benzocaine), 리도카인(lidocaine), 테트라카인(tetracaine) 등이 있다.

⑧ 침윤마취란 치과영역에서 가장 일반적으로 사용되는 국소마취법으로 국소마취제를 조직 내로 주입하여 감각신경섬유나 신경종말에 작용시켜 마취효과를 나타내는 방법이다.

⑨ 전달마취란 국소마취제를 조직 심부의 신경간이나 신경총에 침투시켜 그 지배영역에 마취효과를 나타내는 방법으로 소량의 국소마취제로 광범위하게 장시간 마취효과를 나타낸다.

⑩ 국소마취에 사용하는 주사기는 카트리지에 충전된 국소마취제를 카트리지용 주사기에 장착해서 사용한다.

⑪ 카트리지용 주사기에는 침윤마취용 주사기와 전달마취용 주사기가 있다.

⑫ 국소마취에 사용하는 기구에는 주사기, 카트리지, 주사침 등이 있으며 주사침은 가늘수록 삽입 시 통증이 적다.

⑬ 국소마취 후의 합병증에는 전신적 합병증과 국소적 합병증이 있으며, 전신적 합병증에는 신경성 쇼크, 과환기증후군, 국소마취제 중독 · 알레르기반응, 혈관수축제에 의한 과잉반응이 있고, 국소적 합병증에는 후마비, 지연성 감각마비, 안면신경마비, 시각장애, 침윤마취 후의 구순, 하악공 전달마취 후의 개구장애, 내출혈, 혈종, 빈혈대 등이 있다.

⑭ 진정법에는 경구 진정법, 흡입 진정법, 정주 진정법이 있다.

⑮ 전신마취법에는 흡입마취법과 정맥마취법이 있다.

Chapter 05

응급처치

핵심용어 ▸▸ 실신, 실신전증상, 기본 생명유지술(BLS), 수생술, 기도확보, 인공호흡, 흉부압박, 기도폐쇄, 하임리히법, 제세동, 전문 생명유지술(ALS), 응급약품

학습목표

1 전신적 응급상황

1. 실신의 전구증상을 설명할 수 있다.
2. 실신 시 응급처치를 할 수 있다.

2 응급처치

1. 심폐소생술의 순서를 설명할 수 있다.
2. 기도확보를 할 수 있다.
3. 구조를 위한 호흡을 할 수 있다.

1 전신적 응급상황

1. 실신(Syncope)

1) 실신전 증상

실신은 갑작스런 뇌혈류 감소로 인하여 일시적으로 의식을 잃고 자세를 유지하지 못해 쓰러지는 증상으로 노인 및 여성에게서 발생빈도가 높다. 실신이 발생하기 전 갑자기 근육의 힘이 빠지면서 어지럽고 곧 졸도할 것 같은 느낌이 나타나는 것을 실신전(presyncope) 증상이라고 하며 다음과 같은 증상이 나타난다.

① 수축기혈압이 60mmHg 이하로 떨어지거나 뇌혈류가 6~10초 이상 중단된다.

② 속이 메스껍고 어지러워 휘청거리며, 쓰러질 것 같은 두려움과 함께 안색이 창백해지거나 잿빛으로 변하고, 얼굴과 전신에 식은땀이 흐른다.

③ 침이 고이고 위쪽 배 부위에 불편감을 느끼며 구역질이 나고 경우에 따라서는 구토가 동반되기도 한다. 환자는 이러한 증상을 완화시키기 위하여 하품을 하거나 한숨을 쉬거나 또는 숨을 크게 쉬기도 한다.

2) 실신 증상

실신의 증상은 원인에 따라 약간 차이가 나지만 일반적으로 다음과 같은 증상이 나타난다.

① 수축기혈압이 60mmHg 이하로 떨어지고 호흡도 감지하기 어렵다.

② 의식을 완전히 잃지 않고 말소리를 듣거나 주위 사람의 형체를 희미하게 알아보기도 하지만, 대체로 의식을 완전히 잃고 전혀 반응이 없는 경우가 많다.

③ 신체의 움직임이 전혀 없고 골격근은 모두 이완된 상태이지만 괄약근(항문 및 요도 괄약근)의 조절은 거의 모든 환자에게서 유지된다.

④ 동공은 확대되고 맥박은 느리고 약하거나 감지하기 힘들다.

3) 실신의 원인

실신의 원인은 자연적으로 치유될 수 있는 것부터 만성적이고 반복적이며 잠재적으로 치명적인 상태에 이르게 하는 것까지 다양하다. 그러나 심정지와 같이 심각한 심장이상 증상의 조짐일 수 있으므로 잠재적으로 나타날 수 있는 치명적 상황을 예방하기 위해 확실한 검사와 치료가 필요하다.

4) 실신의 분류

실신은 원인에 따라 다양하게 분류할 수 있지만 혈관억제성 실신과 미주신경성 실신이 가장 많이 발생한다.

(1) 혈관억제성 실신(vasodepressor syncope)

주로 젊은 층에서 많이 나타나고 가족력도 있다. 다양한 원인에 의해 교감신경의 지배를 받는 혈관들이 갑작스럽게 능동적으로 확장될 경우, 생리적 기능을 정상적으로 유지하기 위한 보상작용이 일어나지 않아 혈압이 떨어지고 그 결과 심박출량이 감소한다. 이어서 미주신경의 활성이 증가되어 서맥이 나타나고 혈압이 더욱 떨어진다. 또한 식은땀이 나고 연동운동이 증가하여 구역질이 생기며 입에 침이 고이게 된다.

주로 충격적인 사고를 목격하여 놀라움, 두려움 등의 감정적 자극에 노출되거나, 탈수 및 공복과 동반된 열실신(heat syncope), 질병으로 인한 심한 통증, 신체(특히 성기) 손상으로 인한 통증 및 공포감 등이 혈관억제성 실신을 유발할 수 있다.

(2) 미주신경성 실신(vasovagal syncope)

신경심장성 실신이라고도 하며 혈관억제성 실신의 일종이다. 좌심실 자체가 신경계를 통한 실신의 기원이 되는 경우로, 좌심실 아래 뒤쪽에 위치하는 심장내막의 기계적 수용체가 활성화됨으로써 혈관 확장과 서맥(느린맥)이 유발된다. 즉, 심방과 심실에 혈액이 충분히 채워지지 않은 상태에서 격렬한 심장수축이 일어남으로써 발생하는 실신이다. 갑자기 격렬한 운동을 하는 경우에 주로 발생한다.

5) 실신 시의 응급처치 (그림 2-5-1)

① 치과치료를 중단한다.
② 환자의 입안에 있는 모든 이물질을 제거한다.
③ 구두명령이나 통증에 대한 환자의 반응을 확인한다.
④ 생명징후 측정 및 산소공급장치를 포함한 응급구조함을 요청한다.
⑤ 적절한 자세(position)를 취하게 한다.
⑥ 기도 유지 및 호흡관리(airway & breathing)를 시행한다.
⑦ 추가적으로 필요에 따라 정맥로 확보, 수액투여 및 저혈당에 의한 의식소실에 포도당 용액 등을 주사한다.

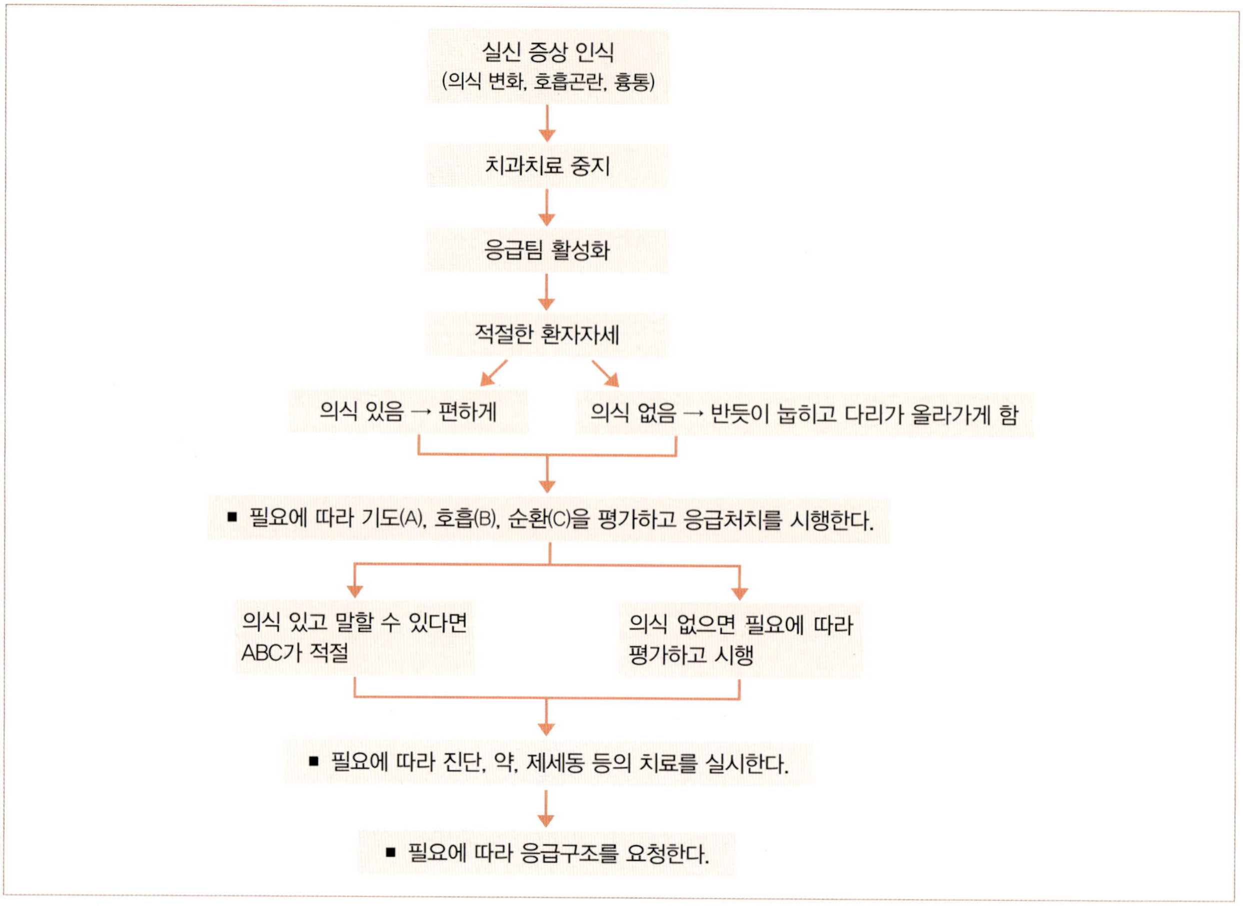

그림 2-5-1 **치과진료실에서의 실신 시 응급처치 순서**

Memo

■ 응급상황에 대처하기 위한 준비사항

- 치과의사와 직원은 심폐소생술 자격증을 가지고 있어야 한다.
- 소생장비(생명징후 모니터, 휴대용 산소, 자동제세동기, 기도유지기, 혈당측정기)를 갖추어 놓는다.

2 응급처치

1. 기본 생명유지술(Basic life support, BLS)

1) 기도확보(Airway) (그림 2-5-2)

(1) 두부후굴-하악거상법(경부손상이 없는 경우)

① 이마에 한쪽 손을 올려 머리를 뒤로 젖힌다.

② 다른 손(검지와 중지)을 하악에 올려 턱을 들어올린다.

(2) 하악거상법(경부손상이 의심되는 경우)

두 손을 하악각에 올려 하악을 앞쪽으로 들어올린다.

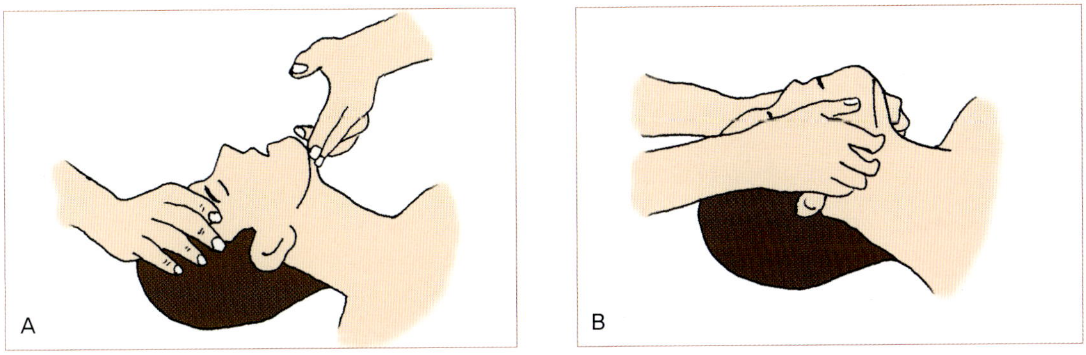

그림 2-5-2 **기도확보**

A. 두부후굴-하악거상법 B. 하악거상법

2) 호흡 확인

호흡 확인에 10초 이상 걸려서는 안 된다. 의식이 없는 비정상적인 호흡(흐느끼는 듯한 불규칙한 호흡)인 경우 또는 의식과 호흡이 모두 없는 경우에는 심정지로 판단하고 즉시 심폐소생술(흉부압박과 인공호흡)을 시작한다.

3) 심폐소생술(Cardiopulmonary resuscitation, CPR)

심폐소생술이란 정지된 심장을 대신해 심장과 뇌에 산소가 포함된 혈액을 공급해주는 아주 중요한 응급처치이다. 심정지는 발생 후 4~6분이 지나면 뇌에 혈액 공급이 중단되어 뇌 손상이 급격하게 진행된다. 혈액 공급이 차단되는 시간이 길어질수록 뇌손상은 점점 심각해져 사망에 이르거나 살아나도 대부분 의식을 회복하지 못하는 경우가 많다.

심정지 후 6분 안에 응급조치를 받으면 생존율이 3배까지 높아지므로 심폐소생술에 대해 미리 숙지하여 응급상황 발생 시 적절히 대처하는 것이 중요하다.

(1) 흉부압박 (표 2-5-1, 그림 2-5-3, 4)

심정지로 판단된 경우에는 즉시 흉부압박과 인공호흡을 실시한다. 의식과 호흡이 모두 없는 경우 또는 의식은 없고 비정상적인 호흡(흐느끼는 듯한 불규칙한 호흡)이 있는 경우에는 즉시 흉부압박과 인공호흡을 시작한다. 흉골의 하반부를 적어도 5cm 이상에서 6cm를 넘지 않는 깊이로 100~120회/분의 속도로 압박하고 매회 흉벽이 원래 위치로 되돌아오도록 한다. 흉부압박과 인공호흡의 비율은 30:2이다.

표 2-5-1 **흉부압박(성인)**

체위 등	단단한 수평면 위에 위쪽을 향해 똑바로 눕힌다. 치과 유닛체어인 경우에는 수평으로 해서 높이를 낮추고 체어 등 부분에 판을 놓는다.
압박하는 위치	흉골 하반부(그림 2-5-3)에서 압박한다.
압박 방법	환자 흉골의 수직 상방에 시술자의 어깨가 오도록 하여, 한 손의 손바닥을 다른 손 위에 놓고 규칙적으로 수직 압박한다(그림 2-5-4).
압박 정도	5cm 이상 6cm를 넘지 않는 깊이로 압박한다.
압박 속도	100~120회/분의 속도로 중단하지 않고 시행한다.

흉부압박 : 인공호흡 = 30 : 2
인공호흡이 불가능한 경우는 흉부압박만 시행(그림 2-5-6)

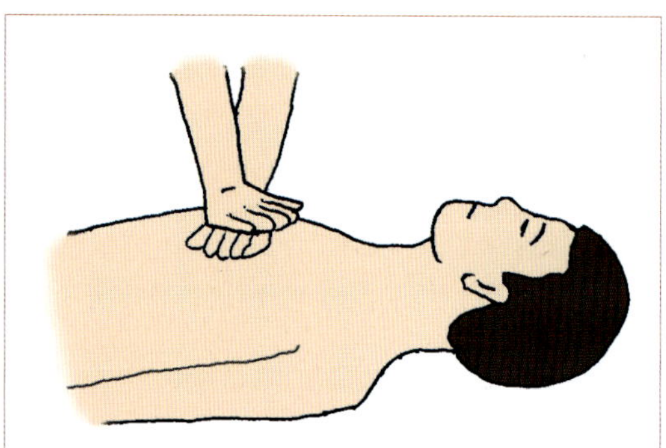

그림 2-5-3 두 손의 위치

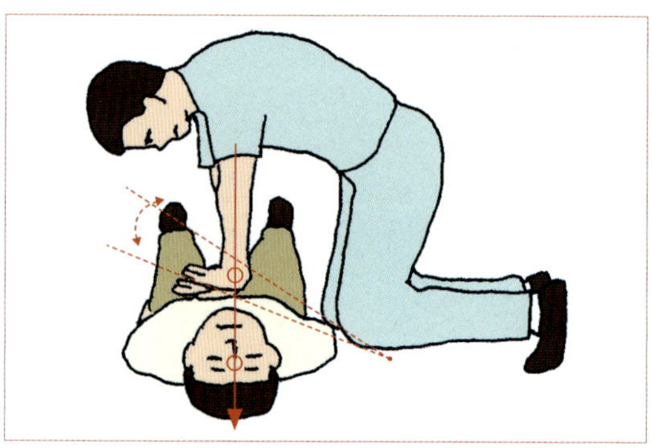

그림 2-5-4 흉부압박의 실제

(2) 인공호흡(artificial respiration)

공기를 불어 넣는 데 필요한 시간은 1초이며 시술자가 심호흡을 하면 불어 넣는 양이 많아지므로 주의한다.

① 구강대 구강 인공호흡 (그림 2-5-5)

a. 기도확인(두부후굴-하악거상법)
b. 이마에 올린 손의 엄지와 검지로 코를 잡는다.
c. 입으로 환자의 입을 공기가 새지 않도록 덮는다.
d. 약 1초에 걸쳐 천천히 숨을 불어 넣는다.
e. 가슴이 올라오는 것을 확인한다.
f. 과환기가 되지 않도록 주의한다.

② 감염방어 기구에 의한 인공호흡

페이스실드(포켓마스크)를 환자 얼굴에 밀착시켜 하악을 들어올리고 호기를 불어 넣는 방법과 인공호흡용 백밸브 마스크로 하는 방법이 있다. 원내 감염방어기구로 사전에 준비해 두어야 한다.

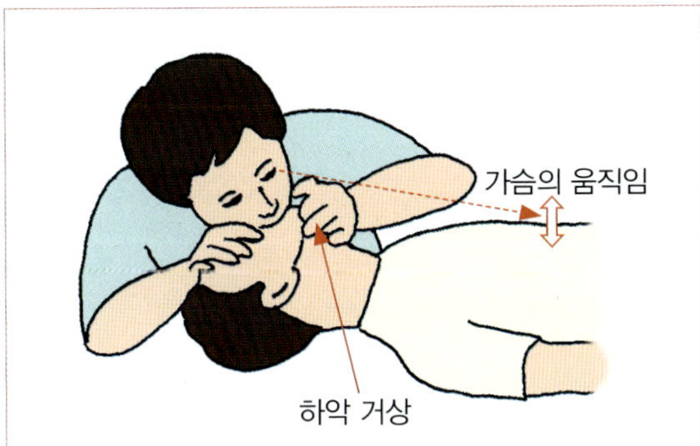

그림 2-5-5 **인공호흡(두부후굴-하악거상법에 의한 구강대 구강 인공호흡)**

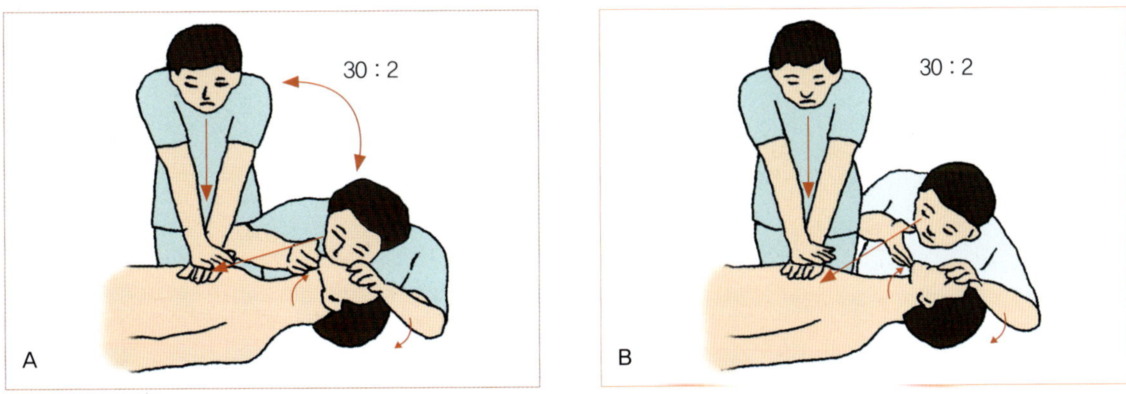

그림 2-5-6 **심폐소생술**
A. 한 사람이 하는 경우 B. 두 사람이 하는 경우

4) 기본 생명유지술의 흐름

환자가 이상을 호소하며 의식을 잃으면 즉시 도움을 청하고(119 신고) 자동제세동기(AED)를 요청한다. 기도확보와 함께 호흡을 확인하여 의식과 호흡이 모두 없거나 의식은 없고 비정상적인 호흡(흐느끼는 듯한 불규칙한 호흡)을 하면 흉부압박과 인공호흡을 시작한다. 숙련된 구조자 이외에는 심정지 판단으로 경동맥 촉지는 하지 않는다. 또한, 의식이 있거나 의식은 없지만 충분한 호흡이 있는 경우, 심폐소생에 성공하여 증상이 안정된 경우에는 회복체위로 변경한다(그림 2-5-7). 또 시간이나 환자의 생명징후 및 처치 내용을 기록해두는 것도 중요하다(그림 2-5-8).

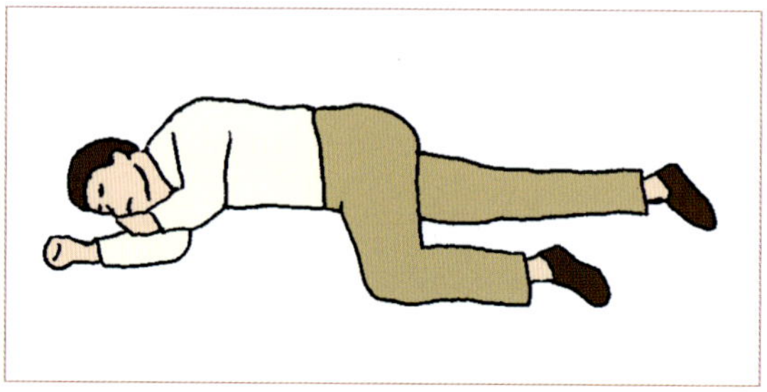

그림 2-5-7 **회복체위**

측와위에서 위쪽 손뿐만 아니라 아래쪽 손도 얼굴 앞으로 위치시킨다. 구토물의 유출을 원활하게 하여 폐흡인을 방지하며 설근침하에 의한 기도폐쇄를 방지한다.

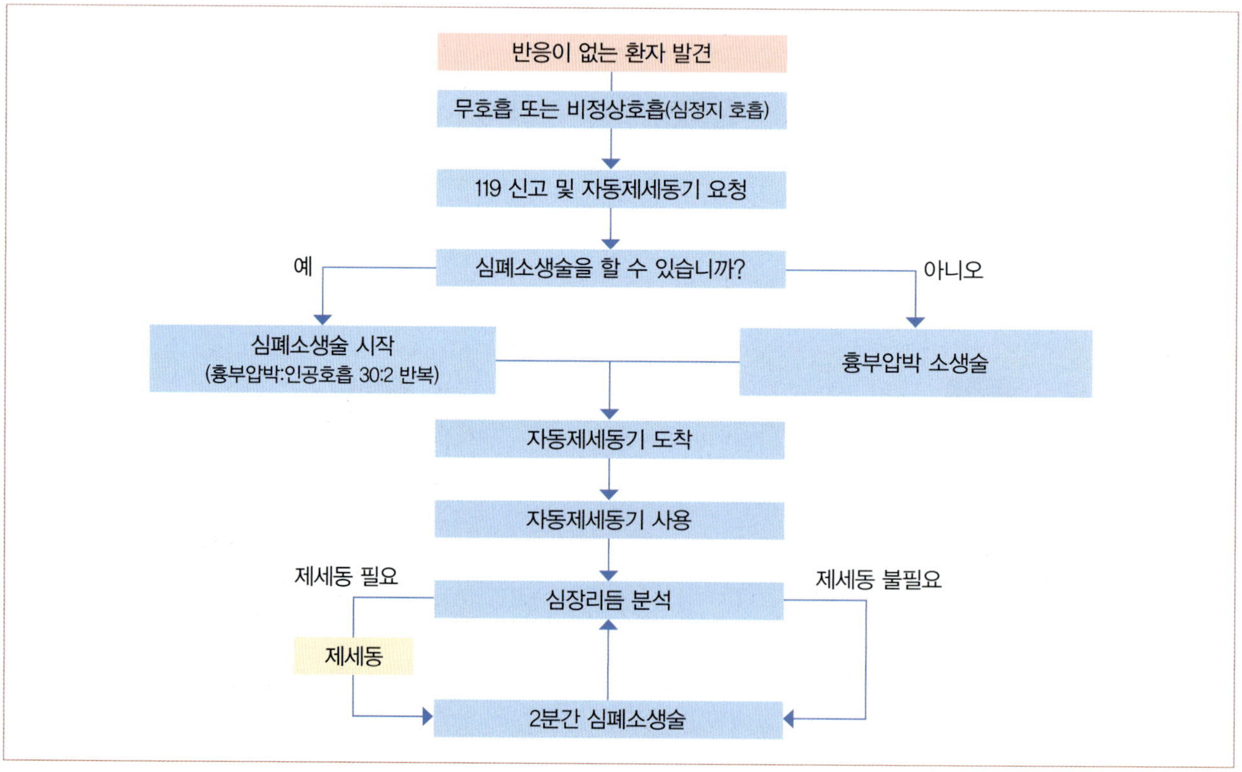

그림 2-5-8 **일반인 구조자에 의한 심폐소생술**

5) 이물질에 의한 기도폐쇄

치과치료 시에는 진료기구나 보철물, 발치 치아 등을 잘못해서 인두, 후두부로 떨어뜨려 질식시키는 경우가 있다. 특히 연하장애가 있는 환자에서는 폐흡인(pulmonary aspiration)에 충분히 주의할 필요가 있다.

(1) 증상 (표 2-5-2, 그림 2-5-9)

의식이 있는 질식 환자는 자기 자신의 목을 엄지와 네 손가락으로 움켜잡는데, 대화곤란, 호흡곤란 등의 증상이 중증도에 따라 나타난다.

(2) 치료

① 치과치료를 중단하고 '뭔가 걸렸습니까?'하고 물어본다.
② 환자의 머리를 옆으로 돌리고 기침을 하게 하여 이물질을 배출시킨다.
③ 구강 안을 확인하여 이물질 등을 제거한다. 다만 맹목적인 구강 내 제거는 하지 않는다(흡인기 활용).
④ 제거할 수 없으면 하임리히법을 시행한다(그림 2-5-10, 11).
⑤ 질식으로 의식을 잃으면 즉시 흉부압박과 인공호흡을 시작한다.
⑥ 전문의에게 연락한다.

표 2-5-2 **이물질에 의한 기도폐쇄 징후**

1. 질식 징후(그림 2-5-9)
2. 대화를 할 수 없다.
3. 쌕쌕 하는 호흡음, 호흡음이 들리지 않는다.
4. 비정상적인 호흡패턴 숨을 들이마실 때에 전흉부가 들어가고 복부가 부푼다.
5. 호흡을 할 수 없다.
6. 안색이 나쁘다(청색증).

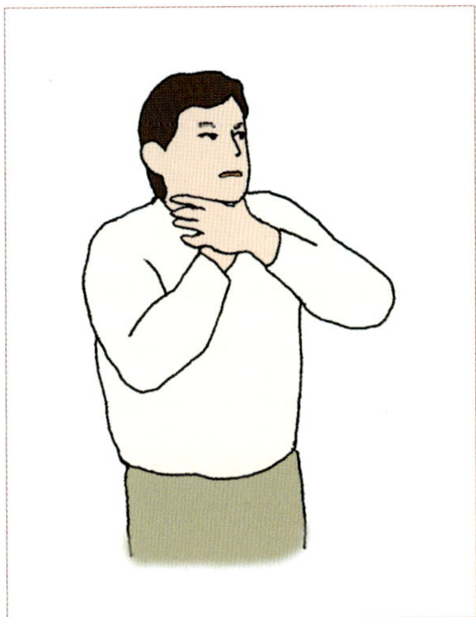

그림 2-5-9 **만국 공통의 질식 징후**
자기 자신의 목을 엄지와 네 손가락으로 움켜쥔다.

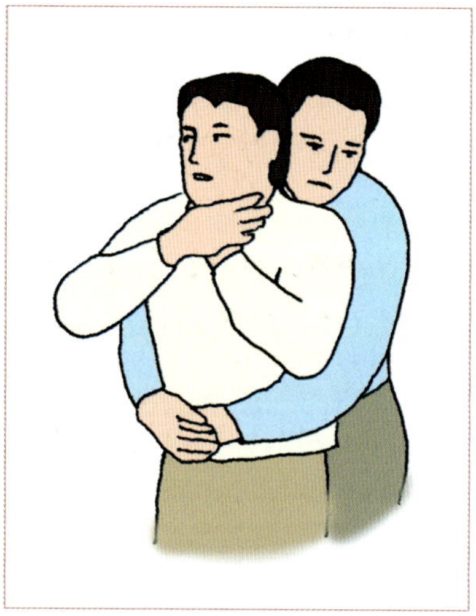

그림 2-5-10 선 자세에서 시행하는 하임리히법

환자의 뒤쪽에서 양손으로 감싸안고 한쪽 손은 주먹을 쥐고 다른 한손으로 그 주먹을 잡아 신속하게 복부를 위쪽으로 세게 밀어 올린다. 이물질이 배출될 때까지 반복한다.

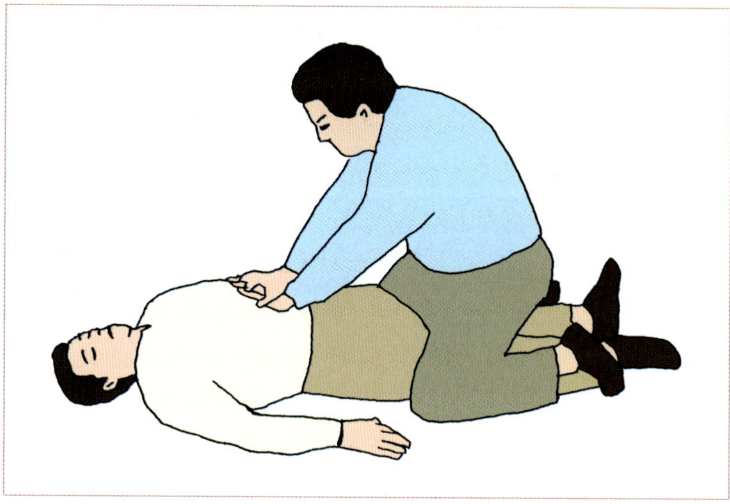

그림 2-5-11 누운 자세에서 시행하는 하임리히법

환자를 눕히고 시술자는 환자의 대퇴부에 걸터앉아 무릎을 꿇고 한쪽 손목을 환자 복부 정중선 위의 배꼽에서 약간 위, 검상돌기 끝의 아래에 둔다. 다른 손을 그 위에 겹쳐 양손을 신속하게 위쪽으로 밀어 올리면서 복부를 압박한다.

Memo ■ 청색증(cyanosis)

산소결핍으로 피부나 점막이 암자색이 된 상태이다. 환원헤모글로빈이 5g/dL 이상이 되면 나타난다. 따라서 빈혈이 심한 환자의 경우는 산소결핍이 있어도 청색증이 쉽게 나타나지 않는다.

(3) 주의점

① 환자가 심한 기침을 하거나 대화를 할 수 없는 경우에는 처치하지 않고 상태를 잠시 관찰한다.
② 하임리히법은 성인(8세 이상)에게 시행하며 영아나 임산부는 금기이다.
③ 하임리히법에 의해 이물질이 제거된 경우라도 시행하는 과정에서 장기손상이 있을 수 있으므로 반드시 전문의(병원)에게 이상이 없는지 진찰받게 한다.

6) 제세동

제세동을 얼마나 신속하게 시작하는지에 따라 예후가 결정된다. 5분 이내에 자동제세동기(automated external defibrilltator, AED)를 사용하면 구명률이 높아진다. AED는 심전도 파형을 자동으로 분석하는데, 정상 심전도에서는 제세동이 작동되지 않는다.

(1) AED 장착의 적응 : 5사이클의 심폐소생술을 시행

① 반응이 없는(의식이 없는) 경우

② 자발호흡이 없는 경우

(2) 사용방법

AED의 종류에 따라 조작법이 약간 다르지만, 전원을 켜면 음성으로 사용법을 안내해주므로 그 안내에 따라 조작한다. 동작 버튼이 적어 조작이 간단하다. 간단한 강습과 훈련을 받으면 사용할 수 있다.

2. 전문 생명유지술(Advance life support, ALS)

고도의 의료기기를 사용한 응급처치이지만, 기본 생명유지술을 확실하게 시행하는 것이 전제이다. 고농도의 산소를 투여하고 에어웨이, 기관튜브 등의 기구를 이용함으로써 기도확보가 가능하다. 또한, 정맥로를 확보해서 필요에 따라 응급약품을 사용한다.

3. 응급약품의 사용법 (표 2-5-3)

응급약품은 기본 생명유지술(기도확보, 흉부압박, 인공호흡)을 확실하게 시행하고 있는 것을 전제로 사용한다.

① 원칙적으로 산소흡입, 정맥확보가 되어 있다.

② 생명징후(의식상태, 호흡, 맥박, 혈압)를 확인하면서 투여한다.

표 2-5-3 주요 응급약품과 사용법

약제명	작용	적응증	규격 · 사용량	사용상 주의점
아트로핀 (atropine)	심박수 증가	서맥	0.5mg/1mL 0.25~0.5mg 정맥주사	녹내장 환자에게는 사용하지 않음
미다졸람 (midazolam)	진정 · 항불안 항경련	과환기증후군 국소마취제 중독	10mg/2mL 10mL에 희석해서 느린 속도로 정맥주사	투여속도, 투여량에 주의 (호흡억제, 설근침하)
에페드린 (ephedrine)	혈압 상승	혈압 저하(쇼크 등)	40mg/1mL 10mL에 희석 혈압 측정해서 느린 속도로 정맥주사	급속 또는 대량투여하면 이상 고혈압이 됨

표 2-5-3 주요 응급약품과 사용법 (계속)

약제명	작용	적응증	규격 · 사용량	사용상 주의점
에피네프린 (epinephrine)	혈압 상승 기관지 확장	아나필락시스쇼크 천식 심정지	1mg/1mL 0.2~1mg을 피하주사 또는 1mg을 10mL에 희석해서 2.5mL씩 느린 속도로 정맥주사	투여량, 투여속도에 주의
니카르디핀 (nicardipine)	혈압 저하	이상 고혈압	2mg/2mL 10mL에 희석 혈압 측정해서 느린 속도로 정맥주사	투여량, 투여속도에 주의, 저혈압에 주의
부신피질호르몬 (adrenocortical hormone)	쇼크 억제	쇼크 부신부전	100mg 500~1,000mg 정맥주사	당뇨병, 소화기궤양, 감염병 유발 등에 주의
니트로글리세린 (nitroglycerin)	관상혈관 확장	협심증의 발작	0.3mg(1정) 1~2정 설하 투여	혈압 저하에 주의

핵심포인트

① 실신(syncope)이란 갑작스런 뇌혈류의 감소로 인해 일시적으로 의식을 잃고 자세를 유지하지 못해 쓰러지는 증상으로 노인 및 여자에게서 발생 빈도가 높다.

② 실신이 발생하기 전 갑자기 근육의 힘이 빠지면서 어지럽고 곧 졸도할 것 같은 느낌이 나타나는 것을 실신전(presyncope) 증상이라고 한다.

③ 실신은 원인에 따라 다양하게 분류할 수 있지만 혈관억제성 실신과 미주신경성 실신이 가장 많이 발생한다.

④ 기도확보(airway) 방법은 경부손상이 없는 경우 두부후굴-하악거상법, 경부손상이 의심되는 경우 하악거상법을 실시한다.

⑤ 심정지는 의식이 없는 비정상적인 호흡 또는 의식과 호흡이 모두 없는 상태로 발생 후 4~6분이 지나면 뇌에 혈액 공급이 중단되어 뇌 손상이 급격하게 진행되므로 심정지로 판단되면 즉시 심폐소생술을 실시한다.

⑥ 심폐소생술(흉부압박과 인공호흡)은 정지된 심장을 대신해 심장과 뇌에 산소가 포함된 혈액을 공급해주는 아주 중요한 응급처치이다.

⑦ 인공호흡에는 구강대 구강 인공호흡과 감염방어 기구에 의한 인공호흡이 있다.

⑧ 이물질에 의한 질식인 경우 하임리히법을 실시한다.

Part 03

구강악안면 영역의 치료

Chapter 01

발치술

핵심용어

발치술의 적응증 · 금기증, 합병증, 발치창, 피하기종, 발치겸자, 발치기자, 발치와, 건성발치와, 지혈법, 지혈제

학습목표

1 발치 시 고려사항

1. 발치술의 적응증과 금기증을 비교 설명할 수 있다.

2 수술 전 준비

1. 환자의 선신적 · 국소직 김사 및 주의사항을 설명할 수 있다.

3 발치의 종류 및 수술과정

1. 발치과정을 설명할 수 있다.
2. 단순 발치 시 필요한 기구를 준비할 수 있다.
3. 외과적 발치 시 필요한 기구를 준비할 수 있다.

4 발치 후 관리

1. 발치 후 주의사항을 설명할 수 있다.
2. 발치와의 치유과정을 열거할 수 있다.

5 발치 관련 합병증

1. 발치의 합병증에 대해 설명할 수 있다.

6 출혈에 대한 지혈처치

1. 지혈처치 방법을 열거할 수 있다.
2. 국소적으로 적용하는 지혈제를 열거할 수 있다.
3. 전신적으로 적용하는 지혈제를 열거할 수 있다.

1 발치 시 고려사항

발치(tooth extraction)는 일상의 치과임상에서 가장 많이 시행되는 수술 중 하나로, 치아의 비가역적인 최후의 진료이므로 신중하게 판단해서 결정해야 한다. 반드시 환자의 전신상태를 평가해서 적응증인지 금기증인지를 발치 전까지 신중하게 판단해서 결정한다.

1. 적응증과 금기증

1) 적응증

기본적으로 치과치료의 효과를 얻을 수 없는 경우가 발치의 적응증이지만 발치는 최후의 수단이기 때문에 신중하게 검토해야 한다.

(1) 치아 자체에 문제가 있는 경우

① 심한 치아우식증으로 회복이 불가능한 치아
② 치수에 병소가 있어 치근관 치료를 해도 보존이 불가능한 치아
③ 치근단에 병소가 있어 치근단절제술을 해도 보존이 불가능한 치아
④ 치료가 곤란한 치주질환으로 인해 치조골이나 치근이 흡수되어 동요가 심한 치아
⑤ 외상으로 인한 치아파절이나 치조골 외상 등으로 인해 수복이 불가능한 치아
⑥ 방사선 치료가 예정된 영역의 보존이 불가능한 치아
⑦ 낭종, 종양, 종양 유사 질환과 관련된 치아(병변 재발의 원인이 되는 치아)

(2) 치아 자체에는 문제가 없지만 그 치아로 인해 장애 발생 및 장애가 예상되는 경우

① 인접한 건전치, 주위 조직에 장애를 미치는 치아(과잉치, 매복치 등)
② 보철물 장착에 방해가 되는 치아
③ 후속 영구치의 맹출을 방해하는 치아(만기 잔존 유치 등)
④ 교정치료를 방해하는 치아
⑤ 치아가 감염원이 되어 골절부위의 치유를 방해할 우려가 있는 치아(악골골절 시 골절선에 있는 치아)
⑥ 치아의 위치나 형태가 지나치게 비심미적인 치아

2) 금기증

발치 금기증에는 치아 자체는 문제가 없어도 전신적 원인 때문에 발치가 금기인 경우와 국소적 원인 때문에 발치가 금기인 경우가 있다. 의학의 발달로 현재는 발치의 절대적 금기증은 거의 없으며, 대부분이 조건에 따라 발치가 가능한 상대적 금기증이다. 그러나 고령화가 진행됨에 따라 전신적 질환을 가진 환자도 현저하게 증가하고 있어 다른 과 주치의의 협력을 얻어 충분한 대책을 세워 발치를 하는 것이 중요하다.

(1) 전신적 원인에 의한 금기증

① 순환기계 질환 : 고혈압, 저혈압, 협심증, 심근경색, 심부전, 부정맥, 심장판막증, 선천성 심질환 등
② 뇌혈관계 질환 : 뇌경색, 뇌출혈 등
③ 내분비계 질환 : 갑상선기능저하증, 갑상선기능항진증, 부신피질기능저하증, 부신피질기능항진증 등
④ 대사계 질환 : 당뇨병, 골다공증 등
⑤ 신경계 질환 : 파킨슨병, 간질, 치매 등
⑥ 호흡기계 질환 : 기관지천식, 만성 폐쇄성 폐질환 등
⑦ 혈액질환 : 백혈병, 재생불량성 빈혈, 혈소판감소성 자반병, 혈우병 등
⑧ 소화기계 질환 : 소화성 궤양, 간염, 간경화, 투석, 만성 신부전, 신증후군, 만성 사구체신염 등
⑨ 자가면역질환 : 만성 류마티스관절염, 전신성 홍반루푸스(SLE), 베체트병 등
⑩ 임신 : 임신 중에는 정신적으로도 불안정하고 투약이 태아에게 미치는 영향도 있을 수 있으므로 임산부의 발치는 하지 않는다. 그러나 치아를 방치함으로써 균혈증이 발생해 태아에게 악영향을 미칠 가능성이 있는 경우 등에는 발치가 필요하다. 이 경우 유산이나 조산의 위험성을 고려하여 위험성이 적은 임신 5~7개월 사이에 시행한다.
⑪ 월경 : 월경 시에는 전신적으로 불안정한 상태에 있으며 혈액응고기전에도 이상이 있는 경우가 많으므로 이 시기에는 발치하지 않는다.
⑫ 기타 : 스테로이드제, 면역억제제, 항응고제 투여 중인 환자

(2) 국소적 원인에 의한 금기증

국소적 원인에 의한 금기증은 대부분 감염과 관련되지만, 드물게 악성 질환과 관련되는 경우도 있다.

① 급성 염증이 있는 부위의 치아(급성 지치주위염 등) : 발치가 자극이 되어 증상을 악화시킨다.
② 급성 감염성 구내염 : 염증이 확대될 가능성이 있다.
③ 연조직염을 동반한 급성 감염
④ 악성 종양이 있는 부위의 치아 : 종양 증대의 원인이 된다.
⑤ 방사선조사 영역 내의 치아 : 발치창의 치유가 나빠져 방사선골괴사를 일으킬 수 있다.

2 수술 전 준비

발치 시 술자와 환자의 위치는 발치 대상 치아나 발치법에 따라 다르며, 시술 중에는 발치 기구로부터 환자를 보호해야 한다.

1. 환자 검사 및 주의사항

(1) 전신적 진단과 검사

① 과거력 및 가족력에 관한 문진을 실시한다.
② 체온, 맥박 및 혈압을 측정한다.
③ 필요에 따라 소변, 혈액, 심전도, 간기능 · 신장기능 등의 검사를 실시한다.

(2) 국소적 진단과 처치

① 발치할 치아 및 주위 조직을 진단한다.
② 방사선사진으로 치근 및 치조골의 상태를 확인한다.
③ 치면세균막 및 치석 제거와 구강 내 세척을 실시한다.
④ 주위 조직에 염증이 있는 경우에는 먼저 항생제를 투여하여 소염처치를 한다.

(3) 발치 전 환자 주의사항

① 환자의 건강상태를 고려하여 발치는 아침이나 오전 중에 시행하는 것이 좋으므로 환자에게 내원 시간을 알려준다. 저녁시간 이후에는 발치하지 않는 것이 안전하다.
② 발치 당일에는 화장이나 립스틱을 지우고 몸을 조이지 않는 편안한 복장으로 오도록 한다.
③ 발치 후에는 바로 식사할 수 없기 때문에 식사시간을 알려준다.
④ 발치 전날은 금주하고 과도하게 피로하지 않도록 하며 충분한 수면을 취하도록 한다.
⑤ 발치 다음날의 치료 내용 및 내원 여부를 환자에게 알려준다.

(4) 발치 당일의 평가

발치 당일에는 발치하기 전 환자의 건강상태, 수면시간, 전날의 음주 여부 등에 대해 문진하고 필요에 따라 혈압, 맥박수, 부정맥 유무, 호흡수 등을 통해 전신상태를 평가한다.

2. 필요한 기구

(1) 발치 시 필요한 기구

① 진단용 기구 : 치경, 치과용 핀셋, 탐침, 스케일러 등

② 소독제 : 0.5% 포비돈요오드 등

③ 생리식염수와 세척용 일회용 주사기

④ 소독용 솜, 멸균거즈

⑤ 카트리지용 주사기, 주사침(침윤마취침 30G, 전달마취침 25G), 국소마취제(카트리지용)

⑥ 외과용 메스(그림 3-1-1) : #11(뾰족한 칼날), #12(낫 모양의 칼날), #15(둥근 칼날)

⑦ 발치겸자(그림 3-1-2~4) : 상악용, 하악용, 잔근용, 유치용이 있다.

- 상악용 발치겸자 : 전치용, 소구치용, 대구치용
- 하악용 발치겸자 : 전치용, 소구치용, 대구치용, 지치용
- 잔근용 발치겸자
- 유치용 발치겸자

발치겸자로 잡을 수 있는 치아는 원칙적으로 겸자로 발치한다. 각 치아 치경부의 크기와 형태에 적합하도록 비크(beak)가 만들어져 있다. 또 겸사로 치아를 잡았을 때 치축과 비크의 장축이 일치하도록 하악용은 비크와 핸들이 모노앵글(단굴곡)인 데 비해 상악용은 바이앵글(복굴곡)로 되어 있다. 따라서 발치부위에 따라 준비할 발치겸자의 종류는 정해져 있지만, 유치용은 유치관의 크기나 형태에 맞추어 작게 제작되어 있다.

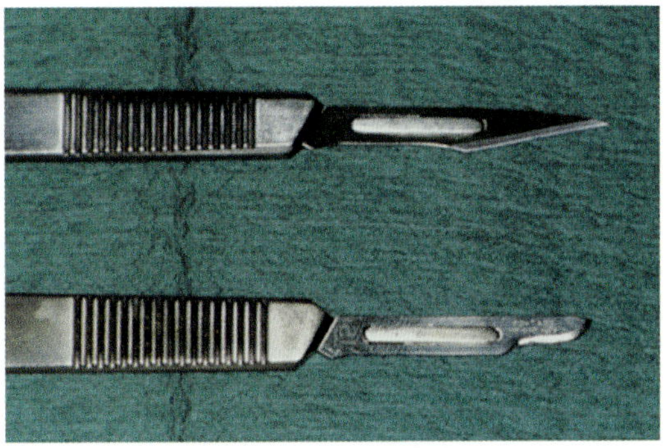

그림 3-1-1 **외과용 메스**
상 : #11 하 : #15

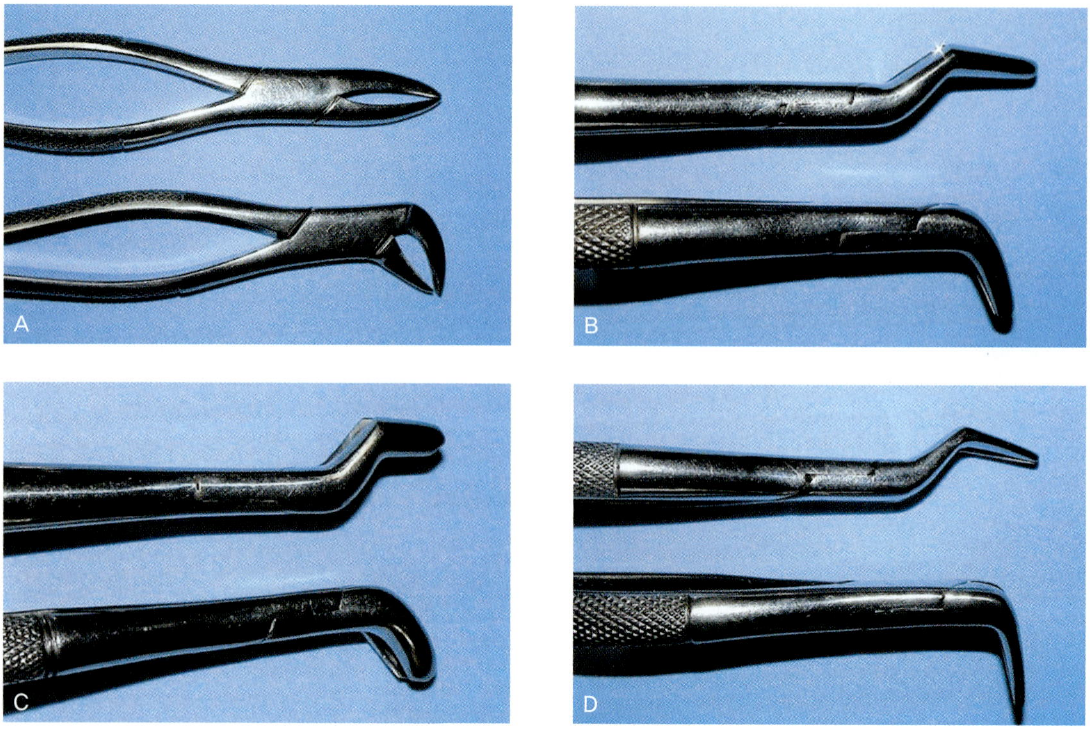

그림 3-1-2 **발치겸자**

A. 전치용 B. 소구치용 C. 대구치용 D. 잔근용

(각 사진의 상단 : 상악용 하단 : 하악용)

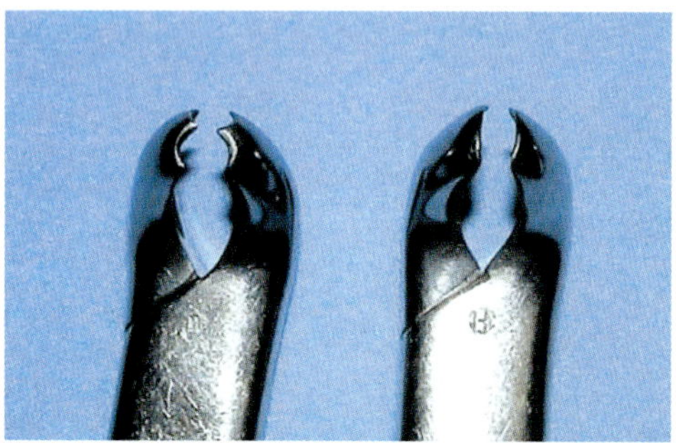

그림 3-1-3 **하악 대구치용 발치겸자의 비크 형태**

좌 : 갈고리 있음 우 : 갈고리 없음

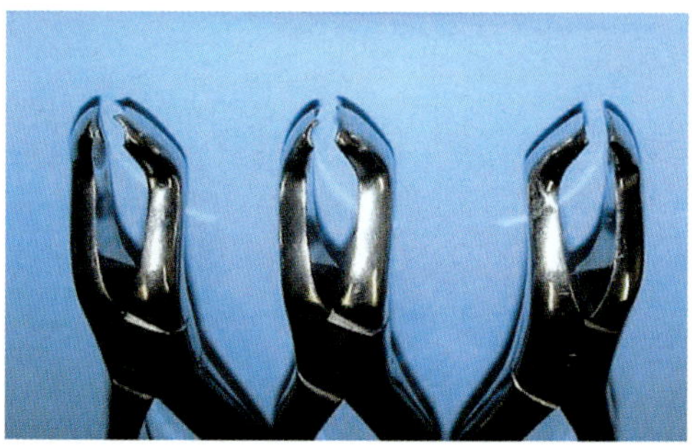

그림 3-1-4 **상악 대구치용 발치겸자의 비크 형태**

좌 : 갈고리 있음(좌측용) 중 : 갈고리 있음(우측용) 우 : 갈고리 없음

⑧ 발치기자(그림 3-1-5) : 치관이 붕괴되어 겸자로 잡을 수 없는 치아 등의 발치에 사용한다. 발치기자를 치아와 치조골 사이에 삽입하여 회전작용, 쐐기작용, 지렛대작용으로 치아를 탈구시켜 발치하는 기구로, 직선형(대, 중, 소), 곡선형(대, 중, 소) 및 잔근제거용(루트 피커)(그림 3-1-6) 등이 있다.

⑨ 외과용 큐렛(그림 3-1-7) : 치근단병소, 염증성 육아조직의 소파 및 발치와 내 이물질의 확인이나 제거에 사용한다.

⑩ 조직겸자(그림 3-1-8A) : 박리한 점막골막피판을 집어서 봉합할 때 사용한다.

⑪ 골막기자(그림 3-1-8B) : 매복치 등의 발치에서 점막골막피판을 박리할 때 사용한다.
⑫ 견인기(hook retractor) : 박리한 점막골막피판을 고정할 때 사용하며 수술을 용이하게 한다.
⑬ 골겸자, 골줄(그림 3-1-9) : 날카로운 골 가장자리를 절제하고 골면을 매끄럽게 하기 위해 사용한다.
⑭ 골끌(편평형, 둥근형), 외과용 망치(그림 3-1-10) : 치아의 분할이나 주위 골을 삭제하는 데 사용한다.
⑮ 엔진, 버류(라운드버, 피셔버, 다이아몬드버 등)(그림 3-1-11) : 골삭제나 치아분할에 사용한다.
⑯ 지혈겸자[페안(Péan)겸자, 켈리(Kelly)겸자, 모스키토(Mosquito)겸자](그림 3-1-12) : 모스키토겸자는 페안겸자보다 작으며, 직선형과 곡선형이 있다.
⑰ 가위(그림 3-1-13) : 봉합사 절단이나 치은연 절제에 사용한다.
⑱ 지침기(그림 3-1-14) : 매튜(mathieu)형 또는 헤가(hegar)형이 있다. 실이 달린 무상침을 사용하는 경우에는 헤가형을 준비한다.
⑲ 봉합침(그림 3-1-8B) : 봉합침에는 많은 종류가 있으며 봉합하는 부위의 상태에 따라 적합한 것을 선택한다. 봉합침 끝의 형태에 대해서는 단단한 치은부의 봉합에는 각침(cutting)을 준비하고, 부드럽고 잘 찢어지는 치은협 이행부나 구강저 점막의 봉합에는 환침(round)을 준비한다. 실을 꿰는 구멍(탄기공)이 있는 봉합침 이외에 실이 달린 무상침이 있다. 탄기공이 있는 침은 조직을 통과할 때에 조직손상이 커지기 때문에 무상침이 사용된다.
⑳ 봉합사(그림 3-1-8B) : 구강점막의 봉합에는 부드럽고 얇은 편사(연사)의 견사, 나일론사가 사용된다. 실의 굵기는 3-0, 4-0인 것을 준비한다.

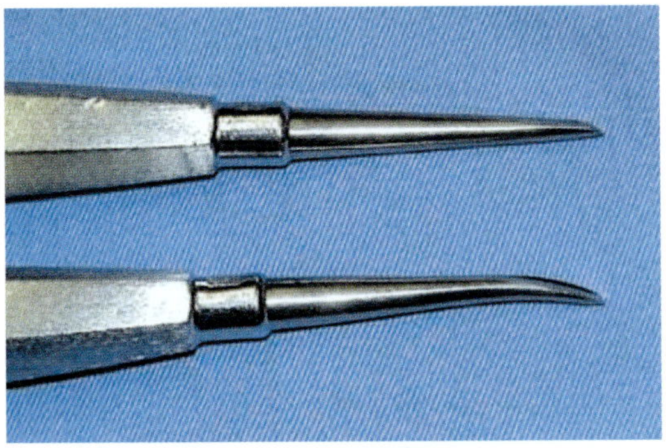
그림 3-1-5 발치기자

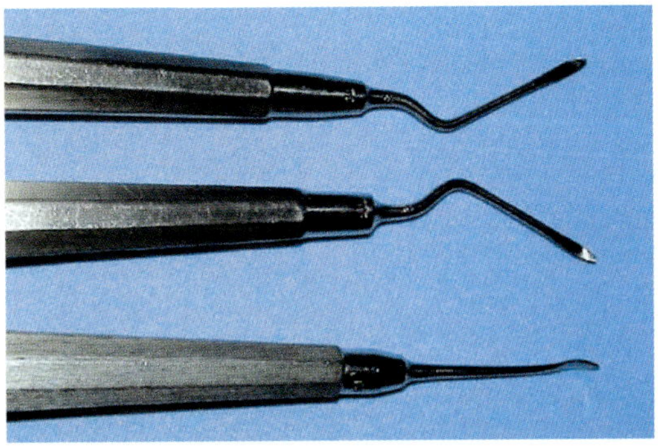
그림 3-1-6 루트 피커

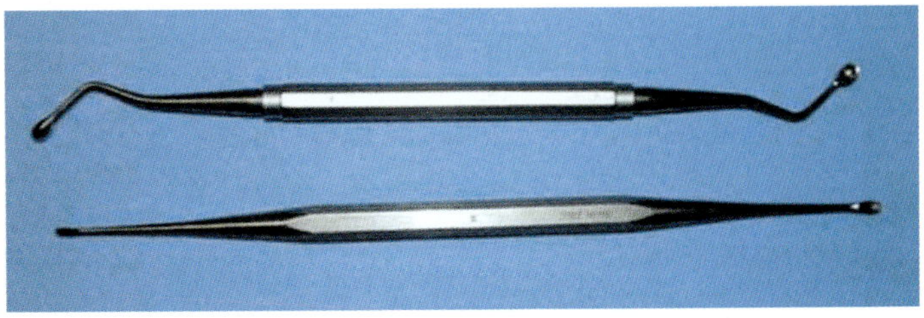
그림 3 1-7 외과용 큐렛

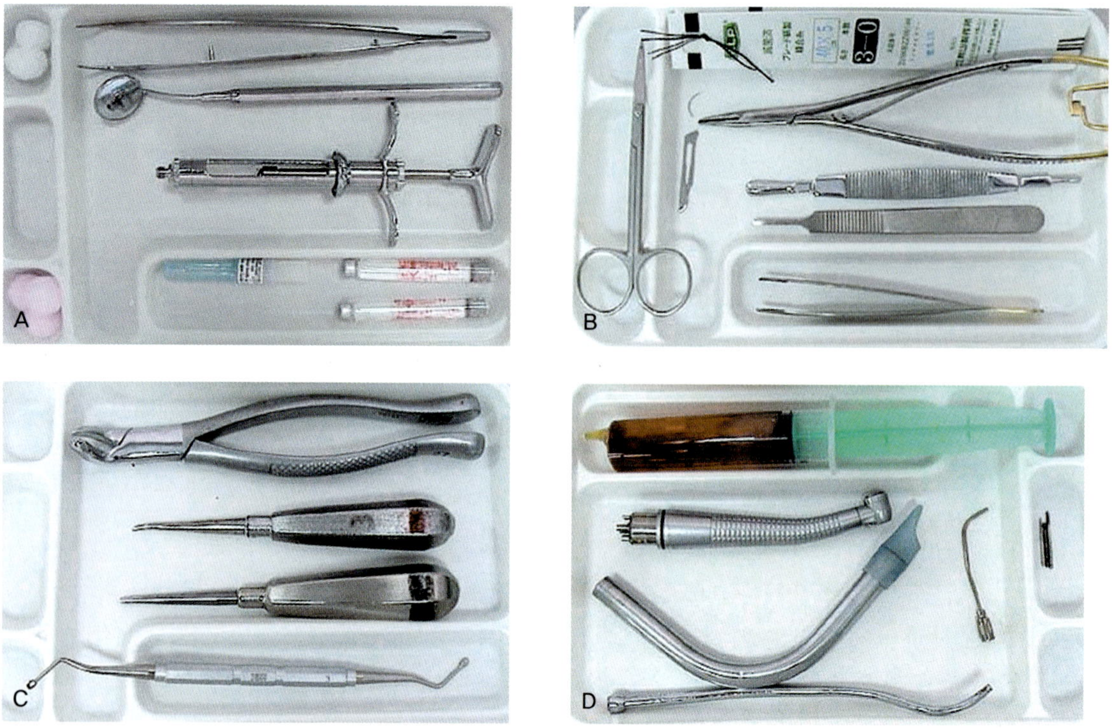

그림 3-1-8 **하악 매복지치 발치에 사용하는 기구**

A. 치과용 핀셋, 치경, 주사기, 주사침, 리도카인, 소독된 면구(염화벤잘코늄, 옥시돌)
B. #15 외과용 메스, 메스홀더, 골막기자, 가위, 지침기, 봉합침, 봉합사, 핀셋
C. 발치기자(곡선형, 직석형), 발치겸자, 외과용 큐렛
D. 세척용 주사기(이소딘 가글), 주사침, 터빈헤드, 버(3종류), 흡인기팁, 끝이 가는 흡인기

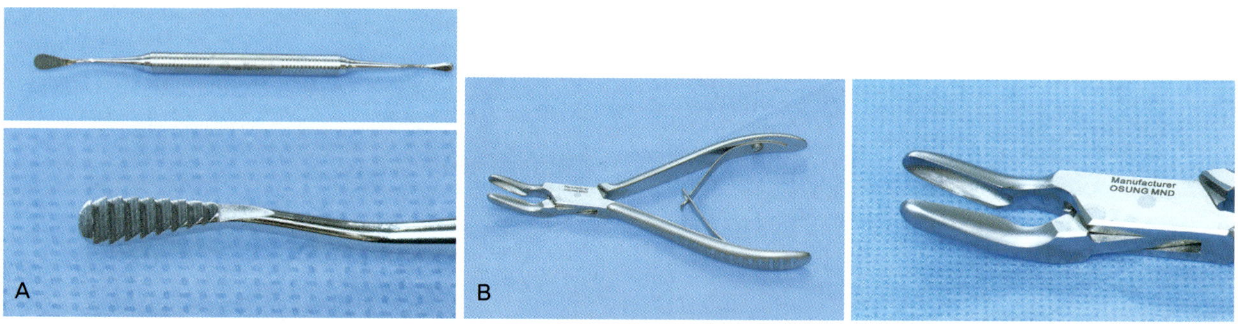

그림 3-1-9 **골줄(A)과 골겸자(B)**

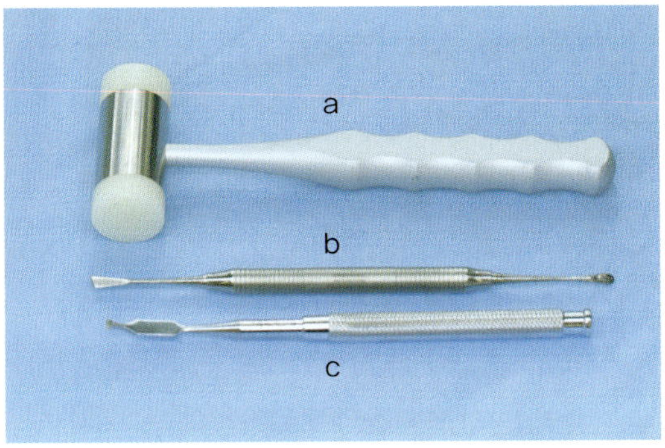

그림 3-1-10 외과용 망치(a)와 골끌(b : 편평형, c : 둥근형)

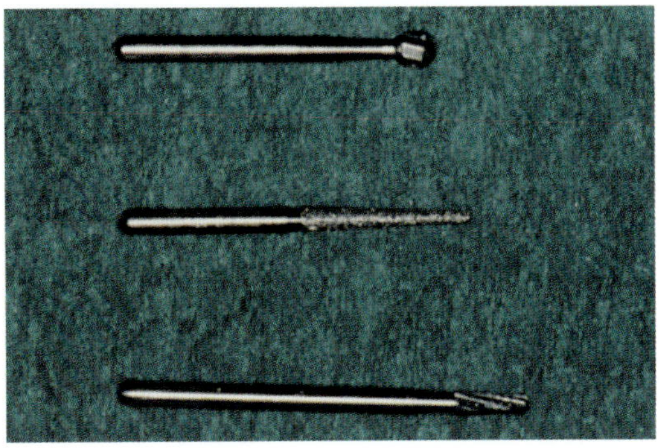

그림 3-1-11 골삭제, 치아분할에 이용하는 버(bur)

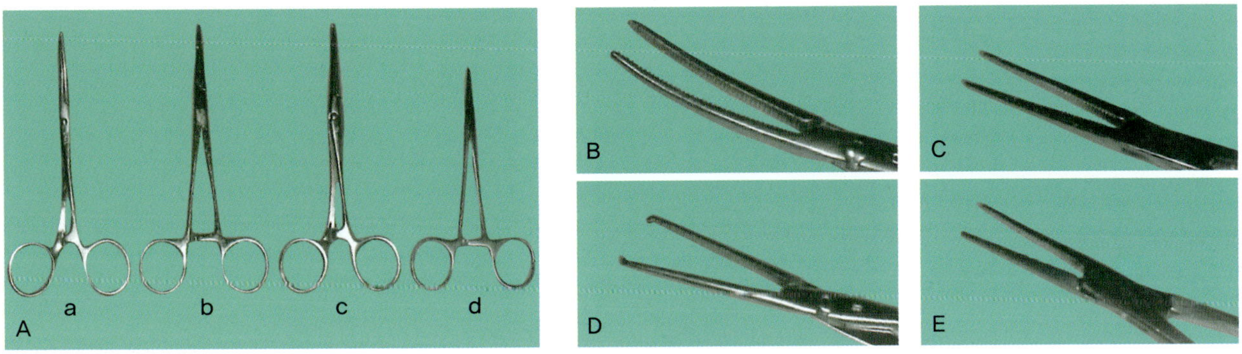

그림 3-1-12 지혈겸자

A. a : 페안(곡선형), b : 페안(직선형), c : 켈리(직선형), d : 모스키토(직선형)
B. 페안(곡선형) C. 페안(직선형) D. 켈리(직선형) E. 모스키토(직선형)

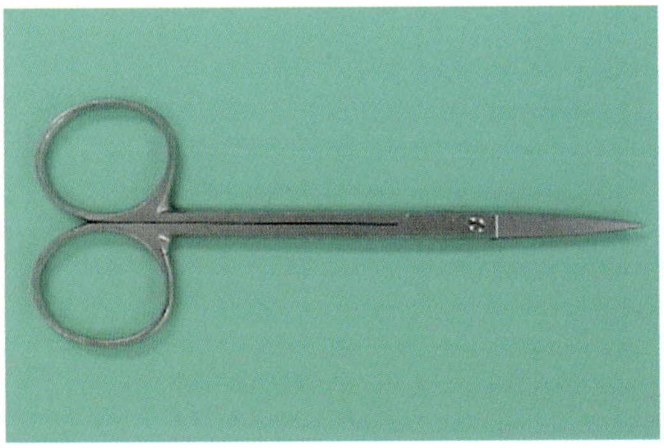

그림 3-1-13 봉합사 가위

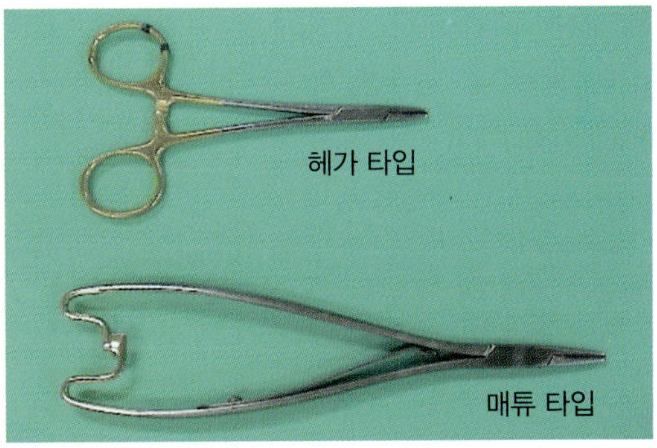

그림 3-1-14 지침기

3 발치의 종류 및 수술과정

1. 단순 발치

단순 발치는 모든 발치에서 가장 일반적으로 시행되는 관혈적 처치로, 발치겸자나 발치기자로 치아를 치조골에서 분리하여 제거하는 술식이다.

(1) 필요한 기구 (그림 3-1-15)

① 치경, 치과용 핀셋, 탐침
② 소독용 솜, 멸균거즈
③ 주사기, 주사침, 국소마취제
④ 외과용 흡인기
⑤ 발치겸자, 발치기자
⑥ 외과용 큐렛
⑦ 지침기, 봉합침, 봉합사, 가위(필요에 따라)

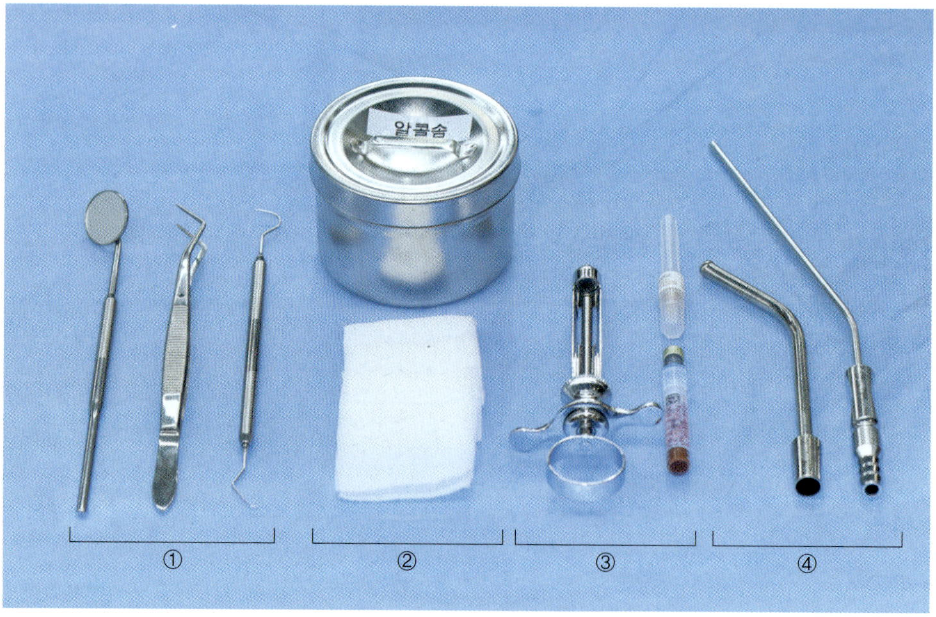

그림 3-1-15 단순 발치에 필요한 기구

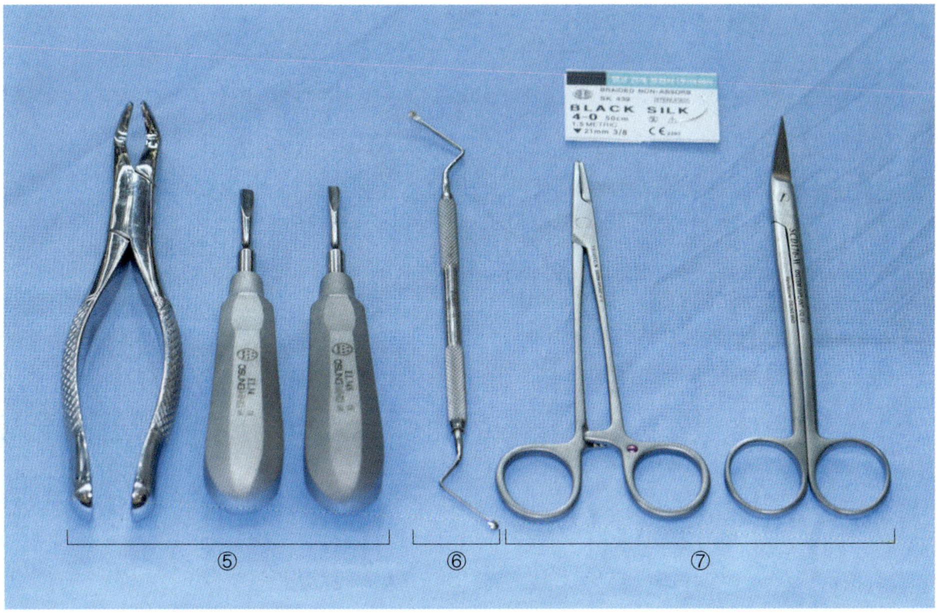

그림 3-1-15 단순 발치에 필요한 기구 (계속)

(2) 단순 발치 과정 (그림 3-1-16)

① 구강 내 세척과 스케일링을 한다.

② 시술 영역을 소독한다.

③ 국소마취를 한다.

④ 치주인대를 절단한다.

⑤ 발치겸자 또는 발치기자를 사용하여 환부 치아의 탈구 및 발거를 한다(그림 3-1-16B, C).

⑥ 외과용 큐렛을 사용하여 치근단 병소, 치주 병소를 긁어내고 잔존 이물질이 있는지 확인한다(그림 3-1-16D).

⑦ 점막(골막)봉합을 한다(필요에 따라).

⑧ 멸균거즈를 상처 부위 위에 올려놓고 압박지혈한다(그림 3-1-16E).

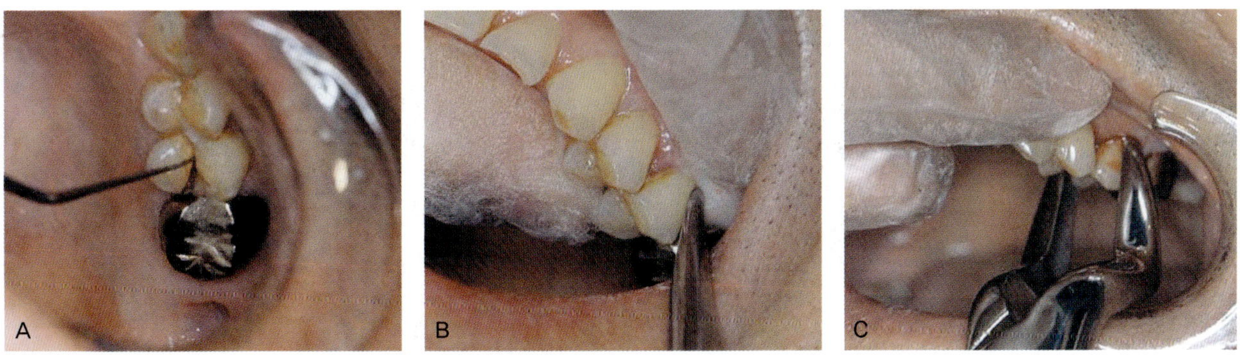

그림 3-1-16 단순 발치의 실제(좌측 상악 제2소구치의 치근파절 증례)
A. 좌측 상악 제2소구치의 치근파절 B. 발치기자로 탈구시킨다. C. 발치겸자로 발거한다.

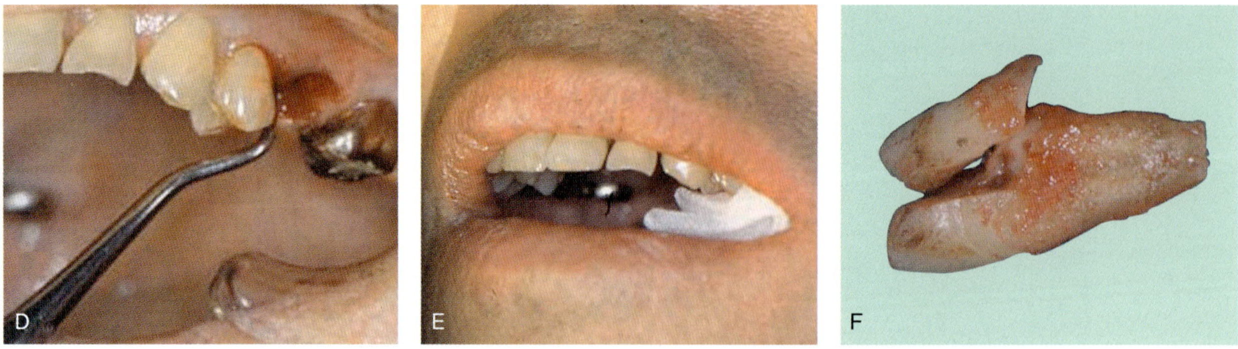

그림 3-1-16 **단순 발치의 실제(좌측 상악 제2소구치의 치근파절 증례) (계속)**
D. 큐렛으로 발치와를 소파한다. E. 지혈을 위해 거즈를 20분간 물고 있게 한다. F. 발거한 치아

2. 외과적 발치

외과적 발치는 치관파절, 매복치 등 치아형태나 식립상태의 이상으로 단순 발치가 어려운 경우에 시행되는데, 점막골막피판(mucoperiosteal flap)을 형성하여 치아를 분할해서 발치하거나 치조골을 삭제하여 발치하는 술식이다.

■ 매복치

- **호발부위**

  상 · 하악 제3대구치, 상악 정중부 과잉치, 상악 견치, 하악 견치, 상악 중절치, 상악 측절치 등이다.

- **발치 적응증**
  - 정상치아의 맹출에 방해가 되는 경우
  - 보철치료나 교정치료에 방해되는 경우
  - 치성낭이나 악골의 병소와 관련이 있는 경우

(1) 필요한 기구 (그림 3-1-17)

단순 발치에 사용하는 기구 외에 다음의 기구가 필요하다.

① 외과용 메스(#11 또는 #15), 메스홀더

② 골막기자

③ 견인기

④ 골끌, 외과용 망치

⑤ 핸드피스, 치과용 엔진, 각종 버(다이아몬드버, 라운드버, 피셔버 등)

⑥ 골겸자, 골줄
⑦ 세척용 일회용 주사기, 생리식염수
⑧ 조직겸자
⑨ 지침기, 봉합침, 봉합사, 봉합사 가위

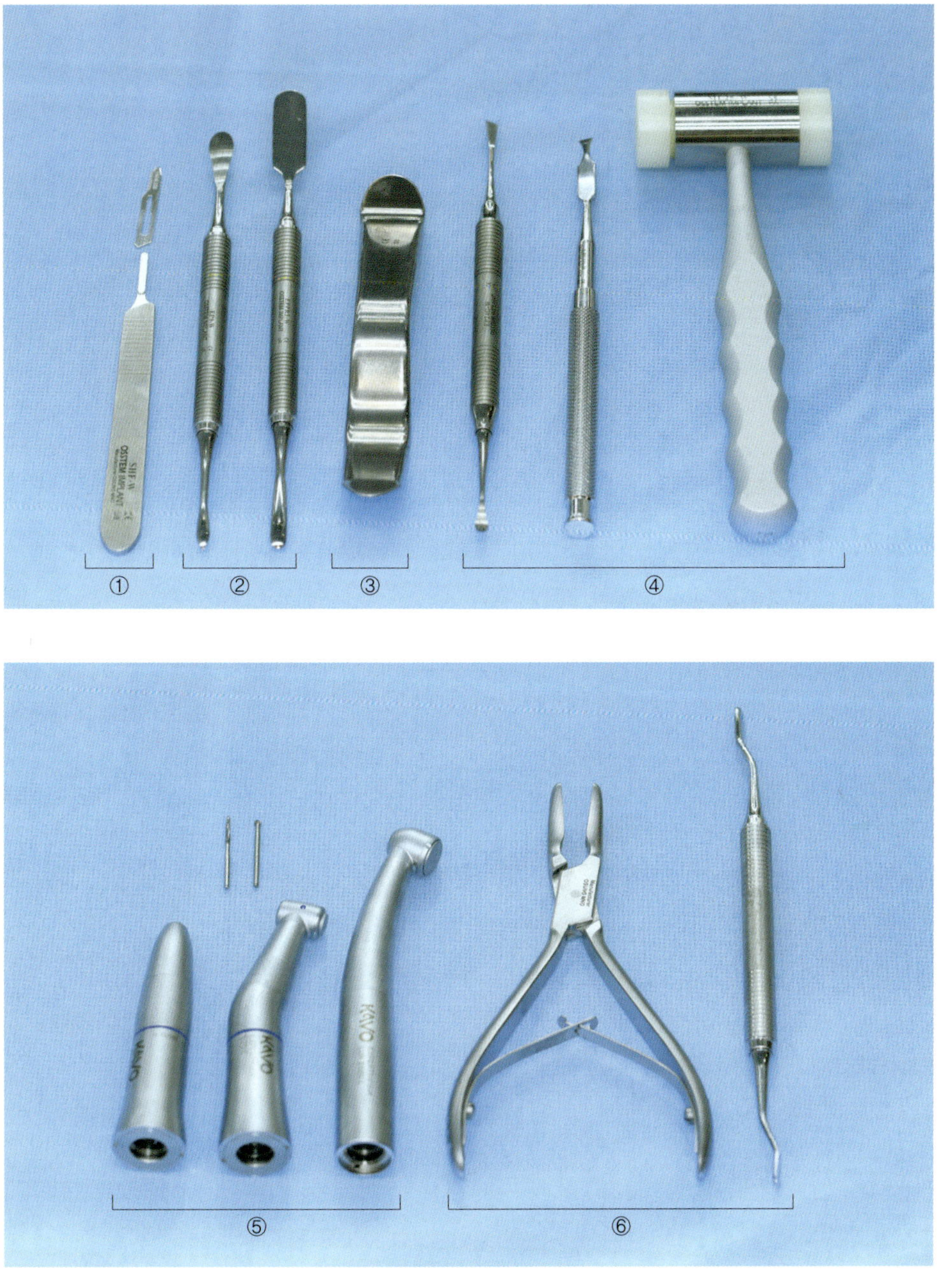

그림 3-1-17 **외과적 발치에 필요한 기구**

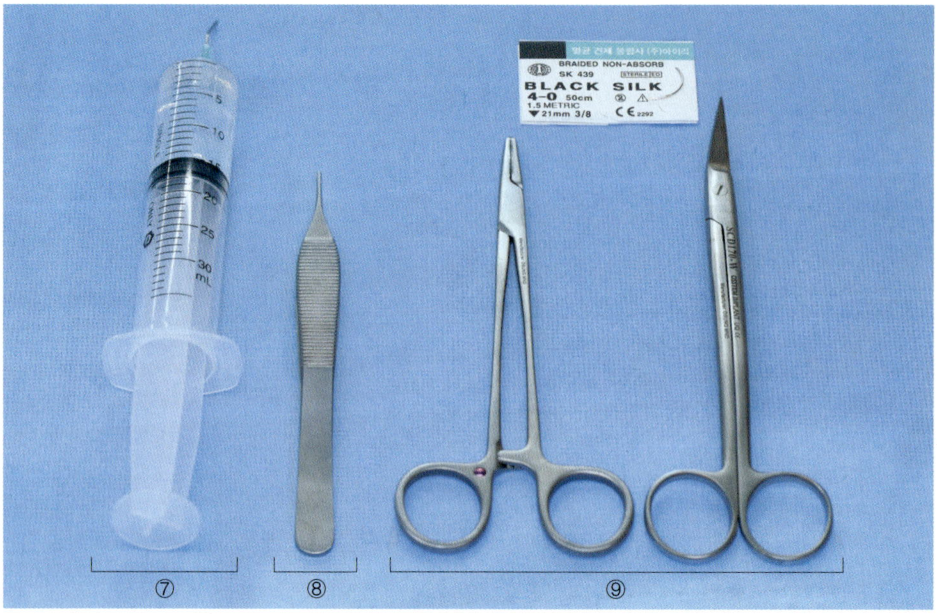

그림 3-1-17 **외과적 발치에 필요한 기구** (계속)

(2) 외과적 발치 과정 (그림 3-1-18)

① 구강 내 세척과 스케일링을 한다.

② 시술 영역을 소독한다(그림 3-1-18B).

③ 국소마취 : 침윤마취와 전달마취를 한다(그림 3-1-18C).

④ 점막절개 : #12 메스를 사용한다(그림 3-1-18D).

⑤ 골막기자 또는 점막기자로 점막골막피판을 형성한다(그림 3-1-18E).

⑥ 골삭제 및 치아를 분할한다(그림 3-1-18F~H).

⑦ 발치겸자 또는 발치기자를 사용하여 치아의 탈구와 발거를 한다(그림 3-1-18I, J).

⑧ 외과용 큐렛을 사용하여 염증성 육아조직을 긁어낸다(그림 3-1-18K).

⑨ 상처 내 세척 : 생리식염수로 세척한다.

⑩ 점막(골막)봉합을 한다(그림 3-1-18L).

⑪ 멸균거즈를 상처 부위 위에 올려놓고 압박지혈한다.

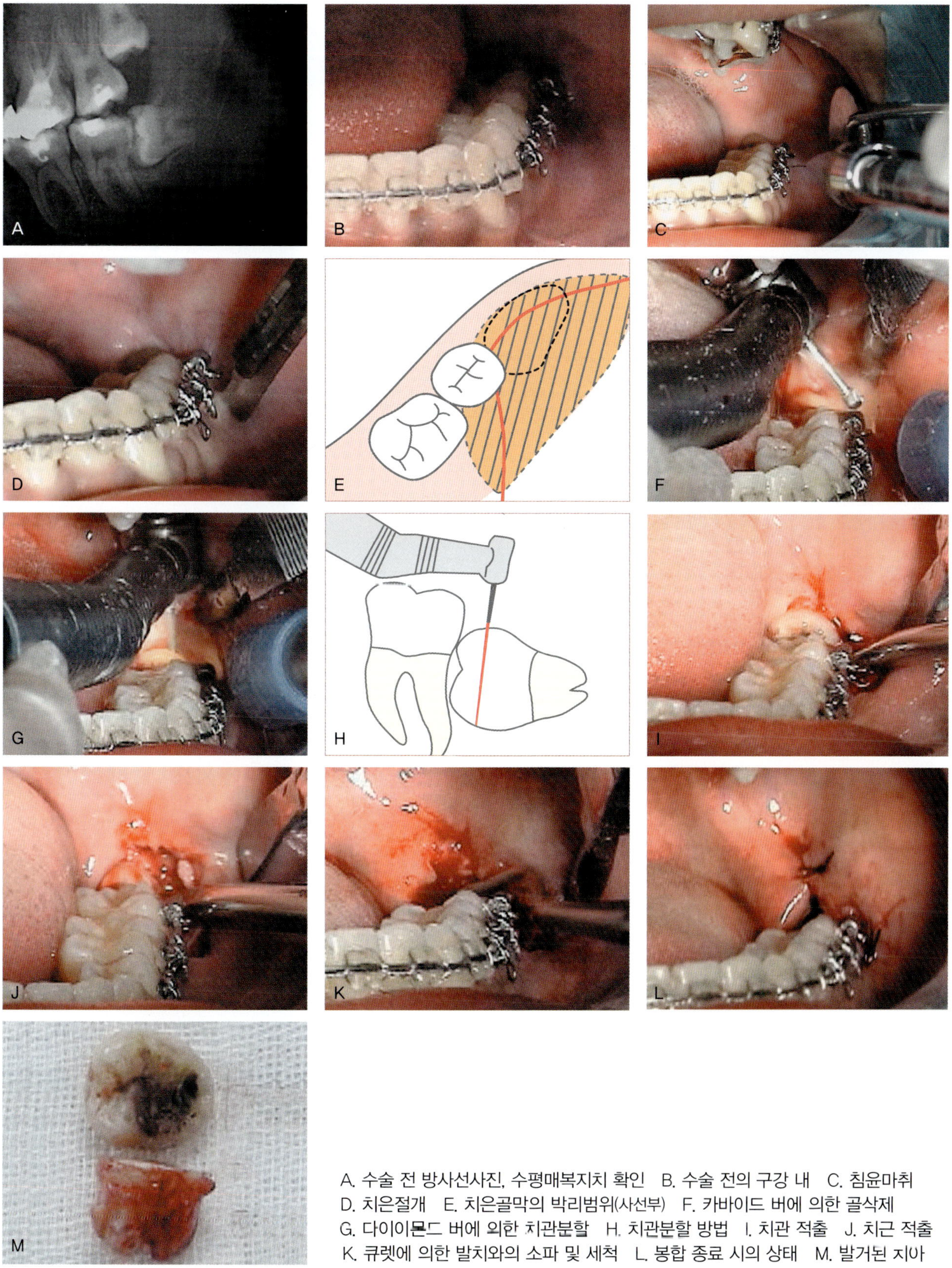

A. 수술 전 방사선사진, 수평매복지치 확인 B. 수술 전의 구강 내 C. 침윤마취
D. 치은절개 E. 치은골막의 박리범위(사선부) F. 카바이드 버에 의한 골삭제
G. 다이아몬드 버에 의한 치관분할 H. 치관분할 방법 I. 치관 적출 J. 치근 적출
K. 큐렛에 의한 발치와의 소파 및 세척 L. 봉합 종료 시의 상태 M. 발거된 지아

그림 3-1-18 **하악 매복지치의 외과적 발치 실제**

4 발치 후 관리

1) 환자 주의사항

(1) 발치 당일의 일상생활

① 목욕, 운동, 음주는 금지한다. 혈행을 촉진하여 지혈을 어렵게 하거나 재출혈의 원인이 된다.

② 시술 후 거즈는 약 2시간 정도 물고 있게 한다.

③ 통증완화를 위해 시술 부위에 약 48시간 냉찜질을 하게 한다.

④ 마취가 풀리기까지는 30분~2시간 정도 걸리므로 마취되어 있는 동안에는 잘못해서 입 안을 깨물기 쉬우므로 조심하도록 주의시킨다.

⑤ 시술 첫날은 유동식 등 부드러운 음식을 섭취하게 한다. 자극적이거나 뜨거운 음식, 단단한 음식은 상처를 자극하여 통증을 증가시키거나 치유지연의 원인이 될 가능성이 있으므로 피해야 한다.

⑥ 충분한 휴식을 취하게 한다.

(2) 구강 내 청결관리

① 가글을 너무 자주 하지 않도록 하고 상처를 건드리지 않도록 한다.

발치한 후의 발치와는 암적색의 젤리상 응혈괴로 덮인다. 가글을 너무 자주 하거나 상처를 만지면 응혈괴가 떨어져 재출혈을 일으키거나 골면이 노출되어 국소감염의 원인이 되기도 한다.

② 칫솔질은 상처가 있는 곳은 피한다.

상처를 자극하지 않도록 상처 부분은 피하고 그 외의 부분은 평소대로 칫솔질을 한다. 치약은 사용하지 않거나 또는 상처를 자극할 가능성이 있는 것을 피하며, 필요 최소한의 양만 사용한다.

(3) 약물

① 약물은 지시대로 복용한다.

항생제는 정해진 시간에 정해진 양을 복용하지 않으면 효과가 없을 뿐만 아니라 내성균을 생성할 가능성이 있다. 진통제는 효과 발현까지 30분~1시간 정도 걸리므로 통증이 나타나기 시작하면 참지 말고 바로 복용하도록 지시한다.

2) 발치와의 치유과정 (그림 3-1-19)

발치와의 치유과정은 혈병기, 육아조직기, 가골기, 성숙기로 나뉜다.

(1) 제1기(혈병기)

발치 직후부터 1~2일의 시기로 발치와 내부가 혈병으로 채워지는 가장 중요한 시기이다. 발치 직후에는 발치와 내에 출혈이 발생하고 약 30분 정도 지나면 출혈이 멈추고 혈병이 형성되기 시작하는데 혈병은 세균의 감염을 막아주는 역할을 한다. 1일 후에는 발치와 내벽의 치은조직과 잔존 치주인대에서는 부종과 염증세포의 침윤이 나타나며 발적, 발열, 종창, 동통의 급성 염증반응이 나타난다.

(2) 제2기(육아조직기)

발치 후 2~7일의 시기로 혈병이 점차 육아조직으로 대체되는 시기이다. 발치 후 2일 무렵부터 치은연의 혈관이나 발치와 벽에 남아 있는 혈관에서 혈관신생이 시작된다. 섬유소 안으로 섬유모세포와 모세혈관이 들어와 증식을 시작하며 치은상피도 증식을 시작하며 상피화가 완료된다. 또 치주인대에 포함된 미분화 간엽세포는 골모세포로 분화하여 신생혈관과 함께 혈병 안으로 들어온다.

(3) 제3기(가골기, 화골기)

발치 후 1~2주일로 발치와가 신생 골조직으로 채워지는 시기이다.

발치 후 1주일이 지나면 육아조직 안의 섬유모세포는 성숙하면서 많은 골모세포가 출현하여 발치와 저부 및 벽과 가까운 곳에 가골을 형성하기 시작한다.

발치 후 2주일이 되면 치은상피의 재생이 진행되고 발치와는 거의 상피로 덮인다. 발치와 저부 및 벽에서는 혈관신생의 진행에 동반하여 가골 형성도 진행된다.

발치 후 4주일이 되면 발치와를 덮은 재생 치은이 두꺼워지고 치조부에서는 가골형성이 진행되어 발치와는 대부분 가골로 채워진다.

(4) 제4기(성숙기)

발치 후 1개월이 지나 발치와를 채운 가골이 정상적인 골조직으로 변화되어 성숙되는 시기이다. 발치 후 2~6개월 동안 발치와 내부의 골 개조는 끝나고 치밀골이 형성되어 치유가 완성되는 시기로, 발치와는 주위 치조골과 구조상 거의 구별할 수 없게 성숙된다.

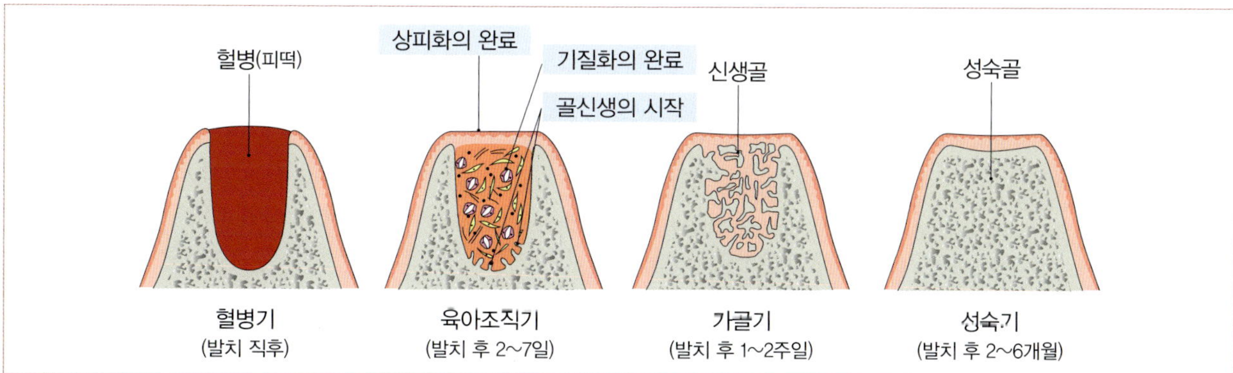

그림 3-1-19 발치와의 치유과정

3) 발치와의 치유 지연 요소

① 감염

발치와의 치유를 지연시키는 가장 큰 원인으로 구강 세균 등에 의한 발치와의 감염 및 치근 주위에 병적 조직이 남는 경우 치유가 지연될 수 있다.

② 상처의 크기

상처의 크기가 클수록 치유가 지연될 수 있다.

③ 혈류공급 저하

발치와 내로 혈류공급이 저하되는 경우 치유가 지연될 수 있다.

④ 이물질

골편, 파절된 치근 등이 육아조직의 형성을 지연시킨다.

⑤ 환자의 건강상태

환자가 당뇨병, 심한 빈혈 등이 있는 경우 치유가 지연될 수 있다.

Memo ■ 건성발치와(치조골염, dry socket)

발치와 내부가 시간이 지나도 혈병으로 덮이지 않는 상태가 지속되는 것을 말하는데 원인은 세균감염이다. 발치 시 외상과 그에 따른 감염이 가장 큰 원인이며, 그 외에도 발치 전 기존 감염상태, 발치 도중 치조골 외상, 국소마취제 속의 혈관수축제에 의한 지혈 작용, 경화성 치밀골, 전신쇠약과 과도한 구강세척도 원인이 될 수 있다.

발치 2~3일 후에 통증을 호소하고, 환부에서 심한 악취가 나며, 국소림프절 종창도 관찰된다. 특히 하악에 매복된 제3대구치 발치 후에 호발한다.

치료는 통증 부위를 따뜻한 식염수로 세척하고 유지놀(eugenol)을 살짝 묻힌 요오드포름(iodoform) 거즈를 삽입하여 배농로를 만들어주고, 항생 · 소염요법을 실시한다.

5 발치 관련 합병증

발치 중 또는 발치 후에는 다양한 합병증이 관찰되는데, 발치 관련 합병증에는 전신적 합병증과 국소적 합병증이 있다.

1) 전신적 합병증

국소마취제에 동반되는 합병증으로는 국소마취제 중독, 국소마취제 알레르기가 있다. 또, 국소마취 조작에 동반되는 합병증으로는 신경성(통증성) 쇼크가 있다. 발치 조작 중에는 과환기증후군, 이물질에 의한 기도폐쇄 등을 일으킬 수 있다. 고혈압, 심근경색, 뇌혈관장애, 갑상선기능항진증, 부신피질기능저하증 등의 전신질환을 가진 환자의 경우는 전신상태의 급성 악화가 나타나기도 한다.

2) 국소적 합병증

(1) 발치 중 합병증

① 치근 파절

발치 시 치근파절이 가장 많이 발생하는데, 술자가 무리하게 힘을 가하는 경우나 치질이 약한 실활치, 구조적 이상이 있는 치아만곡, 백악질증식증 등에서 발생하기 쉽다.

② 출혈

발치 중 발생하는 대량 출혈은 대부분 하치조동 · 정맥의 손상이나 연조직 속 소동맥의 손상에 의한 것으로 당황하지 말고 신속하게 대응해야 한다. 우선 술자는 출혈부위를 멸균거즈 또는 손가락으로 강하게 압박 지혈한다. 압박을 푼 다음 혈액을 흡인하고 출혈부위를 확인한다. 발치와 내의 출혈인 경우는 흡수성 국소지혈제인 산화재생셀룰로오스를 충전하거나 본왁스를 사용해서 지혈하고, 연조직의 출혈인 경우는 출혈부위를 지혈겸자로 좁히거나 전기메스로 응고, 지혈시킨다.

③ 인접치의 손상

발치 중 발치겸자나 발치기자가 미끄러지면서 인접치에 손상을 유발할 수 있다. 인접치가 탈구된 경우는 본래의 위치에 심고 다이렉트본딩 등으로 약 2주간 고정시킨다. 인접치, 대합치의 파절에 대해서는 발치 후에 치관수복을 시행한다.

④ 주위 연조직의 손상

발치 중 주위 연조직이 손상된 경우 발치를 중단하고 손상 부위를 확인한 다음 상처를 세척, 소독하고 점막을 봉합한다. 발치를 재개해서 끝낸 다음 항생제를 투여한다.

⑤ 치조골의 파절

발치 시 하악 지치의 설측 치조골이 파절되기 쉬운데 파절편이 작을 때는 제거하고 파절편이 크고 골막에서 박리되지 않았으면 제거하지 말고 점막봉합을 해서 파절편을 고정한다.

⑥ 상악동 천공 (그림 3-1-20)

상악 구치부의 치근은 상악동저와 근접해 있어 발치 시 발치와와 상악동이 서로 통해 상악동이 천공되는 경우가 있다. 특히 상악 제1대구치의 구개근은 상악동저와 가깝다.

상악동 천공의 구멍이 작고 감염이 없는 경우에는 긴밀하게 봉합하면 상처가 폐쇄되지만 상악동염이 있는 경우에는 상악동 내를 세척하고 항생제를 투여한다. 염증이 제거되면 천공은 자연적으로 폐쇄되는데, 폐쇄되지 않는 경우에는 구강 상악동루 폐쇄술을 시행한다.

환자는 약 1주일 동안 코를 풀지 말고 재채기도 입을 벌린 상태에서 하며 격렬한 구강세정과 빨대 사용 및 흡연을 금해야 한다. 또한 유동식을 섭취해야 하며, 비출혈이 지속되면 병원에 내원해야 한다.

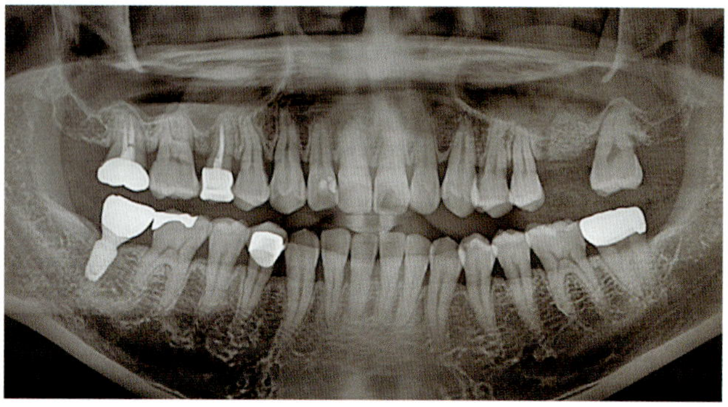
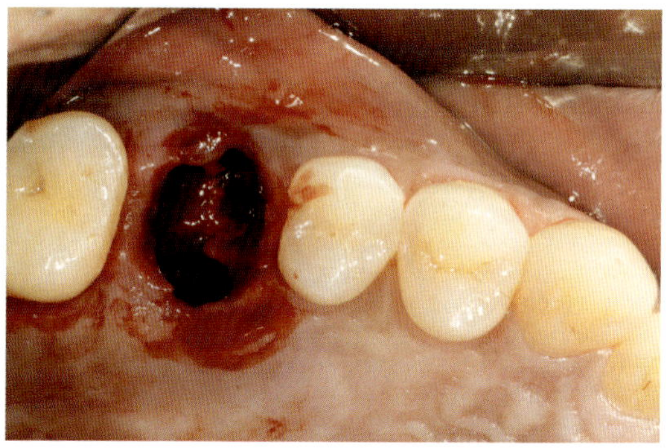

그림 3-1-20 **상악동 천공**

⑦ 치근의 상악동 내 전위 (그림 3-1-21)

치근이 상악동 내로 전위된 경우에는 급하게 기구를 삽입하여 제거하지 않도록 한다. 잘못하면 치근을 상악동 내 깊숙이 밀어 넣을 위험이 있다. 치근이 상악동 점막 아래에 위치하는지 상악동 점막을 관통했는지 확인해서 치근을 제거하고, 치근 제거에 실패할 경우에는 수술을 통해 치근을 제거한다.

⑧ 치근의 악하간극 내 전위

하악의 후방 구치 발치 중 치아가 압력을 받으면 치조골이 골절되어 치근이 악하간극(턱밑 근육사이 공간) 내로 전위될 수 있다. 설측 피판을 형성하여 시야를 확보한 다음 흡인기나 지혈겸자를 사용해 제거한다.

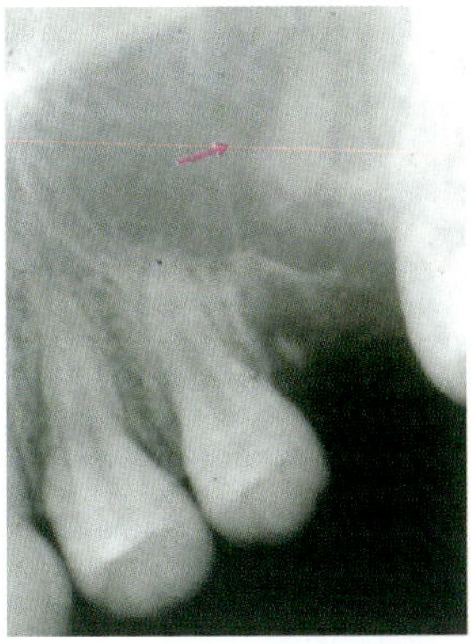

그림 3-1-21 **치근의 상악동 내 전위(→)**
발치 조작 중에 치근을 상악동 내로 밀어넣은 사례

⑨ 하악 지치의 연조직 내 유입

하악 지치 발치 시 지치를 설측으로 떨어뜨리는 경우가 있는데 이때에는 손가락으로 악하부 아래를 위쪽으로 강하게 압박하여 치아가 더 깊은 곳으로 들어가지 않도록 주의하면서 구강 내에서 적출한다. 수술이 필요한 경우도 있다.

⑩ 하치조신경의 손상

하치조신경의 손상은 하악공 전달마취, 하악지치의 과도한 발치조작, 큐렛에 의한 과도한 발치와 소파, 터빈버에 의한 치관 및 치근분할 시에 발생하기 쉽다. 하치조신경이 손상을 받으면 입술과 뺨 아래쪽, 치아까지 마취가 풀리지 않는 느낌을 받는다. 대부분 6주 이상 경과하면 회복되는데 회복되지 않는 경우는 재연결이나 신경이식술 등 수술이 필요할 수 있다.

⑪ 악관절탈구

습관성 악관절의 과거력이 있거나 장시간의 개구에 의해 악관절탈구가 발생할 수 있다. 악관절탈구가 발생하면 발치를 일단 중단하고 탈구의 정복을 시도하고 정복이 되면 발치를 계속하고, 발치를 계속하기 어려우면 나중에 다시 시행한다.

⑫ 악관절의 외상

하악 치아 발치 시 압력이 너무 가해져 발치 후에 하악운동의 제한과 통증이 발생할 수 있다. 통증이 발생하면 하악부위에 온찜질을 하고 가능한 하악운동을 제한한다.

⑬ 피하기종

발치장에 압축공기를 분무힘으로써 조직 내부나 근막간극으로 공기가 들어가서 발생한다. 특별한 치료는 필요없고 보통 1~2주 후면 공기가 흡수된다.

⑭ 상악결절의 골절

상악결절은 의치의 유지에 중요한 역할을 하기 때문에 골절된 경우 발치를 중단하고 골조각이 재유합되도록 인접 치아에 부목을 고정하여 치유된 다음(4~6주일 소요) 발치한다.

⑮ 엉뚱한 치아의 발치

엉뚱한 치아를 발치한 경우에는 즉시 치아를 재식하고 부목고정을 한다.

(2) 발치 후 합병증

① 출혈

15분 정도 압박지혈을 해도 지혈되지 않는 경우, 또는 일단 지혈되었다가 다시 출혈이 관찰되는 경우는 발치 후 이상출혈이다. 발치 후 이상출혈의 약 90%는 발치창 내 염증성 육아조직의 잔존에 의한 것이다.

a. 1차 출혈

발치 후에 지속적인 출혈이 발생하는 경우로, 출혈부위가 발치창인지 또는 연조직인지 확인하여 연조직 출혈인 경우는 전기메스로 응고지혈하고 발치창 출혈인 경우는 국소지혈제를 주입한다.
치근단 병소나 염증성 육아조직의 잔존 여부를 확인하고 잔존물이 있는 경우는 소파한 다음 치은 변연을 봉합한다.

b. 2차 출혈

발치 후 며칠 지나서 발생하는 출혈로 흔히 상처 감염 등으로 육아조직 내부 혈액응고가 상실되거나 혈관의 부식으로 발생한다. 항생제 복용과 발치와 내부의 배농 및 소독을 시행하고 봉합, 폐쇄해서 지혈시킨다.

c. 반상출혈과 혈종

반상출혈과 혈종은 보통의 경우 정상적인 현상이지만 심하거나 지속적인 경우에는 압박과 냉찜질을 시행한다. 사라지는 데는 수주일이 걸린다.

② 동통

보통 발치 후 24시간 이내에 동통은 감소되지만, 그 이후에도 동통이 지속되는 경우에는 치아파절편 잔존, 치조골 파절, 치조골의 날카로운 모서리 잔존, 인접치 손상, 인접 치아탈구 등을 의심한다.
발치 후 3일째 이후의 동통 발현은 건성발치와(dry socket)일 가능성이 있는데, 이때에는 따뜻하게 데운 생리식염수로 발치와를 세척한 다음 솜 등으로 건조시키고 항생소염요법 등을 실시한다. 보통 2주일 정도 지나면 동통이 감소된다.

③ 발치후 감염(건성발치와, dry socket)

발치와 내에 치아파절편이나 이물질이 남아 있을 가능성이 있는 경우에 발생하는데, 방사선촬영을 해서 확인한다. 발치와를 세척하고 항생제를 복용시키며, 자주 가글하게 한다.

④ 부종

부종은 발치 과정에서의 연조직 열창, 파절편에 의한 골막손상, 감염 등에 의해 발생한다. 발치 2~3일 후에 최고조에 달하며, 약 1주일간 지속된다. 감염에 의한 경우는 항생 · 소염요법, 절개 및 배농술, 생리식염수를 이용한 상처 세척 및 온습포 적용 등으로 치료하며 충분한 휴식을 취하게 한다.

⑤ 개구장애

발치 시 조직 손상에 의한 근육경련 등으로 인해 입이 잘 벌어지지 않는 증상이다. 발치 후 감염증, 국소마취 방법, 발치 시 턱관절부위의 긴장 등으로 인해서도 나타날 수 있다. 물리치료와 항생소염요법, 진통제 투여 등이 도움이 되며, 통증과 염증이 완화되면 개구장애 증상도 호전된다.

⑥ 화농성 육아종

발치 시 분리된 골편이나 병적 조직을 완전히 제거하지 못한 경우 발치창에 농양이나 염증성 육아조직이 과도하게 증식되어 화농성 육아종이 형성된다. 발치창 주위를 절개해서 배농하고 무골을 제거한다.

6 출혈에 대한 지혈처치

1. 구강 내 출혈

구강 내 출혈은 ①발치와 내의 불량 육아조직, ②발치와 주위의 치은 및 점막, ③점막성 골막판의 동맥, ④뼈의 균열이나 골절부, ⑤뼈의 동맥 등에서 발생한다. 만일 구강 내 출혈이 지혈되지 않으면 전신적으로 빈혈이 생기는 것은 물론 인두에서 후두로 혈액이 흘러들어 폐흡인이나 질식의 위험이 있다. 또 혈액이 위 안으로 흘러들어 가면 오심이나 구토를 일으켜 전신상태가 악화되고 심리적 불안감도 느끼게 된다(표 3-1-1).

표 3-1-1 **출혈의 분류와 성질**

<table>
<tr><td>내출혈</td><td colspan="2">머리나 복강 내에서 발생하는 출혈을 말한다. 밖으로 혈액이 나오지 않기 때문에 발견하기 어렵다. 복강 내나 두개 내의 내출혈이 의심되는 경우에는 바로 전문의에게 연락한다.</td></tr>
<tr><td rowspan="3">외출혈
(체표면이나 구강 내 출혈로 간단히 발견할 수 있음)</td><td>동맥성 출혈</td><td>외상이나 수술 시에 동맥이 파열되어 선홍색의 혈액이 박동성으로 분출되어 대량출혈이 될 위험성이 있다.</td></tr>
<tr><td>정맥성 출혈</td><td>암적색의 혈액이 조금씩 새어나오는 출혈로, 동맥성 출혈에 비하면 출혈량은 적지만, 대정맥에서 출혈이 일어나면 힘차게 분출되기도 한다.</td></tr>
<tr><td>모세혈관성 출혈
(실질성 출혈)</td><td>치주조직이나 구강점막에서 관찰되며 새어나오는 듯한 출혈이다. 골삭제술이나 골절술에서는 골 상처면의 해면골에서 관찰된다.</td></tr>
</table>

2. 지혈법의 종류

외상 환자에서 발생하는 대량출혈은 저혈량성 쇼크(hypovolemic shock)의 원인이 되기 때문에 신속한 지혈과 혈액 보충이 필요하다.

구강악안면부 출혈의 경우 일차적으로 압박이 가능한 부위는 압박지혈이나 전색법으로 지혈을 한다. 악골골절로 골절편에서 출혈이 되는 것이 확인되면 치간결찰술로 지혈을 시도할 수도 있다. 수술 중에 혈관이 잘리거나 찢어져서 출혈이 되는 경우에는 혈관을 직접 결찰할 수도 있다.

수술 지혈을 적절히 하지 못했을 경우 혈종이 형성되어 수술 후 상처치유에 방해가 되거나 상처감염의 원인이 될 수 있으므로 지혈에 항상 주의해야 한다.

지혈법에는 일시적 지혈법과 영구지혈법이 있다.

1) 일시적 지혈법

(1) 압박지혈법

출혈부위에 멸균한 거즈를 대고 그 위에서 손가락으로 압박하는 방법으로, 응급 시 가장 먼저 행하는 지혈법이다. 구강 내에서는 작게 접은 거즈를 잠시 물게 해서 경과를 살핀다. 또 치조부에 치주포대를 사용하는 경우도 있다. 사전에 출혈을 예측할 수 있는 경우에는 레진상 또는 셀룰로이드상(이를 지혈상이라고 함)을 제작해두고 인접 치아에 고정하거나 주위 연조직에 봉합 고정한다. 안면이나 경부에서는 붕대나 테이프로 거즈를 압박 고정한다.

(2) 지압법

출혈을 일으킨 동맥의 심장에 가까운 부위를 손가락으로 압박하는 방법이다. 구강영역에서는 출혈부위에 따라 경동맥, 안면동맥, 구순동맥 등을 압박한다.

(3) 전색법(탐폰법)

발치와나 골 내의 출혈부위 내에 흡수성 지혈제(젤라틴스펀지 등) 또는 멸균거즈를 밀어 넣어 막는 방법이다(그림 3-1-22). 거즈를 사용한 경우에는 2~3일 후부터 서서히 제거한다.

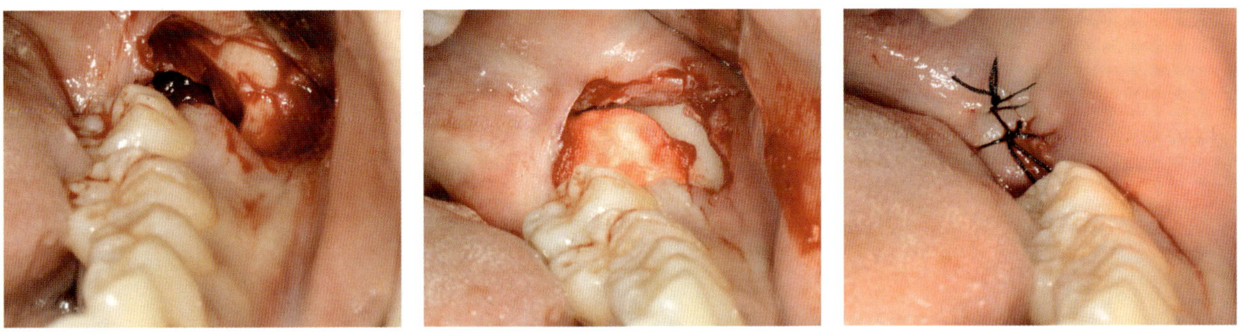

그림 3-1-22 **전색법에 의한 지혈처치**

오른쪽 하악 지치의 발치와 바닥에서 하치조동맥의 박동성 출혈이 있는 경우로, 항생제 연고를 도포한 거즈를 꽉 채우고 상처를 덮는다.

(4) 압박붕대법

외과적 교정수술이나 구강 임플란트수술과 같이 구내법으로 광범위한 점막골막판을 만드는 수술을 실시한 경우, 수술 후 1~2일은 상처 부위를 압박해서 골막하출혈에 의한 혈종을 예방하기 위해서 탄성붕대나 압박고정붕대로 구강 외에서 압박하는 경우가 있다(골막하출혈에 의한 혈종은 하악 매복 지치의 발치 후에 종종 발생한다).

2) 영구적 지혈법

(1) 혈관결찰법

출혈을 일으킨 혈관을 지혈겸자(그림 3-1-23)로 집어서 견사(보통 3-0 견사)를 이용해 결찰하는 방법이다(그림 3-1-24). 세동맥인 경우는 지혈겸자로 집어서 전기메스를 사용해 응고시키는 방법도 있다.

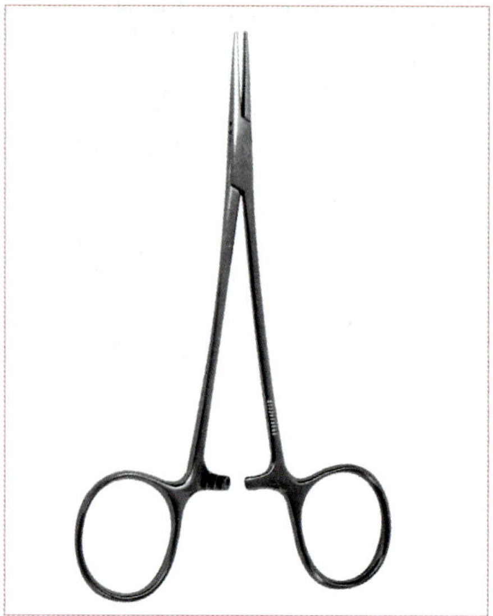

그림 3-1-23 **모스키토 지혈겸자(직선형)**

지혈겸자에는 모스키토 이외에 켈리, 페안겸자 등이 있다. 각각 겸자의 끝이 직형 또는 곡형, 갈고리의 유무, 길이 차이가 있으므로 용도에 따라 구분해서 사용한다.

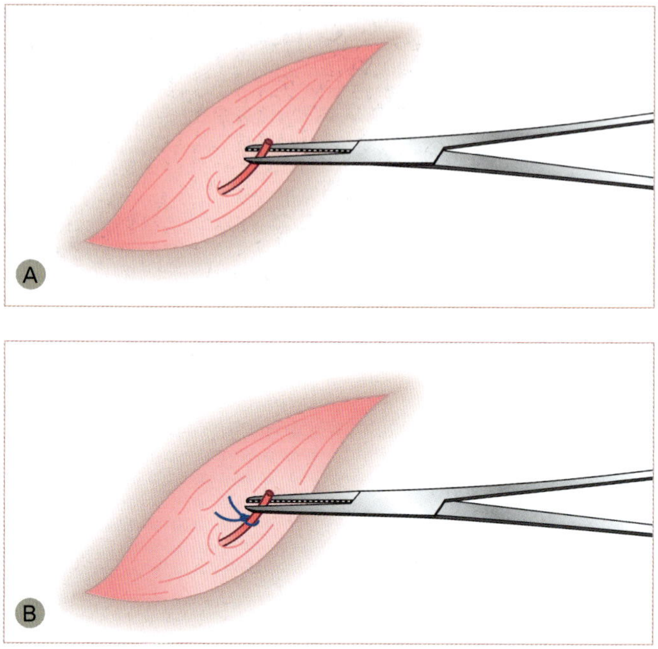

그림 3-1-24 **결찰법**

출혈을 일으킨 혈관을 지혈겸자로 집어서(A) 3-0 견사로 결찰한다(B).

(2) 봉합법

출혈이 발생한 상처의 가장자리를 밀착, 봉합해서 지혈하는 방법이다. 피부나 점막의 모세혈관에서 발생하는 출혈의 대부분은 이 방법으로 지혈할 수 있다.

(3) 소작법(응고법)

실질성 출혈부위를 전기메스 또는 레이저메스로 응고해서 지혈하는 방법이다. 모세혈관이나 가는 혈관에서의 출혈에 효과적이다.

3. 지혈제의 종류

지혈제에는 지혈부위에 직접 적용하는 국소적 지혈제와 내복약 또는 주사제로서 투여하는 전신적 지혈제가 있다. 전신적 지혈제는 국소적 지혈처치를 시행한 다음에 사용한다.

1) 국소적 지혈제 (표 3-1-2)

표 3-1-2 국소적 지혈제의 종류

분류	작용
산화셀룰로오스	혈액을 흡수해서 점조도가 증가하여 응고적으로 작용
젤라틴스펀지	스펀지 모양으로 가공 처리한 젤라틴을 상처면에 강하게 부착해서 출혈면에서 혈액을 흡수한 다음 상처면을 덮어서 지혈
콜라겐 상처피복재	콜라겐을 스펀지 모양으로 가공한 콜라겐을 발치와에 채워서 상처면을 덮거나 가루 형태의 미세섬유성 콜라겐으로 상처면을 덮어서 지혈
지혈용 왁스	밀납을 주성분으로 하는 골수지혈제로, 왁스를 골단면에 채워서 물리적으로 지혈
혈액응고인자 제세	트롬빈의 작용에 의해 혈장 중의 피브리노겐을 피브린으로 바꾸어 응고시켜 지혈

2) 전신적 지혈제 (표 3-1-3)

전신적 지혈제는 그 작용에 따라 ①혈관인자에 작용하는 것, ②혈액응고에 작용하는 섯, ③심유소용해 현상에 작용하는 것으로 분류된다.

표 3-1-3 전신적 지혈제

분류	성분명	작용
① 혈관인자에 작용 (혈관강화제*)	카르바조크롬술폰산나트륨	모세혈관을 보강, 혈관투과성 항진을 억제
	결합형 에스트로겐	혈관벽이나 주위 조직을 강화
② 혈액응고에 작용 (응고촉진제)	헤모코아귤라제	사독(뱀독)에 함유된 트롬빈 유사작용, 트롬보플라스틴 유사작용에 의해 응고를 촉진
	비타민 K	간에서의 응고인자(II, VII, IX, X) 합성 촉진 간질환이나 비타민 K 결핍증에 사용
③ 섬유소용해현상에 작용 (항섬유소용해제)	트라넥삼산	응고한 혈전은 조직이 회복되면 섬유소 용해제(플라스민)에 의해 섬유소가 용해되는데 이 플라스민의 작용을 억제함으로써 지혈작용을 나타냄

* 비타민 C(아스코르브산)는 혈관세포간질인 콜라겐의 합성에 필요한 비타민으로, 비타민 C 결핍이 의심되는 경우에는 전신적 지혈제로서 사용된다.

4. 지혈처치의 실제

다량의 출혈이 발생하면 술자와 보조자 모두가 당황한 나머지 혈액을 통한 원내감염이나 바늘찔림사고로 이어지기 쉽다. 평소에 지혈처치에 필요한 기구(표 3-1-4)를 준비해두고 사고가 발생하지 않도록 집중해서 처치에 임하는 것이 중요하다.

지혈처치의 과정은 다음과 같다.

① 환자의 머리가 심장보다 높아지도록 체어를 설정한다.

② 장갑을 착용하고 멸균거즈를 출혈부위에 댄 다음 잠시 동안 손가락으로 압박지혈을 시도한다. 구강 내 출혈에서는 견인기나 치경을 사용하여 구순이나 혀를 눌러 시야를 확보한다. 압박한 거즈 전체가 출혈액으로 적셔질 만큼 출혈이 많은 경우에는 폐흡인의 위험도 있으므로 얼굴을 옆으로 향하게 하고 신속하게 흡인함과 동시에 지압법으로 근처의 동맥을 압박한다.

③ 환자의 정신적 동요, 오심, 뇌빈혈 유사 발작 등의 징후가 관찰될 때에는 혈압, 맥박, 경피적 동맥혈 산소포화도(SpO_2) 등을 모니터링하여 전신상태에 맞게 산소흡입, 정맥확보, 수액투여 등을 실시한다.

④ 5~10분 압박한 다음 조심스럽게 거즈를 제거하고 출혈부위를 확인하며 출혈 상태를 관찰한다.

⑤ 출혈부위 주위에 국소마취제를 투여하고 다시 거즈로 압박하면서 다음의 처치를 검토한다.

a. 연조직에서 생긴 출혈로 출혈 혈관을 알 수 있는 경우에는 지혈겸자로 잡아서 3-0 견사로 혈관결찰을 하거나 전기메스 또는 레이저메스로 응고시킨다.

b. 발치와 가장자리의 치은이나 점막에서 생긴 출혈은 전기메스나 레이저메스로 소혈관 소작응고를 하거나 발치와의 치은창 가장자리를 함께 봉합하여 지혈한다.

c. 발치와 내의 출혈은 불량 육아조직에서 생긴 출혈이 많아 발치와 내를 소파하기만 해도 지혈되는 경우가 있다. 소파 후에도 출혈이 지속되는 경우에는 노출 골면에서의 출혈로 보고 흡수성 지혈제(젤라틴스펀지, 산화셀룰로오스, 콜라겐제제)를 발치와에 채워서 봉합한다. 그래도 출혈이 계속되는 경우에는 골내 동맥(하치골동맥 등)에서의 출혈로 추측되므로 폐쇄한 상처를 다시 열고 드레인 거즈에 테트라사이클린(tetracycline) 등의 항생제 연고를 도포하여 채우고 상처를 닫으면 대부분의 경우 지혈이 된다(그림 3-1-19).

⑥ 필요에 따라 전신적 지혈제를 투여한다.

표 3-1-4 **치과에서 지혈처치에 필요한 기구**

지혈겸자	모스키토겸자, 켈리겸자, 페안겸자 등
봉합세트	지침기, 봉합침, 가위, 3-0 견사
흡수성 지혈제	젤라틴스펀지, 산화셀룰로오스, 콜라겐지혈제
지혈용 왁스	본왁스
기타	멸균거즈, 핀셋, 치경, 전기메스, 레이저메스 등

핵심포인트

① 발치란 악골에 식립되어 있는 치아를 제거하는 것을 말하며, 최후의 수단이기 때문에 발치의 적용 여부에는 신중을 기해야 한다.

② 발치에는 단순 발치와 외과적 발치가 있다.

③ 발치의 적응증은 크게 나누어 치아 자체에 문제가 있는 경우와 치아 자체에는 문제가 없지만 그 치아로 인해 장애 발생 및 장애가 예상되는 경우가 있다.

④ 발치의 금기증에는 치아 자체는 문제가 없어도 전신적 원인 때문에 발치가 금기인 경우와 국소적 원인 때문에 발치가 금기인 경우가 있다.

⑤ 발치 시 합병증에는 전신적 합병증과 국소적 합병증이 있으며, 국소적 합병증에는 발치 중 합병증과 발치 후 합병증이 있다.

⑥ 발치와의 치유과정은 혈병기(발치 직후~2일), 육아조직기(발치 후 2~7일), 가골기(발치 후 1~2주일), 성숙기(발치 후 2~6개월)로 나뉜다.

⑦ 건성발치와는 세균감염으로 인해 발치와의 치조골이 혈병으로 덮이지 않는 상태가 지속되는 것을 말한다.

⑧ 출혈은 내출혈과 외출혈로 나뉘며, 출혈의 성질에 따라 동맥성 출혈, 정맥성 출혈, 모세혈관성(실질성) 출혈로 분류된다.

⑨ 출혈성 소인이 있거나 항혈전요법 중인 환자의 경우는 스케일링이나 발치 후에도 지혈이 어려워지기 쉬우므로 처치 전의 병력청취와 대책이 필요하다.

⑩ 지혈법에는 일시적 지혈법과 영구지혈법이 있다. 일시적 지혈법에는 압박지혈법, 지압법, 전색법, 압박붕대법이 있으며, 영구지혈법에는 혈관결찰법, 봉합법, 소작법이 있다.

⑪ 지혈제는 지혈부위에 직접 작용하는 국소적 지혈제와 내복약 또는 주사제로 투여하는 전신적 지혈제가 있다.

Chapter 02

치과 임플란트

핵심 용어 ▸▸

임플란트, 고정체, 지대주, 상부구조, 1회법, 2회법, 외과용 스텐트, 골유착, 상악동거상술, 하치조신경 재위치술

학습목표

1 치과 임플란트

1. 치과임플란트의 적응증과 금기증에 대해 비교 설명할 수 있다.
2. 치과임플란트의 구성요소를 열거할 수 있다.
3. 치과임플란트의 1차 수술 시 필요한 기구를 준비할 수 있다.
4. 치과임플란트의 2차 수술 시 필요한 기구를 준비할 수 있다.
5. 치과임플란트 수술 후 관리사항을 설명할 수 있다.

1 치과 임플란트

1. 임플란트의 정의

치과 임플란트(dental implant)란 상실된 치아를 대체 수복하기 위해 치조골 또는 악골 내에 식립하여 자연치아와 같은 역할을 하게 하는 생체친화적인 인공치근을 말한다.

임플란트는 통상의 보철수복 방법들에 비해 다음과 같은 장 · 단점을 가지고 있어 많이 사용되고 있다.

(1) 임플란트의 장점

① 인접 자연치나 잔존치의 손상(삭제) 없이 결손된 치아의 기능을 회복시킬 수 있다.
② 국소의치를 대체할 수 있으며, 총의치의 중간 지대치로 사용할 수 있다.
③ 자연치열과 같은 높은 저작력을 회복할 수 있다.
④ 무치악으로 인한 치조골 흡수를 방지하고 최대한 자연치열과 유사하게 유지할 수 있다.
⑤ 교정치료를 위한 고정원으로 사용할 수 있다.

(2) 임플란트의 단점

① 임플란트 식립을 위한 관혈적 처치가 필요하다.
② 치료기간이 길고 치료방법이 복잡하다.
③ 치료비용이 많이 든다.

2. 임플란트의 종류

(1) 임플란트 매식체(fixture)의 재질에 따른 분류

임플란트 매식체(fixture)의 재료로는 티타늄(titanium)이나 티타늄 합금(titanium alloy)이 주류를 이룬다. 티타늄은 공기 중에 노출된 후 산화막(TiO_2)을 형성하여 부식에 저항하며, 골유착 및 생체적합성이 높은 성질을 갖는다.

(2) 임플란트 매식체(fixture)의 고정형태에 따른 분류

치과용 임플란트는 매식체의 고정형태에 따라 골막하 임플란트(subperiosteal implant), 골관통형 임플란트(transosteal implant), 골내 임플란트(endosseous implant) 등으로 분류된다(그림 3-2-1).

골막하 임플란트는 임플란트가 골막 하방에 위치하며 임플란트와 상부 구조물을 연결하는 기둥은 점막을 관통한다.

골관통형 임플란트는 하악골이 심하게 위축되어 안정성을 얻기 어려운 경우에 사용된다. 하지만, 수술 범위가 광범위하고 성공률이 낮아 골막하 및 골관통형 임플란트는 현재는 많이 사용되지 않으며, 골내 임플란트가 가장 많이 사용된다.

골내 임플란트는 다시 스크류형(나사형, screw type)(그림 3-2-2), 실린더형(원통형, cylinder type)(그림 3-2-3), 블레이드형(칼날형, blade type)(그림 3-2-4)으로 분류되는데, 스크류형이 가장 큰 고정력을 제공하므로 가장 많이 사용된다.

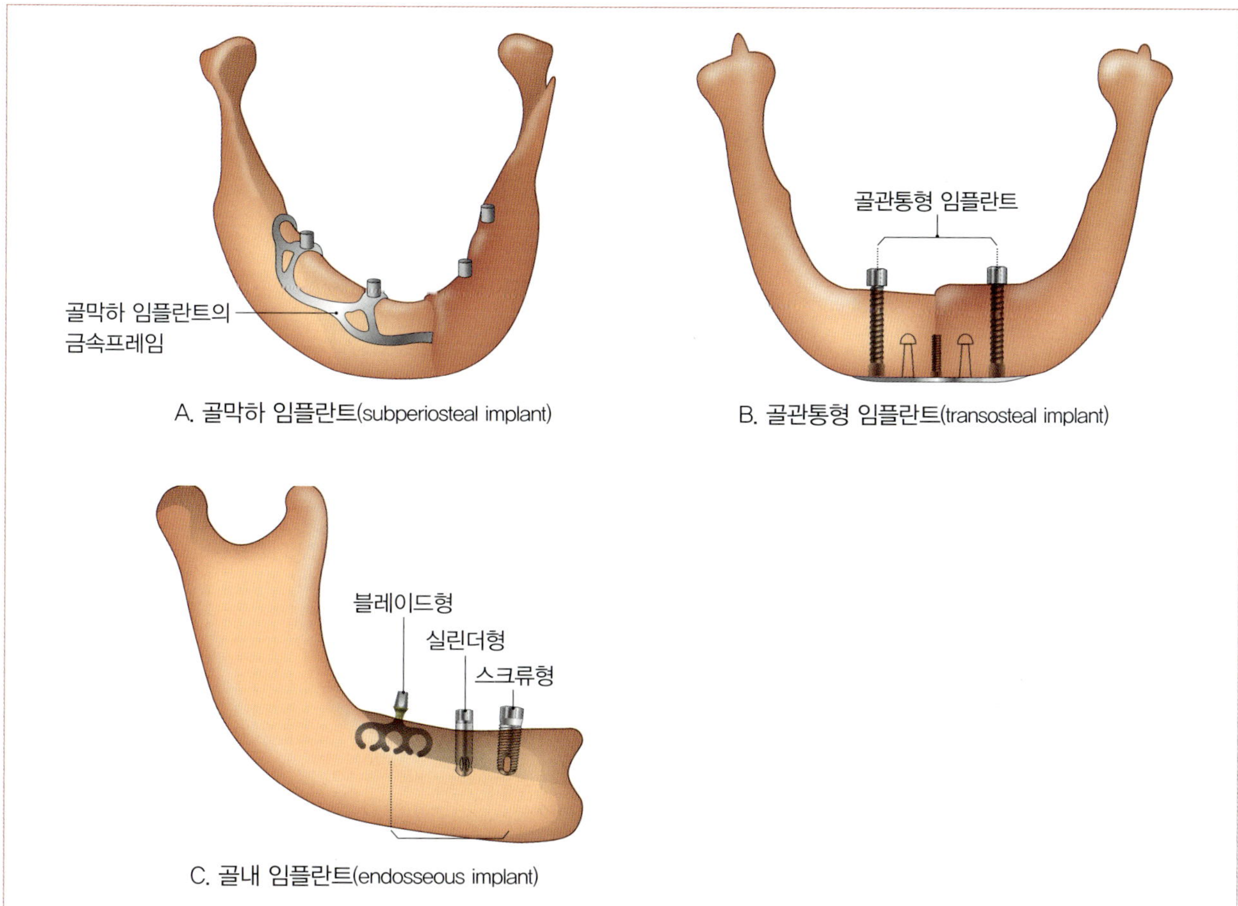

그림 3-2-1 **임플란트 매식체의 고정형태에 따른 분류**

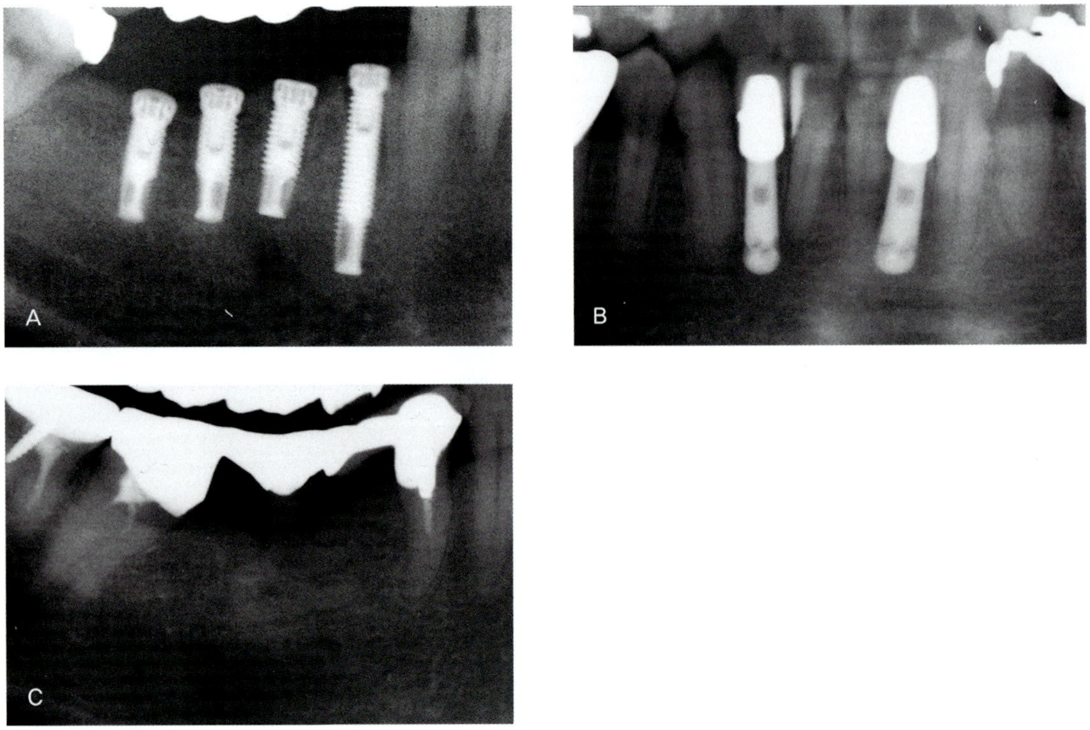

그림 3-2-2 **골내 임플란트의 분류**

A. 스크류형(나사형) B. 실린더형(원통형) C. 블레이드형(날형)

3. 임플란트의 구성 (그림 3-2-3)

치과 임플란트는 치근에 해당되는 고정체, 치은 위로 노출시키는 지대주, 지대주 위에 장착하는 치관에 해당되는 보철물인 상부구조로 구성된다.

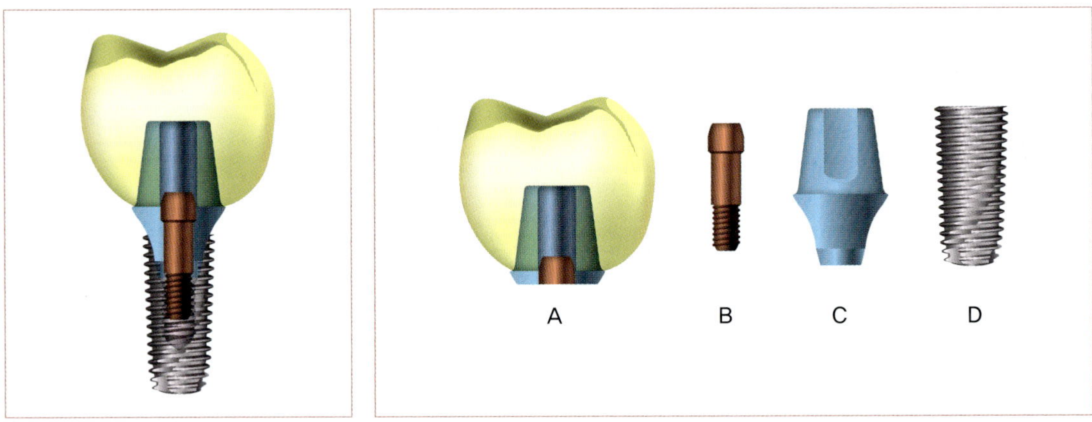

그림 3-2-3 **임플란트의 구성**

A. 상부구조 B. 지대주 연결 나사 C. 지대주 D. 고정체

(1) 고정체(인공치근, fixture)

고정체는 악골 안에 식립되는 티타늄 또는 티타늄금속으로 만든 원주모양의 구조체로, 나사가 있는 것(스크류형)과 나사가 없는 것(실린더형)이 있다. 고정체의 외측은 표면처리가 되어 있기 때문에 만지지 않도록 하고 어쩔 수 없이 고정체를 만질 경우에는 티타늄핀셋을 사용한다.

(2) 지대주(abutment)

지대주는 고정체와 상부구조를 연결해주는 구조물로 일반적으로 고정체와는 나사로 연결되어 고정된다. 다양한 규격을 가진 기성 지대주와 개별적으로 제작하는 맞춤 지대주(custom abutment)가 있다(그림 3-2-4). 또, 고정체와의 연결 방식에 따라 내측연결형과 외측연결형으로 분류된다.

① 내측연결형(internal connection system)

임플란트 고정체 내로 지대주가 삽입되는 형태로 지대주와 고정체가 나사로 연결된다.

장점으로는 연결부위가 견고하며 지대주를 고정체에 연결하기가 용이하다. 또한 교합력을 적절히 분산시키는 구조를 가지고 있어 나사에 무리한 힘을 가하지 않아 나사의 파절을 막을 수 있다.

단점으로는 다른 제품과의 호환성이 부족하며 외측연결형에 비해 가격이 비싸다.

② 외측연결형(external connection system)

고정체 위에 지대주를 겹쳐 놓은 형태로 접합 부분에 회전 방지 기구가 부여되어 있다.

장점으로는 오랜 역사를 가지고 있어 검증된 시스템이며 호환성이 있고 가격이 저렴하다.

단점으로는 지대주를 고정체에 연결하기 불편하며 연결 구조의 미세한 움직임으로 인해 교합력을 견디지 못해 나사가 파절되거나 헐거워질 염려가 있다.

(3) 상부구조(crown)

상부구조는 지대주 위에 장착하는 보철물로 크라운과 같은 역할을 한다. 상부구조는 접착 방식에 따라 크게 두 가지로 분류되는데 지대주에 시멘트로 접착하는 것과 나사로 연결해서 고정하는 것이 있다(그림 3-2-5). 상부구조에는 자연치와 마찬가지로 가공의치나 가철성 의치가 있으며, 수복될 부위의 심미적 요구도나 교합상태를 종합적으로 고려해서 선택한다(그림 3-2-6~8).

① 나사유지형 보철물

a. 장점

- 보철물의 분리가 쉬워 수리가 용이하다.
- 나사로 유지되기 때문에 보철물(크라운)이 빠지지 않는다.
- 시멘드에 의한 연조직의 손상 위험이 없다.
- 시술시간이 시멘트유지형에 비해 단축된다.

b. 단점

- 지대주 나사의 풀림이나 파절이 발생할 수 있다.
- 교합면에 나사구멍이 있어 교합형성이 어렵고 심미성이 떨어진다.
- 임상술식이 복잡하고 비용이 많이 든다.

② 시멘트유지형 보철물

a. 장점

- 보철물의 수동적합이 용이하다.
- 교합면에 나사구멍이 없어 교합형성이 유리하고 심미적이다.
- 나사의 파절이나 풀림이 적다.

b. 단점

- 보철물 수리가 상대적으로 불리하다.
- 보철물 변연이 치은 연하에 있으면 시멘트를 완벽하게 제거하기 힘들다.
- 치은 내에 시멘트가 남아 있으면 임플란트 주변에 염증을 유발할 수 있다.
- 길이가 짧은 보철물(크라운)을 시멘트로 접착하면 자주 탈락할 수 있다.

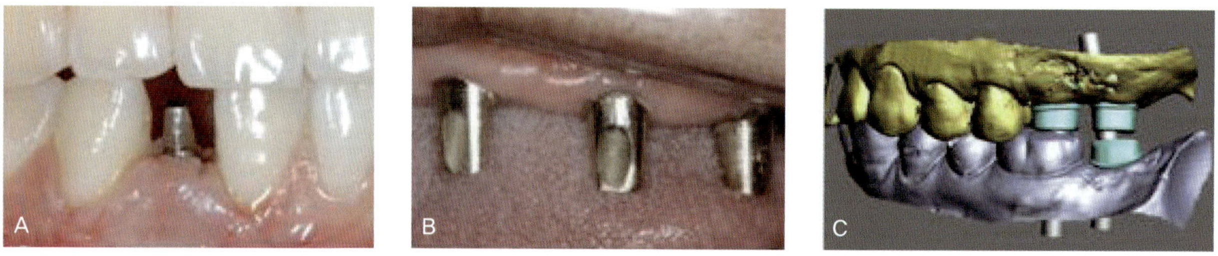

그림 3-2-4 **지대주(abutment)**

A. 기성 지대주 B. 맞춤 지대주(납형형성 및 주조과정을 통해 제작된다) C. CAD/CAM을 이용한 맞춤 지대주

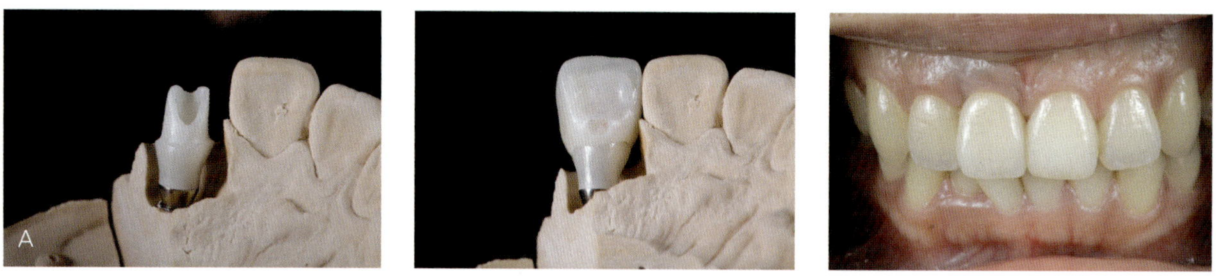

그림 3-2-5 **상부구조**

A. 시멘트 유지형 임플란트 보철물

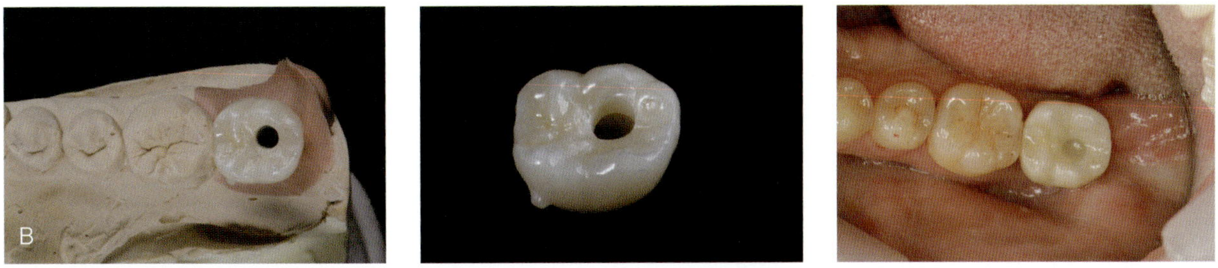

그림 3-2-5 **상부구조 (계속)**

B. 나사 유지형 임플란트 보철물

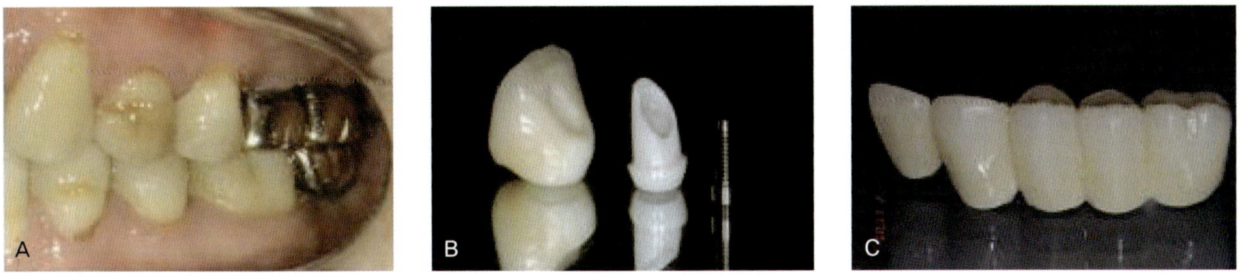

그림 3-2-6 **상부구조에 사용되는 재료**

A. 금속　B. 도재　C. 경질 레진

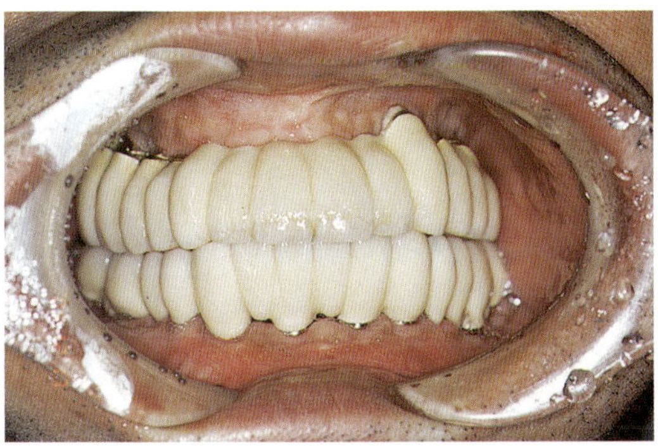

그림 3-2-7 **상하악 임플란트에 의한 가공의치의 예**

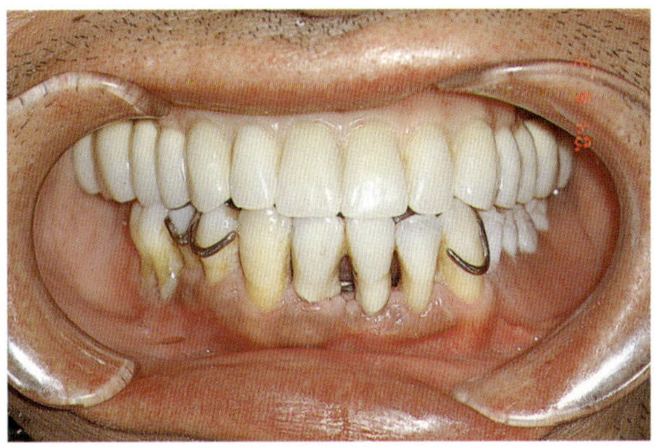

그림 3-2-8 **상악 임플란트 의치, 하악 총의치의 예**

(4) 기타

① 덮개나사(cover screw)

1차 수술 후 임플란트 고정체 위쪽에 장차 상부구조를 연결할 나사 구멍이 있는데 그 구멍을 막아주는 나사로 2차 수술 시 제거한다.

② 치유용 지대주(healing abutment)

2차 수술 후 임플란트에 연결하여 구강 내로 돌출되며 장차 상부조직을 위치시키기 위한 연조직의 치유를 유도하는 구조물이다.

③ 기공용 아날로그(lab analog)

기공용 모형상에서 인공치근을 재현해 주는 기구이다.

④ 인상용 코핑(impression coping)

구강 내 임플란트의 위치를 인상재로 뜨기 위해 임플란트에 고정시키는 인상채득용 구조물로 보철 과정에서 중요한 역할을 한다.

4. 임플란트 치료의 적응증과 금기증

1) 적응증

① 심한 치조골 흡수로 가철식 의치를 장착하기 힘든 환자(부분무치악, 완전무치악, 악안면기형 환자 등)
② 구강 내 연조직, 경조직에 병적 소견이 없는 환자
③ 국소적으로 임플란트 고정체를 식립하는 데 필요한 골조직이 있는 환자

2) 금기증

(1) 절대적 금기증

① 심한 전신질환이나 면역력 저하 등이 있는 환자
심장질환, 지혈이 조절되지 않는 혈액질환, 조절되지 않는 당뇨병, 종양제거를 위한 악골 방사선 조사, 정신적/심리적 질환 등이 여기에 속한다.
② 알코올이나 약물 중독자
③ 성장이 끝나지 않은 소아 환자
④ 스스로 구강위생관리가 불가능한 환자

(2) 상대적 금기증

① 골용적이나 골질이 충분하지 않은 환자
② 개구장애나 교합이상으로 교합공간이 부족한 환자

③ 경조직이나 연조직에 병적 소견이 있는 환자
④ 조절되지 않은 치주질환, 치조골의 과도한 흡수가 있는 환자
⑤ 이갈이, 흡연 등의 습관이 있는 환자
특히 흡연자는 골유착 실패율이 10%나 높아진다.

5. 임플란트 수술 전 준비

1) 수술 전 검사

임플란트 고정체를 악골 내에 식립할 때 구강외과적 처치를 포함하기 때문에 그에 준하는 전신상태 및 국소상태에 대한 검사를 해야 한다.

(1) 임플란트 치료에 필요한 검사

이상과 같은 조건을 충족하는지 확인하기 위해 다음과 같은 검사가 필요하다.

① 구강 내 사진(중심교합위 정면, 상하교합면, 결손부위의 확대사진)
② 방사선 사진(파노라마, CBCT)
③ 진단모형
④ 잔존치의 검사
- 치주조직의 상태(치주낭 검사, 동요도, 부착치은의 넓이)
- 수복물의 상태
- 구강위생 상태
- 치열 상태

⑤ 교합상태 검사, 중심교합위 및 전방 · 측방운동 시의 유도
⑥ 개구량
⑦ 스마일라인
⑧ 치은 상태

(2) 식립부위의 해부학적 조건(악골의 조건) 확인

특수한 임플란트를 제외한 일반적인 고정체의 직경은 3~6mm, 길이는 8mm 이상이기 때문에 식립에 충분한 골의 높이와 넓이를 가져야 한다. 이 조건을 충족하지 못하는 경우에는 외과적 처치를 통한 골 조성과 이식이 필요하다.

하악 전치부의 경우 특별한 해부학적 구조물이 없고 비교적 심미적으로 덜 민감한 부위이기 때문에 임플란트 식립에 지장이 적지만, 그 밖의 다른 부위에서는 각각 다음과 같은 점에 주의해야 한다. 식립

부위의 해부학적 조건을 분석하기 위해서는 수술 전에 CT 촬영을 하여 골질을 평가하고 컴퓨터소프트웨어를 이용해서 3차원적으로 골 구조를 해석한다(그림 3-2-9).

① **상악 구치부** : 상악동저와의 거리
② **하악 구치부** : 하치조관(하악관)과의 거리
③ **상악 전치부** : 순측골 흡수 정도와 립 라인의 위치관계

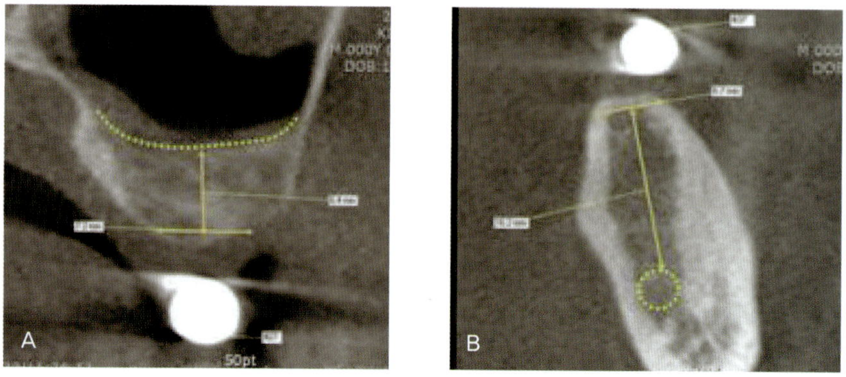

그림 3-2-9 **상악 구치부와 하악 구치부의 3차원적 골 구조**
A. 상악 구치부 B. 하악 구치부

(3) 식립부위의 보철학적 조건(구강 내의 조건) 확인

임플란트는 상부구조를 장착함으로써 구강 내에서 기능하게 된다. 임플란트 고정체 식립이 가능할지라도 상부구조 장착을 위한 공간이 없으면 임플란트는 기능할 수 없으므로 상부구조를 위한 적절한 상하 및 근원심 공간을 확보하는 것이 필수조건이 된다(그림 3-2-10).

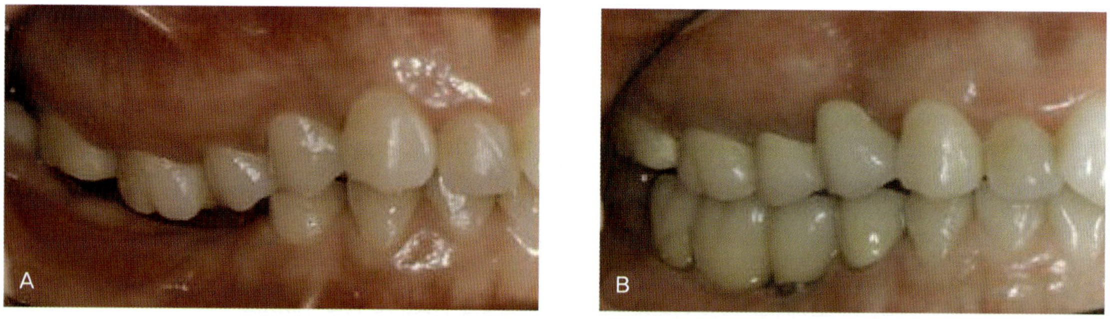

그림 3-2-10 **식립부위의 보철학적 조건(구강 내의 조건)**
A. 대합치의 정출로 인해 보철물을 위한 수직적 공간 부족
B. 대합치 보철치료를 통해 수직적 공간을 확보하여 임플란트 보철수복을 완료한 모습

6. 임플란트 식립술

임플란트 수술에는 1회법과 2회법의 수술이 있다. 1회법은 1차 수술 시 임플란트의 점막 관통부가 인공치근(fixture)과 일체가 되는 것을 말하며, 2회법(그림 3-2-11)은 1차 수술 시 인공치근(fixture)을 식립하여 봉합하고 2차 수술 시 인공치근에 지대주를 연결하는 것을 말한다.

1회법(그림 3-2-15)은 임플란트 식립 시 지대에 닿는 부분이 점막에서 관통되기 때문에 2차 수술은 피할 수는 있으나 골 조성 등을 하는 경우에는 금기증이 되며, 2회법은 1차 수술 후 골유착이 획득되는 시점에 식립부분의 점막을 절개하여 지대주를 연결하므로 골유착은 확실히 얻을 수 있다.

골유착이 획득되는 시점은 통상 상악에서는 4~6개월, 하악에서는 3~4개월 정도이다. 일반적으로 국소마취 하에서 실시하지만 내과적 질환에 따라서 정맥 내 진정법도 병용한다. 수술 중에는 생명징후(vital sign)를 모니터하면서 실시해야 한다.

1) 2회법

1차 수술에서 인공치근을 식립하고 골유착이 일어나면 2차 수술에서 지대주를 연결하는 방법이다(그림 3-2-11).

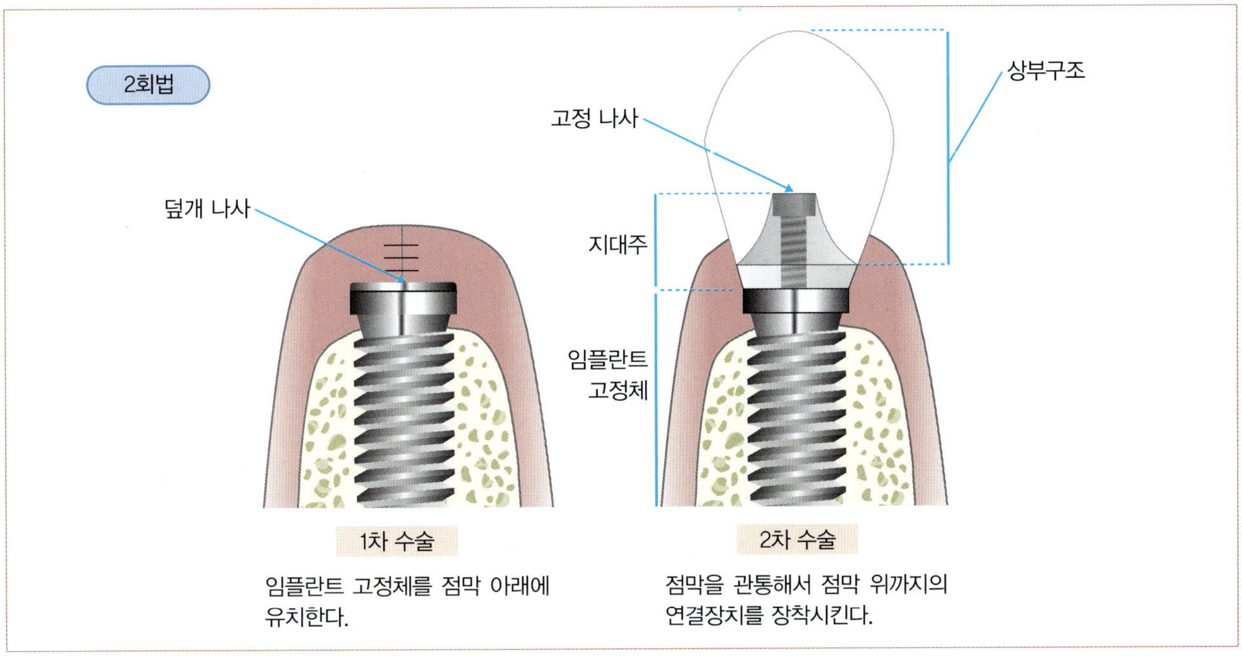

그림 3-2-11 2회법

(1) 1차수술

- **필요한 기구** (그림 3-2-12)

① 치경, 치과용 핀셋, 탐침
② 소독용 면구, 멸균거즈
③ 견인기
④ 국소마취용 기구(주사기, 주사침, 국소마취제)
⑤ 외과용 흡인기
⑥ 외과용 메스(#11, #12, #15)
⑦ 골막기자
⑧ 임플란트 고정체 매식용 세트
(골 천공용 드릴, 임플란트용 핸드피스, 모터 등)
⑨ 생리식염수, 세척용 일회용 주사기
⑩ 지침기, 봉합침, 봉합사, 봉합사 가위
⑪ 지혈겸자, 조직겸자
⑫ 필요에 따라 외과용 스텐트 등

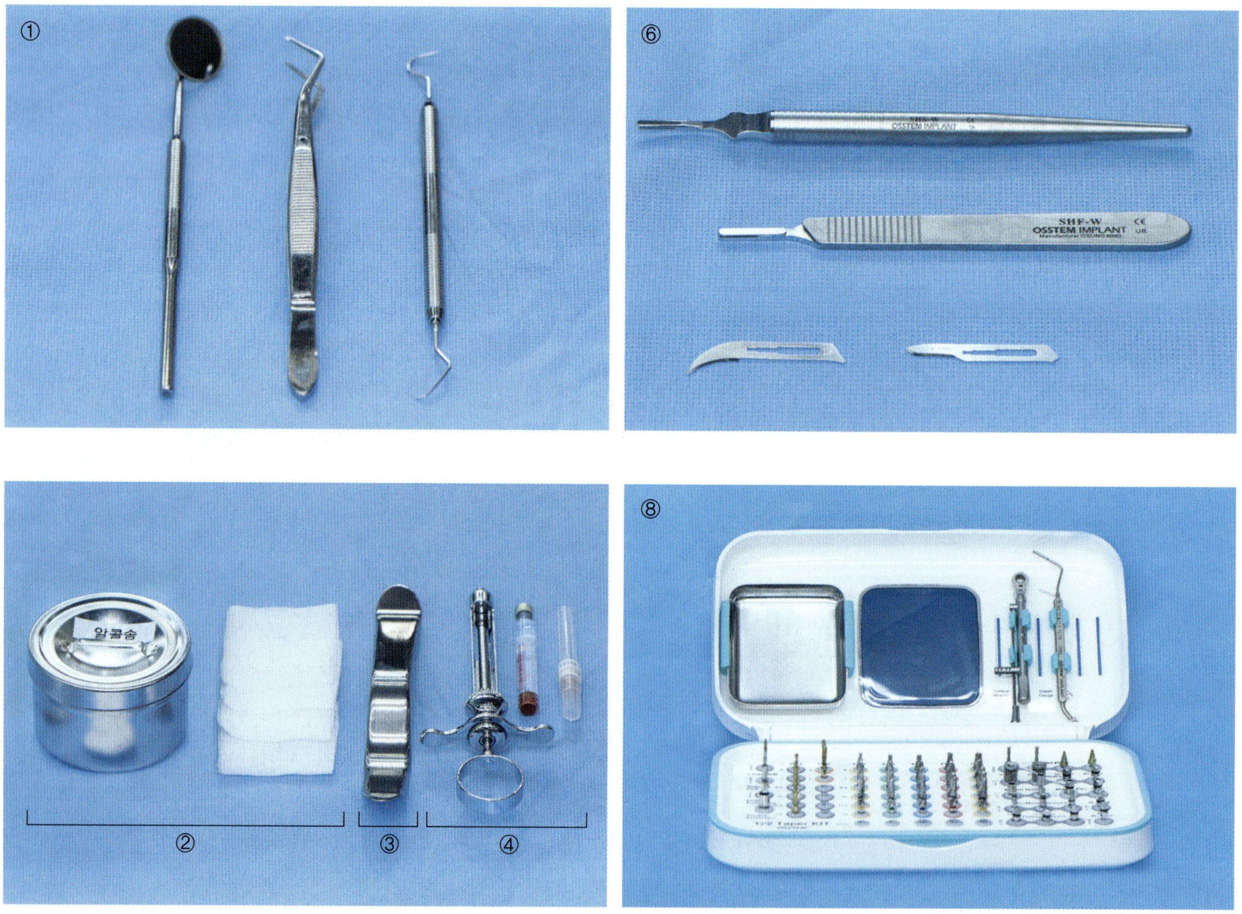

그림 3-2-12 **1차수술에 필요한 기구**

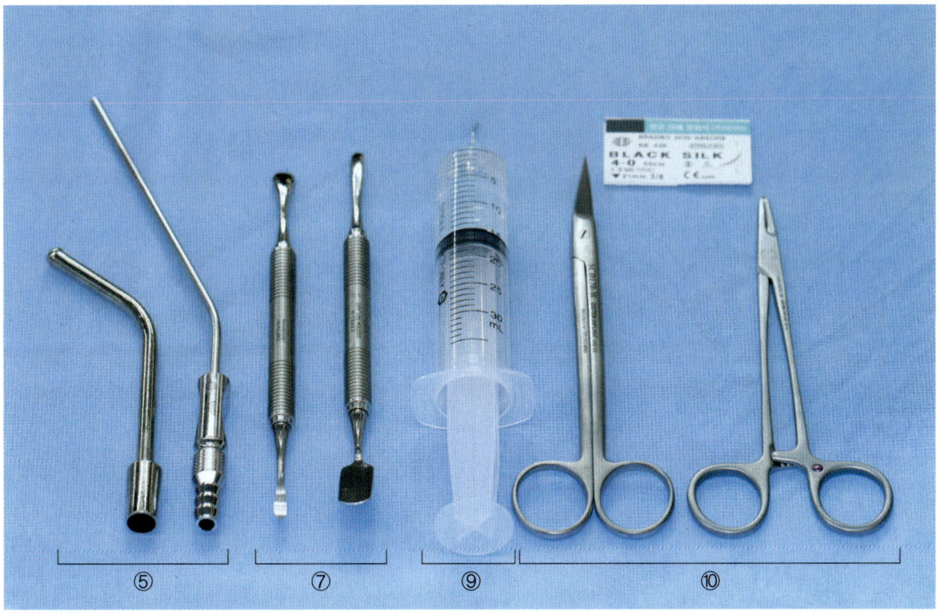

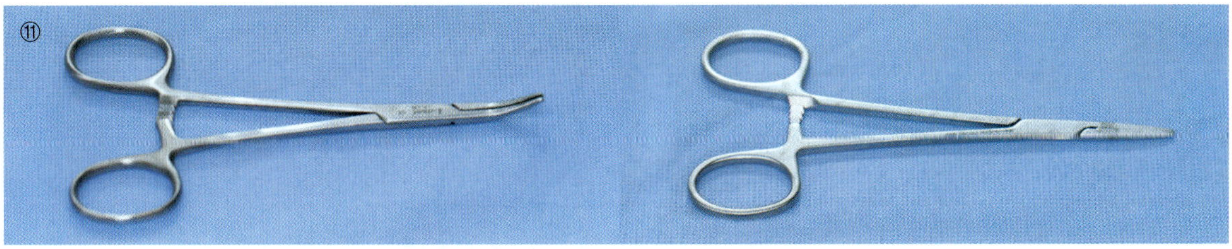

그림 3-2-12 **1차수술에 필요한 기구** (계속)

■ 외과용 스텐트(surgical stent) (그림 3-2-13)

외과용 스텐트란 수술 시 임플란트의 식립부위나 방향 등을 알기 쉽게 하는 기구이다. 수술 전 검사 시 모형 위에서 제작하여 수술 전 시뮬레이션을 할 수도 있다.

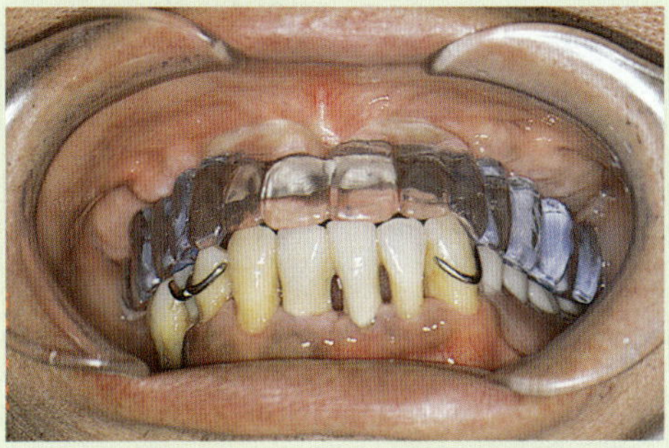

그림 3-2-13 **외과용 스텐트**

● 술식

① 잔존치 스케일링, 구강내 위생관리 및 수술영역을 소독한다.
② 국소마취를 한다.
③ 점막, 골막을 절개한다(외과용 메스 사용).
④ 점막, 골막을 박리한다(골막기자 사용)(그림 3-2-14A).
⑤ 골면 위에 임플란트 고정체 식립 부위를 확인한다(필요에 따라 외과용 스텐트).
⑥ 임플란트 고정체 식립와를 형성한다(드릴링 : 미리 정해진 회전수로 주수하면서 시행)(그림 3-2-14B).
⑦ 식립방향 및 부위를 재확인한다(필요에 따라 방사선 촬영)(그림 3-2-14C).
⑧ 임플란트 고정체를 식립한다(그림 3-2-14D).
⑨ 덮개 나사를 위치시킨다.
⑩ 점막을 봉합, 폐쇄한다(그림 3-2-14E).
⑪ 멸균거즈로 상처면을 덮고 압박 지혈한다.

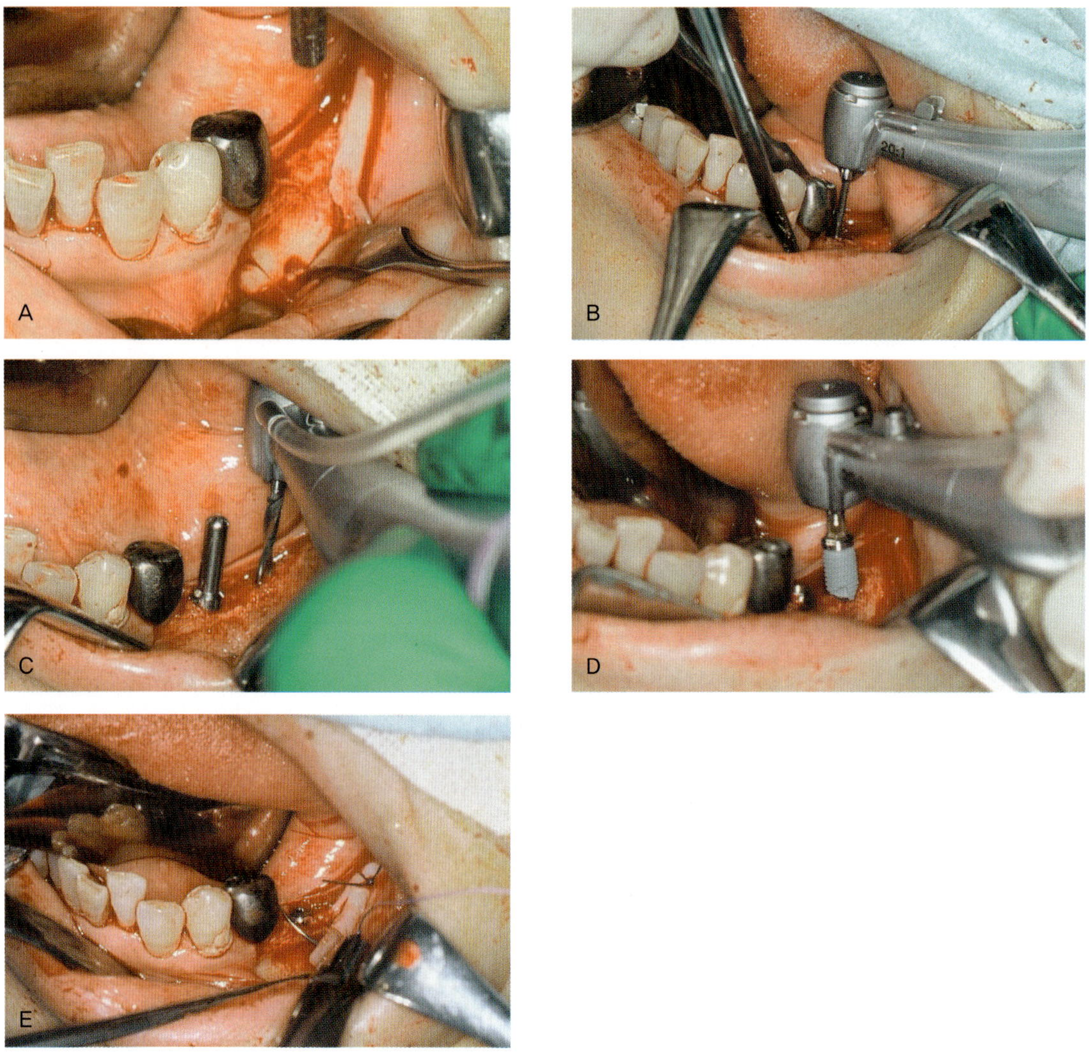

그림 3-2-14 **임플란트 수술의 실제**
A. 점막, 골막의 박리 B. 드릴링 C. 식립방향, 부위의 확인 D. 임플란트 식립 E. 점막의 봉합 · 폐쇄

(2) 2차수술

● 필요한 기구

① 치경, 치과용 핀셋, 탐침
② 소독용 면구, 멸균거즈
③ 견인기
④ 국소마취용 기구(주사기, 주사침, 국소마취제)
⑤ 외과용 흡인기
⑥ 외과용 메스(#11, #12, #15), 메스홀더
⑦ 티슈펀치(tissue punch)
⑧ 지대주 연결용 세트
(abutment cylinder, screw, screw driver, healing abutment, healing cap)
⑨ 외과용 가위
⑩ 지침기, 봉합침, 봉합사
⑪ 골막기자, 지혈겸자, 조직겸자

● 술식

① 잔존치의 스케일링, 구강위생관리 및 수술영역을 소독한다.
② 국소마취를 한다.
③ 점막, 골막 절개 또는 티슈펀치로 임플란트 고정체 상부를 노출시킨다.
④ 임플란드 고정체의 커버스크류를 제거힌다.
⑤ 치유용 지대주(healing abutment)를 연결한다.
⑥ 필요에 따라 점막을 봉합한다.
⑦ 보철장치의 제작 및 조작에 들어간다.

2) 1회법

1차 수술에서 처음부터 점막을 관통시켜 임플란트를 식립하는 방법으로(그림 3-2-15), 수술이 한 번으로 끝나는 장점이 있어 환자의 부담을 경감시킬 수 있지만 연조직의 형태변화를 예측해 두어야 한다. 골과 치은의 상태가 좋아야 예후가 양호하다.

● 술식

① 처음부터 점막을 관통시켜 임플란트 고정체를 식립한다.
② 치유 지대주(healing abutment)를 고정체와 연결하여 치은형성을 유도한다.
③ 지대주 나사(abutment screw)로 지대주와 연결시킨다.
④ 임시보철물을 만들어 저작이 가능하게 한다.

1
치과 임플란트

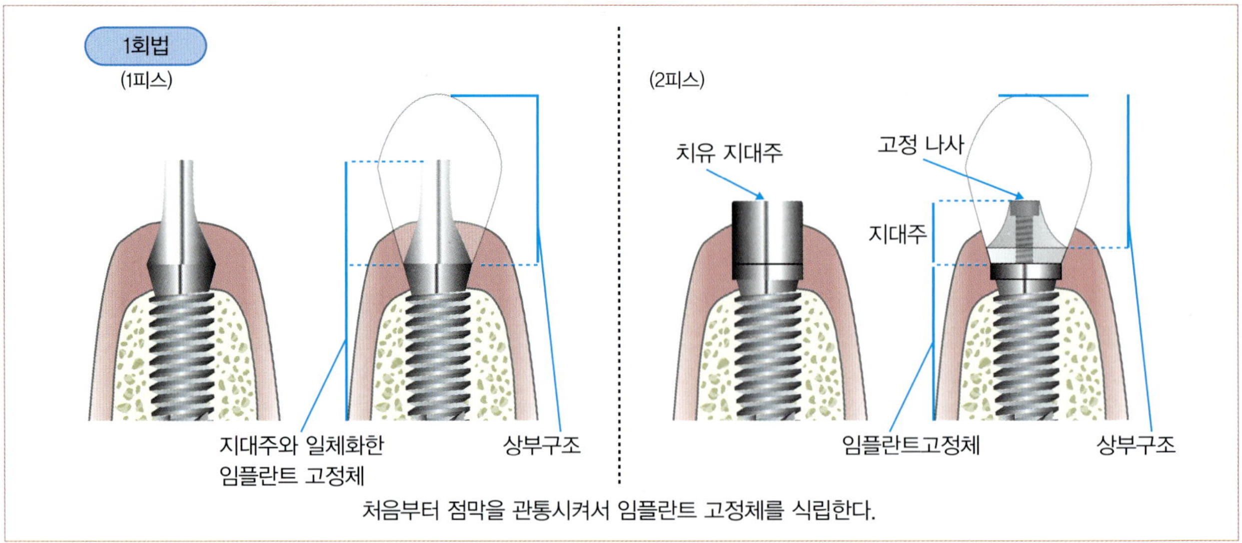

그림 3-2-15 **1회법**

3) 해부학적 장애를 극복하기 위한 수술법

임플란트를 식립하려는 치조골의 해부학적 구조는 직경 3~6mm 길이 8mm 이상되는 임플란트를 식립하기에 충분한 높이와 넓이를 가지고 있어야 한다. 이 조건을 충족하지 못하는 경우에는 외과적 처치를 통한 골 조성과 이식이 필요하다. 상악 구치부에서 치조골의 높이가 부족한 경우 상악동저의 점막을 밀어올리고 이식재로 채우는 상악동거상술(sinus lifting)을 시행한다. 또한 치조골의 높이가 낮거나 폭이 좁은 경우 골조직유도재생술(guided bone regeneration, GBR)을 시행하거나 치조제 폭을 증가시키는 치조제증대술(alveolar ridge augmentation)을 시행한다. 하악 구치부에서 하치조신경의 손상이 예상되는 경우에는 하치조신경재위치술(inferior alveolar nerve repositioning)을 시행한다.

7. 임플란트 수술 후 주의사항 및 관리

(1) 수술 후 주의사항

① 구강 내 거즈는 1시간 후 제거한다.
② 수술 후 2일 동안은 환부를 냉찜질 한다.
③ 수술 후 하루 정도는 칫솔질은 하지 말고 구강세척제로 2~3회 양치한다.
④ 혀를 환부에 대지 말고, 코는 세게 풀지 않는다.
⑤ 수술 후 2~3일은 유동식을 섭취하며, 금연 · 금주하고 심한 운동도 하지 않는다.
⑥ 수술 후 2일 정도는 평소보다 높은 베개를 사용한다.
⑦ 수술에 따른 문제점이나 부작용이 발생한 경우 치과에 내원해서 점검을 받는다.

(2) 수술 후 환자관리

① 감염 가능성이 있거나 기존 염증이 있는 경우, 항생제 투약을 1~2주일 더 진행한다.
② 창상의 치유과정을 관찰하며 봉합사 제거 시까지 가능한 매일 드레싱을 한다.
③ 3~6개월마다 정기검사를 실시하여 환자가 구강위생관리를 효과적으로 하고 있는가를 점검한다. 임플란트 주위조직에 염증이 발생하면 임플란트가 탈락하기도 한다(그림 3-2-16).

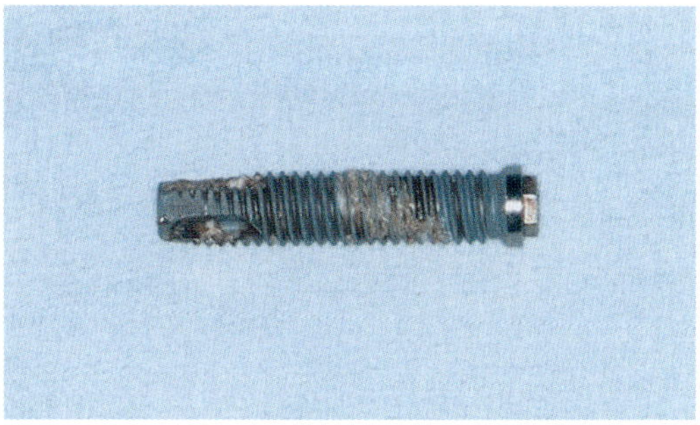

그림 3-2-16 **탈락한 스크류형 임플란트**

8. 임플란트 수술 시 치과위생사의 역할

(1) 수술 전

① 설문지나 문진, 방사선사진을 통해 환자의 건강상태를 확인하는 등 수술 전 환자에 대한 철저한 준비가 필요하다.
② 임플란트 수술의 전 과정을 정확하게 이해하여, 수술에 필요한 기구, 장비, 물품 등을 세밀하게 준비해야 한다.
③ 환자에게 수술의 전 과정을 충분히 이해시켜 수술에 따른 동의서를 받는다.

(2) 수술 중

① 치과의사의 협조자로서 신속하고 효과적으로 진료를 지원한다.
② 환자가 편안하게 수술을 받을 수 있도록 최선을 다한다.

(3) 수술 후

① 환자에게 주의사항을 알려주고 이해했는지 다시 한번 확인한다.
② 임플란트 장착 후에도 정기검사를 실시하여 지속적인 구강위생관리를 지도한다.
③ 임플란트 표면에 흠집이 생기지 않도록 플라스틱스케일러 혹은 티타늄 스케일러를 사용하여 치면세균막을 제거하고 치간칫솔, 치실 등의 구강위생용품을 환자가 사용하도록 교육하여 자가관리를 철저히 하도록 한다.

■ 임플란트 수술의 성공과 실패

● **성공 기준**

① 임상적으로 임플란트에 동요가 없어야 한다.
② 방사선사진에서 임플란트 주위에 방사선투과상이 보이지 않아야 한다.
③ 임플란트 수술 1년 후부터 매년 0.2mm 이하의 수직골 흡수가 관찰된다.
④ 통증, 불편감, 감염, 지각이상 등의 증상이 없어야 한다.

● **실패 기준**

① 임플란트 주위에 전반적인 방사선투과성이 나타난다.
② 임플란트 주위 처치와 무관하게 급속 진행형의 골소실이 있다.
③ 0.5mm 이상의 수평동요 또는 수직동요가 있다.
④ 타진 시 통증이 발생한다.
⑤ 치료를 위한 외과적 시도에도 불구하고 삼출액이 조절되지 않는다.
⑥ 임플란트가 잘못된 위치에 식립되어 보철물 지지가 불가능하다.

핵심포인트

① 치과 임플란트란 상실된 치아를 대체 수복하기 위해 치조골 또는 악골 내에 식립하여 자연치아와 같은 역할을 하는 생체친화적인 인공치근이다.

② 임플란트 매식체의 재료는 티타늄을 주로 사용하는데 티타늄은 공기 중에 노출된 후 산화막(TiO_2)을 형성하여 부식에 저항하며 골유착 및 생체적합성이 높다는 장점을 가지고 있다.

③ 임플란트는 매식체의 고정 형태에 따라 골막하 임플란트, 골관통형 임플란트, 골내 임플란트 등으로 분류되는데 골내 임플란트가 가장 많이 사용된다.

④ 골내 임플란트는 스크류형, 블레이드형, 실린더형으로 분류되는데, 스크류형이 가장 많이 사용된다.

⑤ 임플란트는 고정체(fixture), 지대주(abutment), 상부구조(crown)로 구성된다.

⑥ 임플란트 절대금기증은 심한 전신질환이나 면역력 저하 등이 있는 환자, 알코올이나 약물중독자, 성장이 끝나지 않은 어린 환자, 스스로 구강위생관리가 불가능한 환자 등이다.

⑦ 임플란트 수술에는 2회법과 1회법이 있는데, 2회법에서는 1차 수술에서 임플란트 매식체의 식립, 2차 수술에서 최종 보철물 장착, 1회법에서는 1차 수술에서 매식체의 식립과 최종 보철물의 장착이 함께 이루어진다. 보통 2회법으로 시행한다.

⑧ 임플란트를 식립하는 부분의 골량이 충분하지 않는 경우에는 골이식(상악동거상술 등)이나 골유도재생술, 치조제증대술 등이 필요하다.

Chapter 03

구강악안면 영역의 외상

핵심 용어 ▶▶ 파절, 탈구, 재식, 외상성 골절, 병적골절, 직접골절, 간접골절, 유리골절, 불리골절, 단순골절, 복합골절, 골편변위, 정복 · 고정(관혈적 · 비관혈적), 부목, 악간고정, 가관절, 상처치유, 1차 치유, 2차 치유, 반흔

학습목표

1 치아의 외상

1. 치아의 외상을 분류할 수 있다.
2. 외상 치아의 치료방법을 설명할 수 있다.
3. 치주조직의 외상을 분류할 수 있다.
4. 외상을 입은 치주조직의 치료방법을 설명할 수 있다.
5. 탈구된 치아의 보관방법을 설명할 수 있다.
6. 치아와 치조골 골절 시 필요한 기구를 준비할 수 있다.
7. 치아재식술의 적응증을 설명할 수 있다.
8. 치아재식술 시 필요한 기구를 준비할 수 있다.
9. 치아재식술 시 치아처치법을 설명할 수 있다.

2 악골의 골절

1. 악골 골절의 원인을 설명할 수 있다.
2. 악골 골절의 분류법을 설명할 수 있다.
3. 악골 골절의 호발부위를 열거할 수 있다.
4. 악골 골절의 증상을 설명할 수 있다.
5. 악골 골절의 치료방법을 기술할 수 있다.
6. 악골 골절의 합병증을 기술할 수 있다.

3 연조직의 손상

1. 연조직 처치의 과정을 기술할 수 있다.
2. 연조직 손상의 종류를 열거할 수 있다.
3. 연조직 손상의 치료방법을 설명할 수 있다.
4. 연조직의 1차 치유과정을 설명할 수 있다.
5. 연조직의 2차 치유과정을 설명할 수 있다.
6. 상처치유를 지연시키는 요소를 열거할 수 있다.

1 치아의 외상

급격하고 강한 외부의 힘이 치아에 가해지면 그 크기와 방향에 따라 치아손상이 발생하게 된다. 치아의 타박상으로 치주인대가 파열되거나 치아가 탈구되거나 파절되기도 한다. 손상의 정도는 외부 힘의 강도나 방향에 따라 달라진다.

1. 법랑질 균열(Enamel crack)

치아 실질조직은 결손되지 않고 법랑질에 금이 간 상태로 불완전 파절을 나타낸다. 즉각적인 처치가 필요하지는 않지만 균열로 인해 주위 조직(치수나 치아지지조직)에 손상을 주는 경우도 있으므로 주기적으로 경과관찰을 하여 대처한다.

2. 치아파절(Fracture of tooth)

외부 힘에 의해 치아가 파절된 상태를 말한다. 파절부위에 따라 치관파절과 치근파절, 치관-치근파절로 분류되며(그림 3-3-1), 정도에 따라 단순파절, 복잡파절로 분류된다. 상악 전치부에서 호발한다.

(1) 단순 치관파절

치수노출 없이 법랑질 또는 법랑질과 상아질이 파절된 경우로, 즉각적인 임시수복을 하여 또 다른 자극에 의한 손상 가능성을 최소화한다. 치수를 정상적인 상태로 회복시키려면 1개월 이상 소요되므로 이 기간 동안 치아 진정 및 주기적 관찰을 실시한다.

치수생활력검사에서 반응이 정상이면 영구수복을 한다.

(2) 복잡 치관파절

법랑질, 상아질 및 치수노출이 발생한 경우로, 치수에서의 출혈, 자발통이나 온열자극에 의해 심한 통증이 나타난다(그림 3-3-1B, 3-3-2). 연조직 손상이나 치조골 골절을 동반하는 경우도 있다. 파절 정도 및 파절 후 경과된 시간에 따라 직접치수복조술, 치수절단술, 근관치료 등을 한 후 치관수복을 실시한다.

(3) 단순 치관-치근파절

법랑질, 상아질, 백악질의 파절과 함께 치수노출은 발생하지 않은 경우로, 치아에 순간적인 강한 힘이 가해질 때 발생하며 주로 수직파절의 형태로 나타난다. 단순 치관파절에 준해서 치료한다.

(4) 복잡 치관-치근파절

법랑질, 상아질, 백악질의 파절 및 치수노출이 발생한 경우로, 근관치료를 한 후 치관수복 치료를 하는데 수복이 불가능한 경우에는 발치한다. 치근파절의 대부분을 차지한다.

(5) 치근파절

치근의 상아질, 백악질 및 치수가 포함된 파절로 외상과 동시에 탈구가 일어나는 경우가 많다. 주로 수평성 파절이 일어난다(그림 3-3-1C).

교합통이나 타진통, 치관의 동요가 관찰되며 방사선 검사에서 파절선을 확인할 수 있다(그림 3-3-3). 또한, 방사선의 투영각도에 따라 파절선이 이중으로 보이거나 보이지 않는 경우도 있으므로 주의가 필요하다.

치경부 파절, 치근단 파절, 치근중앙부 파절로 분류된다. 치경부 파절인 경우에는 파절편의 고정이 어렵고 감염 위험도 높아 예후가 나쁘다. 파절편을 제거하고 근관치료를 실시한다. 치근단 파절이나 치근중앙부 파절인 경우에는 파절편을 제자리에 위치시켜 고정하는 데 2~3개월 정도의 고정 기간이 필요하다.

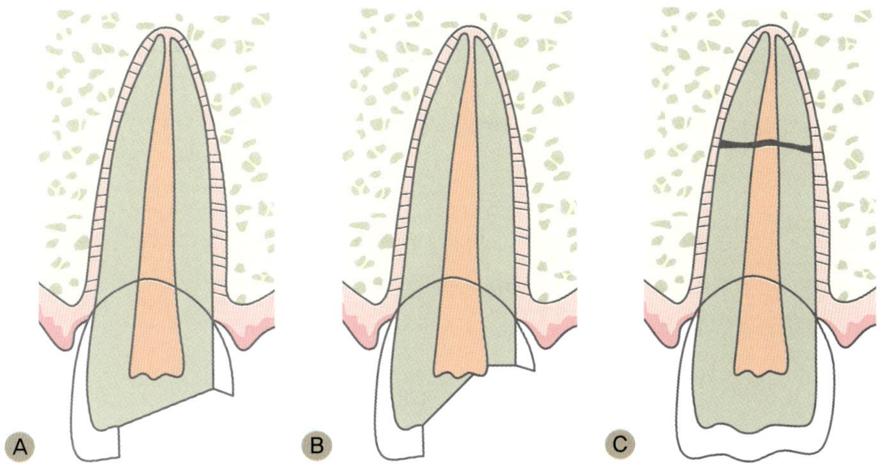

그림 3-3-1 **치아파절**

A. 단순 치관파절 B. 복잡 치관파절 C. 치근파절

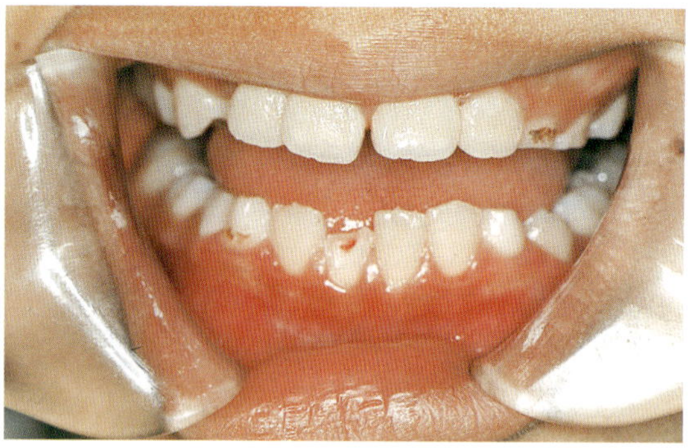

그림 3-3-2 치수노출을 동반한 치관파절

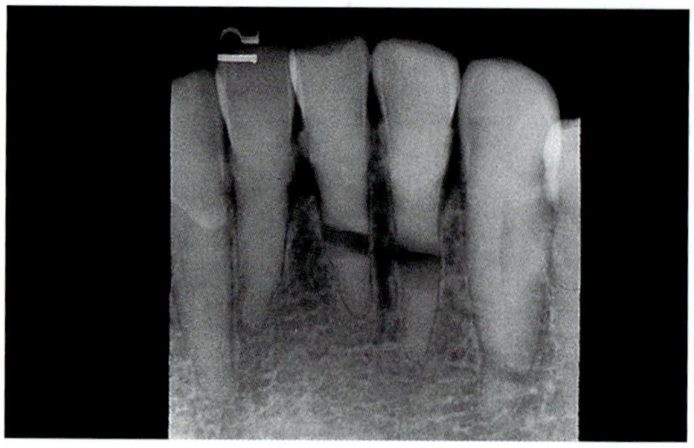

그림 3-3-3 치근파절의 치과방사선 사진

3. 치주조직의 손상

1) 치아진탕(Concussion)

치아가 강한 충격을 받아 치주조직이 예민해져 있는 상태로 치아동요나 변위는 나타나지 않지만, 타진에 민감한 반응을 보인다. 치수생활력검사를 하여 치수손상 여부를 확인하며, 치수손상 발생 시 근관치료가 필요할 수 있다. 치아접촉에 의한 통증이 심할 경우 대합치와 접촉되는 부위를 약간 삭제하여 교합력을 감소시켜 주며 상태를 지켜본다.

2) 치아 아탈구(Subluxation)

일부 치주인대가 손상되고 치아의 비정상적인 동요는 있으나 치아변위는 없는 손상이다. 치료는 진탕과 비슷하며 치아동요도에 따라 고정이 필요할 수 있다.

3) 치아탈구(Luxation of tooth)

외부의 힘에 의해 치아와 치조골을 연결하고 있는 치주인대가 끊어져 치아가 치조와(dental socket) 내의 본래 위치에서 변위되는 것을 탈구라고 한다(그림 3-3-4).

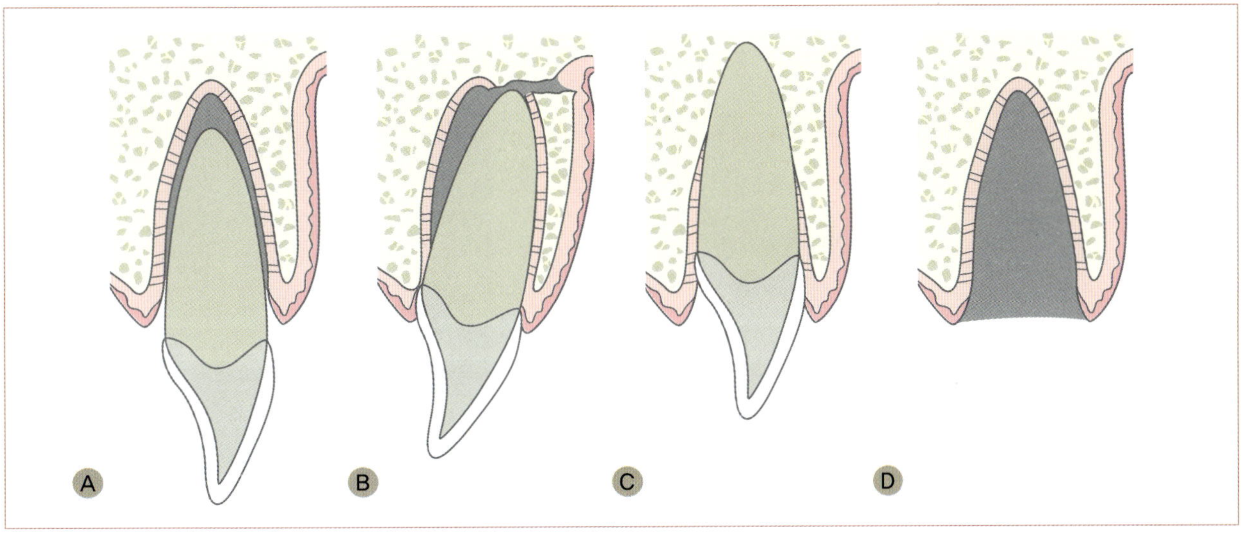

그림 3-3-4 **치아탈구**

A. 치아정출 B. 치조골 골절을 동반한 측방성 탈구 C. 치아함입 D. 완전탈구

(1) 치아정출(extrusion) (그림 3-3-4A)

치조골에서 치아가 부분적으로 탈구된 경우이다. 방사선 검사에서 치근과 치조백선(lamina dura) 사이에 폭넓은 투과상이 관찰된다. 치아를 제자리에 원위치 시키고 고정치료를 하며 정기적으로 치수생활력 검사를 시행하여 무수치로 진행되면 근관치료를 한다.

(2) 측방성 탈구(lateral displacement) (그림 3-3-4B)

치조골 골절로 인해 치아가 측방으로 전위된 경우이다. 치아와 치조골을 제자리에 위치시킨 후 고정한다.

(3) 치아함입(intrusion) (그림 3-3-4C, 3-3-5)

치조골 골절과 함께 치아가 치조골 내부로 변위된 경우이다. 현저한 치아동요는 관찰되지 않으며(그림 3-3-5A), 상악 전치부에서 호발한다. 방사선 검사에서 치근과 치조골의 중복상이 관찰된다(그림 3-3-5B). 유치(미완성 근첨)인 경우 재맹출을 기다려 보고, 영구치(완성 근첨)는 교정장치를 이용하여 재맹출을 유도한다. 정기적으로 치수생활력 검사를 하고, 염증성 치근흡수를 방지하기 위해 필요한 경우 근관치료를 한다.

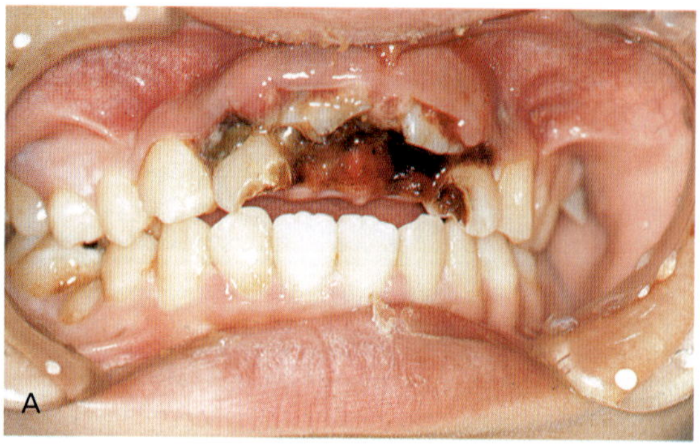
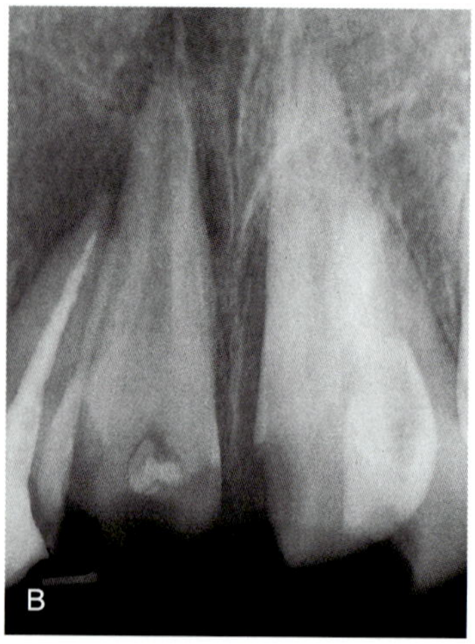

그림 3-3-5 **치아함입**
A. 구강 내 소견 B. 교합방사선 사진

(4) 완전탈구(avulsion) (그림 3-3-4D, 3-3-6)

치아가 치조와에서 완전히 외부로 빠져나온 상태 또는 주위 조직 내로 혼입된 상태를 완전탈구라고 한다. 증상으로는 자발통 및 치조와에서의 출혈이 발생한다.

탈구된 치아가 오염되거나 건조되어 있지 않고 또 치조골 골절에 의해 큰 골결손이 없으면 재식술(replantation)을 시행한다.

일반적으로 재식술의 성공 여부는 치수와 치주인대의 손상 정도, 치아탈구 시점부터 치조와 내로 재식될 때까지의 경과시간, 탈구된 치아의 보관상태에 따라 달라진다.

이중에서 치아탈구 시점부터 치조와 내로 재식될 때까지의 경과시간이 특히 중요한데, 일반적으로 30분 이내에 재식을 시행한 경우에는 90% 이상의 성공률을 보인 반면, 30~90분 사이에 재식을 시행한 경우에는 약 40~50%의 성공률을 보였고, 90분 이상 경과한 경우에는 대부분 실패하였다.

탈구된 치아의 보관상태도 중요한데, 가장 이상적인 방법은 치아가 탈락된 원래의 치조와에 치아를 위치시켜서(일시적 재식상태) 치과진료실로 이동하는 것이다.

이것이 곤란한 경우에는 탈구된 치아를 혀밑에 넣어서 이동하거나 생리식염수나 우유에 담가서 이동한다. 남아있는 치주인대를 보존하기 위하여 치근 표면을 건드리거나 문지르지 않는 것이 중요하며 치관 부분을 잡고 생리식염수를 뿌리거나 식염수에 적신 거즈를 이용한다.

탈구된 치아는 치조와에 조심스럽게 위치시킨 후 2주 정도 고정한 다음 검사를 하여 치근흡수나 치수괴사 등의 소견이 나타나면 즉시 근관치료를 한다. 한번 탈구되었던 치아는 재식에 성공한다고 해도 지속적인 정기검진이 필요하다.

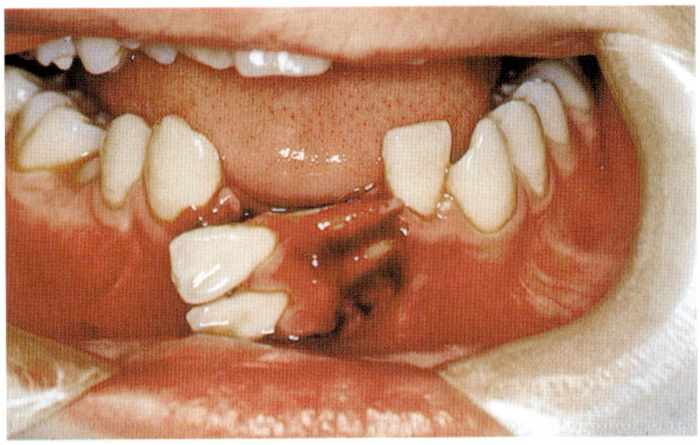

그림 3-3-6 **치아의 완전탈구**

4. 치조골 골절

치조골 골절은 전치부에서 많이 발생하는데, 특히 상악 전치부가 호발부위이다.

증상은 치아와 함께 주위 치조골의 이상 가동성이 느껴지고 골절선을 따라 치은의 압통이 확인된다.

골편은 외부의 힘이 가해진 방향으로 변위하는데 대부분의 경우 안쪽에 위치한다. 방사선 검사에서 골절선이 관찰되지만, 치조골 골절에서는 구분하기 어려운 경우도 적지 않다. 치아파절이나 탈구를 동반하는 경우가 많고 치은이나 구강점막의 열상이나 출혈도 종종 관찰된다(그림 3-3-7).

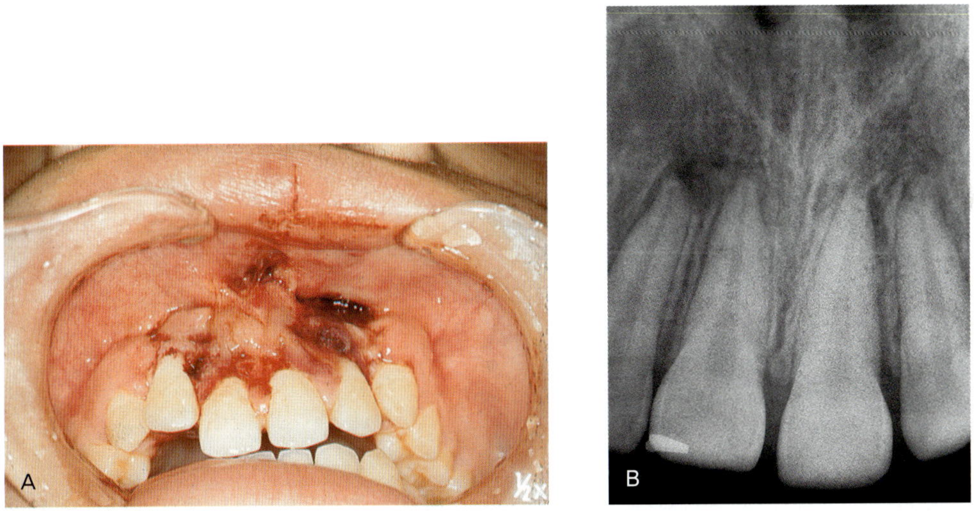

그림 3-3-7 **치조골 골절**

A. 구강 내 소견 B. 교합방사선 사진

1) 치료

치료법은 골편이 작으면 부골(분리뼛조각, sequestrum)이 되어 배제되는 경우가 많기 때문에 제거한다. 골편이 어느 정도 크고 주위 연조직에서의 혈류가 확보되어 있는 경우에는 골편을 정복하여 부목(splint)고정을 한다. 또한, 연조직 손상이 있는 경우에는 제일 먼저 봉합처치를 한다. 또 치아파절이나 탈구를 합병하고 있는 경우에는 골편의 정복, 고정과 함께 치아 치료를 한다.

(1) 필요한 기구

① 치경, 핀셋, 외과용 핀셋
② 소독 면구, 멸균 거즈
③ 생리식염수, 일회용 주사기
④ 마취용 주사기, 주사침, 국소마취제
⑤ 지침기, 봉합침, 봉합사, 봉합사 가위
⑥ 고정용 플라이어, 가위
⑦ 강선(지름 0.3mm)
⑧ 접착성 레진

(2) 술식

① 임상검사

임상적 및 방사선학적으로 충분히 검사하여 치아 및 치조골의 손상 정도, 손상부위, 연조직손상의 합병 여부와 그 정도 등을 판단한다(그림 3-3-8A). 또 필요에 따라 혈압이나 맥박을 측정한다.

② 상처의 세정 · 소독

상처를 생리식염수로 충분히 세정하여 이물질, 치아파절편, 작은 골편 등을 꼼꼼하게 제거한다.
완전탈구된 치아는 치근 표면의 치주조직을 손상하지 않도록 주의하면서 부착되어 있는 이물질을 생리식염수로 씻어내고 멸균생리식염수에 담가 보존한다.

③ 국소마취

표면마취와 침윤마취를 실시한다.

④ 연조직 손상의 지혈 및 봉합

열상 등의 연조직 손상이 합병된 경우에는 지혈을 확인한 후 봉합, 폐쇄한다(그림 3-3-8B).

⑤ 치아 및 골편의 정복

손가락으로 치아나 치조골의 위치를 교정한다. 함입된 치아에 대해서는 발치겸자를 사용해서 정복한다. 완전탈구된 치아는 치조와에 삽입한다(그림 3-3-8C).

⑥ 고정

인접 치아의 상태에 따라 고정법을 선택하는데, 일반적으로는 강선과 접착성 레진을 조합해서 적용한다(그림 3-3-8D). 인접 치아에 의한 고정이 불충분한 경우에는 plate 형태의 부목이 사용된다.

⑦ 감염 예방 및 소염

항생제, 소염진통제를 투여하여 감염을 예방한다.

⑧ 수술 후 경과관찰

처치 직후에 방사선 사진을 촬영하여 정복 및 고정이 적절하게 되었는지를 확인한다. 1주일 후 봉합사를 제거하고 약 3~8주일 후에 고정을 제거한다. 탈구치아의 경우 치근단공에서의 혈류가 단절되기 때문에 치수는 괴사되지만, 치근이 미완성된 치아에서는 재생되는 경우도 많아 주의 깊은 경과관찰이 필요하다. 그러나 치근이 완성된 치아에서는 치수가 재생되지 않는 경우가 많아 약 3주일 후부터 수산화칼슘 제제를 사용하여 치수치료를 해야 한다.

또한, 가글제를 병용한 구강위생지도와 정복 및 고정 치아의 안정을 위한 식사지도를 한다.

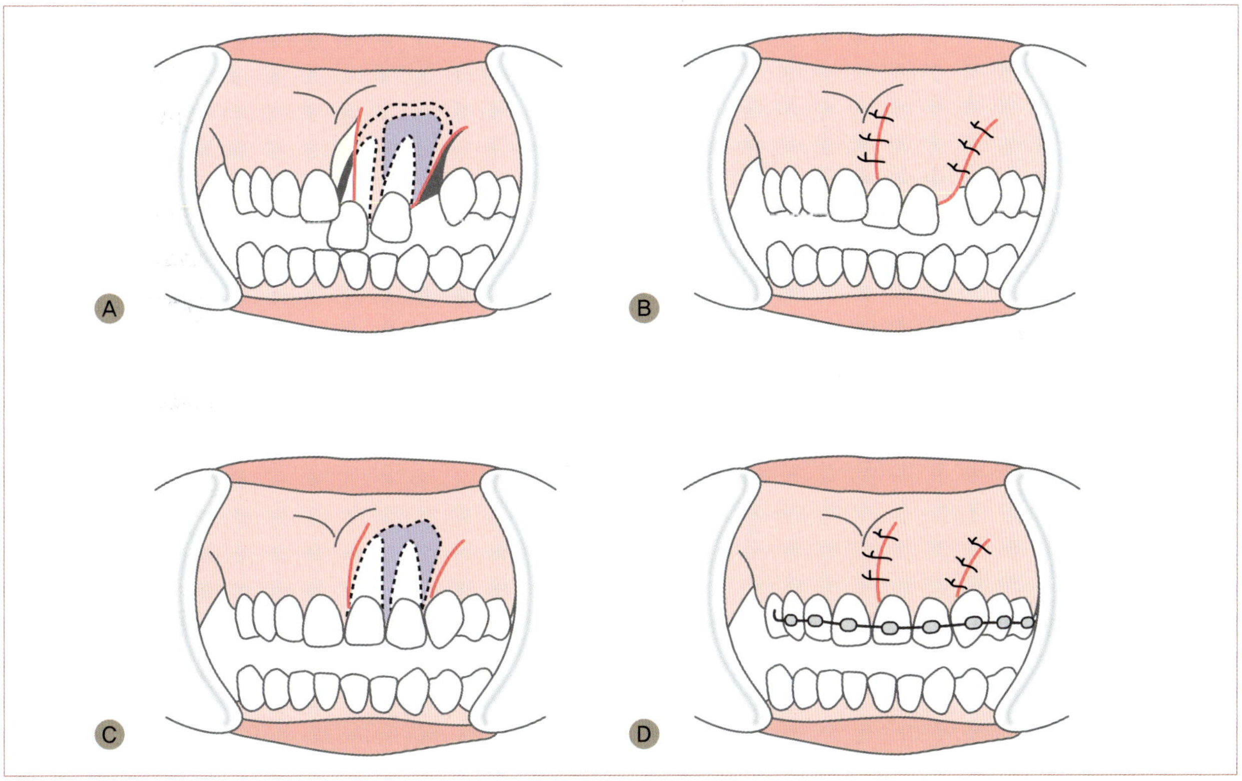

그림 3-3-8 **치아탈구 및 치조골 골절 치료**

A. 상악 좌측 중절치의 불완전탈구와 상악 좌측 중절치~측절치의 치조골 골절
B. 치은열창의 봉합
C. 치아와 치조골의 정복
D. 치과교정용 와이어와 접착성 레진에 의한 고정

5. 치아재식술 및 치아이식술(Tooth replantation & Transplantation)

치아재식술이란 외상 등으로 치아가 완전탈구된 경우 치아를 제자리에 심어주어 치아의 기능을 회복시키는 술식이다. 치아재식을 위해서는 치아나 치근에 파절이 없고 치근단 병소가 없어야 한다. 또, 치조와 벽의 골절이나 염증도 없어야 한다. 치주인대는 30분 이상 실온에 방치하면 90% 이상이 괴사되기 때문에 완전탈구로 치아가 탈락된 경우에는 가능한 빨리 치과에 내원해야 한다.

치아이식술은 치료를 위해 치아를 본래의 위치에서 다른 치아의 치조와로 옮겨 심는 술식으로 의도적 재식술과 자가치아 이식술의 두 종류가 있다.

의도적 재식술은 일반적인 치료가 곤란한 치아를 발거하여 치료한 후 그 치아를 본래의 자리에 넣어 치아를 살리는 술식이며, 자가치아 이식술은 치유가 불가능한 치아를 발거한 다음 그 자리에 동일 개체의 다른 치아(사랑니 등)를 옮겨 심는 술식이다. 이를 위해서는 우선 기능하지 않는 이용 가능한 치아가 있어야 하고, 이식될 부위에 치근단 병소가 없어야 하며 충분한 폭경이 확보되어야 한다.

1) 적응증

(1) 치아재식술

① 치아가 탈락된지 가능한 짧은 시간 이내여야 한다(30분 이내).
② 탈구된 치아의 보존상태가 좋아야 한다.
- **구강 외로 탈구된 치아** : 생리식염수, 우유 등에 넣은 상태
- **구강 내로 탈구된 치아** : 본래의 치조와에 넣거나 혀밑에 넣은 상태

③ 치조골이나 주위 연조직에 손상이 적어야 한다.

(2) 치아이식술

① 이식할 치아는 치아파절이나 치근단 병소가 없어야 한다.
② 이식받을 부위의 치조와도 골절이나 염증이 없어야 한다.

2) 필요한 기구

① 치경, 핀셋
② 소독 면구, 거즈
③ 생리식염수, 일회용 주사기
④ 마취 주사기, 주사침, 국소마취제
⑤ Spoon excavator, 치주큐렛 (치아면에 괴사된 조직이나 연조직을 제거)
(필요 시 고속핸드피스, 버)

⑥ 부목(치아 고정용 와이어, 와이어홀더, 와이어커터)
⑦ 복합레진 세트
⑧ 교정용 플라이어
⑨ 광조사기

3) 술식

(1) 치아재식술

① 수술부위의 소독
② 국소마취
③ 치조와 세척
④ 발거된 치아의 발수 및 근관충전
⑤ 치아식립 및 레진과 강선을 이용한 부목고정
⑥ 교합조정
⑦ 투약

(2) 치아이식술

① 수술 부위의 소독
② 국소마취
③ 이식할 부위의 노출(골막피판 형성)
④ 인위적 치조와 형성
⑤ 이식 치아의 발치(외상 최소화)
⑥ 이식 치아를 이식할 부위에 식립하고 부목 고정
⑦ 봉합 후 치주팩 적용
⑧ 방사선 사진 촬영 및 투약

4) 예후

(1) 치아재식술

치아재식술의 예후는 치아가 탈락된 시간부터 재식까지의 시간 및 탈구된 치아의 보존상태에 좌우된다.

① 전신적 급성 질환 또는 장기간에 걸친 만성 · 소모성 질환이 있는 경우는 예후가 나쁘다.
② 치아가 탈락된 후 시간이 짧을수록, 보존(치조와 또는 혀밑에 보존, 생리식염수, 우유 등에 보존)이 잘 되어 있을수록 예후가 좋다.

(2) 치아이식술

이식 치아의 생착이 성공하려면 이식 치아 발치 시 치아에 직접적인 손상이 없어야 한다. 그래야 치주인대의 재부착이 잘 이루어져 정상 치아와 같은 기능을 할 수 있다.

2 악골의 골절

악골 골절이란 상악골이나 하악골에서 일어나는 골절을 말한다. 상악골은 상악을 만드는 뼈로, 주위의 관골, 구개골, 비골, 누골, 사골 등과 함께 안모의 형태를 이루고 있어 상악골 골절을 중안모 골절이라고도 한다. 악골 골절이나 안면골 골절의 발생 원인은 교통사고가 가장 많고 그 밖에 낙상사고, 구타, 스포츠, 작업사고 등이 있다. 또 드물기는 하지만 발치 합병증으로서도 발생한다.

발생빈도는 20대가 가장 많고 이어서 10대, 30대의 순이다. 또 성별로는 대략 7:1 또는 4:1로 남성에게 압도적으로 많다. 그러나 최근에는 성별에 따른 차이가 감소하는 경향에 있는데 그것은 여성의 사회진출과 연관이 있는 것으로 보인다.

안면골 골절의 발생 부위로는 비골이 가장 많고 이어서 하악골, 상악골, 상 · 하악골, 관골 · 관골궁을 포함한 순이다. 하악골에서는 과두부, 우각부, 골체부, 정중 전치부가 골절이 잘 일어나는 부위이다(그림 3-3-9).

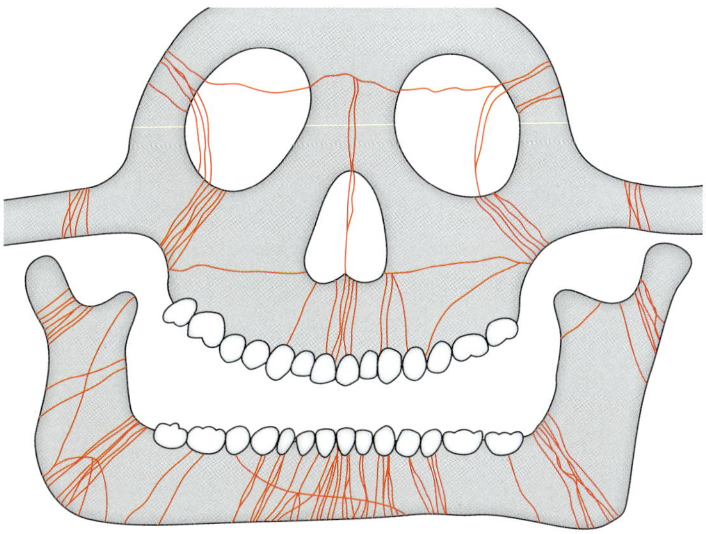

그림 3-3-9 **악골골절의 호발부위**

두개 및 안면 부위에 손상을 입은 경우는 악골 골절의 가능성을 염두에 두고 검사를 해야 한다. 사고 발생 시간 및 병원에 도착하기까지 발생한 증상 및 투약 등에 대해 문진해야 하며 시진, 촉진, 방사선 검사 등을 시행해야 한다.

1. 악골 골절의 분류

1) 원인에 따른 분류

① 외상성 골절

강한 외부의 힘에 의해 발생하는 골절로 교통사고, 산업재해, 운동, 폭력 등에 의해 발생하는 골절이다.

② 병적 골절

염증이나 종양 등 뼈의 병변이 진행되어 물리적인 교합력이나 약한 힘에 의해 발생하는 골절이다.

2) 연조직 손상에 따른 분류

① 단순골절(폐쇄성 골절, simple or closed fracture)

골절부를 덮고 있는 피부나 점막에 개방창을 동반하지 않으며, 골절편이 외부와 통하지 않는 골절이다.

② 복합골절(개방성 골절, compound or open fracture)

피복 연조직에 손상이 있어 골절부가 외부로 드러나 있어 골절편이 외부와 통해 있는 골절이다.

3) 골절상태에 따른 분류

① 불완전골절(green stick fracture)

골절부의 분리가 불완전해서 한쪽은 부러지고 다른 한쪽은 연속되어 있는 골절이다. 주로 어린이에게 자주 발생한다.

② 완전골절(complete fracture)

골절부가 단절되어 완전 분리된 골절이다.

4) 외부 힘의 작용부위에 따른 분류

① 직접골절

외부의 힘이 작용한 부위에 발생한 골절을 말한다.

② 간접골절

외부의 힘이 작용한 부위와 떨어진 부위에 발생한 골절을 말한다.

5) 골절선 수에 따른 분류

① 단발성 골절(single fracture)

하나의 골절선이 있는 골절이다.

② 다발성 골절(multiple fracture)

골절선이 여러 개 있는 골절로 한 곳이나 여러 곳에 발생한다.

③ 분쇄성 골절(comminuted fracture)

분쇄되어 나타나는 골절로 골절편이 다수이다.

6) 골절선 방향에 따른 분류

① 불리골절(unfavorable fracture)

골절선의 방향이 근수축력에 의한 골절편 분리를 야기하는 골절이다(그림 3-3-10).

② 유리골절(favorable fracture)

골절선 방향이 근수축력에 의한 골절편 분리를 일으키지 않는 골절이다(그림 3-3-11).

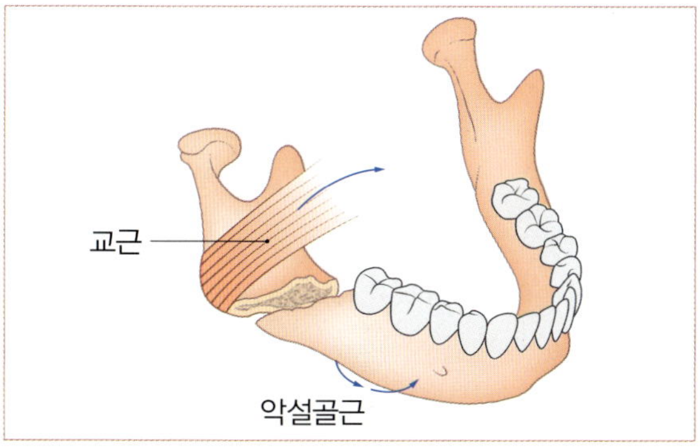

그림 3-3-10 불리골절

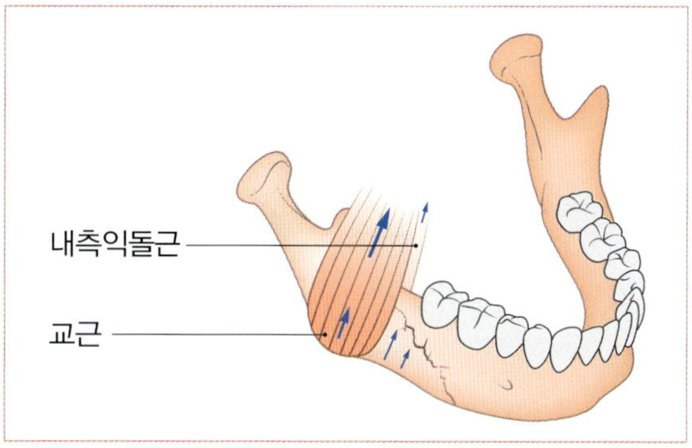

그림 3-3-11 유리골절

7) 골절 부위에 따른 분류

(1) 하악골 골절(mandible fracture)

하악골 골절은 악안면골절 중에서 발생빈도가 가장 높으며 하악과두, 우각부, 정중부 순으로 호발한다(그림 3-3-12).

하악골 골절에서는 골절편의 변위가 일어나는 것이 특징인데, 이것은 하악골에 부착하는 저작근이나 개구근의 견인력에 의해 발생한다. 골절편의 변위로 인해 정상적인 교합관계는 파괴된다(그림 3-3-13, 14).

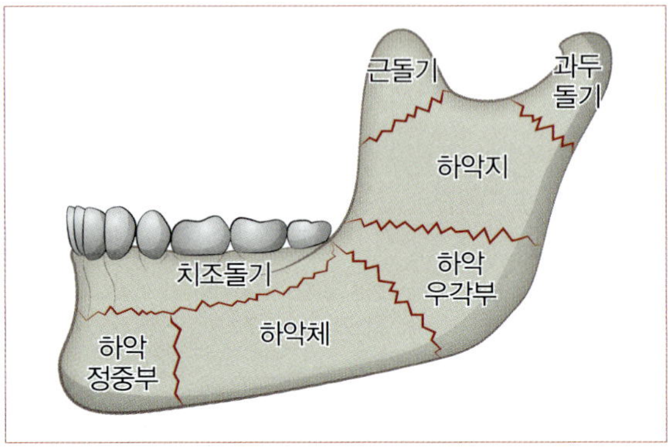

그림 3-3-12 **하악골 골절**

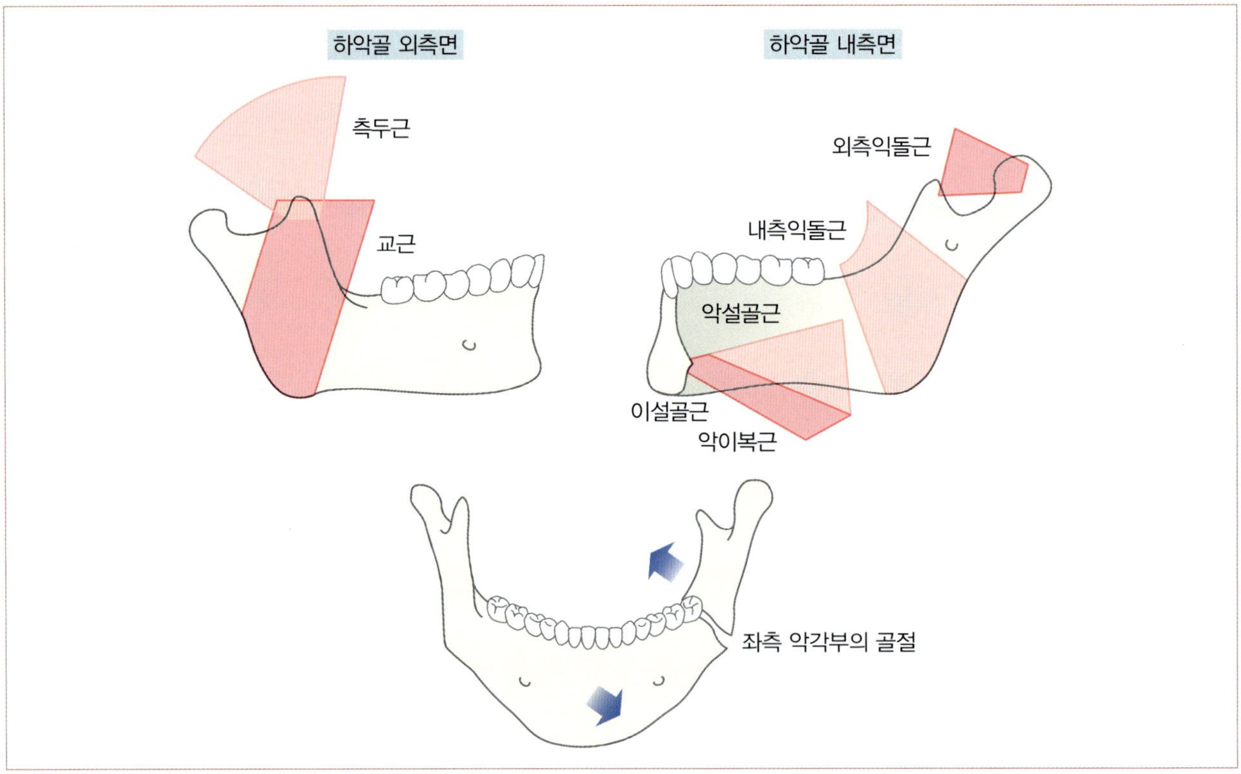

그림 3-3-13 **하악골의 근육 부착과 악각부 골절에서의 골절편 변위방향**

① 증상

- 안면의 열상, 출혈, 부종성 종창
- 구강점막의 열상, 좌상, 출혈, 부종성 종창, 동통(자발통, 운동통, 압통)
- 치아의 타박, 파절, 탈구, 교합이상, 악운동장애, 교합이상, 저작장애
- 발음장애, 침흘림 증상
- 호흡장애
- 감각신경 또는 운동신경의 손상이 합병되는 경우 그 지배 영역에 마비가 발생
  (예를 들어 하악각부 골절에 의해 같은 쪽 하순에 감각마비가 나타남)
- 하악 정중부 골절의 경우 개 · 폐구운동에 따라 골절부가 열리고 닫히는 현상(골호흡)(그림 3-3-15) 및 염발음(골편이 서로 부딪히는 소리) 발생

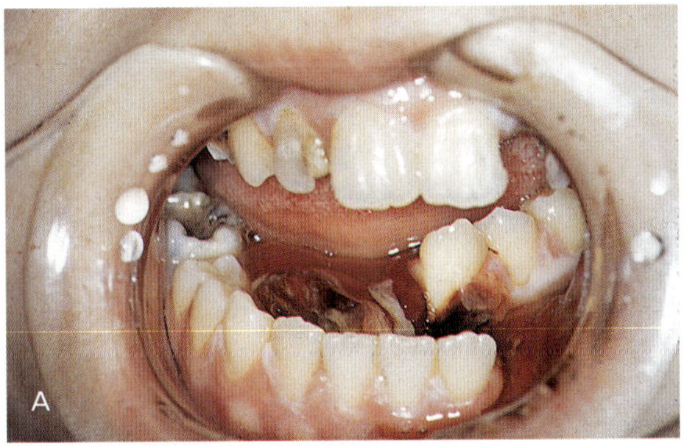
A

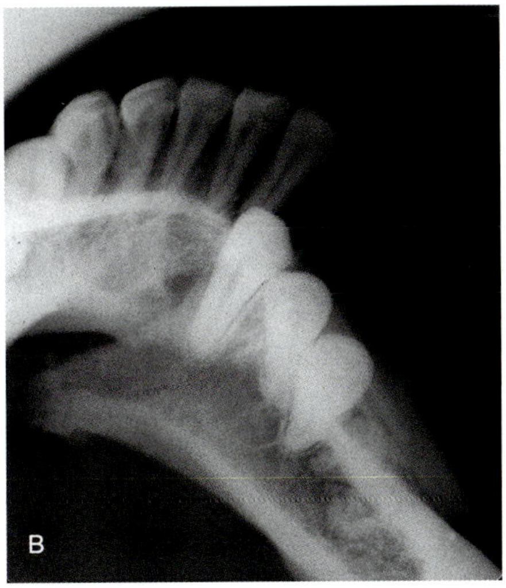
B

그림 3-3-14 **하악골 골절**
A. 구강 내 소견 B. 교합방사선 사진

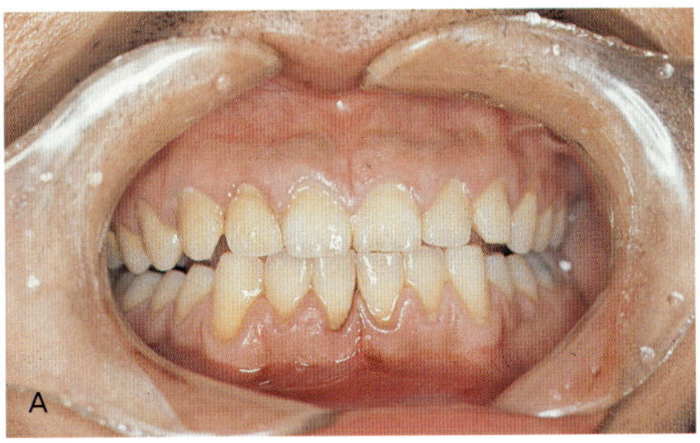
A

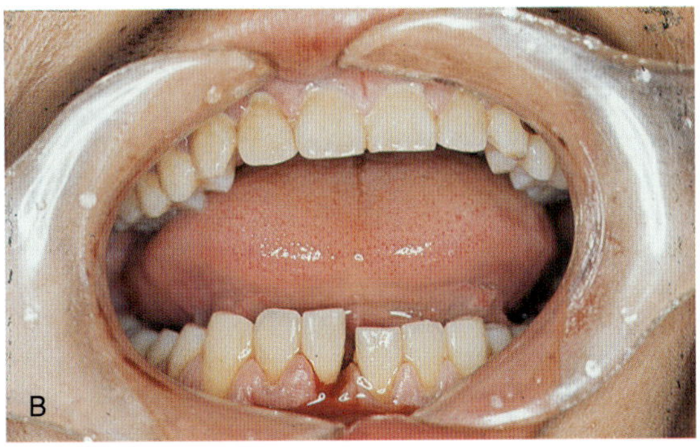
B

그림 3-3-15 **골호흡**
A. 폐구 시 B. 개구 시

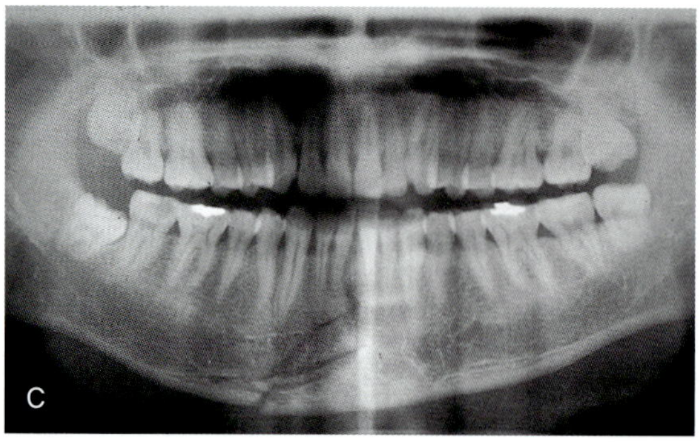

그림 3-3-15 **골호흡** (계속)
C. 파노라마 방사선 사진

(2) 중안모 골절(midfacial fracture)

중안모 골절이란 상악골을 중심으로 연결되어 있는 안면 중간 부위의 골조직에서 골절이 발생한 경우를 말하며 다음과 같이 분류된다.

① 상악골 골절(maxillary fracture)

상악골은 상악 부위에 있는 1쌍의 뼈로 관골, 구개골, 비골, 누골, 사골 등의 주위 뼈와 함께 안모의 형태를 이루고 있어 골절이 발생하면 관골 등 인접골의 복합골절을 동반하는 경우가 많다.
상악골 골절에서는 치조돌기 기저부 골절이 가장 많이 발생한다.

a. 증상

안면의 열상, 출혈, 부종성 종창, 구강점막의 열창, 좌창, 출혈, 부종성 종창, 동통(자발통, 압통), 치아의 타박, 파절, 탈구, 교합이상, 악운동장애, 교합이상, 지각이상, 저작장애, 발음장애, 침흘림, 위중한 경우는 호흡장애, 코출혈, 코막힘, 안와 주위의 피하출혈, 결막출혈, 안구편위, 복시, 눈물흘림 등의 증상이 나타난다.

b. 분류

상악골 골절은 해부학적 구조에 의해 골절이 발생하기 쉬운 부위가 정해져 있어, 다음과 같이 분류되고 있다(Le Fort 분류).

- **Le Fort의 분류** (그림 3-3-16)
  - Le Fort Ⅰ형 골절(수평골 골절) : 상악골 체부의 수평골절로 치조돌기부가 상악골에서 분리된다.
  - Le Fort Ⅱ형 골절(피라미드형 골절) : 상악골과 비골, 사골이 한 덩어리로서 주위 뼈에서 분리된 피라미드형 골절이다.
  - Le Fort Ⅲ형 골절(횡단 골절) : 양측의 관골, 안와, 비골을 가로지른 골절로 상악골을 비롯한 중안면의 뼈가 두개저에서 분리된 상태이다. 뇌척수액이 누출되어 역행성 감염의 위험이 있다.

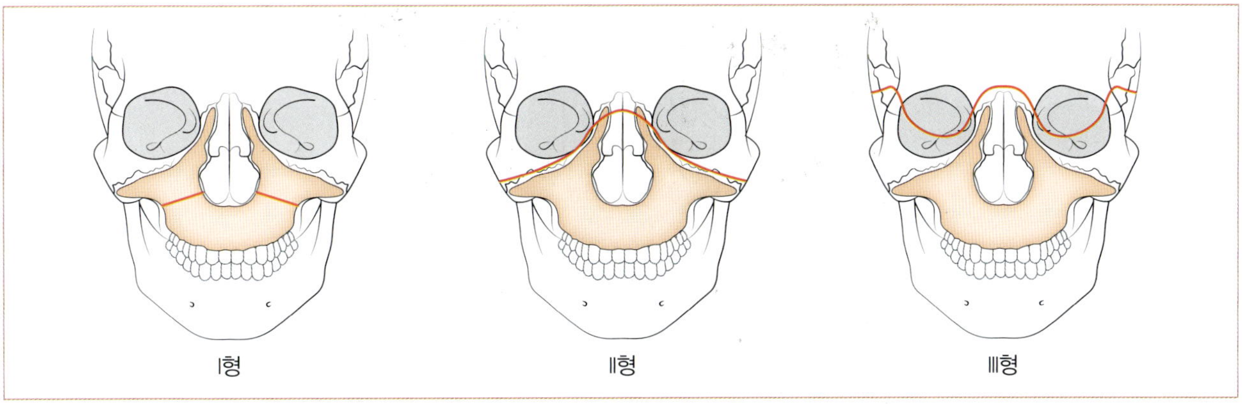

그림 3-3-16 **Le Fort의 분류**

② 관골 · 관골궁 골절(zygomatic fracture · zygomatic arch fracture) (그림 3-3-17)

관골 · 관골궁 골절은 상악골 골절과 합병되는 경우가 많으며, 대부분 관골 및 관골궁에 직접적인 외부의 힘이 가해져 골절이 발생한다.

상악골 골절 증상과 함께 안쪽으로 변위한 골편이 개구 시 하악골근돌기와 간섭을 일으켜 개구장애가 발생하기도 한다.

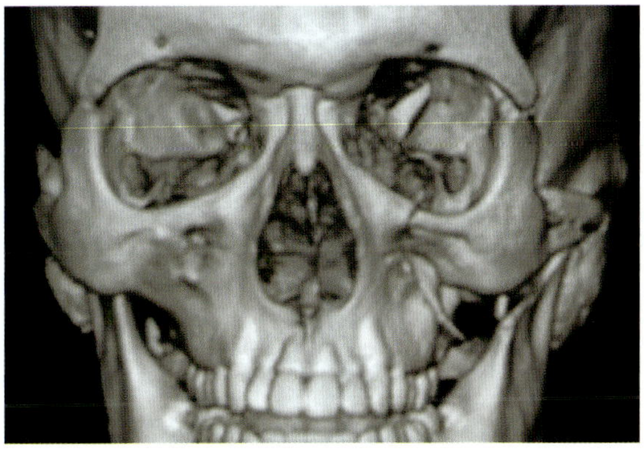

그림 3-3-17 **관골 골절**

③ 비골 골절(nasal bone fracture) (그림 3-3-18)

비골 골절은 안면골 골절 중에서 비교적 흔하게 발생하는 골절로, 비골 단독 골절도 흔하지만 중안모 골절과 함께 동반되어 발생하는 경우도 많다. 비골 골절이 발생하면 코의 함몰, 코 주위 열상, 비출혈 등의 증상이 나타나는데, 대부분 비관혈적 정복술로 치료가 가능하지만 골절편의 변위가 크거나 복합골절이 있는 경우는 관혈적 정복술이 필요하다.

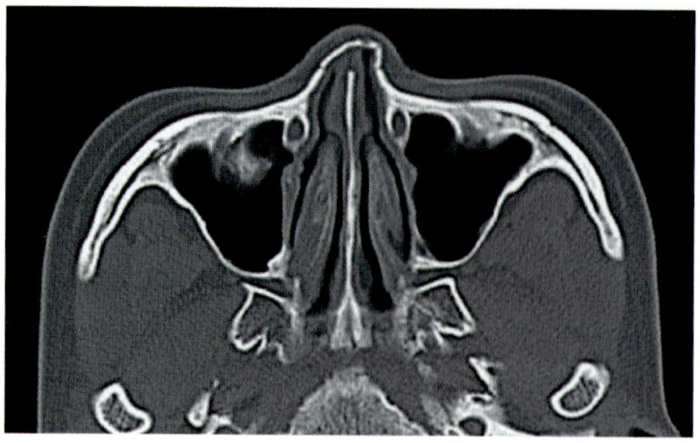

그림 3-3-18 비골 골절

④ **안와 골절**(orbital fracture) (그림 3-3-19)

안와 주위에서 일어나는 골절로 특히 약한 부분인 안와저나 안와 내측 부분에서 많이 발생한다. 안와저 골절인 경우 복시, 안구함몰, 안구운동 제한 등이 나타나며, 신경 손상으로 인한 감각이상이나 피하기종이 발생한다.

컴퓨터 단층촬영(CT)으로 진단하는데, 골절범위가 작고 다른 증상이 없으면 경과관찰을 시행하며, 복시나 안구함몰 증상이 발생하는 경우 수술이 필요하다.

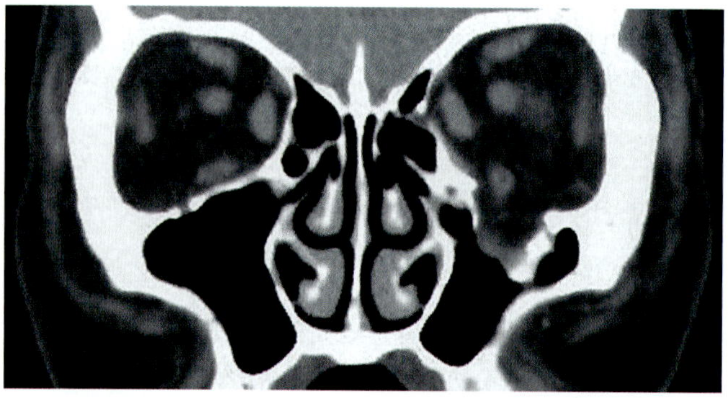

그림 3-3-19 안와 골절

2. 악골 골절의 치료방법

(1) 병태의 파악

임상검사 및 방사선검사 등을 충분히 실시한 뒤 악골 골절의 부위와 상태, 연조직 손상이나 치아손상의 합병 유무와 정도 등을 판단한다.

(2) 전신증상에 대한 처치(응급처치)

환자의 전신적 상태가 안정되도록 해야 하며, 혈압과 맥박을 측정하고 두부나 흉복부 외상, 연조직 종창에 의한 호흡곤란, 출혈, 쇼크 등 생명에 위험을 미치는 경우에는 응급처치를 우선 실시한다. 호흡곤란인 경우 기도를 확보하고 구강의 이물질을 제거하는데, 상황에 따라 인공 기도유지기를 사용하거나 기관지절개술을 시행하기도 한다.

(3) 국소증상에 대한 처치

악골 골절은 연조직 손상을 동반하는 경우가 많아서 우선 지혈한 후에 상처를 세정, 소독, 봉합하고 소염처치를 한다.

(4) 골절에 대한 처치

정복(reduction)과 고정(fixation), 감염예방이 원칙이다. 악골 골절을 치료함에 있어서 교합의 회복이 가장 중요하며, 변위된 골편을 적절하게 정복하지 않으면 구강기능장애를 남기게 된다.

정복이란 변위된 뼈를 제자리에 위치시킴으로써 상하 치열궁을 골절 전의 올바른 교합상태로 유도하는 것을 말하는데 정복에는 비관혈적 정복과 관혈적 정복이 있다. 정복한 다음에는 고정을 하는데 여기에도 비관혈적 고정과 관혈적 고정이 있다.

① 비관혈적 정복 · 고정

비관혈적 정복에는 도수(손) 또는 고무링 등으로 견인하는 방법이 많이 이용된다(그림 3-3-20A). 정복한 골편은 고정하는데 치아결찰(그림 3-3-20B), 선부자와 악간고무(그림 3-3-20C), 플레이트 부목(plate splint)(그림 3-3-20D) 등을 사용하는 구내법과 이모장치(그림 3-3-20E) 등을 사용하는 구외법이 있다.

보통 4~6주 정도 고정하는데, 연소자는 짧은 기간, 고령자는 좀 더 오랜 기간 고정한다.

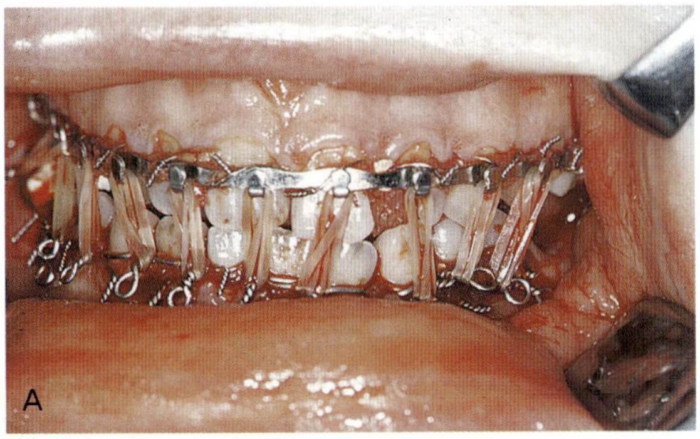

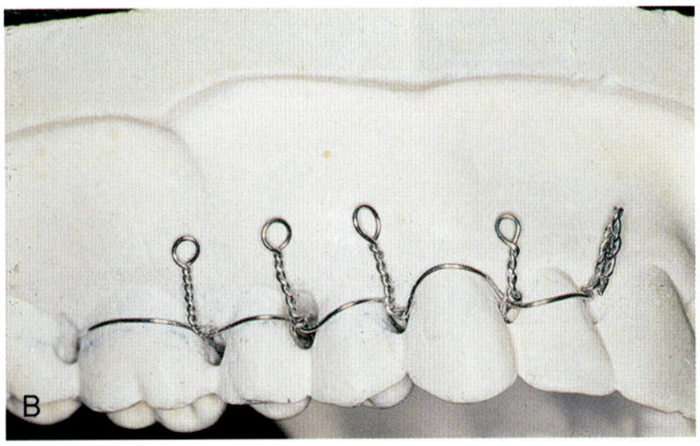

그림 3-3-20 **비관혈적 정복 · 고정**

[구내법] A. 고무링에 의한 견인정복 B. 연속치아결찰

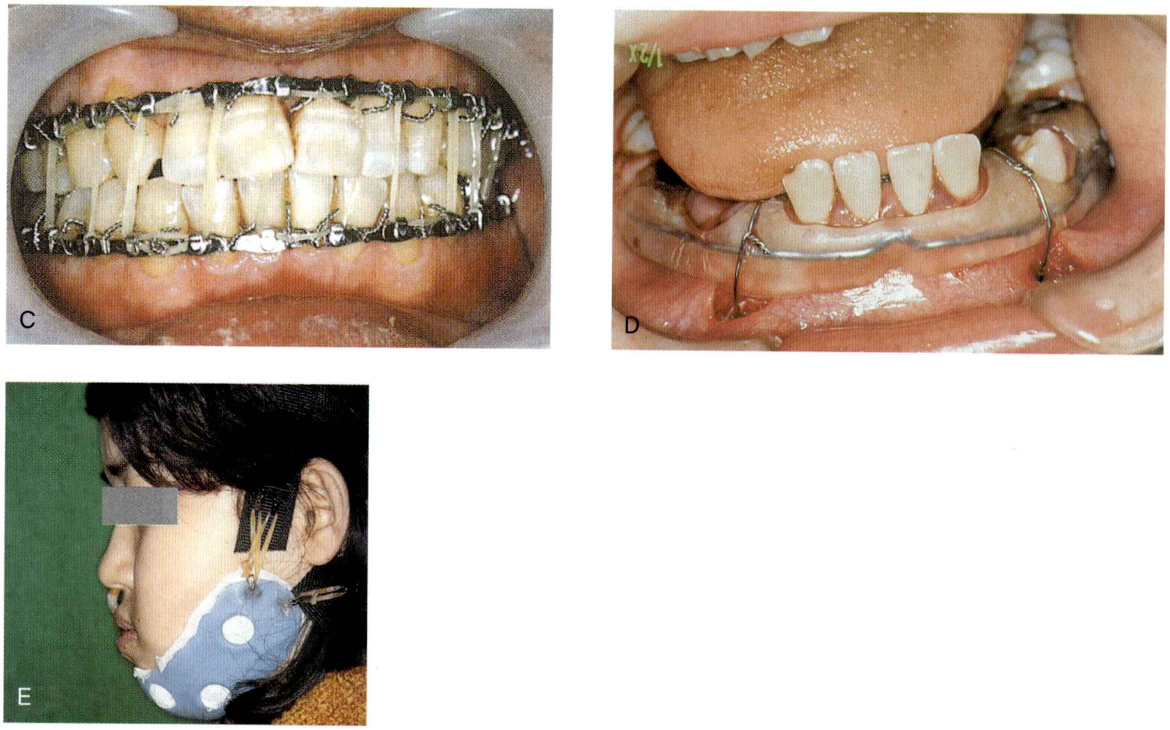

그림 3-3-20 **비관혈적 정복 · 고정 (계속)**
[구내법] C. 선부자 D. 플레이트 부목
[구외법] E. 이모장치

필요한 기구

① 마취용 주사기, 국소마취제
② 세척용 주사기, 생리식염수, 멸균거즈
③ 지침기, 봉합침, 봉합사, 가위
④ 외과용 핀셋
⑤ 정복 · 고정에 필요한 기구(그림 3-3-21)
- 플라이어
- 트위스터
- 선견인자(연속치아결찰용)
- 금관 가위
- 밴드 푸셔
- 니퍼(nipper)
- 부목(치아의 고정 및 치아의 혈관재생 촉진)
- 지름 0.5mm의 강선(연속치아결찰용) 또는 선부자
- 지름 0.4mm의 강선(치아와 선부자의 연결용 및 악간고정용)
- 고무링

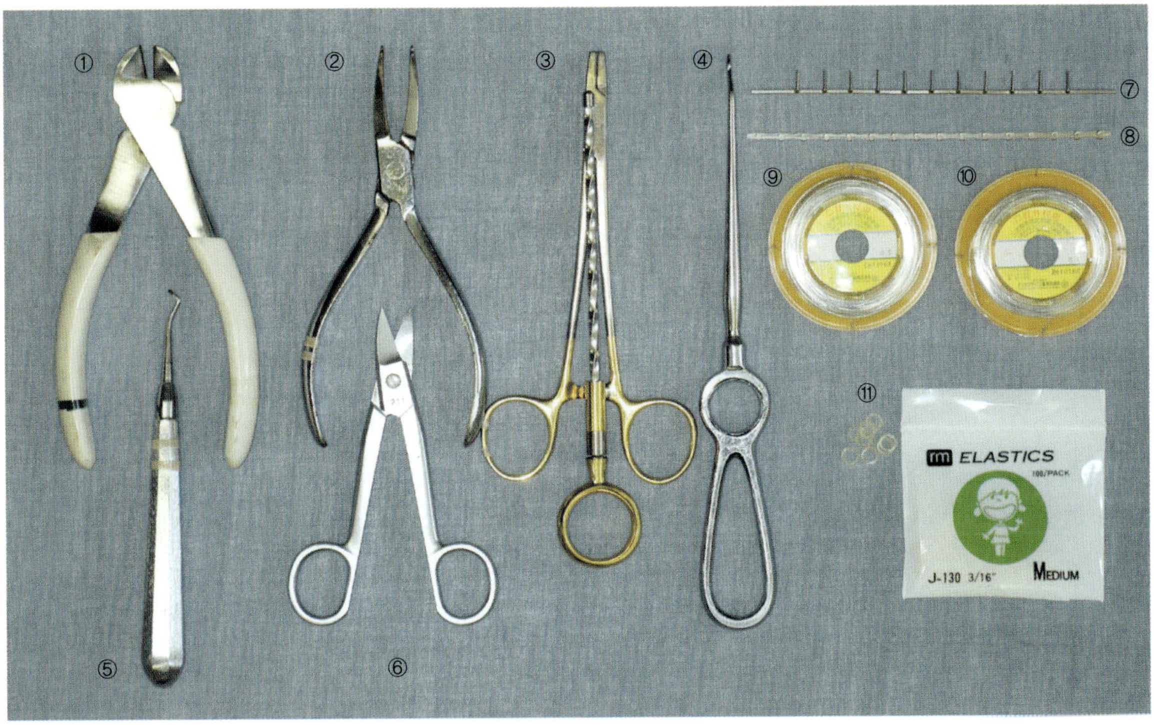

그림 3-3-21 **비관혈적 정복 및 고정에 사용하는 기구**

① 니퍼 ② 플라이어 ③ 트위스터 ④ 선견인자 ⑤ 밴드 푸셔 ⑥ 금관 가위
⑦, ⑧ 선부자 ⑨ 지름 0.5mm 강선 ⑩ 지름 0.4mm 강선 ⑪ 고무링

• 술식

① 병태 파악

임상적 및 방사선학적으로 충분히 검사하여 악골 골절의 부위와 상태, 연골조직 손상이나 치아의 손상 합병 여부와 정도 등을 판단한다. 또 필요에 따라 혈압이나 맥박을 측정한다.

② 상처의 세척 및 소독

상처를 생리식염수로 충분히 세척하고 이물질 등을 꼼꼼하게 제거한다.

③ 국소마취

④ 연조직 손상의 지혈 및 봉합

열상 등의 연조직 손상을 합병한 경우에는 지혈을 확인한 후 봉합, 폐쇄한다.

⑤ 골편의 정복

손으로 정복하는 경우도 있지만, 대부분은 완만한 힘을 지속적으로 작용시켜서 2~3일에 걸쳐 정복하는 견인정복이 사용된다. 가장 많이 사용되는 방법은 우선 골절부에서 분할한 주선을 치경부에 부선으로 결찰한다. 주선에는 갈고리가 있는 기성 제품의 선부자가 사용되는 경우가 많다. 다음으로 반대쪽 악골에 장착한 선부자와의 사이에 고무링을 걸어 그 힘으로 변위된 골편을 견인하여 정복한다(그림 3-3-20).

⑥ 고정

골편의 변위가 정복되어 교합 회복이 확인되면 고정한다. 골절부에서 분할해 두었던 선부자를 레진이나 와이어로 연결한다. 또 상하악의 치아를 교두감합위(intercuspal position)로 유지하고 고무링 대신 와이어로 악간고정을 한다.

⑦ 감염 예방

항생제, 소염진통제를 투여하여 감염을 예방한다.

⑧ 술후 경과관찰

방사선사진을 촬영하여 정복 및 고정이 적절하게 되었는지 확인한다. 1주일 후에 봉합사를 제거하고 약 4~6주일 후에 악간고정을 해제한다. 악간고정 해제 후에는 개구장애가 관찰되는 경우가 많아 필요에 따라 개구훈련을 한다.

또한, 악간고정 중에는 구강 내에 부목(splint) 등이 장착되어 구강의 자정작용이 현저히 저하되기 때문에 구강위생지도를 충분히 실시한다. 또 보통의 식사가 어렵기 때문에 유동식 식사를 하되 영양가를 충분히 고려하도록 지도한다.

② 관혈적 정복 · 고정

관혈적 정복은 수술을 통해 골절부를 직접 확인하면서 골편의 변위를 정복한다(그림 3-3-22A).

구강점막이나 피부를 절개하고 골막을 박리해서 골절부를 노출시키고 수술을 하여 정복, 고정하는 방법이다. 고정법에는 금속선에 의한 골결찰, 골절부에 금속판을 대고 나사로 고정하는 방법(그림 3-3-22B) 등이 있다.

유치악에서는 긴밀한 교합의 회복을 위해 악간고정이 반드시 필요하다(그림 3-3-22C). 악간고정 기간은 보통 4~6주이다. 악간고정을 해제한 후에는 약간의 개구장애가 관찰되는 경우가 많으므로 필요에 따라 개구연습을 한다. 특히 관절돌기골절인 경우에는 개구연습을 충분히 하여 수술 후 장애가 남지 않도록 해야 한다.

또한, 골절 발생 후 시간이 경과된 경우 골수염, 가관절, 골편의 부정유합 등이 나타나는 경우가 많으며 각 증상에 따라 치료한다.

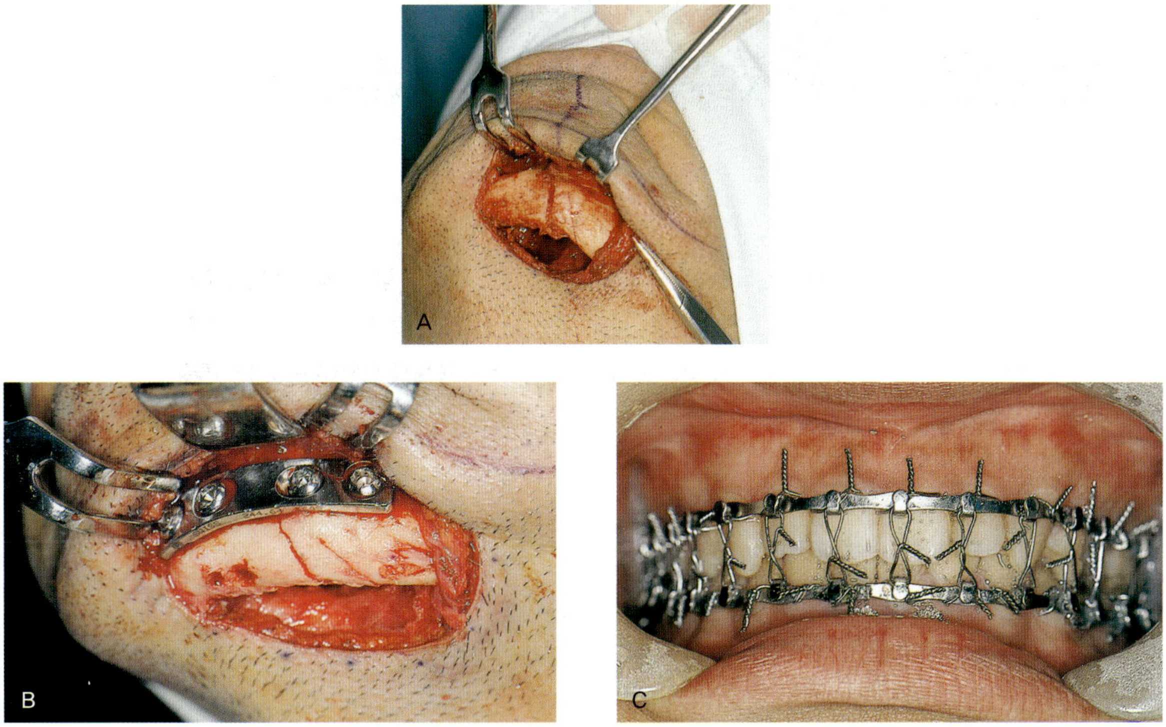

그림 3-3-22 **관혈적 정복 · 고정**

A. 관혈적 정복 B. 플레이트에 의한 고정 C. 악간고정

3 연조직의 손상

1. 연조직 손상의 분류

연조직 손상은 원인에 따라 다음과 같이 분류된다.

(1) 기계적 손상

둔기나 예리한 칼날 등에 의해 연조직 손상이 발생하는 경우가 많다. 또 치아의 예리한 모서리나 의치의 클래스프 등에 의해 발생하는 경우도 있다.

① 좌상(타박상, contusion)

둔기에 의한 강력한 타박 시 발생하며 피부의 파열은 동반하지 않고 피하조직의 광범위한 파열 및 출혈을 동반한다. 48시간 이내에 붉은색 또는 푸른색의 반상출혈이 나타나며 수일이 지나면 황갈색으로 변한다. 치료는 대개의 경우 경과를 관찰하면서 보존적으로 시행하는데 초기에는 냉찜질, 후기에는 온찜질을 시행한다. 보통 7~10일 후면 치유된다.

② 찰과상(abrasion)

피부면에 평행한 힘이 가해져 표피가 벗겨진 쉽게 말하면 긁힌 상처로 통증은 심하지만 출혈이 적어 보통 자연적으로 지혈된다. 상처 부위를 비누로 깨끗하게 세척하여 이물질을 제거하고 소독액으로 소독하면 감염없이 7일 이내에 완치된다. 만일 상처 부위에 이물질이 남는 경우 외상성 문신(traumatic tattoo)이 생길 수 있으므로 주의해야 한다. 찰과상인 경우 가피 가 빨리 형성되기 때문에 상처 부위는 개방창 형태로 노출시키는 것이 상처치유에 도움이 된다. 만일 상처가 깊어 진피까지 이른 경우는 변연절제술, 봉합술, 피부이식 등이 필요할 수 있다.

③ 열상(laceration)

외부의 둔탁한 힘에 의해 조직이 찢어진 상처로 상처가 깊은 경우 피하조직의 혈관이나 신경도 침범될 수 있다.

상처 표면에서 이물질 등을 제거하고 소독액으로 소독한 다음 가능한 6시간 이내에 봉합해야 한다(그림 3-3-23).

④ 자상(관통상, punctured wound)

칼이나 창과 같은 예리한 물체에 찔려서 생긴 상처로 깊은 내부손상을 수반하는 손상으로 충분한 검사가 필요하다. 감염 위험이 있어 파상풍의 발생 위험이 존재한다. 상처가 깊지 않다면 보존적 치료를 하는데 상처 부위를 소독액으로 소독한 다음 이물질이 남아 있는지 확인하며, 개방창으로 두어 치유를 촉진한다. 상처가 깊으면 위험한 상황이 발생할 수 있다. 예를 들어 두부에 자상을 입는 경우 뇌손상을 일으켜 매우 위험해진다.

⑤ 욕창성 궤양(decubitus ulcer)

비교적 경미한 힘이 지속적으로 작용하여 생기는 손상으로, 오랫동안 누워 지내는 환자의 경우 압박받는 피부 부위의 혈액순환이 저하되어 생기는 피부 조직의 괴사나 궤양 등을 말한다. 구강 내에서는 치아나 보철물의 예리한 모서리, 의치상 모서리 등이 장기간 조직을 자극해서 생기기도 한다. 궤양은 독립적이며 가장자리는 편평하고 기저부는 회백색의 피막으로 덮여 있으며 통증이 있다.

⑥ 총상 및 파편상(gun shot)

총에서 발사된 탄환이나 파편에 의해 입은 상처로 탄환이나 파편의 속도, 형태 및 맞은 각도에 따라 상태가 달라지는데 맞은 부위의 조직 파괴(골조직, 근육조직 등)가 크게 나타난다. 총탄 사입구는 대개 탄환처럼 작고 동그란 구멍이지만, 사출구는 몸의 내측에서 외측을 향해 파열된 듯이 일그러진 모양이 많다. 상처는 범위가 좁지만 깊이가 매우 깊기 때문에 신속하게 위생적인 처치가 이뤄지지 않으면 감염과 패혈증의 위험이 매우 크다. 환자는 최대한 빨리 의료시설로 이송해야 하며 척추에 부상을 입었을 확률이 높으니 함부로 움직이지 않고, 필요하다면 최소한으로 움직이게 한다.

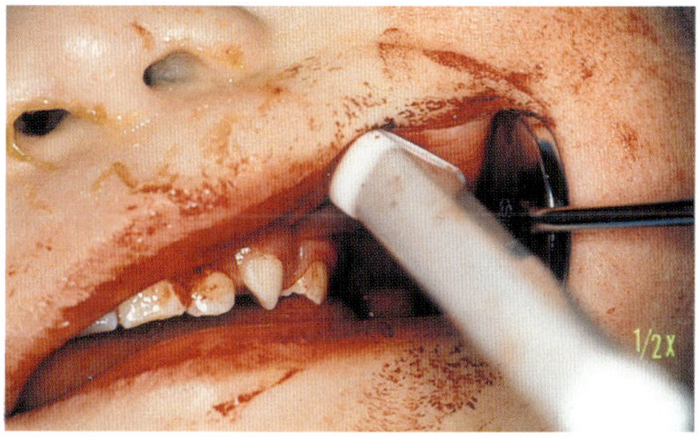

그림 3-3-23 칫솔에 의한 열상

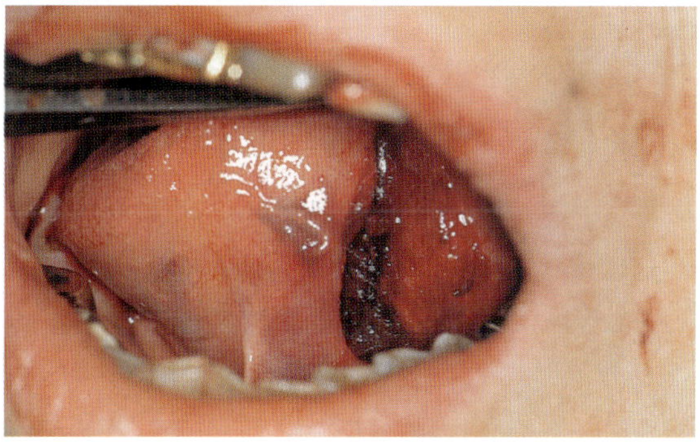

그림 3-3-24 혀의 자상

(2) 온열적 손상

① 화상(burn)

화상에는 뜨거운 기구의 접촉, 열탕 혹은 불 자체에 의한 경우가 있으며 대부분은 안면피부, 입술 등에서 관찰된다. 구강점막에서는 뜨거운 음식이나 가열된 치과치료 기구, 왁스나 스톱핑 등에 의해 발생하기도 한다.

화상은 그 정도에 따라 1도 표피화상(홍반, 부종), 2도 진피화상(수포형성), 3도 피하화상(조직괴사)으로 분류된다.

a. 1도 화상

표피층만 손상된 경우로 초기에 적절한 치료와 관리를 잘해주면 금세 호전될 수 있다. 대부분 직사광선에 노출되거나 고온에 접촉하여 발생하게 되는데 약간의 통증 및 부종이 있을 수 있다. 보통 별다른 처치를 하지 않아도 치유되지만 경우에 따라 화상 연고와 밴드 등을 사용하기도 한다.

b. 2도 화상

표피층과 진피층 대부분이 손상된 경우로 화상 범위가 깊으며 점막이나 피부에 수포가 형성되며 동통 및 부종이 발생한다. 상처 소독 후 수포 속의 조직액을 배출시키고 붕대 교환 등을 하면 흉터 없이 치유된다.

c. 3도 화상

표피층과 진피층은 물론 피하 지방층, 근육층 및 신경층이 손상된 경우로 피부괴사, 부종은 심하지만 통증을 느낄 수 없다. 치유에 오랜 시간이 필요하고 화상 후유증, 흉터가 남는다. 가피가 생성되는데 가피 밑으로 감염되지 않도록 화상 부위를 청결하게 유지해 주어야 한다.

② 동상(frostbite)

동상은 비정상적인 저온에 의해 조직이 동결해서 생기는 것으로, 일반적으로 구강 내에서는 발생하는 경우가 적다. 그러나 동결요법 시의 우발사고로서 발생하기도 한다.

(3) 전기적 손상

고압전류에 의해 발생하는 경우가 많은데, 구강에서는 유아가 전기선 등을 입에 넣어 감전되어서 입술이나 혀에 부상을 입는 경우가 있다(그림 3-3-25). 조직은 괴사 및 탈락되고 반흔이 수축함으로써 소구증(microstomia)이 되는 경우도 있다. 또한, 이종 금속 간에 생기는 갈바닉 전류에 의한 장애도 전기적 손상의 하나이다.

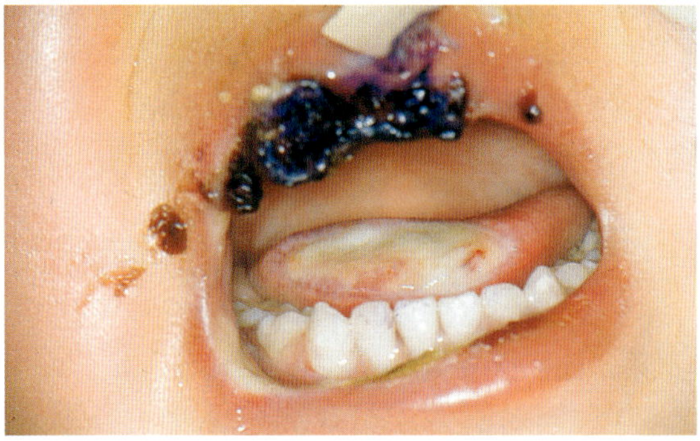

그림 3-3-25 전기적 손상

(4) 방사선 손상

악성 종양 치료 시 발생하는 경우가 많다. 장애 정도는 피부보다 구강점막에서 심하다. 급성 장애로는 피부나 점막에 홍반, 미란, 궤양 등이 발생하고, 만성 장애로는 난치성 궤양, 골괴사 등이 발생한다. 방사선(성) 골괴사는 대응하기 어려운 경우가 많아 치료 시작 단계부터 확인하고 주의해야 한다.

(5) 화학적 손상

강산, 강알칼리, 중금속 등의 화학물질에 의해 발생하지만 일반적으로 손상을 입을 기회는 적다. 구강에서는 치과용 치료제(치수실활제 등)에 의한 손상이 많다. 증상은 화상과 유사하며 작열감, 통증, 발적, 종창, 미란, 궤양, 괴사가 나타난다. 중증예에서는 점막의 반흔이 유착하여 혀의 운동장애, 개구장애, 소구증 등이 발생하기도 한다.

2. 연조직 손상의 치료

치료에 있어서는 조직의 결손이나 반흔에 의한 변형을 최소한으로 억제하는 것이 중요하다. 기계적 손상에서 가장 많은 열상의 경우는 상처면을 소독하고 이물질을 세심하게 제거한 후 봉합하여 1차 치유를 도모한다. 또한, 안면의 외상, 특히 넘어져서 발생한 외상의 경우 이물질이 상처 내로 들어가는 경우가 많은데, 상처 내에 이물질이 있으면 감염의 원인이 되며, 이는 항생제의 사용으로도 예방할 수 없다. 상처의 봉합 전에 이물질은 반드시 제거하고 봉합해야 한다. 상처는 충분한 양의 식염수를 사용하여 세정해야 한다. 환자의 전신상태를 평가한 후 문제가 없다면 다음과 같은 일반적인 순서에 따라 치료를 시행한다.

① 상처 부위의 마취
② 상처의 세정 및 이물질 제거
③ 괴사조직 제거
④ 상처 봉합
⑤ 상처 드레싱

3. 연조직 손상의 치유 형태

연조직의 상처가 치유되는 형식은 조직결손의 크기나 상처표면의 상태, 감염 여부에 따라 다른 치유 형식을 나타낸다.

(1) 1차 치유 (그림 3-3-26)

수술 봉합창과 같이 상처면이 밀착되어 최소한의 결손상태에서 치유되는 것을 말한다.

상처면이 밀착되어 있기 때문에 육아조직의 형성이 적어 거의 반흔이 남지 않고 치유된다. 외과수술 시의 메스에 의한 피부절개가 전형적인 예이다.

(2) 2차 치유 (그림 3-3-27)

조직손상이 크거나 감염을 동반한 경우에 일어나는 치유과정으로, 손상부위가 클수록 제거되어야 할 괴사물질, 삼출물 등이 많으므로 염증반응이 심해지고 이차 염증에 의한 손상이 일어날 수 있다. 대량의 육아조직이 형성되어 큰 반흔이 남으며 상처 수축이 일어난다.

일반적으로 치유에 오랜 시간이 걸리며, 켈로이드(keloid)라고 불리는 종양 형태의 반흔이 형성되는 경우가 있다. 발치창의 치유가 2차 치유 형식의 예이다.

4. 상처 치유를 지연시키는 요소

상처 치유를 지연시키는 요소에는 다음과 같은 것이 있다.

① 상처 내 이물질
② 상처 부위의 감염
③ 면역력 저하(화학요법이나 방사선 치료 등에 의한)
④ 영양 부족(비타민 A, C 등의 부족)
⑤ 혈액순환 장애
⑥ 대사상태 불량
⑦ 스트레스

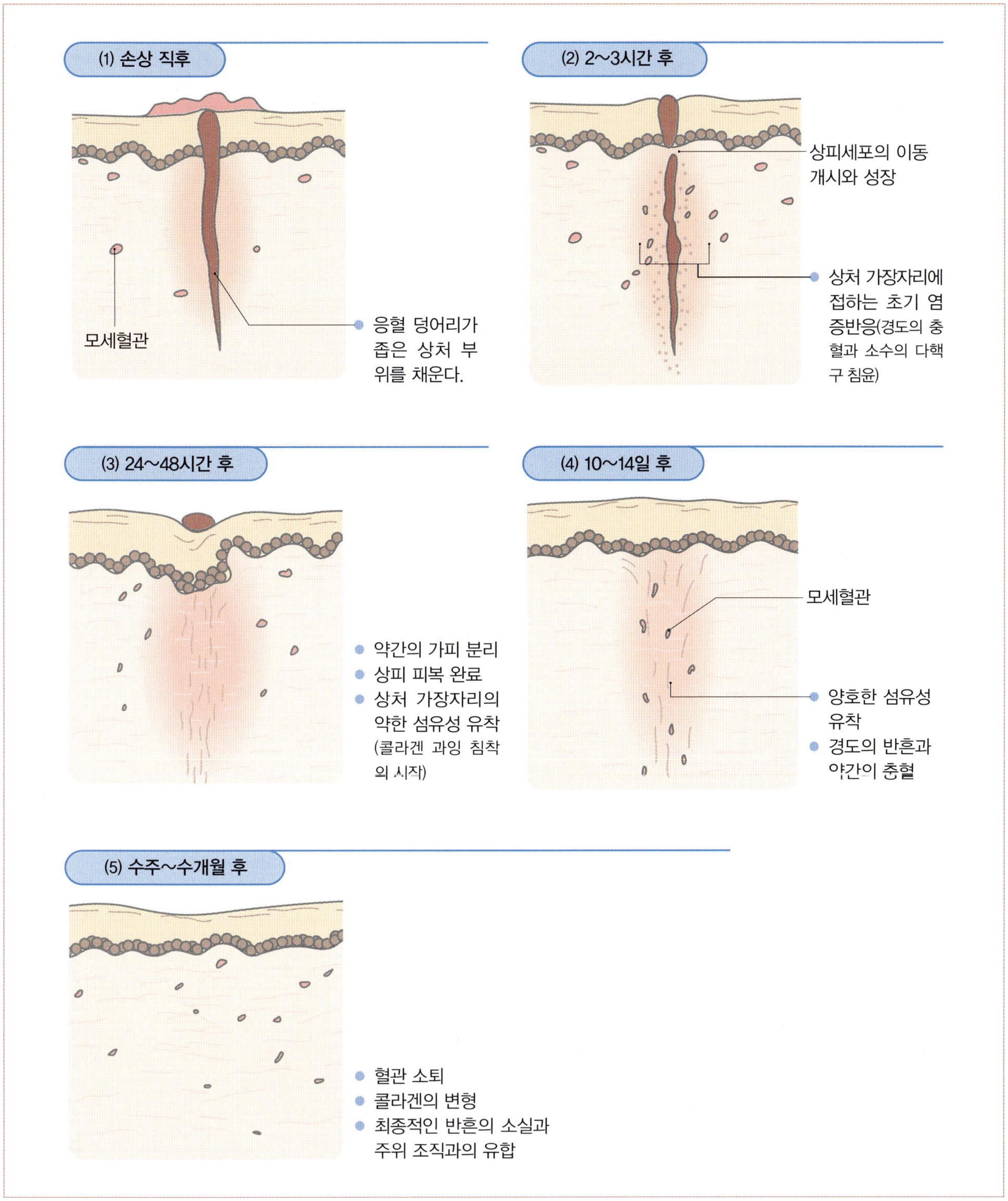

그림 3-3-26 **1차 치유 과정**

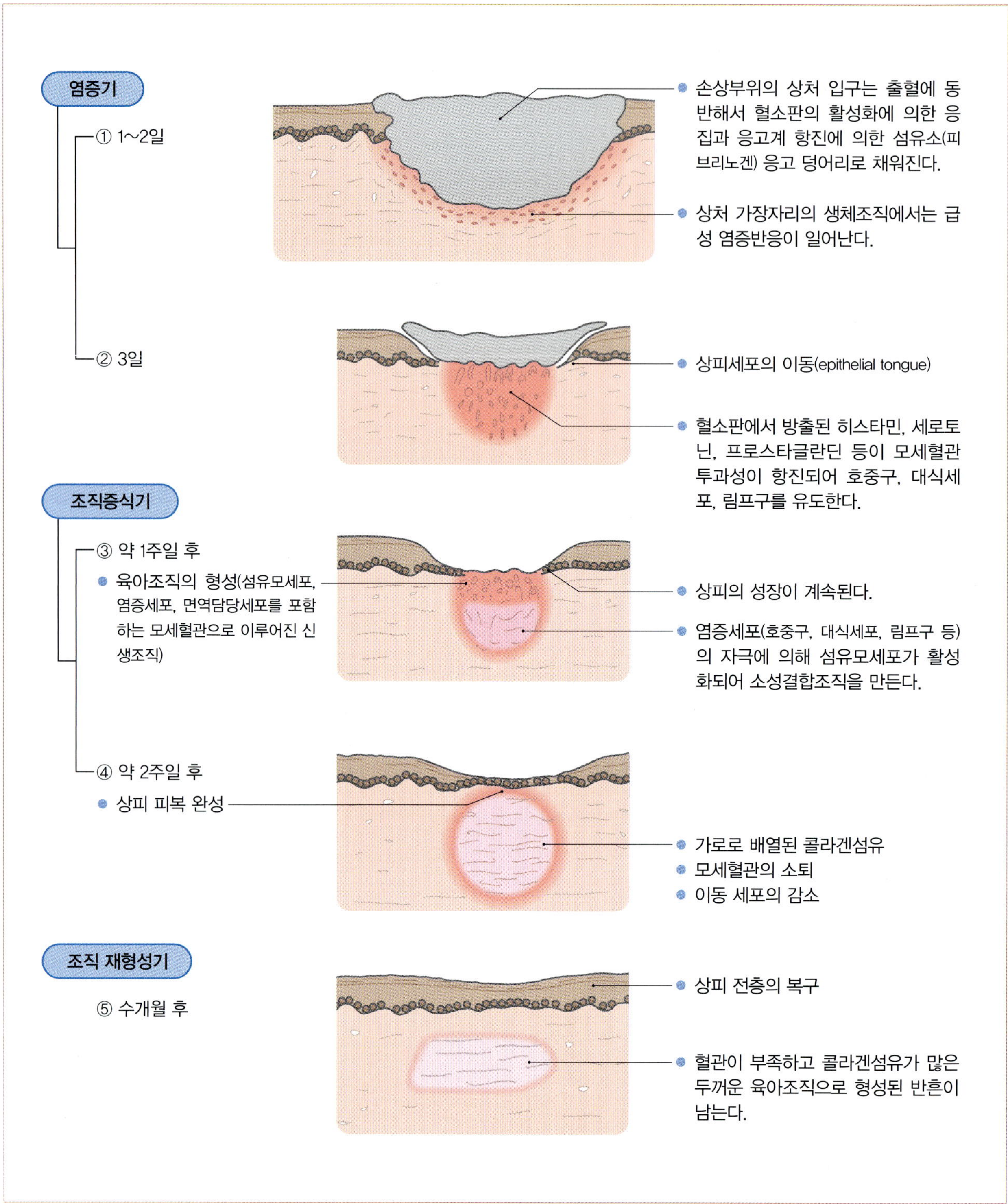

그림 3-3-27 2차 치유 과정

핵심포인트

① 구강악안면 영역의 외상에는 치아 및 치조골의 외상, 악골 골절, 연조직 손상이 있으며 실제 증례에서는 이들이 단독 또는 복합적으로 발생한다.

② 탈구란 외부의 힘에 의해 치아와 치조골을 연결하고 있는 치주인대가 끊어져 치아가 치조와(dental socket) 내의 본래 위치에서 변위된 상태를 말하며 완전탈구와 불완전탈구로 분류된다.

③ 불완전탈구란 치주인대 일부가 치조와 내에 남아 있는 상태를 말하며 치아정출, 측방성 탈구, 치아함입이 있다.

④ 완전탈구란 치아가 치조와에서 완전히 탈락된 경우이다.

⑤ 치조골 골절은 전치부에서 많이 발생하며, 특히 상악 전치부가 호발부위이다.

⑥ 악골 골절은 골절부위에 따라 상악골 골절, 하악골 골절, 관골 · 관골궁 골절이 있다.

⑦ 악골 골절에 대한 처치에는 비관혈적 정복 · 고정과 관혈적 정복 · 고정이 있다.

⑧ 연조직의 손상은 원인에 따라 기계적 손상, 온열적 손상, 전기적 손상, 방사선 손상, 화학적 손상으로 분류된다.

⑨ 연조직의 상처치유에는 1차 치유와 2차 치유가 있다.

⑩ 1차 치유는 수술 봉합창과 같이 상처면이 밀착되어 최소한의 결손상태에서 치유되는 것을 말한다.

⑪ 2차 치유는 상처 가장자리가 벌어져 조직이 손상된 상태에서 치유되는 것을 말한다.

Chapter 04

구강악안면외과의 소수술

핵심 용어 ▸▸

농양, 배농, 치근단절제술, 근관충전, 역충전, 치조골성형술, 골융기제거술, 설소대단축증, 소대절제술

학습목표

1 절개 및 배농술

1. 절개 및 배농술의 적응증을 설명할 수 있다.
2. 절개 및 배농술의 수술순서를 열거할 수 있다.
3. 절개 및 배농 시 필요한 기구를 준비할 수 있다.
4. 절개 및 배농 시기를 설명할 수 있다.
5. 절개 및 배농 수술 후 환자관리에 대해 설명할 수 있다.

2 치근단절제술

1. 치근단절제술의 적응증과 금기증에 대해서 설명할 수 있다.
2. 치근단 절제 후의 근관충전에 대해 설명할 수 있다.

3 치조골성형 및 골융기제거술

1. 치조골성형 및 골융기제거술의 적응증을 설명할 수 있다.
2. 치조골성형 및 골융기제거술의 순서를 나열할 수 있다.
3. 치조골성형 및 골융기제거술 시 필요한 기구를 준비할 수 있다.

4 소대절제술

1. 소대절제술의 적응증을 설명할 수 있다.
2. 소대절제술의 수술순서를 열거할 수 있다.
3. 소대절제술 시 필요한 기구를 준비할 수 있다.

1 절개 및 배농술

구강악안면 영역의 농양(abscess)은 대부분 변연성 또는 근단성 치주염, 지치주위염 등의 치성 감염병이나 발치 등의 술후 감염병이 악화되어 발병한다(그림 3-4-1). 농양의 파급에는 해부학적인 배경도 중요한데, 하악골 주변의 이하간극(submental space)과 악하간극(submandibular space)은 하악골 안쪽에 있는 익돌하악강(pterygomandibular space)이나 외측인두강(lateral pharyngeal space)과 서로 연결되어 있기 때문에 염증이 구강 안팎으로 급격하게 파급되는 요인이 된다(그림 3-4-2, 3).

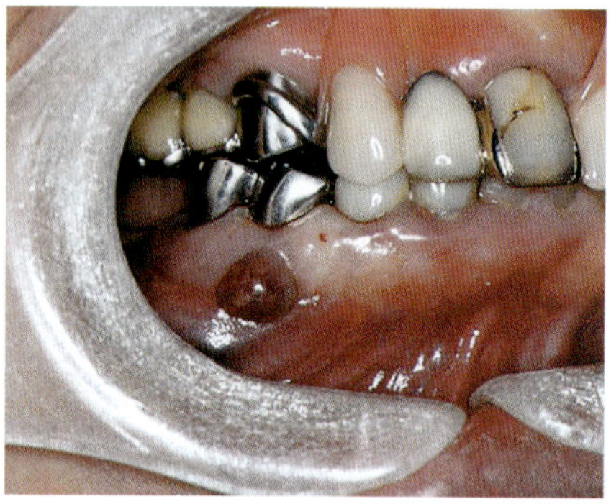

그림 3-4-1 치근단치주염에서 유래하는 치은농양

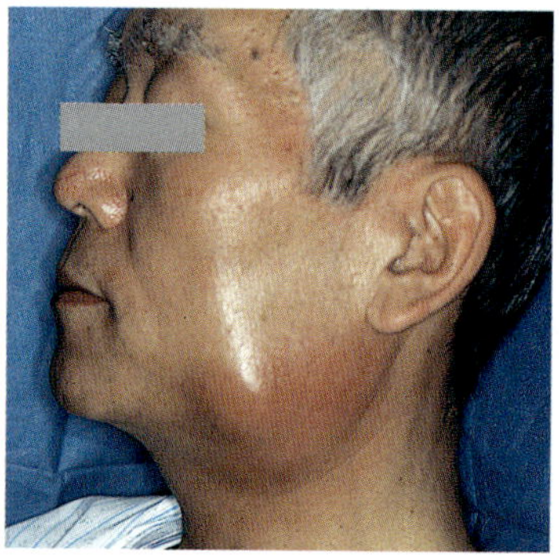

그림 3-4-2 좌하악 제1대구치가 원인인 악하부 농양 (57세, 남성)

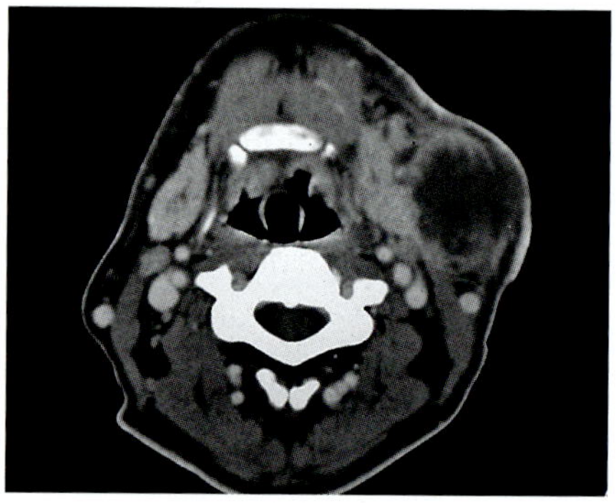

그림 3-4-3 CT에서 확인되는 악하부의 거대한 농양 (그림 3-4-2의 증례)

1) 적응증과 금기증

(1) 적응증

① 치은농양을 포함한 치주조직의 근단성 또는 변연성 농양
② 치근단 농양을 포함한 치아 주위 농양으로 점막 또는 골막하 농양
③ 지치주위염을 포함한 치관 주위 농양
④ 치아 또는 치아 주위 조직에서 시작된 구강 내 농양 또는 그 질환이 파급되어 나타나는 피하농양 또는 구강 외 농양
⑤ 구강 내 종양이나 낭종의 감염에 의해 형성된 농양
⑥ 구강 연조직 감염(타액선, 혀 하방, 구강점막)에 의해 형성된 농양
⑦ 치조골 복합골절에 의한 상처 감염의 가능성이 높은 경우의 배농로 확보
⑧ 기타 치아 또는 치주조직의 감염에 의한 것이 아닌 피하 농양

(2) 금기증

급성 봉와직염(cellulitis), 방선균증(actinimycosis) 및 진균감염(fungal infection)등과 같은 비파동성 감염성 종창인 경우 금기증이 된다.

2) 절개 및 배농 시기

① 종창 부위 촉진 시 파동이 느껴질 때
② 화농 부위의 염증이 최고조에 이르러 흡인 시 농이 확인될 때
③ 국소적 동통이 감소되었을 때
④ 전신적으로 열이 내려갔을 때
⑤ 백혈구 수치가 정상으로 회복되었을 때
⑥ 종창 부위의 피부가 붉은색을 띠고 윤이 나며 뚜렷한 발적이 있을 때
⑦ 급성 감염 시 농양 내부의 압력을 감소시켜 통증 조절 및 확산을 억제하려 할 때

3) 절개 및 배농에 필요한 기구

① 치경, 핀셋
② 소독용 면구, 멸균거즈
③ 일회용 주사기, 주사침, 국소마취제
④ 외과용 흡인기(팁)
⑤ 18G 주사침, 일회용 주사기
⑥ 외과용 메스(#11, #15), 메스 홀더
⑦ 골막기자
⑧ 지혈겸자(모스키토겸자)
⑨ 세척 : 일회용 주사기, 주사침, 생리식염수
⑩ 외과용 큐렛
⑪ 드레인(배출관) : 거즈드레인, 러버드레인(rubber drain), 펜로즈드레인(penrose drain)
⑫ 기타 : 농반(구강 외 절개), 봉합세트(배출관 고정), 안전핀

4) 절개 및 배농 술식

① 소독

광범위하게 소독하며, 구강의 농양절개 시에는 가능하면 마취 전 5% 포비돈요오드로 충분히 가글시킨다.

② 국소마취

농양 주위에서 발적이나 종창이 없는 부위에 침윤마취를 해야 하며, 농양 주위를 둘러싸듯이 마취한다. 농양강에 바늘 끝이 삽입되지 않도록 주의하면서 충분히 침윤마취한다.

③ 탐색천자 및 흡인

18G의 주사침을 사용해서 천자하며 농양 내벽을 따라 천천히 흡인한다(그림 3-4-4). 이때 농양강의 위치와 깊이를 파악해둔다. 채취한 검체는 신속하게 수송배지에 넣어 세균배양검사에 제출한다.

④ 구강점막 절개 및 배농

농양강까지 확실하게 절개하여 배농로를 확보한다.

점막하 농양처럼 표재성인 경우는 #11의 칼날이 뾰족한 메스를 사용하여 끝을 역방향으로 해서 천자하며 피부 또는 점막을 들어올리듯이 절개한다. 농양이 심재성 경우 점막상피(피부)만 절개하고 지혈겸자나 골막기자를 사용해서 주위 조직이 손상되지 않도록 무디게 박리하면서 농양에 도달한 후 겸자의 끝을 여닫아 배농공을 확대시킨다(그림 3-4-5).

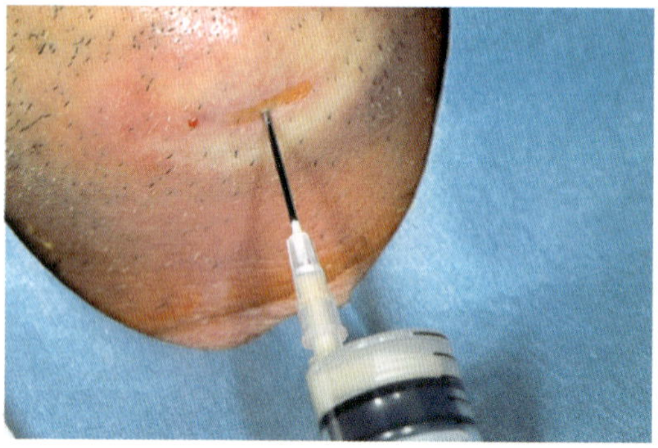

그림 3-4-4 **농양강의 주사침 천자흡인**

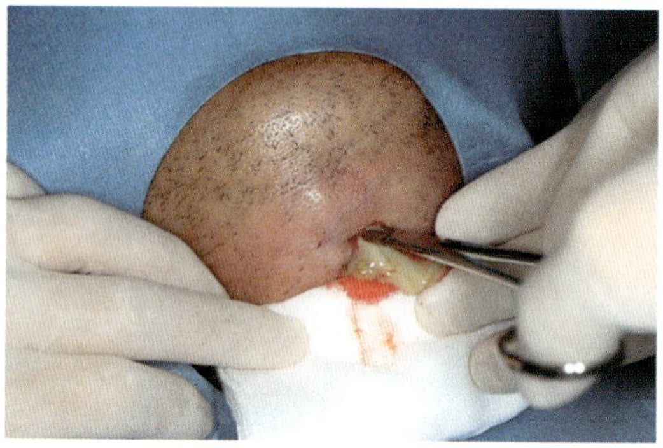

그림 3-4-5 **지혈겸자에 의한 배농공 확대**

⑤ 세척

농양강 내의 농(고름)과 괴사물질을 0.5% 포비돈요오드나 생리식염수로 세척한다.

⑥ 드레인 삽입 및 고정

배농로를 확보하기 위해 농양강 내에 드레인(배출관)을 삽입한다. 드레인이 빠지지 않도록 주위 조직과 봉합사로 고정하거나(그림 3-4-6), 피부에서 안전핀을 드레인에 통과시켜 고정한다. 드레인에는 거즈, 고무제, 실리콘제 등이 있으며 농양강의 크기와 부위에 따라 종류나 길이를 조절한다. 배농이 멈춘 것이 확인되면 신속하게 제거한다.

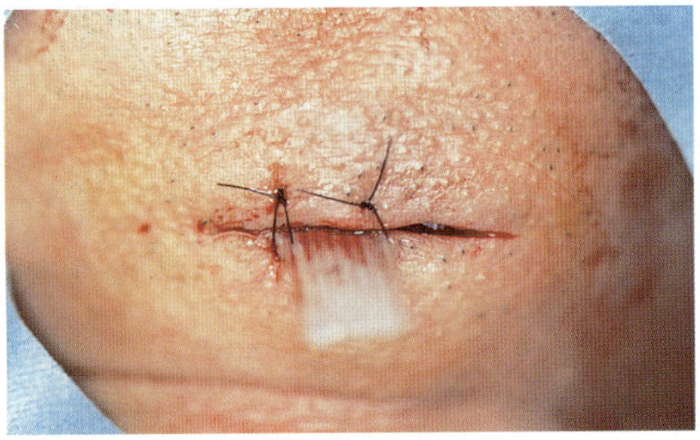

그림 3-4-6 농양강 내의 드레인 삽입과 피부 고정

⑦ 드레싱(구강외 절개 시 사용)

구강외 절개를 하는 경우 드레싱을 하는 목적은 외상으로부터 절개 부위를 보호하고 지지하며 감염을 방지하고 배출물의 흡수를 돕기 위해서이다. 또한 진통제나 항생제 등을 거즈에 묻혀 드레싱하면 국소적인 약물효과를 얻을 수 있다.

a. 건조 드레싱(dry dressing)

마른 거즈를 이용한 드레싱으로 수술부위의 보호 및 배출물의 흡수, 감염방지 등의 목적으로 사용하며 구강외 절개 및 배농 후에 사용한다. 가장 전통적인 거즈 드레싱이다.

b. 습윤 드레싱(wet dressing)

상처의 치유는 건조 환경보다 습윤 환경에서 더욱 효율적으로 진행되므로 상처면을 밀폐해서 습윤 상태를 유지시키기 위해 사용되는 드레싱이다. 상처의 보호, 감염 방지 및 종창 감소, 통증 감소 등의 효과가 있다.

c. 압박 드레싱(pressure dressing)

수술 후 상처 부위를 압박해서 지혈 촉진, 부종 방지 및 상처의 보호 · 지지, 감염방지를 목적으로 사용되는 드레싱이다. 구강악안면 외과수술에서는 절개 부위를 통한 내용물의 탈출을 막기 위해 사용되기도 한다.

5) 술후 환자관리

① 감염증상이 완전히 사라질 때까지 매일 소독을 시행한다.
② 삽입된 배농관은 중심부까지 멸균 생리식염수로 충분히 세척하고, 새로운 것으로 교체해서 삽입하며 점차 짧은 것으로 바꾸어 나간다.
③ 거즈 드레인은 감염 부위 심부까지 삽입하지 않는다.
④ 수술 부위에는 온찜질을 한다.
⑤ 배농이 멈추고 혈액 등만 소량 배출되는 경우에는 배농관을 제거한다.
⑥ 감염증상이 제거되었다고 판단된 시점에서 최소한 3일 정도는 항생제를 더 투여한다.

2 치근단절제술

치근단절제술(apicoectomy)은 치근단에 낭종이나 육아종 등의 병소가 있는 경우 치근단 부위를 외과적으로 절제해서 치아를 보존하는 방법으로, 근관치료가 불가능하거나 근관치료 후 염증이 치유되지 않는 경우에 실시한다. 병소부위를 완전히 제거함으로써 치아를 보존할 수 있고 악골 부위를 건강하게 유지할 수 있다는 장점이 있다. 환자의 건강상태(현병력 및 과거병력) 및 치주조직의 상태, 교합상태 등을 충분히 고려해서 진행해야 한다.

1. 적응증과 금기증

1) 적응증 (그림 3-4-7)

① 치근에 낭종이나 육아종이 존재하는 경우
② 근관의 석회화나 심하게 구부러져 있어 근관치료가 불가능한 경우
③ 근관 내에서 파일 등의 기구가 파절된 경우
④ 근관충전제가 유출되는 등 근관충전이 불완전한 경우
⑤ 치근단 가까운 곳에서 치근이 파절된 경우
⑥ 악골낭종에 치근단이 흡수되어 치수괴사가 발생한 경우

2) 금기증

① 치근의 1/3을 넘는 절제가 필요한 경우
② 동요가 현저한 치아
③ 치주낭이 매우 깊은 경우
④ 급성 염증이 있는 경우

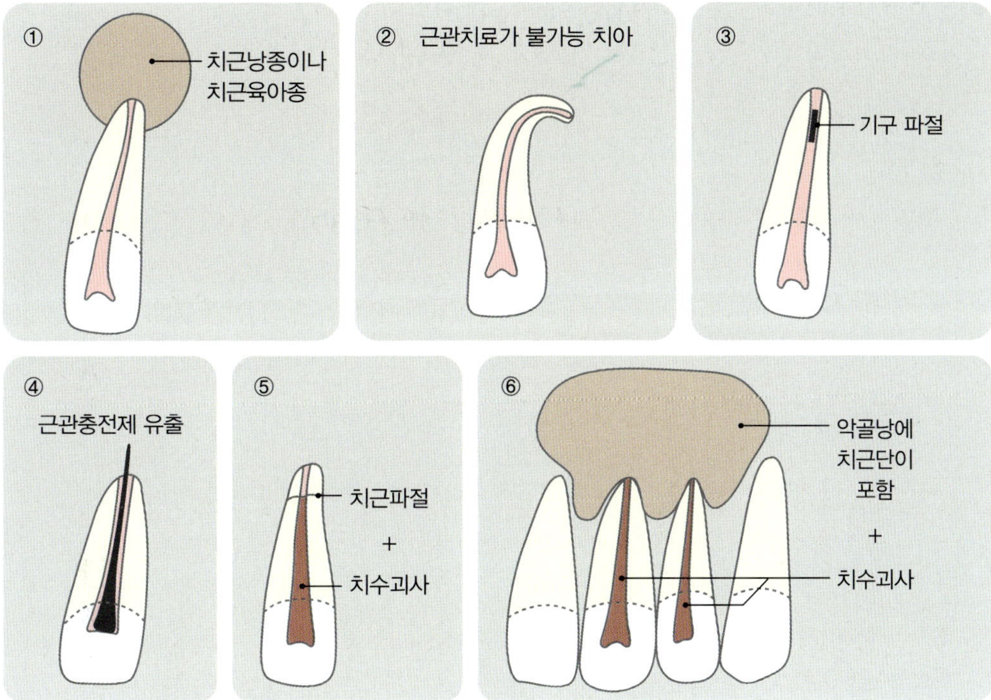

그림 3-4-7 **치근단절제술의 적응증**

2. 필요한 기구 (그림 3-4-8)

① 마취용 주사기, 주사침, 국소마취제
② 치경 · 핀셋
③ 외과용 핀셋
④ 외과용 메스(#15)
⑤ 골막박리자
⑥ 외과용 큐렛
⑦ 외과용 망치
⑧ 골끌
⑨ 조직견인기
⑩ 봉합용 기구
⑪ 외과용 흡인기(팁)
⑫ 세척용 기구(생리식염수, 세척용 주사기)

이 외에 역충전용 기구와 재료가 필요함

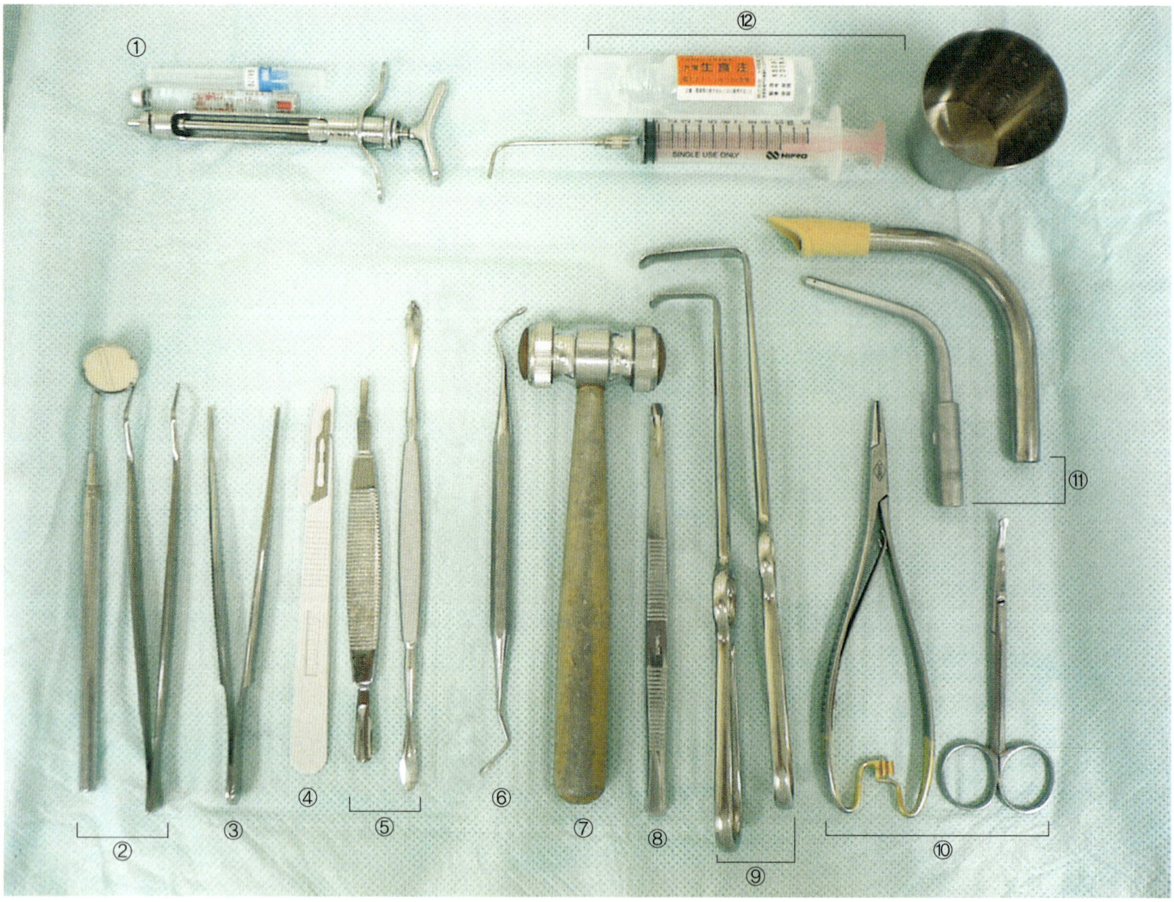

그림 3-4-8 **치근단절제술에 필요한 기구**

3. 술식

① 수술부위의 소독
② 국소마취 시행
③ 점막절개 및 골막피판 형성(그림 3-4-9)
④ 병소 주위의 골삭제
⑤ 병소적출 및 치근단절제(그림 3-4-10)
⑥ 역충전(그림 3-4-11)
⑦ 봉합
⑧ 압박 드레싱

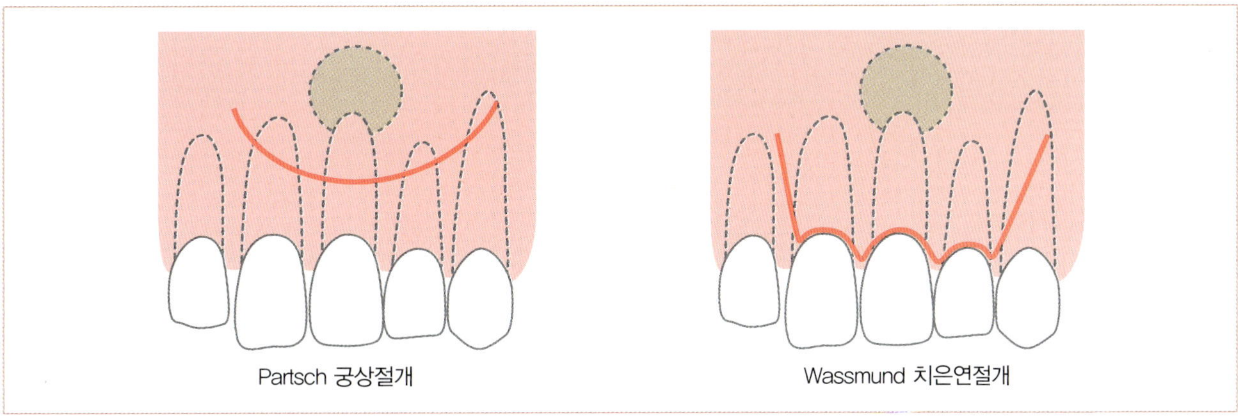

그림 3-4-9 **절개방법**

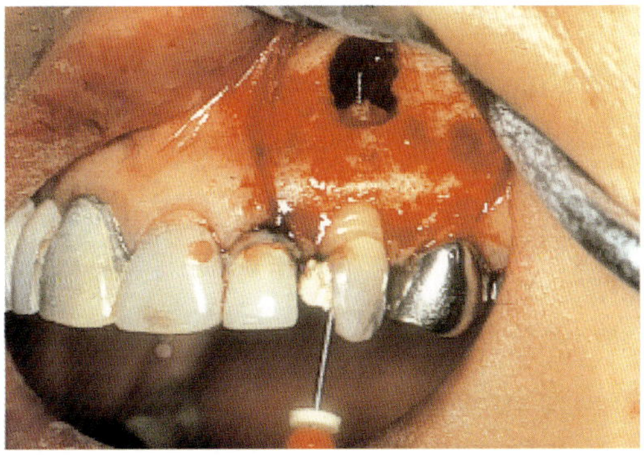

그림 3-4-10 **치근단절제술**

Wassmund 치은연절개로 박리하여 낭적출 후 치근단절제, 근관충전을 위해 리머로 근관을 확인하고 있다.

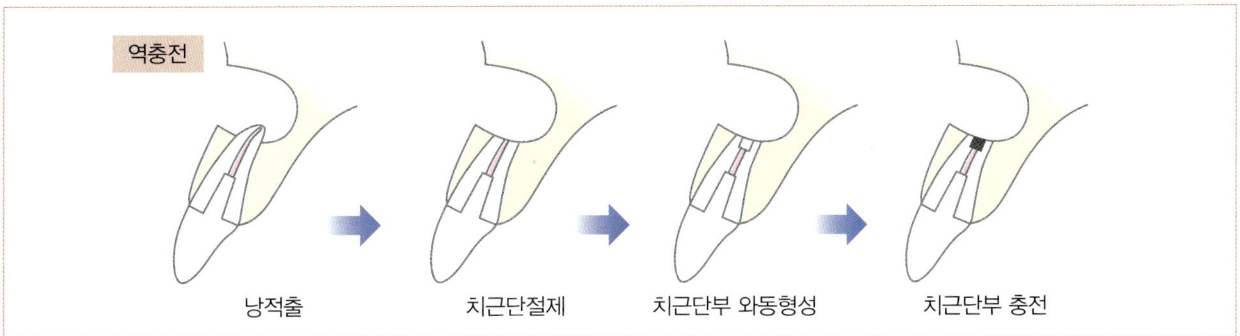

그림 3-4-11 **역충전**

3 치조골성형 및 골융기제거술

1. 치조골성형술(Alveoloplasty)

치조골성형술은 치조골의 형태를 정돈하는 수술로, 통증의 원인이 되는 뼈의 예리한 모서리 제거나 의치 제작 전에 치조골의 형태수정 등을 목적으로 시행한다.

(1) 적응증

① 발치 후의 치조골흡수부전

발치 후 1~2개월이 지나면 발치와의 치은은 치유되지만, 치은 아래의 뼈가 균등하게 흡수되지 않고 일부 뼈가 예리한 모서리로 남아 있는 경우가 있다. 이러한 경우, 지속적인 둔통이나 치은 압통의 원인이 되기 때문에 이것을 제거하기 위해 치조골성형술이 필요하다.

② 치아상실 후 치조골 위축에 의한 형태불량

무치악 환자 등의 경우 치아를 상실한 후 몇 년이 지나면 치조제의 위축과 함께 해당 부위의 치조골이 얇아지고 칼날처럼 뾰족해진다(그림 3-4-12). 이러한 경우 의치 장착 시에 통증을 일으키기 때문에 치조골성형술을 시행하여 얇고 뾰족한 뼈를 제거한다.

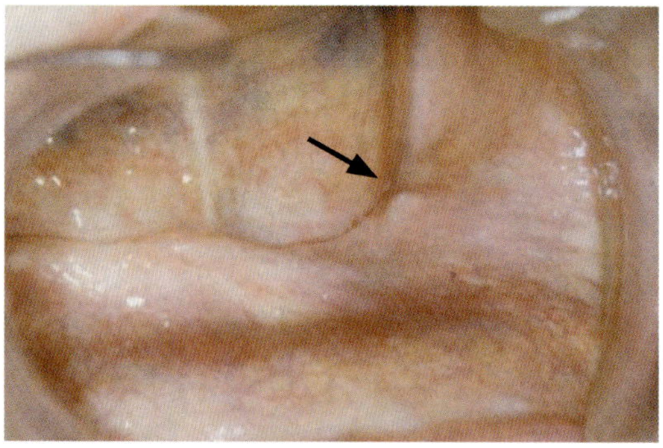

그림 3-4-12 **무치악 환자에게서 관찰된 뾰족한 뼈(→)**

③ 보철치료의 전처치

보철치료를 하기 전 다음과 같은 경우 치조골성형술을 실시한다.

a. 전치부 등의 발치 후 임시 의치를 장착할 때 치조부의 형태 수정이 필요한 경우

b. 상하악 사이에 틈새가 적어 의치 제작이 곤란하여 치조정부의 뼈를 제거하여 틈새를 확대할 필요가 있는 경우
c. 그 밖에 의치 장착을 위해 치조골의 형태 수정이 필요한 경우

Memo ■ **치조골증강술**

의치의 유지가 힘들거나 임플란트 매식을 위한 골의 높이나 폭이 충분치 않은 경우에 치조골증강술을 시행한다. 총의치 또는 완전 무치악에서 임플란트를 위해 치조융선을 증강시키는 방법으로 수산화인회석을 이용한 증강술이나 장골이나 늑골에서 골이식을 하는 경우가 있다.

골유도재생술(guided bone regeration, GBR)을 이용한 골증강술은 특히 전치부에서 치아가 결손된 부위는 시간이 지나면서 치조골이 심하게 퇴축되는 경우에 치은부위가 함몰되고 인공치의 형태가 길어지는 등 심미적으로 좋지 않은 결과가 나타나며 임플란트 매식이 불가능한 경우에 해당된다. 골의 증식을 위해서 barrier membrane과 골 사이 공간이 필요하며 이 공간은 약 4~6개월 간의 초기 치유기간 동안 유지되어야 한다. 이 공간을 유지하고 골 형성을 돕기 위해 탈회된 골이나 기타 골 이식재료 등을 채워 넣기도 하고, miniscrew로 고정하거나 barrier membrane의 형태를 유지하기 위해 티타늄 등의 재료를 사용하기도 한다.

(2) 필요한 기구 (그림 3-4-13)

① 치경 및 핀셋
② 소독용 면구 및 거즈
③ 마취용 주사기 및 주사침, 국소마취제
④ 외과용 메스(#15), 메스홀더
⑤ 골막기자
⑥ 조직견인기
⑦ 골겸자, 골줄(bone file)
⑧ 치과용 엔진, 버(bur)
⑨ 생리식염수, 세척용 주사기(20mL), 주사침
⑩ 흡인관, 흡인기팁
⑪ 골끌(bone chisel), 수술용 망치(mallet)
⑫ 가위
⑬ 봉합사 가위, 지침기, 봉합침, 봉합사

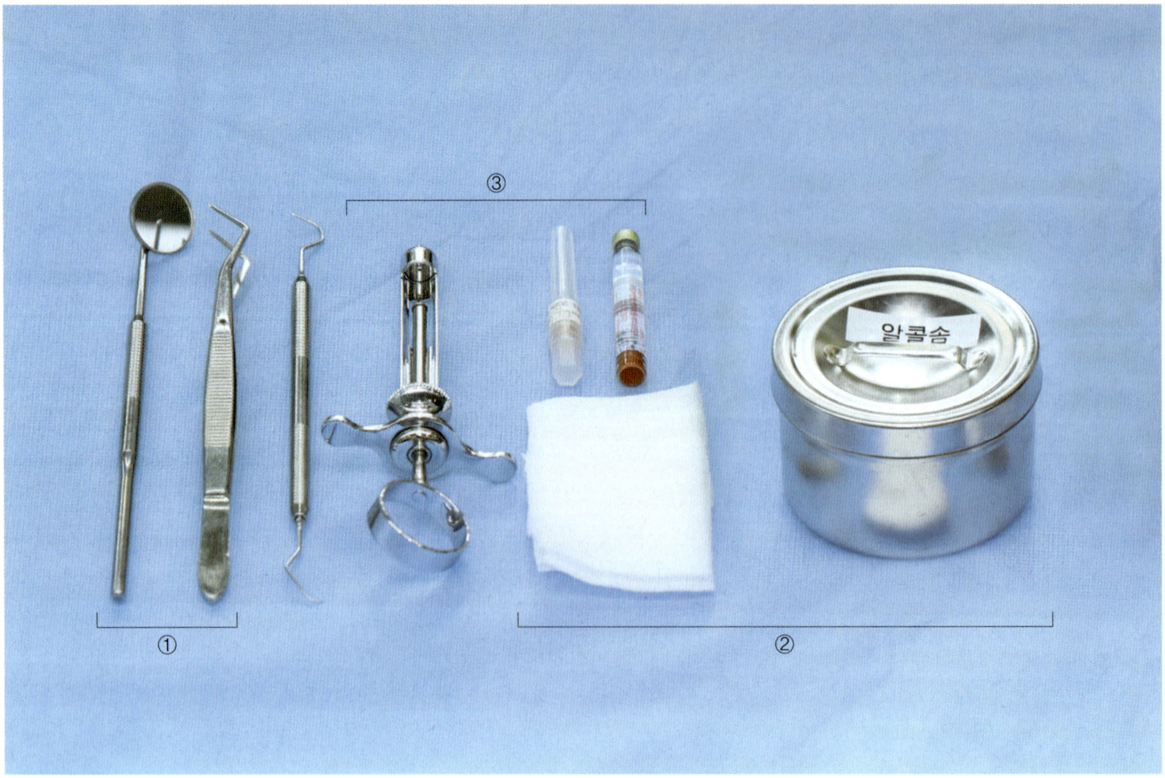

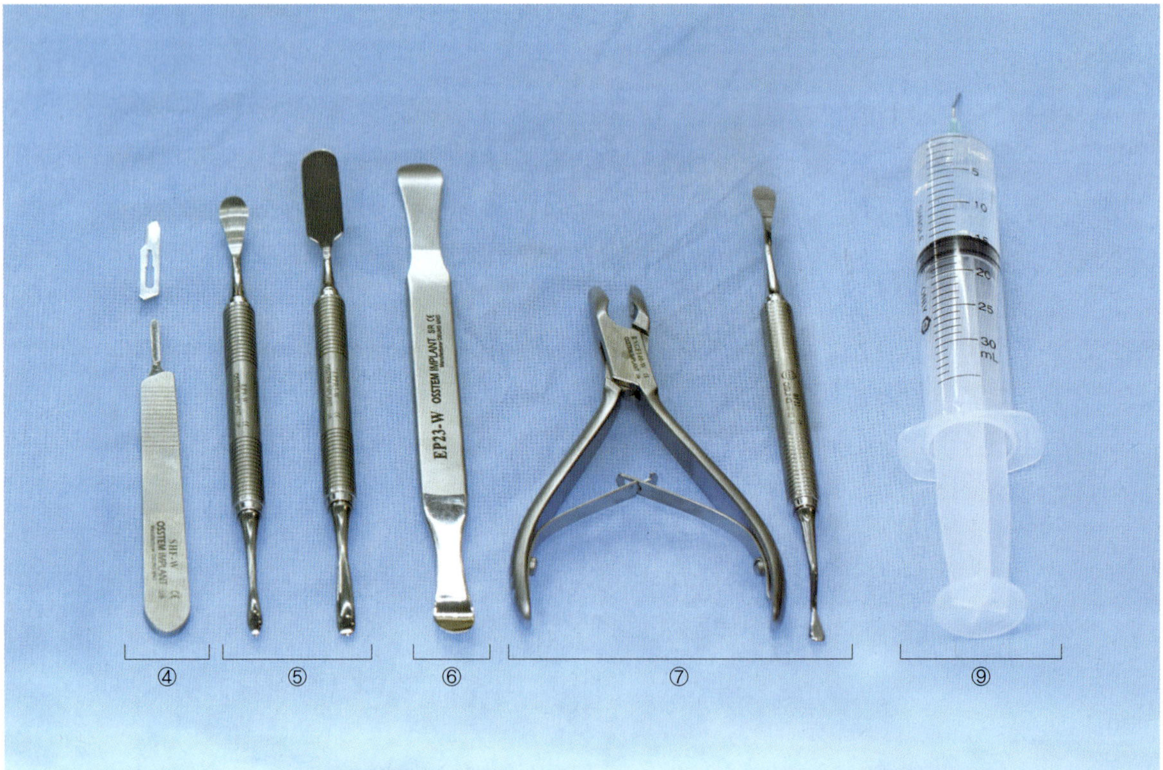

그림 3-4-13 치조골성형술에 필요한 기구

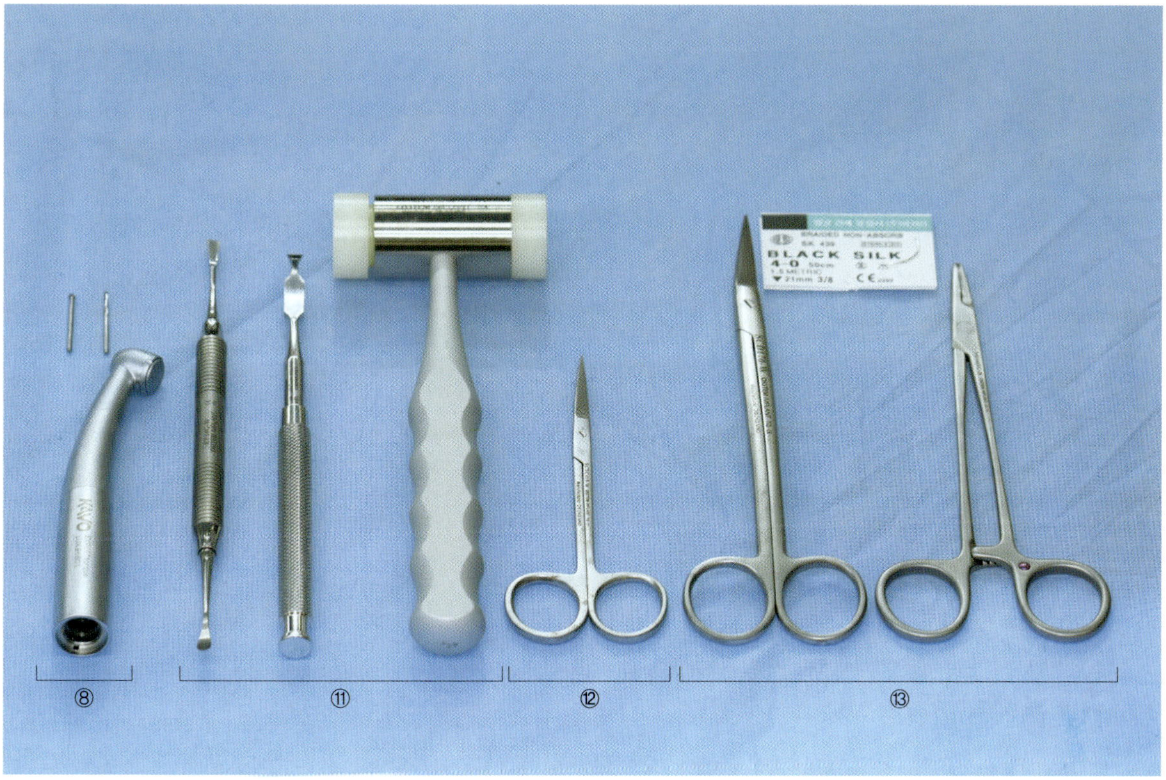

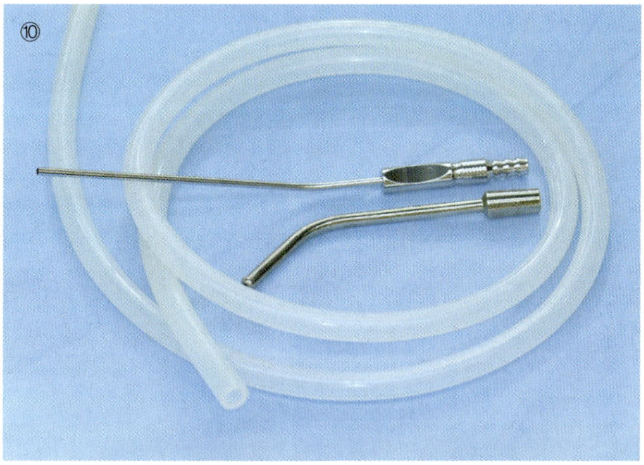

그림 3-4-13 치조골성형술에 필요한 기구 (계속)

(3) 술식

① 시술 부위 소독

② 국소마취

③ 절개

침윤마취 후 #15 메스로 치은절개를 한다. 치조정부에서 뾰족한 뼈모서리를 조금 벗기고 순협측 치은에 L자형이나 U자형 또는 사다리꼴의 치은절개를 넣는다(그림 3-4-14A). 여러 치아의 치조골성형술을 하는 경우에는 치조정부를 치조궁을 따라 절개를 진행하여 한쪽 끝 또는 양 끝에 세로절개를 넣는다. 메스는 치은뿐만 아니라 골막을 포함하여 절개한다.

④ 박리

골막기자로 치은골막을 박리한다. 뼈모서리가 잘 보이도록 보조자는 박리된 점막골막피판을 한쪽 손에 든 견인기로 잡는다(그림 3-4-14B). 다른 한손에 흡인관을 들고 수술영역의 혈액을 흡인한다.

⑤ 골성형

술자는 뼈모서리를 확인하고 골겸자로 이것을 제거한 후 골줄(bone file)이나 골버(bone bur)로 골면을 매끄럽게 만든다. 골버를 사용하는 경우에는 버가 뜨거워지지 않도록 생리식염수를 주수하면서 시행한다(그림 3-4-14C).

⑥ 봉합

골면이 매끄러워지면 세척, 소독을 하고 점막골막피판을 원래로 되돌려 봉합한다(그림 3-4-14D). 술자가 봉합하기 쉽도록 보조자는 치경이나 견인기로 입술과 수술부위 사이의 틈새를 확보한다. 출혈이 있는 경우에는 다른 한손에 흡입관을 들고 흡인한다. 또 봉합 후 가위를 사용하여 매듭에서 약 5mm 정도 떨어진 곳에서 봉합사를 자른다.

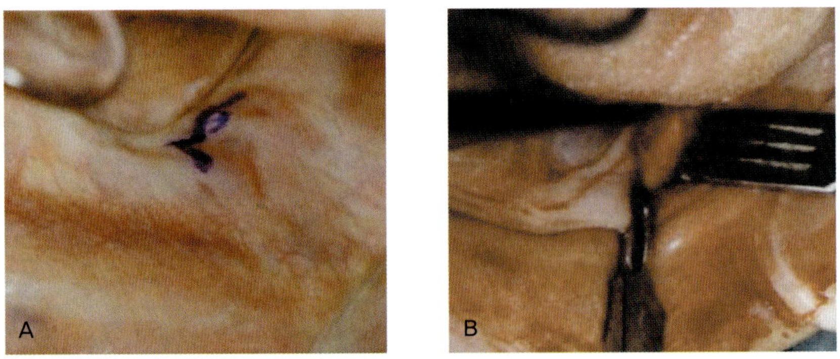

그림 3-4-14 **치조골성형술**

A. 절개선 B. 뼈모서리 노출

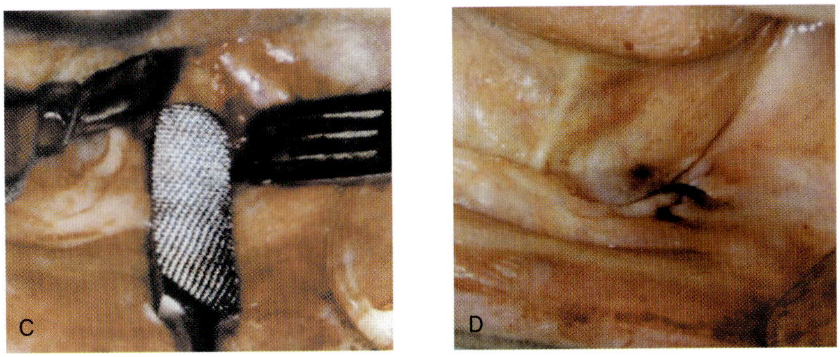

그림 3-4-14 **치조골성형술** (계속)

C. 골줄에 의한 뼈모서리 삭제 D. 봉합 종료

⑦ 수술 후 처치

봉합 종료 후 소독된 면구로 수술영역을 닦고 멸균 거즈를 상처면에 대고 압박지혈한다. 항생제, 항염증제, 가글제를 투여하고 종료한다. 봉합사는 보통 수술 후 1주일에 제거한다.

2. 골융기제거술

골융기(외골증)는 골면에서 외측으로 뼈가 증식된 것으로 경구개 중앙부에서 발생되는 구개골융기나 하악 소구치부 설측에서 발생되는 하악골융기가 해당된다. 이 외에도 상악 구치부의 협측과 구개측, 하악 대구치 및 구후삼각 설측에서도 발생한다. 골융기는 서서히 성장하면서 근육이 부착되는 부위 및 두개의 인접골이 융합되는 부위에 주로 발생한다.

(1) 적응증

① 유치악 환자에게서 골융기의 크기가 현저히 증식되어 혀의 운동에 장애를 주거나 골융기를 덮고 있는 점막에 반복적으로 궤양이 생기는 경우

② 국소의치나 총의치를 장착하려는 환자에게서 의치상의 안착에 방해가 되고 의치의 유지력이 약화되는 경우

(2) 필요한 기구 (그림 3-4-15)

① 치경, 핀셋

② 외과용 메스(#15)

③ 골막기자

④ 견인기

⑤ 골끌(bone chisel)

⑥ 핸드피스, 버(bur)
⑦ 골줄(bone file)
⑧ 봉합사, 봉합침, 지침기, 봉합사 가위

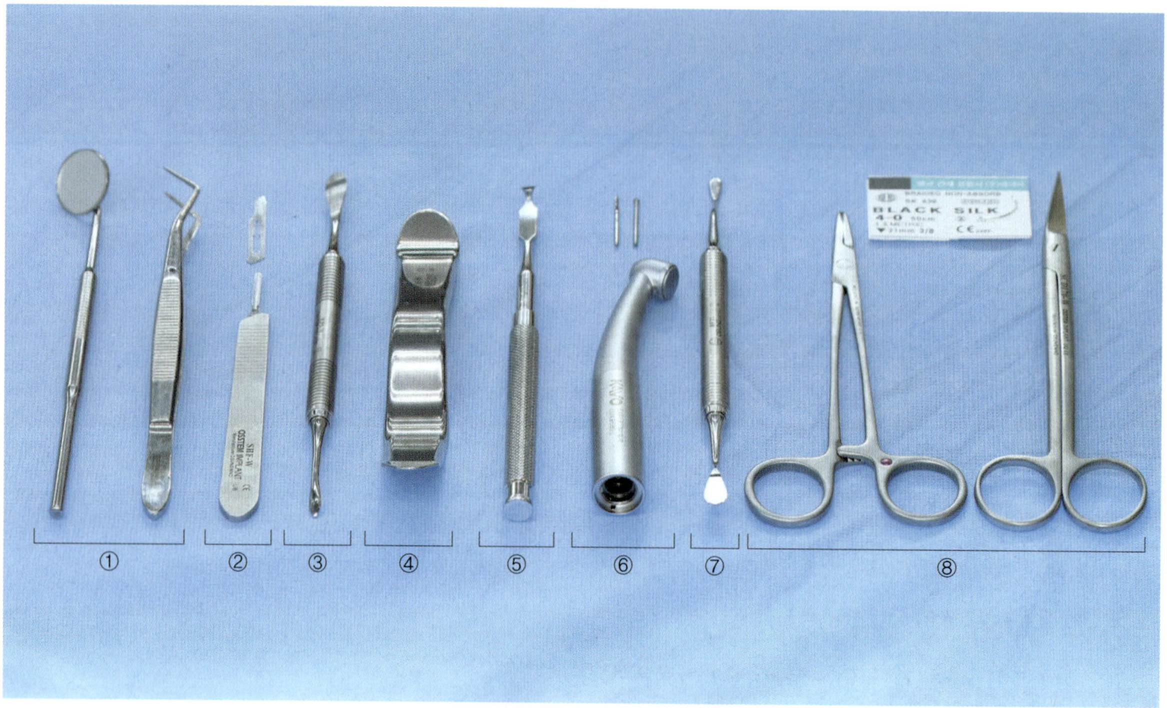

그림 3-4-15 **골융기제거술에 필요한 기구**

(3) 술식 (그림 3-4-16)

① 구개골융기제거술

국소마취 후 메스로 피복부 바로 위의 구강점막을 절개한다. 점막골막피판을 박리하여 구개골융기를 노출시킨다. 골버(bone bur)로 자국을 넣고 골끌(bone chisel)로 삭제한다. 골줄(bone file), 라운드버(round bur) 등으로 표면을 매끄럽게 한다. 지혈을 확인하고 상처 부위를 봉합한다.

② 하악골융기제거술

치은연을 따라 절개선을 설정하고 국소침윤마취 후 메스로 점막절개를 한다. 융기된 하악골 아래모서리까지 점막골막피판을 박리한다. 골버, 골끌 등으로 삭제하고 골줄, 라운드버 등으로 표면을 매끄럽게 한다. 지혈을 확인하고 상처 부위를 봉합한다.

구개골융기제거술이나 하악골융기제거술에서는 모두 압박지혈을 하기가 어려운 수술부위이다. 그래서 수술 후 구개부나 하악 설측부를 압박할 수 있는 레진스프린트(resin splint)를 수술 전에 인상채득하여 만들고 수술 후 5일 정도 장착하도록 하면 지혈에 많은 도움을 준다.

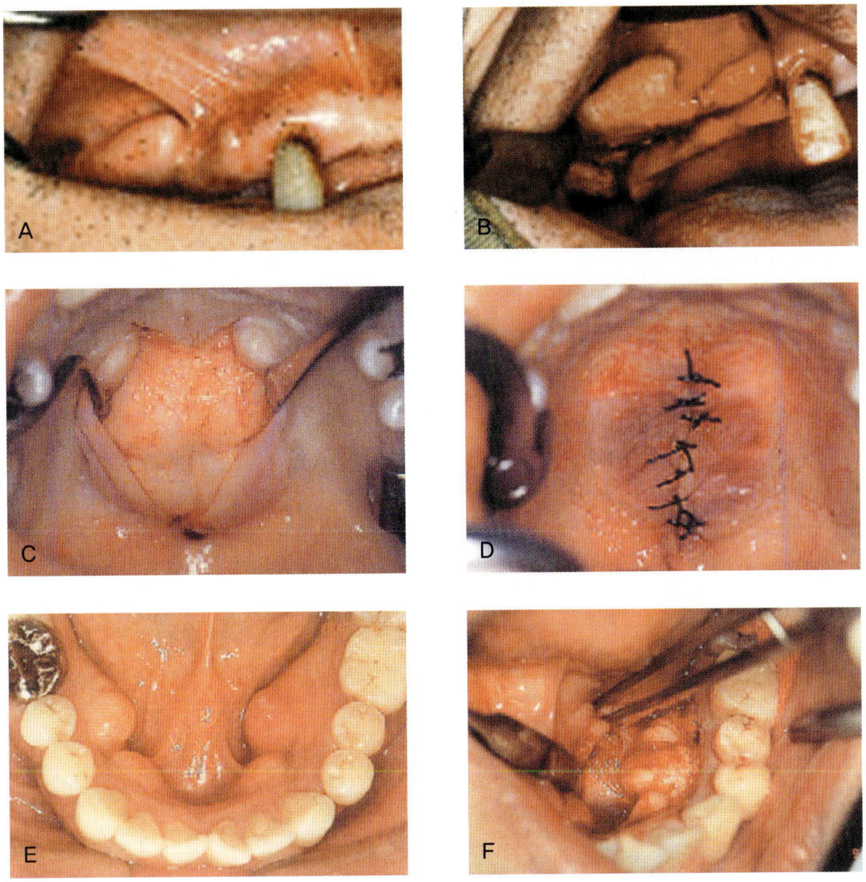

그림 3-4-16 **골융기제거술**

A. B. 골융기제거술 C. D. 구개골융기제거술 E. F. 하악골융기제거술

4 소대절제술

1) 분류 및 적응증

(1) 상순소대절제술

① 상악 정중이개의 원인이 되는 경우
② 상악중절치 사이, 순측에 위치한 상순소대가 의치의 안정을 방해하는 경우

(2) 설소대절제술

① 선천성 기형으로 비정상적인 짧은 소대(설소대단축증, ankyloglossia)(그림 3-4-20)로 인해 혀의 운동 범위를 제한하여 발음이상('ㄹ', 'ㅅ' 같은 특정 자음의 조음 문제), 혀 내밀기, 빨기 능력 상실과 같은 기능적 문제를 야기하는 경우
② 신생아 및 영유아에서 설유착증으로 인해 구강폐쇄가 불완전하여 모유 수유에 어려움이 있는 경우
③ 짧고 낮은 이설근의 위치로 인해 부정교합이 야기되는 경우
④ 하악의 설소대가 국소의치의 주연결부에 닿아 불편하거나 의치의 탈락을 야기하는 경우

(3) 협소대절제술

① 하악 소구치 부위의 협소대의 가동성으로 의치상연의 연장이 방해를 받는 경우

2) 필요한 기구 (그림 3-4-17)

① 치경, 핀셋, 탐침
② 소독용 면구, 멸균거즈
③ 마취용 주사기, 주사침, 국소마취제
④ 외과용 흡인기(팁)
⑤ 외과용 메스(#15, #11)
⑥ 지혈겸자(모스키토), 조직겸자
⑦ 생리식염수, 세척용 일회용주사기
⑧ 지혈겸자, 외과용 가위
⑨ 지침기, 봉합침, 봉합사, 봉합사 가위
⑩ 개구기나 바이트블럭

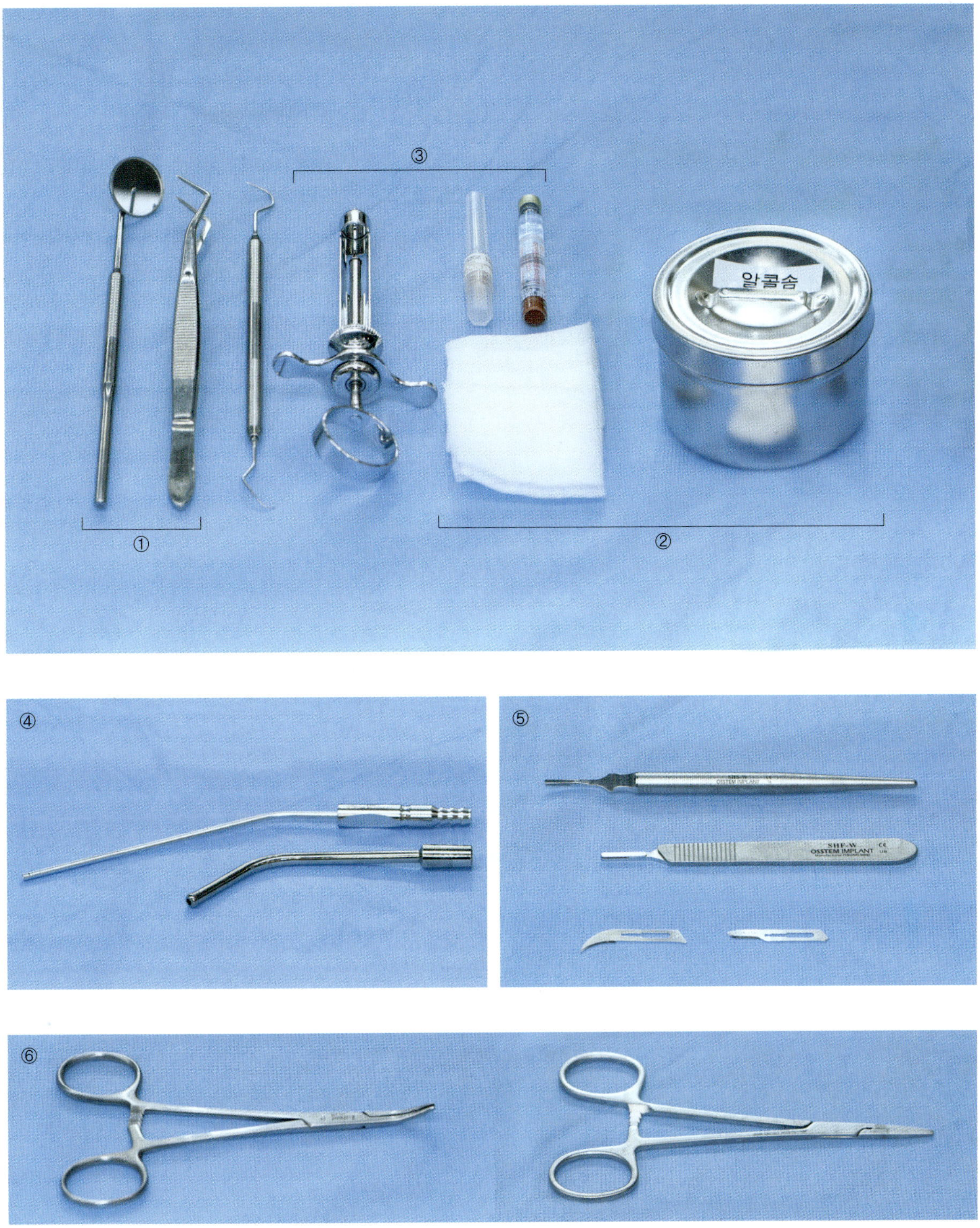

그림 3-4-17 소대절제술에 필요한 기구

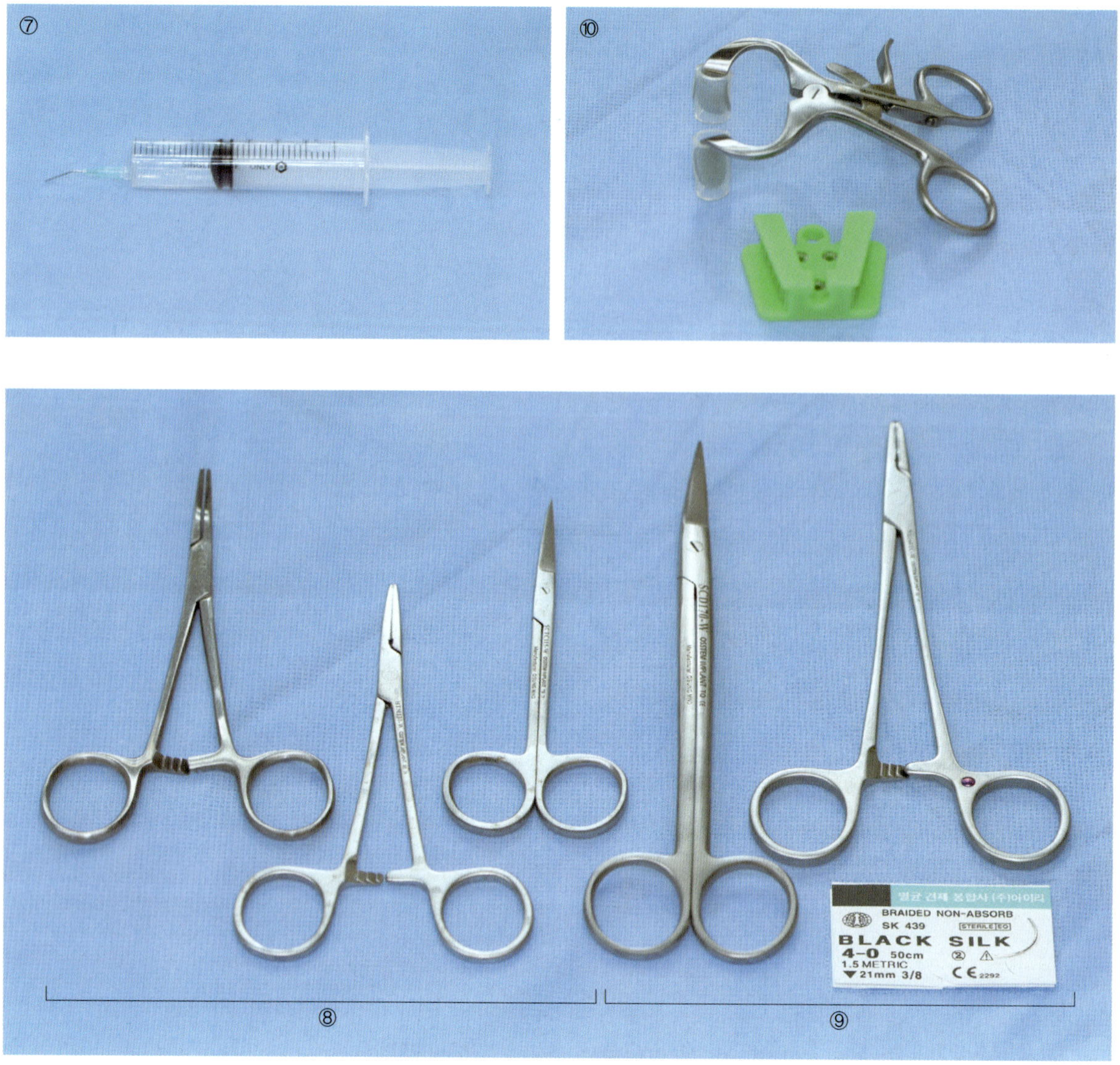

그림 3-4-17 소대절제술에 필요한 기구 (계속)

3) 술식

(1) 상순소대절제술

① 구강 내 세척 및 수술영역 소독

② 국소마취

상순소대 및 부착부에 국소마취를 한다.

③ 절개

상순을 들어 올려서 소대를 긴장시켜 절개 예정의 소대를 핀셋이나 페안겸자로 잡고 메스로 치조부 소대 부착부를 V자로 자른다. 이어서 상방부의 상순이행부를 절제하면 마름모꼴의 상처면이 형성된다(그림 3-4-18A).

④ 봉합

상처 가장자리의 점막조직을 박리하고 마름모꼴의 상처 가장자리를 세로봉합한다(그림 3-4-18B).

⑤ 봉합사 제거

수술 후 5~7일째에 봉합사를 제거한다.

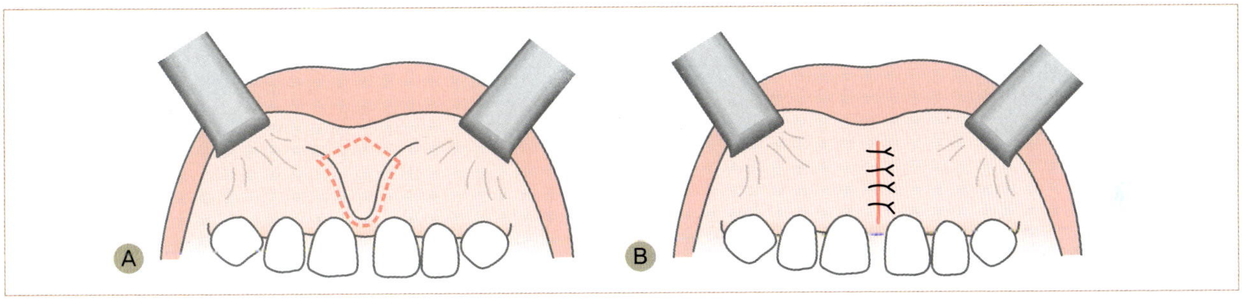

그림 3-4-18 **상순소대절제술**

상기와 같은 상순소대절제술 외에 상순소대신전술(V-Y성형술이나 Z성형술)도 시행된다(그림 3-4-19).

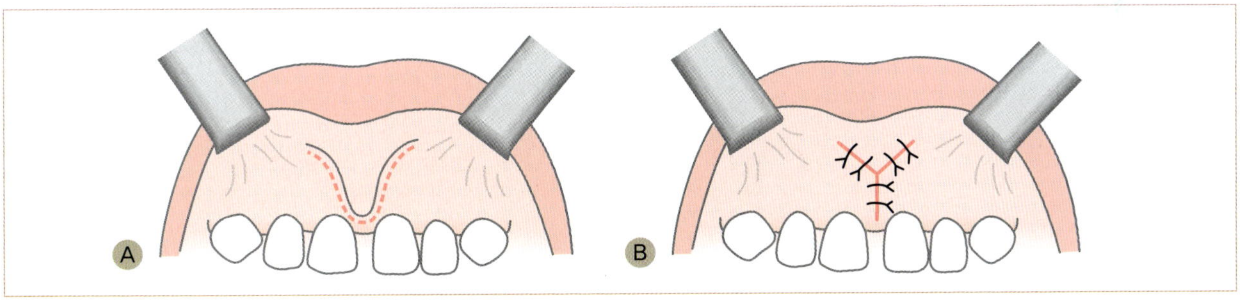

그림 3-4-19 **상순소대신전술(V-Y성형술)**

(2) 설소대절제술

① 구강 내 세척 및 수술영역 소독

② 국소마취

설소대 및 설첨부에 국소마취를 한다.

③ 혀의 견인

개구기를 장착하고 설첨부에 봉합사를 통과시킨 후 위쪽으로 살짝 견인하여 설소대를 긴장시킨다(그림 3-4-21A).

④ 절개

설소대의 중앙, 설하소구의 약간 위쪽에서 메스나 가위로 가로절개를 하고 설첨부를 위쪽으로 들어 올리면서 서서히 절제하면 상처면은 가늘고 긴 마름모꼴이 된다(그림 3-4-21B). 이설근 좌우 근속(근육다발) 사이의 결합조직이 강해서 잘 늘어나지 않을 때는 점막하조직을 충분히 박리하여 삭상물을 자른다.

⑤ 봉합

설하소구나 악하선관이 손상되거나 끌려 들어오지 않도록 주의하면서 마름모꼴의 상처 가장자리를 세로봉합한다(그림 3-4-21C).

⑥ 봉합사 제거

수술 후 5~7일째에 봉합사를 제거한다. 수술 후 기능훈련을 한다.

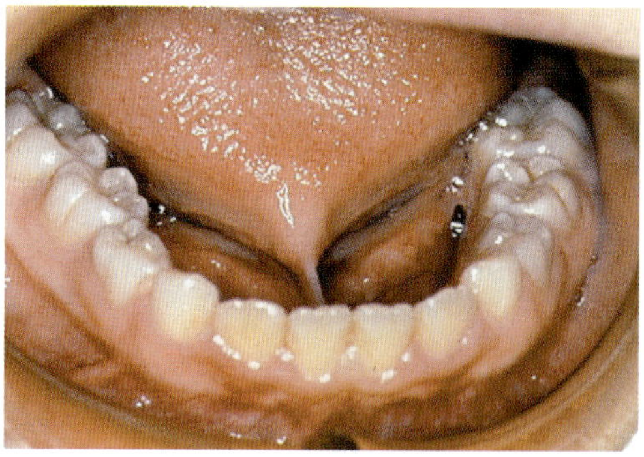

그림 3-4-20 설소대단축증(7세 여아)

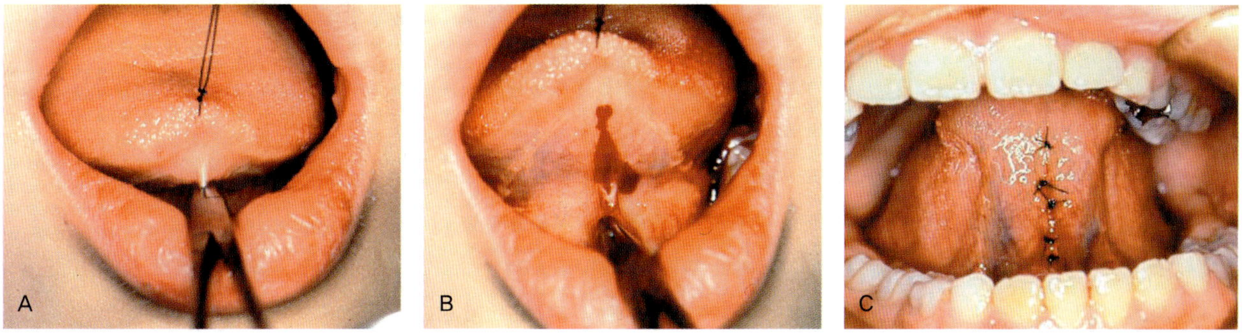

그림 3-4-21 **설소대절제술**

A. 혀의 견인 B. 절개 C. 세로봉합

핵심포인트

① 구강악안면 영역의 농양(abscess)은 치성 감염병이나 발치 등의 술후 감염병이 악화되어 발생한다.

② 치근단절제술은 근관치료가 불가능하거나 근관치료 후 염증이 치유되지 않는 경우에 시행한다.

③ 치조골성형술은 통증의 원인이 되는 뾰족한 뼈의 제거나 의치 제작 전에 치조골의 형태 수정 등을 목적으로 시행한다.

④ 치조골증강술은 의치의 유지가 힘들거나 임플란트 매식을 위한 치조골의 높이나 폭이 충분하지 않은 경우에 시행한다.

⑤ 소대절제술은 소대의 단축이나 비대로 인해 심미 또는 기능장애를 일으킨 경우에 시행하며, 성장과 함께 완화되는 경우도 많으므로 수술 적용 시에는 연령도 고려한다.

⑥ 소대절제술에는 상순소대절제술, 설소대절제술, 협소대절제술 등이 있다.

Chapter 05

구강악안면 영역의 감염성 질환

핵심 용어

급성 염증의 5대 징후(발적, 종창, 열감, 통증, 기능장애), 봉와직염, 지치주위염, 치성 상악동염, 악골 골수염, 약제 관련 악골괴사

학습목표

1 치주조직의 염증

1. 염증의 원인을 기술할 수 있다.
2. 염증의 특징을 기술할 수 있다.
3. 치성 감염의 합병증을 설명할 수 있다.
4. 진행된 치성 감염의 종류를 설명할 수 있다.
5. 치성 감염의 치료방법을 설명할 수 있다.
6. 치관주위염의 증상을 설명할 수 있다.
7. 치관주위염의 치료방법을 설명할 수 있다.

2 악골의 염증

1. 악골골수염의 종류를 열거할 수 있다.
2. 악골골수염의 증상에 대해 기술할 수 있다.
3. 악골골수염의 원인을 기술할 수 있다.
4. 악골골수염의 치료방법을 기술할 수 있다.
5. 치성 상악동염의 원인을 기술할 수 있다.
6. 치성 상악동염의 치료방법을 기술할 수 있다.
7. 치성 상악동염 환자의 수술 후 관리에 대해 설명할 수 있다.

1 치주조직의 염증

1. 치성감염(Odontogenic infection)

구강악안면 영역의 염증의 특징으로는 치아 및 그 주위 조직에 감염 병소가 생기고 해당 부위에서 염증이 퍼져나가는 형태가 많은데 이것을 치성감염이라고 한다.

(1) 원인

치성감염을 일으키는 세균들은 구강내상재균의 일부로서 호기성 · 혐기성 그람양성구균, 혐기성 그람음성간균 등이며, 치수염에서 속발하는 치근단 병소나 변연성 치주염의 치은연 병소를 감염원으로 하여 치성감염을 일으킨다.

(2) 감염경로

① 치수감염에 의한 경로

치수감염에 의한 치수괴사를 통해 치근단조직을 감염시키는 경로로 감염이 진행된다. 치주감염에 의한 감염경로보다 널리 확산되는 경향이 있다.

② 치주감염에 의한 경로

깊은 치주낭을 통해 하부 연조직으로 세균 감염이 확장되어 농양을 형성하거나 봉와직염을 유발한다.

(3) 증상

① 국소증상

급성 염증에서는 발적, 종창, 열감, 통증, 기능장애(저작장애, 개구장애, 연하장애, 치아동요 등)의 5대 징후가 현저하게 나타나며 불편 증상이 심하다. 한편, 만성 염증으로 진행되면 이 증상들은 경감되거나 소멸된다.

② 전신증상

급성기에는 체온 상승, 권태감, 식욕부진 등의 증상 외에 임상검사 소견에서도 백혈구 증가, CRP(C-reactive protein, C반응성 단백질) 상승, 적혈구침강속도 항진, ASLO(antistreptolysin-O, 항스트렙토리신-O) 수치 상승 등의 염증 정도를 나타내는 수치가 확인된다. 만성 염증에서는 이들 증상이 거의 사라지고 검사치도 거의 정상범위가 된다.

2. 진행된 치성감염

원인 치아로 침입한 세균은 치아 주위에 머물지 않고 치주인대에서 치조골, 악골, 인접한 주위 조직으로 퍼져, 국소부위의 상태나 면역력에 따라 만성 염증 또는 급성 염증으로 나타난다.

1) 근막간극(Fascial space) 감염

근막간극이란 화농성 삼출물에 의해 침식되거나 팽창될 수 있는 잠재성 공간을 말하는데 근막(fascia)으로 둘러싸여 있으며 감염에 의해 형성되는 공간이다. 치성 감염이 표재성으로 진행하지 않고 심부로 퍼지게 되면 근막간극 감염이 발생하고 적절히 대처하지 않을 경우 더욱 깊은 근막간극으로의 확산을 초래하여 심각한 합병증이 발생한다.

(1) 근막간극 감염의 원인

치주질환이나 치근단 병소, 제3대구치 주변의 지치주위염 등 치성 감염이 가장 흔한 원인이다. 치성이 아닌 원인으로 발생하는 근막간극 감염은 드물며 주사바늘에 의한 감염, 외상, 벌레에 물린 상처, 깨끗하지 않은 외과적인 처치, 구개편도의 염증, 타액선 감염 등이 원인이 될 수 있다.

(2) 근막간극 감염의 종류

치성 감염에 의해 직접적으로 이환되는 간극을 일차성 근막간극이라 하고 일차성 근막간극이 확산되어 감염되는 간극을 이차성 근막간극이라고 한다. 이차성 근막간극을 넘어서 감염이 더 확장되면 경부의 심층 간극까지 침범하게 되어 생명에 위협을 주는 수준에 이르게 된다.

이러한 근막간극들은 서로 연결이 되어 있어 1개의 근막간극만 이환된 경우보다는 복수의 근막간극이 이환된 경우가 많고 임상적으로 이환된 근막간극을 정확히 구분하기는 어려운 경우가 많다.

① 일차성 근막간극

a. 견치간극(canine space) **(그림 3-5-1)**

감염의 원인 치아는 상악 견치가 가장 흔하고 임상적인 특징은 코의 측면 부종으로 인해 비순구가 얕아지고 하안검까지 종창이 진행되어 눈을 잘 뜰 수 없는 상태가 된다.

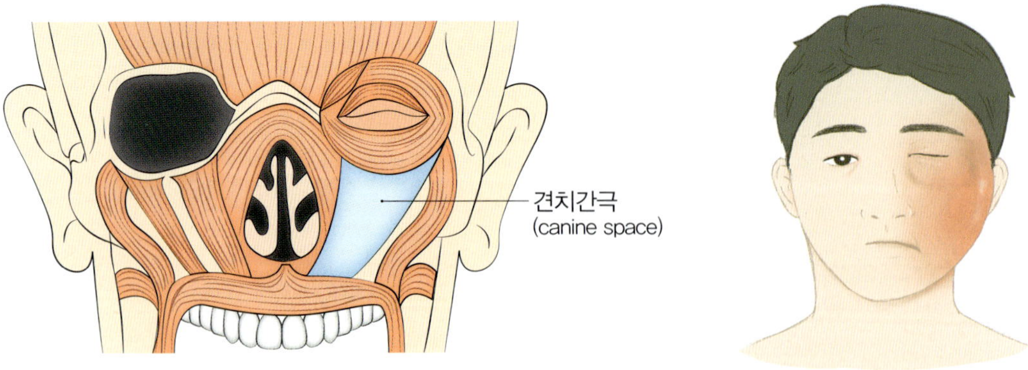

그림 3-5-1 **견치간극**

b. 측두하간극(infratemporal space) (그림 3-5-2)

상악 후방에 위치하는 간극으로 감염의 원인 치아는 주로 상악 제3대구치인데 개구장애가 나타나지만 겉으로는 종창이 심하게 관찰되지 않는다.

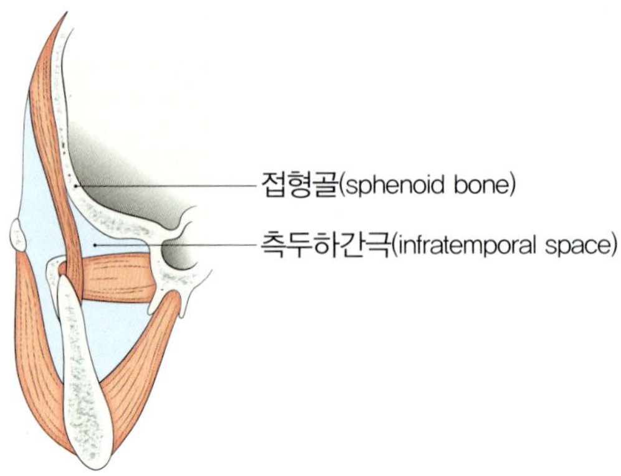

그림 3-5-2 **측두하간극**

c. 협부간극(buccal space) (그림 3-5-3)

감염의 원인 치아는 주로 상악 또는 하악 구치이다. 전형적으로 협부(볼)의 종창이 나타나며 발생 빈도가 높은 감염이다.

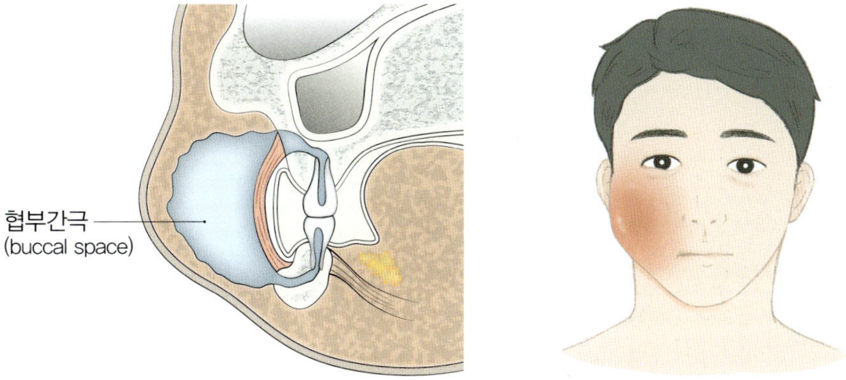

그림 3-5-3 협부간극

d. 악하간극(submandibular space) (그림 3-5-4)

감염의 원인 치아는 하악 제3대구치이다. 하악의 측면과 하방으로 단단한 종창이 촉진되는 특징을 나타낸다.

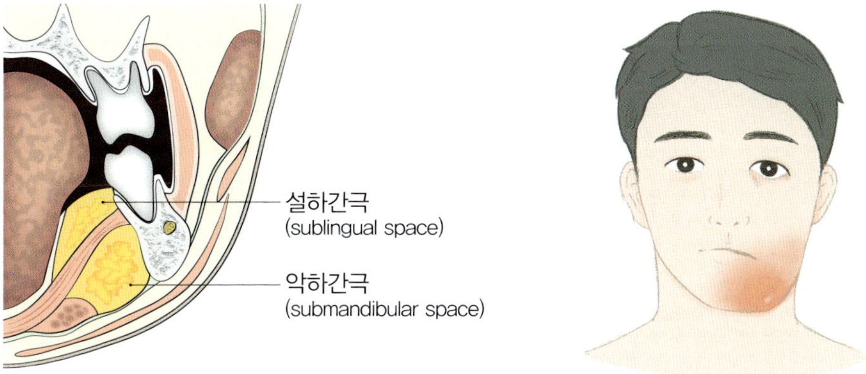

그림 3-5-4 악하간극

e. 설하간극(sublingual space)

감염의 원인 치아는 하악 소구치나 제1대구치인 경우가 많고 구강저의 종창과 연하곤란, 이중설 등이 나타난다.

f. 이하간극(submental space) (그림 3-5-5)

감염의 원인 치아는 주로 하악 전치이며 턱끝 부위에 종창이 나타난다.

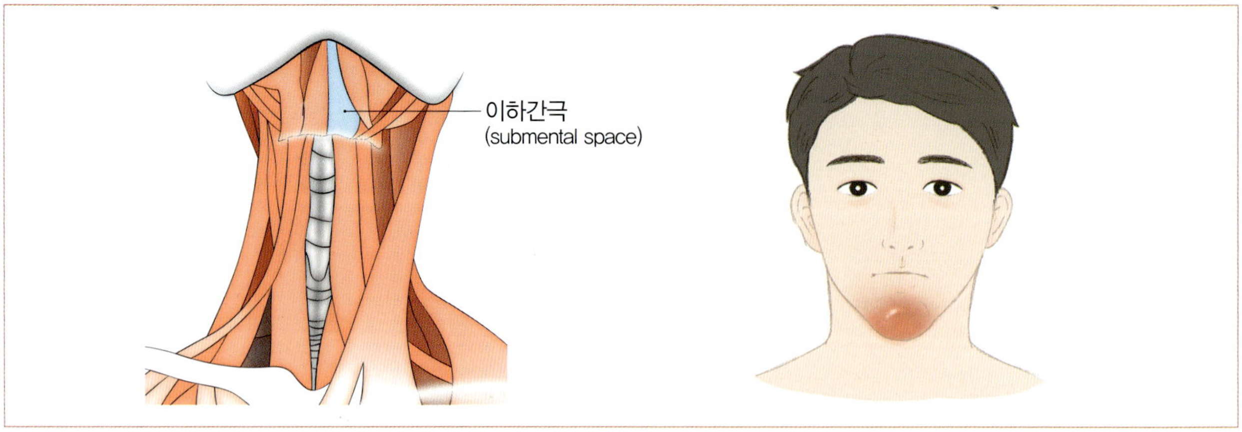

그림 3-5-5 이하간극

② 이차성 근막간극

a. 교근간극(masseteric space)

주로 협부간극이나 하악 지치주위염의 확산에 의해 감염된다. 임상적으로는 하악골 우각부위의 종창과 교근의 염증으로 인한 개구장애를 나타낸다.

b. 익돌하악간극(pterygomandibular space)

감염의 원인은 지치주위염, 하치조신경 전달 마취, 하악 제3대구치의 발거 등이다. 특히, 하악 제3대구치의 외과적 발거 시 설측으로 기구를 무리하게 조작하는 것이 익돌하악간극 감염의 원인이 될 수 있다. 외부로는 종창과 같은 전형적인 감염의 증상을 보이지 않으면서 개구장애의 소견을 보이는 경우가 많다.

c. 측인두간극(lateral pharyngeal space)

제3대구치 치관주위염이나 익돌하악간극 감염의 확산 및 구개편도염 등이 원인으로 발생한다. 익돌하악간극 감염과 비슷한 증상을 보이는데 심한 개구장애, 하악 우각부 하방의 경부 종창, 측인두벽 종창 등이 관찰되며 진행되면 상방 두개저로의 감염 확산으로 뇌농양, 급성 호흡곤란 등이 발생해 위험할 수 있다.

③ 봉와직염(연조직염, cellulitis) (그림 3-5-6)

병소가 국한되지 않고 결합조직 내에 확산성으로 확대된 화농성 염증으로, 염증의 확대가 생체의 저항력을 넘은 상태로 위중한 질환이다. 구강영역에서는 구강저 봉와직염(루드비히앙기나, Ludwig's angina), 악골 주위 봉와직염, 협부 봉와직염 등이 있다.

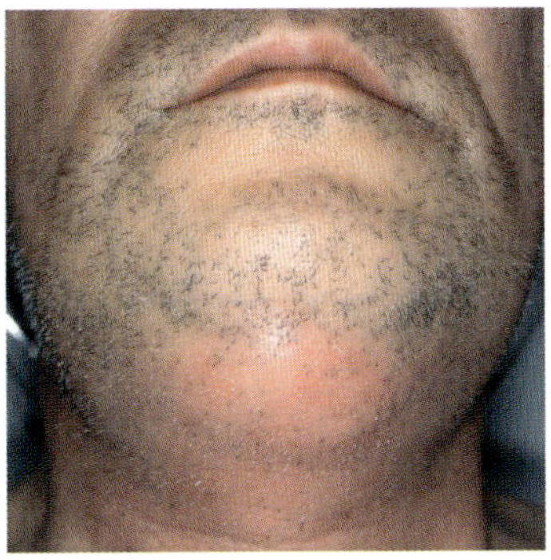

그림 3-5-6 턱 하부로 확대된 구강저 봉와직염

● 루드비히앙기나(Ludwig's angina)

양측성으로 이하간극, 악하간극, 설하간극이 함께 감염에 이환되어 이차성 근막간막으로 빠르게 감염이 확산되는 구강저 봉와직염을 말한다. 8%의 치사율을 나타내는 심각한 질환이다.

a. 원인

목과 구강저의 감염이 원인으로, 대부분 치아우식증과 치주염의 방치로 인해 세균(연쇄상구균과 포도상구균)이 구강저에서 인두 등으로 확산되어 발생한다.

b. 증상

목의 통증, 발열, 발적, 부종, 연하곤란, 불편감, 혀가 위로 상승함, 귀의 통증, 침 흘리는 증세, 피로감 등이 나타나며 심한 경우 호흡곤란과 혼수상태가 올 수 있다.

c. 치료

절개와 배농, 항생제 투여, 감염 원인을 제거하고 호흡곤란이 나타나면 기관지절개술을 통해 기도를 확보한다.

④ 누공(fistula)

화농성 염증이 국한되어 백혈구, 괴사조직, 삼출액을 주성분으로 하는 고름이 고인 상태를 농양(고름집, abscess)이라고 하는데, 악골 내의 농양이 누관(샛길)을 형성하여 구강 안으로 열린 누공을 내치루, 구강 밖으로 열린 누공을 외치루라고 한다(그림 3-5-7~10).

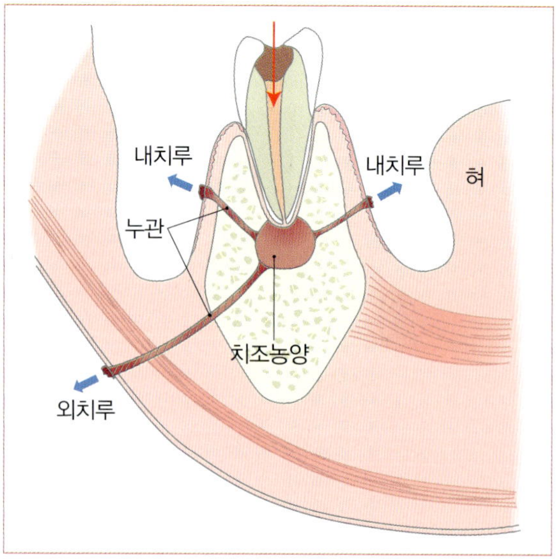

그림 3-5-7 **내치루와 외치루의 형성경로**

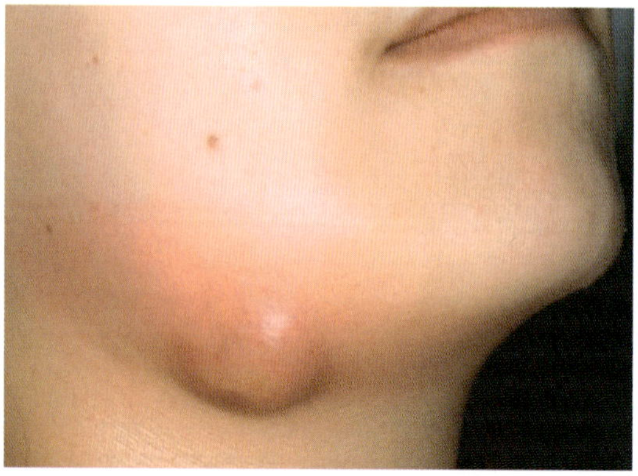

그림 3-5-8 **외치루(피하농양)**

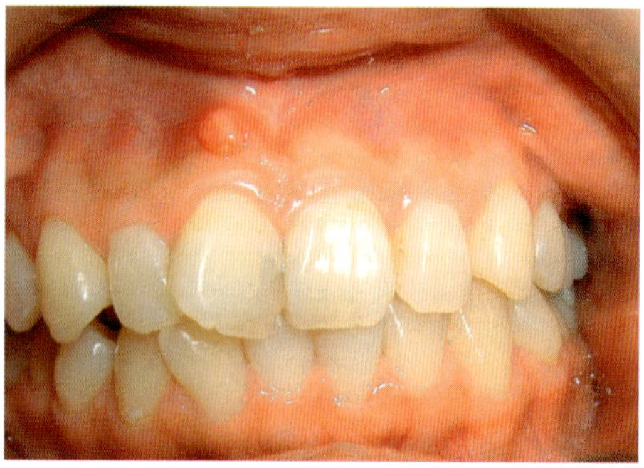

그림 3-5-9 **내치루**

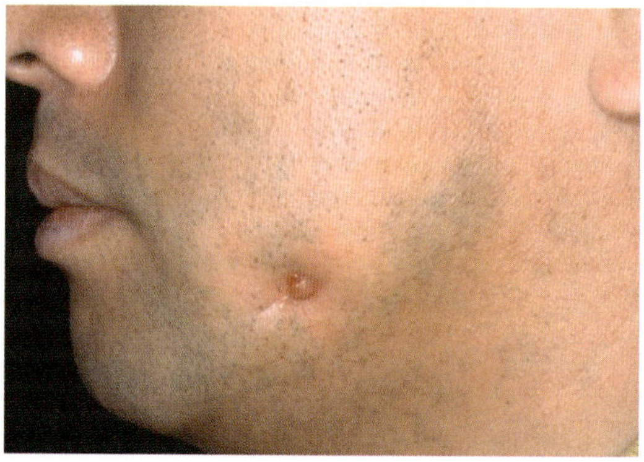

그림 3-5-10 **외치루**

(4) 치성 감염의 치료원칙

치성 감염은 일반적으로 국소적으로 발생하는 경우가 많지만 근막을 통해 짧은 시간 내에 감염이 확산되어 위험한 상황을 유발하기도 한다. 따라서 치성 감염의 발생기전과 원인균을 잘 이해하고 치료계획을 세워야 한다.

① 항생제 투여

항생제를 투여하여 원인균을 제거한다. 신체의 상태나 약제의 종류에 따라 경구투여인지 정맥투여인지가 선택된다.

② 증상 완화 및 외과적 시술

종창, 통증, 발열에 대해서는 소염진통제, 해열제 등을 투여해서 염증에 동반하는 통증을 감소시키고 열감에 대해서는 냉습포 등의 냉찜질법이 효과적이다.

급성 염증이 만성화되어 농양을 형성한 경우에는 천자나 절개 등의 외과적 처치를 통해 배농(drainage)하여 치유를 촉진한다.

절개배농술이 이루어진 후에는 온습포 등으로 종창이 생긴 부위를 따뜻하게 해주어 감염 부위의 빠른 회복을 돕는다. 수액의 투여는 감염에 의한 체온 상승과 탈수 현상의 개선, 개구장애, 연하곤란 등에 의한 영양 섭취 불가능 상태의 개선, 지속적인 약물투여를 위한 정맥로의 확보를 위해 필수적이다.

③ 원인 치아의 치료

치성 감염병의 특징으로서 급성화와 만성화를 반복하며 호전 시에는 치유된 것처럼 착각을 일으켜 방치되는 경우가 많은데, 원인 치아의 치료가 이루어지지 않는 한 치유되지 않는다. 따라서 급성 증상이 사라지면 근본적 치료로서 원인 치아의 치료(근관 치료, 치근단 절제, 발치 등)를 시행한다.

④ 기능회복

근본적 치료에 이이시 치아의 충전치료나 보철치료를 하는데, 개구장애 등의 기능장애가 남는 경우에는 근육마사지나 개구훈련 등을 통한 기능회복이 필요하다.

(5) 치성 감염의 합병증

치성 감염에 의한 감염경로는 정맥, 동맥을 통한 혈행성 감염과 골조직 등의 해부학적 구조물을 통한 직접감염으로 구분할 수 있는데 대개는 혈행성 감염이 많이 발생한다.

급성 기도폐쇄, 해면정맥동 혈전증, 종격동염, 괴사성 근막염, 해면정맥동혈전증, 뇌농양, 패혈증 등이 발생할 수 있다.

3. 치주조직의 염증

(1) 치주염(periodontitis)

치주염은 치주조직, 즉 치은, 치주인대, 백악질, 치조골에 발생하는 염증을 말한다. 염증 부위, 원인, 병태에 따라 변연성 치주염과 치근단치주염으로 분류된다. 변연부 치은이나 치주낭에서 치주조직으로 염증이 파급된 것을 변연성 치주염이라 하고, 치수염, 치수괴사, 치수괴저 등에서 속발하여 염증이 치근단공을 통해 치근단 치주인대나 치조골로 파급된 것을 치근단치주염이라고 한다.

① 증상

- **치근단치주염** : 타진통, 교합통
- **변연성치주염** : 급성기 → 동통, 치은발적
  급성기 및 만성기 → 치은종창, 배농, 치조골 흡수, 이환치아 동요

② 치료

항생제를 투여하여 염증을 제거하거나 절개, 배농에 의한 외과적 처치를 한다.

(2) 치관주위염(pericoronal abscess, pericoronitis)

치관주위염은 반매복치나 부분맹출된 치아의 치관을 덮고 있는 치은조직 아래쪽에 음식물 잔사 및 세균 등이 침착되어 치관 주위 조직에 염증이 발생한 상태로, 하악 제3대구치에서 호발한다.

① 증상

증상은 치은부 발적, 종창 및 극심한 통증이 나타나며 악취를 호소하는 경우도 있다. 귀나 목, 구강저의 쏘는 듯한 통증, 고열, 림프절염 및 개구장애를 동반할 수 있다.

② 합병증

감염이 구강 인후부 및 혀 기저부 등 주위 조직으로 전파되어 합병증이 유발될 수 있는데, 구강저 봉와직염인 루드비히앙기나(Ludwig's angina)가 발생할 수 있다.

③ 치료

치료법은 병소 부위의 크기, 염증의 정도 및 전신적 합병증 상태에 따라 달라진다.

초기 치료는 증상 완화에 목적을 둔다. 병소 부위에 국소마취를 시행하고, 미지근한 식염수나 묽은 과산화수소수로 세척하여 세균을 제거한다. 초기 치료에 조직을 과도하게 조작하거나 기구로 조직을 제거하는 술식은 지양한다. 휴식 및 충분한 수분을 섭취하게 하고, 열이나 전신증상이 있을 경우에는 항생제를 처방한다.

급성 증상이 소실된 후에는 발치를 해야 하는지 또는 치아 보존을 위한 외과수술이 필요한지에 대해 평가해야 한다(그림 3-5-11).

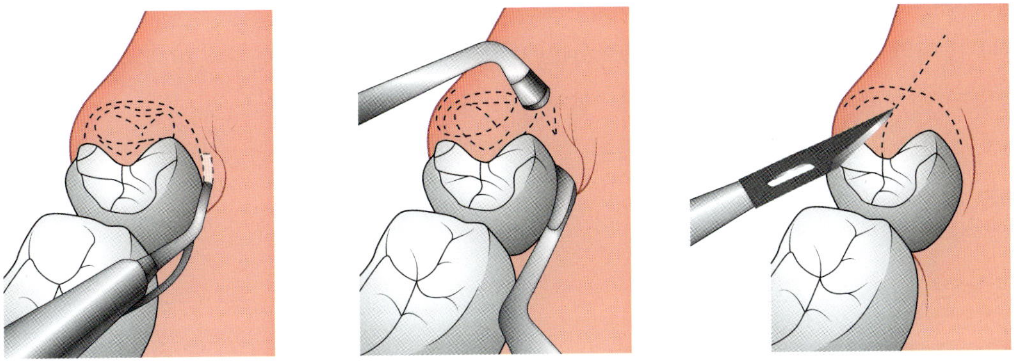

A. 시술 부위의 조직잔사 제거　　B. 온수 세정과 소파술　　C. 전후방 절개

그림 3-5-11 **치관주위염의 치료**

(3) 지치주위염(pericoronitis)

지치주위염은 치관주위염의 일종이다. 지치는 해부학적 원인으로 맹출 공간의 부족으로 맹출 위치나 방향에 이상을 일으키기 쉽다. 또한 치관 주위의 식편압입(음식박힘)이나 구강위생 불량으로 세균에 감염되기 쉬워 만성 염증이 존재하기 쉽다. 일반적으로는 이러한 염증이 급성화한 것을 지치주위염이라고 하며 주로 하악 지치(사랑니)에 많이 발생한다(그림 3-5-12, 13).

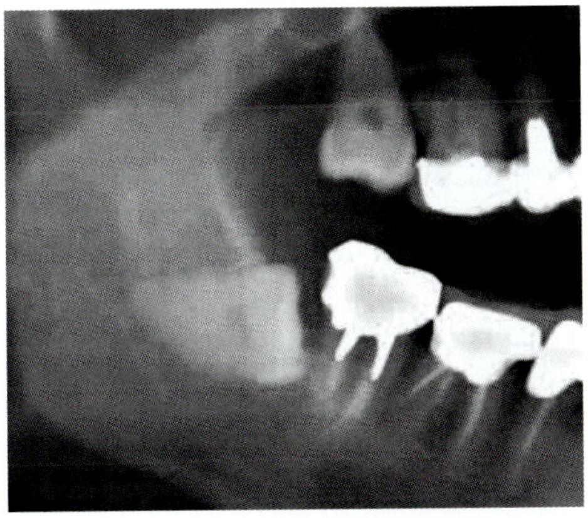

그림 3-5-12 **수평 매복 지치의 방사선사진**

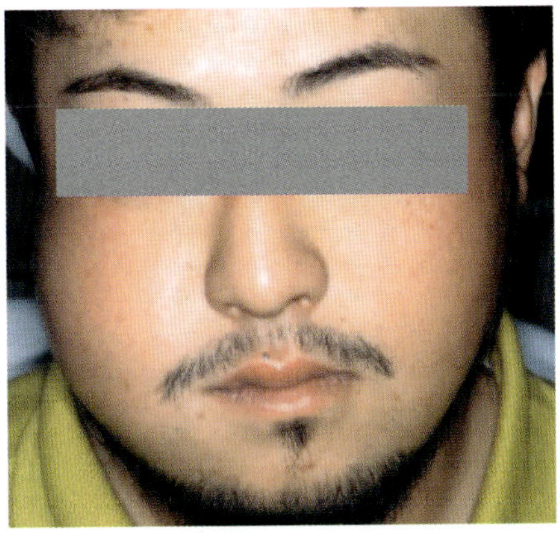

그림 3-5-13 **지치주위염에 의한 오른쪽 하악부와 협부의 종창**

① 증상

초기증상은 지치 주위의 이물감이나 둔통이지만, 염증이 진행됨에 따라 주위 치은의 종창이나 자발통, 압통이 나타나며 저작근으로 파급되면 연하장애나 개구장애를 일으킨다. 더 확대되면 악하림프절염, 구저염, 악골주위염이 되며, 때로 봉와직염을 일으키기도 한다.

구강 내에서는 지치 주위의 치은에 발적, 종창이 확인되며, 치은열구에서 배농이 관찰되기도 한다.

② 치료

염증이 경미한 경우에는 치주낭을 세정하고 포비돈요오드 등으로 헹구어내게 한다. 염증이 진행되어 농양이 형성된 경우에는 농양절개를 실시하고 항생제를 투여한다.

정상적인 맹출을 기대할 수 없는 지치는 소염 후 발치하고, 정상적인 맹출이 기대되는 경우에는 점막판을 절개해서 맹출을 유도한다.

(4) 치조농양(alveolar abscess)

화농성 염증이 치조부에 국한하여 형성된 농양을 총칭해서 치조농양이라고 한다(그림 3-5-14). 구강 내 영역의 농양에는 그 부위에 따라 치주농양, 치근단농양, 치은농양 등이 있다.

① 증상

급성 화농성 염증(치성 감염증)의 발병경로는 두 가지이다. 한 가지는 만성 치은염 또는 변연성 치주염의 경과 중에 화농균이 급격하게 증식해서 급성 증상을 나타내는 것으로 환부를 중심으로 해서 미만성으로 발적, 종창이 나타나며 자발통, 압통과 함께 농양이 형성된다.

또 한 가지는 급성 치조골염에서 나타나는 것으로 염증성 변화의 중심이 치조골에서 구강 쪽의 골막하로 이동해서 골막하농양이 되고 다시 표재성이 되어 치은농양을 형성하는 것이다.

② 치료

항생제 투여에 의한 소염처치와 절개, 배농에 의한 외과적 소염처치가 중심이 된다.

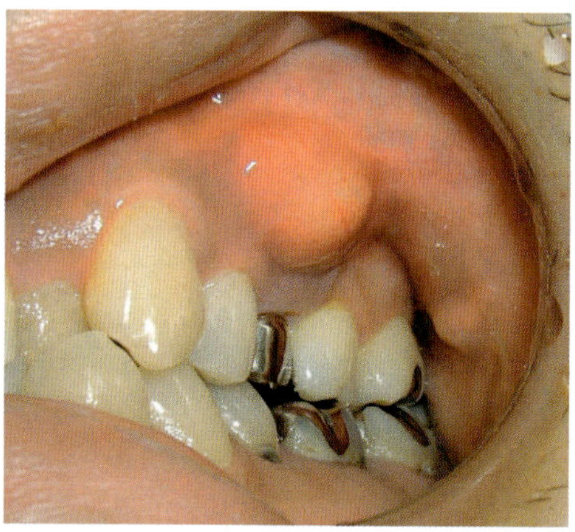

그림 3-5-14 **치조농양**

2 악골의 염증

1. 악골골수염(Osteomyelitis of jaw)

악골골수염은 악골의 골수에 발생하는 염증성 병변으로 뼈의 표층에서 생긴 염증이 골수까지 파급되어 골수염이 되는 경우가 많다. 악골골수염은 모든 연령대에서 관찰되며 소아에서는 상악, 성인에서는 하악에 주로 발생한다.

1) 원인

악골골수염 발생의 주요 원인은 치아우식, 치주염 등으로 인한 치성감염이고 그 외에 악골외상이 있다. 원인 치아는 제3대구치가 가장 많다. 성인의 경우 상악보다 하악에 많이 발생하는데 그 이유는 상악은 혈액공급이 풍부하지만 하악은 하치조동맥과 골막에서만 혈액을 공급받고 있기 때문이다. 일반적으로 악골의 골수에서 시작되어 수질 내로 확장되며 감염이 진행함에 따라 인접해 있는 피질골, 골막 등으로 확산된다. 그 외의 원인으로 혈행성 골수염이 있는데 이것은 출생 몇 주 이내의 신생아에서 발생한다. 분만 시 신생아의 구강점막의 손상이나 출생 직후의 외상이 원인으로 발생한다.

2) 종류

(1) 급성 악골골수염

상악보다 하악에 많이 발생하며 원인으로는 치근단치주염 또는 만성 변연성치주염이 급성화되면서 발생한다. 악골골절에 속발해서 발생하는 경우도 있다.

① 증상

a. I 기(초기)

원인 치아를 중심으로 이완동요, 심한 통증, 발열, 권태감 등이 나타난다.

b. II 기(진행기)

증상이 중증화되고 하악에서는 하치조신경이 염증성 자극으로 인해 과민해져 원인 치아의 전방 치아에 타진통이 나타난다. 또 이환 부위 하순에 지각이상이나 지각둔마가 나타나며, 더욱 진행되면 국소종창, 발적, 개구장애, 소속림프절 종대가 나타난다. 상악골에서는 측두하와, 안와로 파급되어 농양이 형성되기도 한다.

급성 화농성 악골골수염의 경우는 방사선 사진상에서 골의 변화를 관찰할 수 없는데, 이것은 골 소실이 발생하기까지는 7~14일 정도가 소요되기 때문이다.

c. Ⅲ기(부골형성기)

골수염이 진행되면 골괴사를 초래하여 부골이 형성된다. 골수조직과 골조직의 괴사로 인해 생기는 괴사골을 부골(sequestrum)이라고 한다.

d. Ⅳ기(부골분리기)

부골은 서서히 정상 조직에서 분리되어 구강 내 또는 피부 표면으로 배출된다.

② 치료

만성 악골골수염으로 진행되지 않도록 근본적 치료를 통해 치유하는 것이 중요하다.
항생제를 투여하고 원인 치아를 발치하거나 근관치료를 실시하며, 부골을 제거한다.

(2) 만성 악골골수염

급성 악골골수염이 오래 지속된 상태에서 발생한다.

① 만성 화농성 악골골수염

급성 화농성 골수염이 오랫동안 지속된 상태에서 발생하거나 또는 세균 등에 감염되어 발생하는데 감염에 의한 자극이 약한 경우에는 만성화되어 나타난다.

a. 증상

전신증상은 가볍지만 부골화가 진행되며, 부골이 분리될 때까지는 누공(fistula)에서 배농이 계속되고 저항력이 저하되면 급성화를 반복한다. 만성 골수염의 경우 방사선 사진상에서 moth-eaten모양(벌레 먹은 모양)의 골파괴를 관찰할 수 있다.
상악골보다 하악골에서 많이 발생한다. 원인 치아가 잔존되어 있거나 부골이 제거되지 않는 경우에는 배농이 계속된다. 발열 증상은 나타나지 않는다.

b. 치료

항생제를 투여하고 원인 치아를 발치하거나 근관치료를 실시하며, 부골을 제거한다.

② 만성 경화성 악골골수염

a. 증상

만성 경화성 악골골수염은 만성적으로 염증성 자극을 받아 뼈가 증식 및 첨가되어 골경화증(osteosclerosis)을 일으키는 골수염으로 발적, 종창, 둔통, 개구장애 등의 증상을 나타낸다. 발열증상은 나타나지 않는다.

국한된 작은 병소에 나타나는 **만성 국소성 경화성 골수염**과 광범위한 범위로 나타나는 **만성 미만성 경화성 골수염**이 있으며, 대부분 하악골에서 발생한다.
방사선 검사에서는 불규칙한 구름 모양, moth-eaten모양, 간유리 모양이 나타난다.

b. 치료
항생제를 투여하고 피질골제거술을 실시한다.

③ 가레골수염(Garre's osteomyelitis)

a. 증상
젊은층에서 발생하는 만성 악골골수염의 일종으로 염증성 자극에 의해 골막하에서 골피질의 표면으로 골첨가가 나타난다. 주로 하악골에서 발생하여 하악골 주위에 종창, 통증이 나타난다.
방사선 검사에서는 양파 모양의 음영이 보이며 골비대나 골팽륭을 동반한 미성숙 골의 증식이 나타난다.

b. 치료
항생제의 투여와 원인 치아의 치료를 실시한다.

④ 방사선성 골수염

a. 증상
구강영역의 악성 종양에 대한 방사선 치료 후에 발생한다. 점막 결손에 의한 골 노출, 국소 종창, 발적, 통증, 피부와 점막의 누공 형성 등이 나타난다.
방사선 검사에서는 골경화상이나 골경화부에 투과상이 혼재하는 벌레 먹은 모양의 상이 나타난다.

b. 치료
항생제를 투여하고 보존적 치료를 하거나 부골 제거, 악골 절제 등을 실시한다.

2. 치성 상악동염(Odontogenic maxillary sinusitis)

상악동염에는 치성과 비치성이 있으며 일반적으로 축농증이라고도 불린다. 상악동은 상악의 영구치 맹출에 동반해서 상악동저가 저하되고 확대되어 제2대구치의 맹출이 완료될 즈음에는 거의 성인 크기에 도달한다. 따라서 상악의 구치 치근과의 거리가 짧아 이들 치근단에 화농성 병소가 발생하면 염증은 쉽게 상악동으로 파급되어 상악동염을 유발한다. 치성 상악동염에는 급성 치성 상악동염과 만성 치성 상악동염이 있으며 원인 치아가 있는 편측성으로 증상이 나타난다.
원인 치아로는 치근과 상악동저가 근접해 있는 상악 제1대구치, 제2대구치, 제2소구치가 가장 많다.

(1) 급성 치성 상악동염

상악 구치부의 급성 치근단치주염 등 치성 화농성 염증이 원인이 되어 발생하거나, 발치 시의 상악동 천공 등에 의해 발생한다.

① 증상

환측 상악동부에 박동성 있는 통증이 나타나거나 환측 치아에 통증이 나타나며 전두통, 두중감, 코막힘 등도 나타난다. 전신적으로는 급성 화농성 염증의 증상이 나타나 발열, 전신권태감, 식욕부진이 발생한다.

방사선 검사에서는 환부측 상악동에 불투과상이 관찰된다(그림 3-5-15).

② 치료

전신적으로 항생제와 소염제를 투여하여 항생소염요법을 시도한다. 상악동의 급성 염증이 제거된 다음에는 원인 치아를 치료(발치, 근관치료 등)한다.

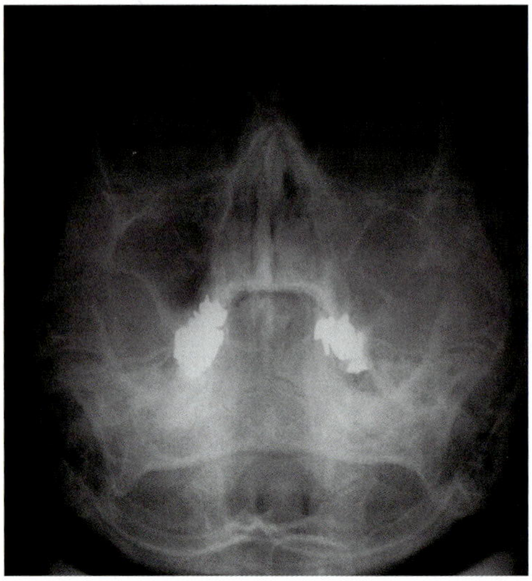

그림 3-5-15 **우측 치성 상악동염**
우측 상악동의 불투과성이 증가되어 있다.

(2) 만성 치성 상악동염

급성 치성 상악동염이 만성화하거나 또는 처음부터 만성 염증의 경과를 보이는 경우이다.

① 증상

국소증상, 전신증상 모두 급성형에 비해 경미하다. 국소에 불편감을 동반하는 정도이며 자발통이 나타나는 경우는 드물다. 편두통, 전두통, 두중감, 코막힘, 콧물, 후비루(코뒤흐름) 등의 증상이 나타나는 경우도 있다.

② 치료

원인 치아를 치료하고 상악동-구강루가 있으면 상악동 내를 세정한다. 염증이 제거되고 누공이 보이면 이것을 폐쇄한다. 원인 치아의 치료 후 비교적 소량의 항생제를 투여하는 경우도 있다. 그러나 보존요법으로 증상이 개선되지 않는 경우에는 상악동근치술이 적용되는데, 최근에는 상악동근치술보다 내시경수술(내시경하 비내 부비강수술)이 많이 시행되고 있다.

③ 수술 후 관리

a. 환자에게 지혈과 수술 상처에 대한 관리법을 지도한다.
b. 코를 풀지 않도록 주의를 주어 상악동 수술 부위가 천공되지 않도록 한다.
c. 높은 베개를 이용함으로써 출혈로 인한 기도폐쇄 또는 안면부종을 예방하도록 지도한다.
d. 항생제 및 소염제의 복약 지도가 이루어졌는지 확인한다.
e. 원활한 치유를 위해 충분한 영양 섭취를 하도록 지도한다.
f. 필요에 따라 다음날 수술 부위의 소독을 위해 내원 지도를 하거나 봉합사 제거를 위한 내원 약속을 한다.

3. 약물 관련 악골괴사(Medication-Related Osteonecrosis of the Jaw, MRONJ)

비스포스포네이트(bisphosphonate, BP) 제제는 악성 종양에 동반하는 고칼슘혈증, 유방암이나 전립선암의 골 전이 또는 골다공증의 치료제로서 널리 사용되고 있으며, 주사제는 악성 종양, 경구제는 골다공증에 많이 사용된다. 최근 비스포스포네이트 제제 및 항암제로 이용되는 신생혈관억제제(antiangiogenic agent) 투여 환자에게서 발치 등의 관혈적 처치를 계기로 악골괴사나 골수염이 발병하여 큰 문제가 되고 있는데, 이것을 약물 관련 악골괴사(Medication-Related Osteonecrosis of the Jaw, MRONJ)라고 한다(그림 3-5-16).

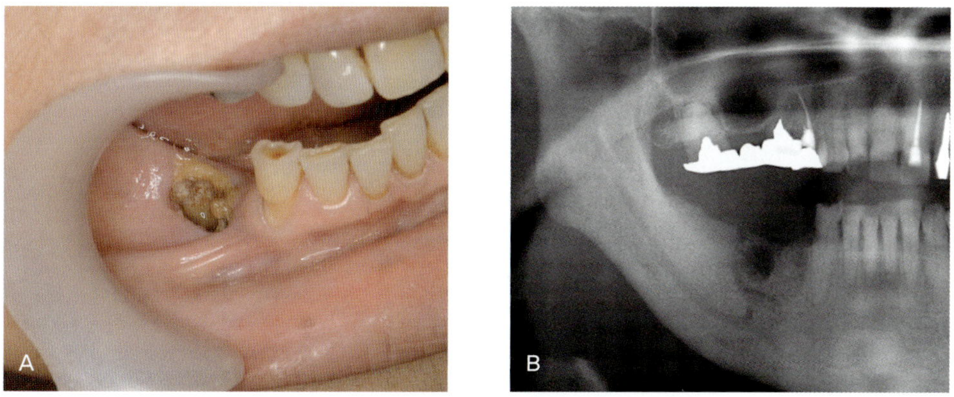

그림 3-5-16 **약물 관련 악골괴사(MRONJ)**

A. 구강 내 소견 : 유방암의 골 전이로 인해 비스포스포네이트 주사제로 치료를 받은 환자(59세 여성). 오른쪽 아래 5번 치아 발치 후 골 노출이 계속되고 있다.
B. 방사선 소견 : 오른쪽 아래 5번 치아 해당 부위에 골융해상과 유리부골이 관찰된다.

(1) 증상

지속성 골 노출, 치은종창, 배농 등이 일반적으로 나타난다. 악골괴사가 진행되면 통증이나 감염이 악화되어 외치루를 형성하는 경우도 있다.

(2) 치료

비스포스포네이트(BP) 제제를 포함한 약제 관련 악골괴사에 대한 효과적인 치료법은 확립되어 있지 않다. 한편, 발치 등의 침습적인 치과치료는 최대한 이들 약제를 투여하기 전에 끝내고, 만약 투여 중인 경우에는 발치 등의 침습적 치과치료가 꼭 필요한 경우 약 3개월간의 복약 중단을 권장하며 또 구강 내의 정기적 관리가 중요하므로 치과위생사는 이들 약제에 대해 충분히 이해한 다음 환자에게 대응할 필요가 있다.

핵심포인트

① 염증이란 생체에 가해진 유해한 자극에 대한 생체의 방어반응으로 급성과 만성으로 나뉜다.

② 치아 및 그 주위 조직에 감염 병소가 생기고 여기에서 염증이 퍼져 나가는 형태를 치성감염이라고 하며, 구강영역의 염증은 대부분 치성 감염병이다.

③ 치성감염의 진행경로는 치아 → 치주인대 → 치조골 → 악골 → 인접 주위 조직으로 퍼져나간다.

④ 감염병은 세균과 생체저항력의 균형이 파괴되어 발생하므로 치료의 기본은 원인균을 제거하고 면역력을 높이는 것이다.

⑤ 치성감염의 치료는 원인요법(항생제 투여), 대증요법(안정, 수분 및 영양 보충, 소염진통제, 해열제 등 투여) 근본적 치료(근관치료, 치근단절제, 발치 등) 등이 있다.

⑥ 상악 치아의 치근이 상악동에 근접해 있기 때문에 치아나 치주조직의 염증이 상악동 점막으로 파급되어 발생하는 상악동의 염증을 치성 상악동염이라고 한다.

⑦ 치관주위염은 치관 주위 조직에 염증이 발생한 상태로 치은부 발적, 종창, 극심한 통증 등이 나타나며 하악 제3대구치에서 호발한다.

⑧ 지치주위염은 지치의 맹출 위치나 방향의 이상으로 치관 주위에 식편압입이나 청결이 불량하여 발생하는 염증상태를 지치주위염이라고 하며 하악 지치에 많이 발생한다.

⑨ 악골골수염은 모든 연령에서 관찰되며 소아에서는 상악, 성인에서는 하악에 주로 발생한다.

⑩ 상악동염에는 치성과 비치성이 있으며 각각 급성과 만성이 있다.

Chapter 06

구강악안면 영역의 낭종

핵심 용어

함치성 낭종, 맹출성 낭종, 치은낭종, 비치성 낭종, 치근단낭종, 잔류낭종, 점액낭종, 하마종, 양피지음, 낭종적출술, 낭종조대술, 점액낭종, 하마종

학습목표

1 구강악안면 영역의 낭종

1. 치성 낭종을 분류할 수 있다.
2. 비치성 낭종을 분류할 수 있다.
3. 연조직에서 발생하는 낭종을 분류할 수 있다.
4. 낭종의 증상을 기술할 수 있다.
5. 낭종의 합병증을 기술할 수 있다.
6. 낭종적출술과 조대술을 비교 설명할 수 있다.
7. 낭종적출술의 순서를 나열할 수 있다.
8. 낭종적출술 시 필요한 기구를 준비할 수 있다.

1 구강악안면 영역의 낭종

낭종이란 연조직 또는 경조직 내에 형성된 구형의 병적 주머니로 내강은 상피조직으로 둘러싸여 있으며 액체 또는 반유동성 물질을 함유하고 있다. 일반적으로 내용물의 증가에 따라 완만하게 증대되며 2차 감염이 없으면 증상이 나타나지 않는 경우가 많다.

점막이나 피부 등의 연조직에 발생한 낭종은 파동이 촉지되는 경우가 많고 골 등의 경조직에 발생한 낭종은 증대됨에 따라 골이 융기하고 피질골이 얇아진다.

구강을 포함한 두경부 및 악안면부 영역은 낭종의 호발부위이며 낭종으로 인해 주위조직이 파괴될 경우 악골의 흡수와 팽창 등으로 인해 얼굴모양 변형 등으로 인한 기능적, 심미적 문제가 발생할 수 있으므로 낭종의 조기진단과 치료는 매우 중요하다.

1. 낭종의 분류 (표 3-6-1)

구강을 포함한 두경부 및 악안면부 영역의 낭종은 발생기전에 따라 발육성 낭종(developmental cyst)과 염증성 낭종(inflammatory cyst)으로 분류되고, 조직의 유래에 따라 치성 낭종(odontogenic cyst)과 비치성 낭종(nonodontogenic cyst)으로 분류된다.

또 발생하는 조직에 따라 악골 낭종, 연조직 낭종으로 분류된다. 대부분이 악골에서 발생하며, 연조직에 발생하는 낭종은 타액선의 배출장애로 발생하는 낭종과 태생기에 조직 내로 혼입된 상피에서 유래하는 낭종으로 분류된다. 전자에 속하는 것으로 점액낭종, 하마종이 있으며 후자에 속하는 것으로는 유피낭종, 유표피낭종, 갑상설관낭종 등이 있다.

표 3-6-1 낭종의 분류

발육성 낭종			염증성 낭종	
치성 낭종	비치성 낭종		치성 낭종	비치성 낭종
	악골 비치성 낭종	연조직 비치성 낭종		
• 함치성 낭종 • 맹출성 낭종 • 측방치주낭종 • 치성 각화낭종 • 치은낭종 • 석회화 치성낭종	• 비구개관낭종 • 구상상악낭종	• 갑상설관낭종 • 비치조낭종 • 새열낭종 • 유피낭종 • 유표피낭종	• 치근단낭종 • 치주낭종 • 잔류낭종	• 술후성 상악동낭종 • 점액낭종 • 하마종

1) 발육성 낭종(Developmental cyst)

(1) 치성 낭종(odontogenic cyst)

치성 낭종은 치아 형성 과정에 참여했던 상피조직, 즉 법랑상피나 치배에서 유래하여 악골 내에 발생하는 낭종으로 발육성 낭종 중에서 약 70%를 차지한다.

① 함치성 낭종(dentigerous cyst) (그림 3-6-1)

함치성 낭종은 치배가 발육하는 시기에 낭종화가 일어난 것으로 보고 있다. 대표적인 발육성 치성 낭종으로 치관 형성 후 치관 주위에 잔존하는 퇴축법랑 상피에서 유래하며, 악골 내에서 발생한다. 낭벽에 매복치가 있으며 그 치관은 낭강 내에 있다. 이 매복치는 대부분 영구치이지만 과잉치인 경우도 있다.

호발연령은 10~30대이며 호발부위는 상악 절치, 견치, 지치부, 하악 제3대구치이다. 자각증상은 적으나 방사선 소견에서 미맹출치 치관 주위를 둘러싸는 경계가 명확한 방사선 투과상으로 진단되는 경우가 많다. 낭종에 의해 치아의 맹출장애 및 악골팽륭이 나타나기도 한다.

원칙적으로는 낭종의 적출술이 시행되지만, 조대술로 매복 영구치를 치열 내로 맹출하도록 유도하는 경우도 있다.

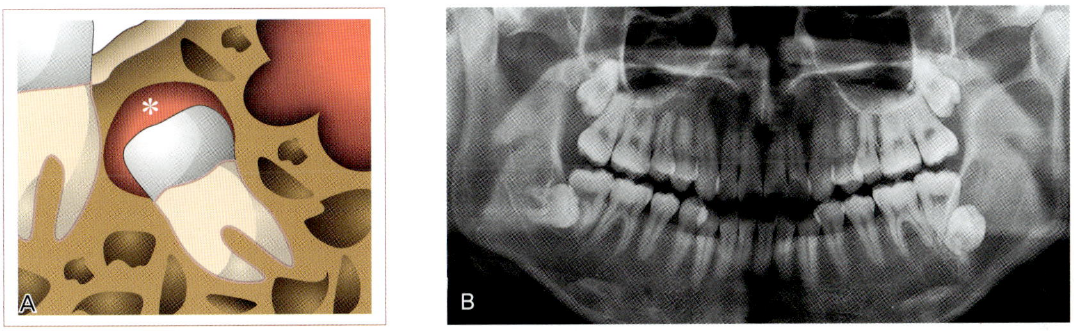

그림 3-6-1 **함치성 낭종**

A. 모식도(*) B. 좌측 하악 지치부(방사선 소견)

② 맹출성 낭종(eruption cyst) (그림 3-6-2)

맹출성 낭종은 맹출하기 직전에 맹출 중인 치관을 둘러싸는 치은 및 치조점막에 나타나는 함치성 낭종과 같은 병소를 말한다. 치아가 맹출하는 치조점막에 푸른색을 띠는 종창으로서 관찰되는데, 맹출하면 대부분 소실된다. 대부분 10세 이하의 어린이에게서 나타난다.

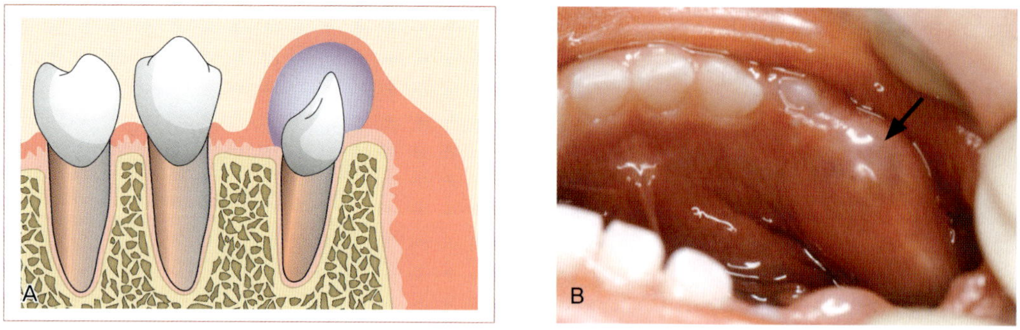

그림 3-6-2 **맹출성 낭종**

A. 모식도 B. 청자색의 돔 모양으로 유치나 영구치의 맹출 시에 치은에 발생한다(→).

③ 측방치주낭종(lateral periodontal cyst)

치수염이나 만성 치주염 등의 병변을 가진 치아의 치근 측면에서 발생하며 발생률은 낮다. 하악 소구치와 상악 전치부에서 많이 발생하며 다양한 연령층에서 나타난다.

초기에는 증상이 나타나지 않고 커지면 치조돌기부에 골의 융기로 나타난다. 방사선 사진에서는 치주인대와 연결된 비교적 경계가 뚜렷한 소원형 또는 타원형의 투과상으로 보인다.

④ 치성 각화낭종[원시성 낭종(odontogenic keratocyst, primordial cyst)] (그림 3-6-3)

경조직이 형성되기 전 치배형성 초기의 치배상피에서 유래된 발육성 낭종으로 매복치와 직접적인 관련은 없다. 이장상피가 얇아서 적출 시 찢어지기 쉬워 재발이 발생하기 쉽다.

함치성 낭종에 비해 악골의 팽륭이 적어 방사선 검사에서 우연히 발견되는 경우가 많다. 하악 대구치 부위에 많이 발생한다.

방사선 소견에서는 경계가 명료한 타원형 투과상으로 나타난다.

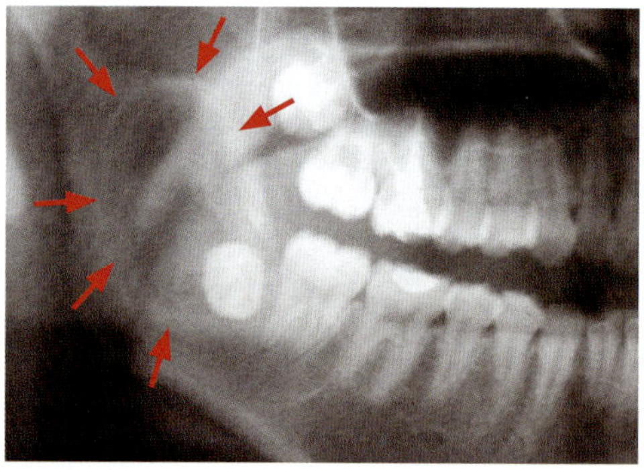

그림 3-6-3 **치성 각화낭종(→)**

⑤ 석회화 치성 낭종(calcifying odontogenic cyst, gorlin cyst) (그림 3-6-4)

석회화 치성 낭종은 낭벽에 유령세포(ghost cell)가 출현하고 석회화 침착이 나타나는 흔하지 않은 질병이다.

호발연령은 10~30대이며 국소적 무통성 팽창을 나타내고, 매복치와 치아종을 동반하는 경우가 있다. 전치부와 제1대구치에서 호발한다.

방사선 소견에서는 경계가 뚜렷한 방사선 투과상으로 나타나며, 그 속에 부정형의 방사선 불투과성 물질을 함유하고 있다.

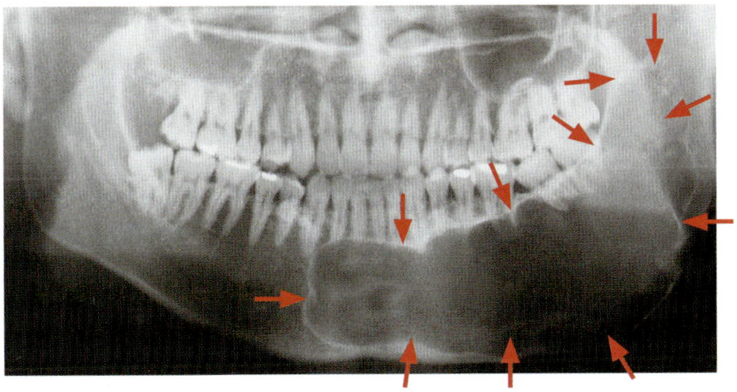

그림 3-6-4 **석회화 치성낭종(→)**

⑥ 치은낭종(gingival cyst)

치은낭종은 치은에 생기는 발육성 치성 낭종으로 치판잔사에서 유래한다. 신생아형과 성인형으로 구분된다.

● 신생아 치은낭종

유아의 치조연에 발생하며, 백색의 다발성 작은 융기성 병소로 관찰되는데 상피진주(epithelial pearl)라고도 한다(그림 3-6-5). 자연적으로 소실되는 경우가 많다. 하악보다 상악에서 많이 발생한다.

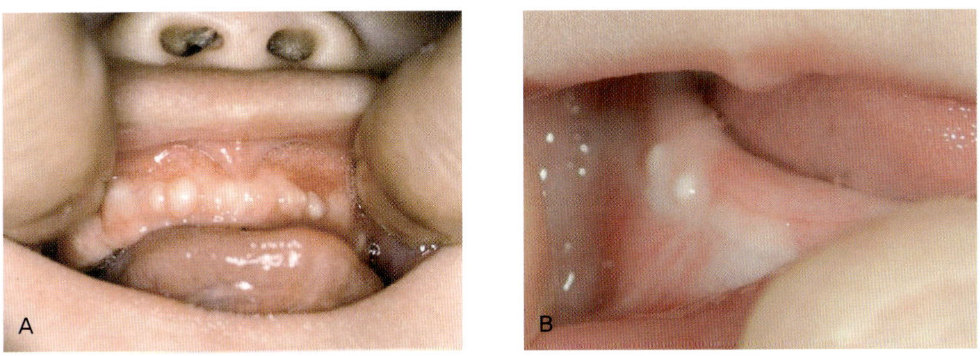

그림 3-6-5 **상피진주**

A. 상악에서 관찰되는 상피진주 B. 하악에서 관찰되는 상피진주

● 성인 치은낭종

측방성 치주낭종과 같은 조직상을 보이는 병소이지만 치은 연조직에 발생하는 작은 치성 낭종이다. 순측의 부착치은 또는 치간유두에 발생하며 보통 직경이 1cm 이하이며 경계가 분명하다. 방사선 사진에서는 골 표면의 침식을 나타내는 희미한 음영이 있거나 없는 경우도 있다. 상하악의 견치에서 소구치 부분에 걸쳐 호발하고, 40~50대의 성인에서 가장 많이 발생한다.

(2) 비치성 낭종(nonodontogenic cyst)

비치성 낭종은 비루관의 잔유물에서 유래하거나 태아기의 안면 발생 과정 중 상악돌기와 비돌기 사이의 상피에서 유래하며, 드물게 발생한다.

① 비구개관낭종(nasopalatine duct cyst) (그림 3-6-6)

비구개관낭종은 신경이나 혈관의 통로인 비구개관(절치관)의 상피잔류물에서 유래하는 발육성 낭종으로, 대표적인 비치성 낭종이다.

대부분은 상악골의 정중앙부와 좌우 중절치 사이의 뼈 안에서 발생하는데, 40~60대 성인 남성에서 많이 발생하며 증상은 없다.

방사선 사진에서는 중절치 치근 사이의 전방 상악골 정중선상에 경계가 명확한 타원형 또는 하트 모양의 방사선 투과상이 나타난다. 낭종적출술로 치료하며 재발하지 않는다.

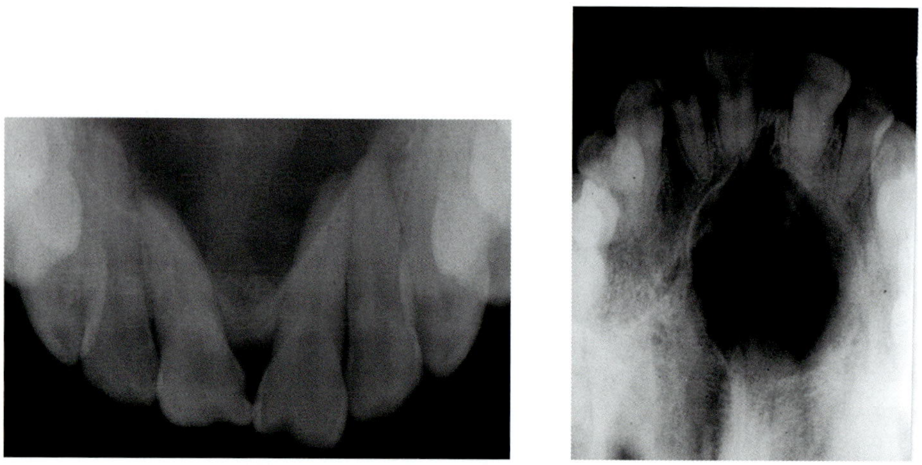

그림 3-6-6 **비구개관낭종(절치관낭종)의 방사선 소견**

② 구상상악낭종(globulomaxillary cyst)

태아기에 악안면을 형성하는 내측비돌기의 구상부분과 상악돌기 사이의 매입 잔존상피에서 유래한다고 해서 구상상악낭종이라는 이름이 붙여졌는데 1992년의 WHO 분류에서 삭제되었다. 현재는 치성상피에서 유래한다고 보는 견해가 많다. 발생빈도는 낮다.

자각증상이 거의 없고 낭종이 커짐에 따라 측절치와 견치의 치근간격을 확장시켜 골의 팽륭이 나타난다. 상악측절치와 견치 사이에 서양배가 거꾸로 있는 모양의 경계 명료한 방사선 투과상을 나타낸다.

③ 갑상설관낭종(thyroglossal duct cyst) (그림 3-6-7)

갑상설관낭종은 설골 하부에 가장 많이 발생하며 설근부 등의 구강에서 관찰되는 증례는 적다. 보통 특별한 증상은 없고 목 중앙에서 둥글고 단단하게 만져지며, 혀를 내밀거나 침을 삼킬 때 위아래로 움직이는 것을 만져서 알 수 있다. 낭종이 커지면 인접 구조물의 변위 및 연하 · 발음장애가 나타날 수 있다.

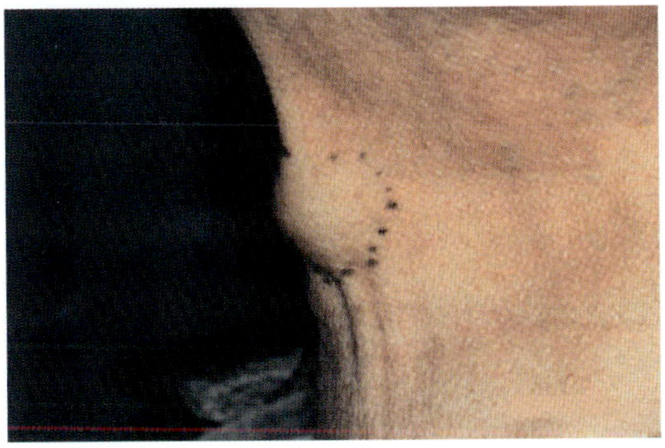

그림 3-6-7 **갑상설관낭종**

④ 비치조낭종(nasoalveolar or nasolabial cyst)

연조직에 발생하는 낭종으로 구상돌기와 외측비돌기 및 상악돌기의 융합선상에서 발생하며 상악측절치의 치은협이행부나 비강저가 종창된다. 방사선상에서는 악골의 변화가 없고 조영제를 주사하면 나타날 수 있다. 40~50대 여성에게서 많이 발생한다.

⑤ 새열낭종(branchial cleft cyst)

새열낭종은 태아기에 새성기관의 불완전한 폐쇄에 의해 새성기관의 상피 조직이 잔류하여 발생하며 측경부(흉쇄유돌근 부근)에 종창으로 나타나는 선천성 낭종이다. 서서히 증대되어 성년기 초기(20~30대)에 발견된다.

감염이 되지 않았다면 증상은 거의 나타나지 않는다. 감염이 되면 염증이 발생하거나 붓기도 하며 낭종이 있는 부위를 누르면 통증이 있거나 농이 흘러나올 수 있다. 낭종이 커지면 연하(삼킴) 곤란, 호흡 곤란, 발음 장애 등의 증상이 나타난다.

⑥ 유피낭종(dermoid cyst) 및 유표피낭종(epidermoid cyst)

태생기에 혼입된 외배엽에 의해 형성된 낭종이다. 낭종벽에 표피와 피지선, 한선, 모발 등의 피부 부속기관이 존재하는 것을 유피낭종이라고 하며, 두경부의 유피낭종은 주로 구강저, 악하부, 설하부에 나타난다(그림 3-6-8). 낭종벽이 표피로만 덮여 있는 것은 유표피낭종이라고 하며, 구강 영역에서 많이 나타난다.

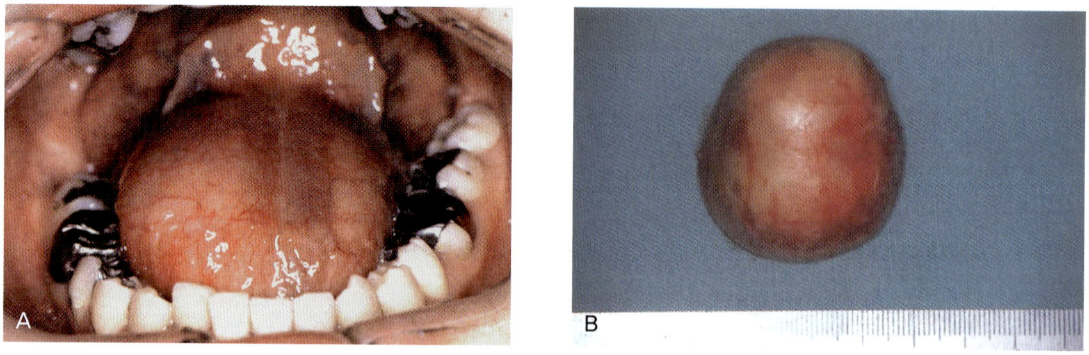

그림 3-6-8 **유피낭종**
A. 구강저의 정중앙부에 반구형의 팽륭으로 나타난다. B. 적출물

2) 염증성 낭종

(1) 치성 낭종

① 치근단낭종(radicular cyst) (그림 3-6-9)

치근단낭종은 악골 내에서 발생하는 모든 낭종 중에서 가장 발생빈도가 높은 대표적인 악골 내 치성 낭종이다. 치근단질환으로 치수감염이나 치아우식증에 속발하여 나타나는 염증성 낭종이다. 낭종이 작을 때는 치근단에 불편감이 있는 정도이고 증상은 거의 없다. 그러나 크기가 커지면 뼈 표면이 부풀고 양피지음이나 파동이 나타난다. 또 경과 중에 감염되어 급성 화농성 염증을 일으키면 원인 치아의 치근 해당부위 치은이 붓거나 통증, 발적, 누공형성 등의 증상을 나타낸다.

방사선 소견은 경계가 명료한 타원형의 투과상을 나타낸다. 치근단낭종인 경우 원인 치아의 치근단이 병소 내에 있어 치주인대공간의 투과상이 치근단부의 투과병소로 이행되어 있다. 치주낭인 경우는 치주인대공간 측방에 연속된 작은 원형 투과상으로 관찰된다.

내용물은 담황색 내지 암자색의 장액성으로, 큰 낭종인 경우 다량의 콜레스테롤결정이 함유되어 있다. 상악 전치의 경우 낭종에 의한 팽륭이 비강저(코안 바닥)에서 관찰되기도 한다.

낭종이 작은 경우는 근관치료만으로 치유되기도 하지만 크기가 큰 경우는 적출술이나 조대술이 시행된다. 원인 치아는 보존 가능하면 적출술과 함께 치근단절제술이 시행되고 보존이 불가능하면 발치한다.

② 치주낭종(paradental cyst)

치주낭 내의 염증으로 인한 염증성 분비물이 부종 등의 원인으로 원활하게 배출되지 않아 발생하는데 치근 측면의 치경부 근처에 주로 발생한다(주로 하악 제3대구치 원심측에 발생).

통증, 치아동요 등이 나타나며 드물게 개구장애, 연하장애 등도 나타날 수 있다.

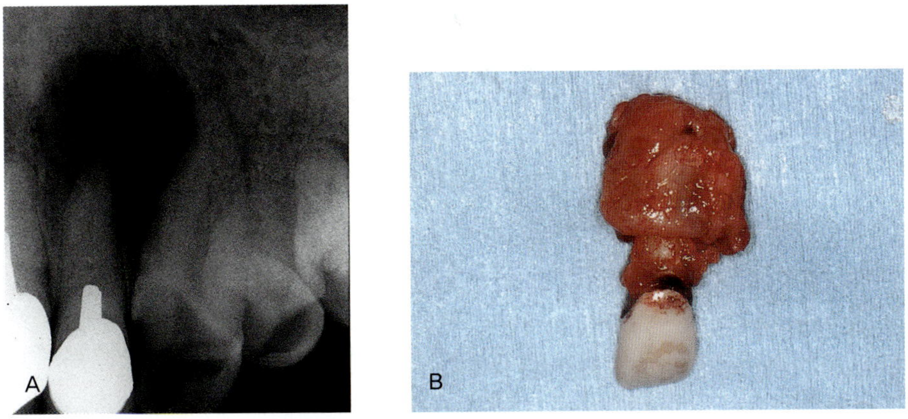

그림 3-6-9 **치근단낭종(좌측 상악 측절치부)**
A. 방사선 소견 B. 적출물

③ 잔류낭종(residual cyst)

낭종적출술 후에 잔존하는 낭종을 넓은 의미에서 잔류낭종이라고 한다. 좁은 의미에서는 치근단낭종(radicular cyst)의 원인 치아만 발치한 후 악골 내에 낭종이 무증상으로 잔존하는 병소를 가리킨다. 방사선 사진에서는 무치악 부위에 경계가 명확한 단방성 방사선 투과상을 나타낸다.

(2) 비치성 낭종

① 술후성 상악동낭종(postoperative maxillary cyst)

상악동염(maxillary sinusitis) 근치술을 받은 지 수년 내지는 십수 년이 지난 후 수술부위를 중심으로 한 반흔 내에 발생하는 낭종이다.

30~50대에 호발하며 남성에게 많이 발생한다.

협부의 종창이나 통증, 상악 구치부의 치통이나 불편감, 상악 치은에서 치은협 이행부의 종창이나 통증, 비폐감 등이 나타난다. 크기가 커지면 안구돌출, 복시 등의 눈 증상이 나타나기도 한다.

방사선 소견에서는 상악동 상당부에 경계가 명료한 타원형이나 부정형의 단방성 또는 다방성 투과상이 확인된다(그림 3-6-10).

급성 염증이 있는 경우에는 항생제와 소염진통제를 투여하여 염증을 제거한다. 파동이 있으면 내용액의 천자흡인으로 증상이 가벼워지는 경우가 많다.

전신마취 하에 상악동근치술을 시행하여 치료하는데, 적출술이 불가능한 경우에는 비강으로 배액하기 위한 대공(교통로)형성술을 시행한다. 치아가 감염의 원인이거나 낭종에 근접해 있으면 수술 전에 근관치료를 한다.

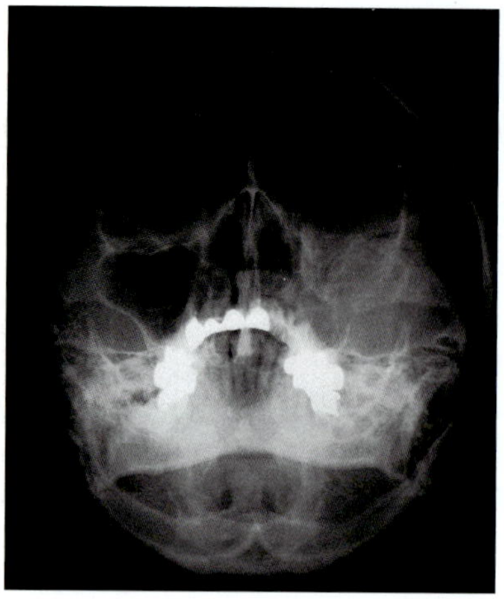

그림 3-6-10 술후성 상악동낭종(좌측 상악동)의 방사선 소견

② 점액낭종(mucous cyst) (그림 3-6-11)

점액낭종은 타액선의 유출장애에 의해 발생하는 낭종으로, 소타액선에 발생하는 것으로는 점액낭종, 대타액선에 발생하는 것으로는 하마종이 있다. 원인으로는 선천성 선관폐쇄, 만성 외상, 만성 염증 및 이물질을 들 수 있다.

하순의 정중앙과 구각 사이가 호발부위이며 그 외에 설하면, 협점막에서도 발생한다. 상순의 발생빈도는 적다. 연성의 반구형 무통성 종양으로 크기는 1cm 이내인 것이 많다. 표면점막은 반투명하고 내용액이 비쳐 푸른색을 띠는데 교상 등으로 표면이 각화되면 백색으로 나타나는 경우도 있다. 약한 힘으로도 쉽게 파열되며 끈적한 내용액이 방출되어 일시적으로 소실되지만 단기간에 재발한다.

호발연령은 10~20대이며 성차는 분명하지 않다. 치료에서는 원인이 되는 소타액선을 포함해 적출하고 절개부는 폐쇄한다.

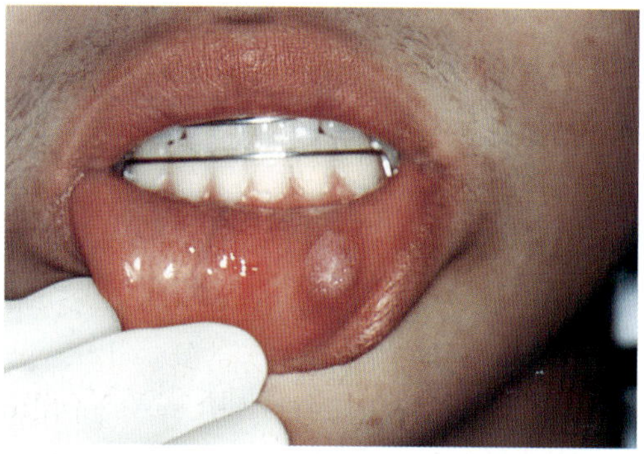

그림 3-6-11 점액낭종(좌측 하순)

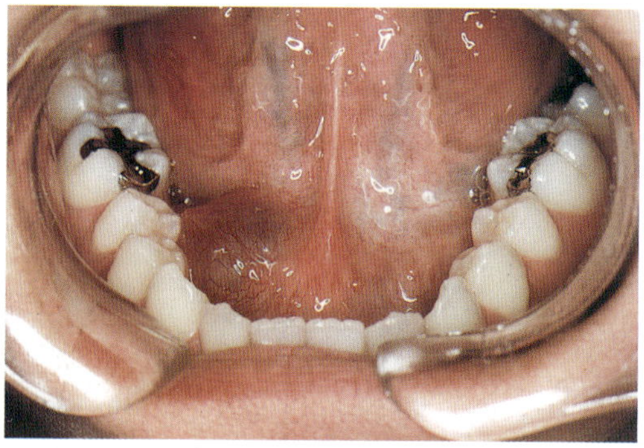

그림 3-6-12 하마종(우측 구강저)

③ **하마종(ranula) (그림 3-6-12)**

하마종은 구강저에 발생하는 점액낭종으로, 설하선 타액이 타액분비관의 부분적인 폐쇄나 파열로 구강 내로 분비되지 못하고 구강저에 저류해서 발생하는 낭종이다.

20대를 중심으로 한 젊은 층에 많이 발생하고 남성보다 여성에게 많이 발생한다. 전형적인 것은 푸른 빛을 띤 반투명한 색조로 반구형 융기를 나타내며 부드러운 파동이 느껴진다. 혀는 상방으로 밀려올라가 발음장애가 나타나기도 한다. 보통 편측성으로 팽륭되지만 커지면 정중앙을 넘는다.

치료는 적출술이 바람직하지만, 낭벽이 얇아 파열되기 쉽기 때문에 조대술을 실시하는 경우가 많다. 벽이 파열되면 적출이 어려워져 재발의 원인이 된다. 재발이 반복되는 경우에는 설하선적출술을 병행한다.

2. 낭종의 진단

진단은 시진과 촉진이 기본이지만 낭종이 작을 때는 증상이 나타나지 않기 때문에 방사선 사진을 통해 우연히 발견되는 경우가 많다.

연조직 낭종은 크기가 커지면 점막이나 피부가 부풀고 파동을 느낄 수 있는데, 딘딘한 정도는 낭종의 종류에 따라 다르다. 악골 낭종의 경우 크기가 커지면 치조부나 치은에 팽륭이 나타나, 치아의 경사나 편위 등 치열 이상이 관찰된다. 더 커지면 뼈 자체가 팽륭하고 표면의 뼈는 얇아져 누르면 사각사각 하는 소리가 나는데, 이것을 양피지음(parchment crepitation)이라고 한다. 또 뼈가 완전히 소실된 부분에는 파동이 나타난다.

방사선검사, CT, MRI, 초음파검사 등의 영상진단은 낭종과 다른 질환과의 감별이나 범위, 위치 확인에 도움이 된다. 악골 낭종의 방사선 소견은 대략 경계가 명료한 타원형의 투과상이지만, 크기, 형태, 부위, 가장자리의 상태, 치아와의 관계 등은 낭종의 종류에 따라 특유한 상을 나타낸다.

또 탐색천자를 통해 내용액을 흡인함으로써 낭종으로 확인할 수 있으며 동시에 조영제(contrast media)를 주입함으로써 낭종의 위치나 벽의 두께를 알 수 있다. 그러나 최근에는 방사선 CT검사, MRI 등의 영상진단이 탐색천자 대신 많이 사용된다. 최종적으로 다른 질환과의 감별이나 낭종의 종류를 결정하는 데는 병리조직학적 진단이 필요하다.

3. 낭종으로 인한 합병증

낭종으로 인해 발생하는 합병증에는 다음과 같은 것이 있다.

① 낭종 주변의 치아 동통 및 치아 동요도가 증가한다.

② 낭종의 팽창에 따라 치아의 경사, 편위 등 치열이상이 나타난다.

③ 낭종의 팽창에 따라 인접 주위조직의 침범으로 골조직이 얇아진다.
④ 낭종의 팽창에 따른 공간 점유로 상악동이 폐쇄된다.
⑤ 낭종의 팽창으로 하악관이 압박을 받아 입술 등에 편측성 감각마비가 발생한다.
⑥ 2차 감염이 발생하는 경우 안면부나 경부에 누공이 형성된다.
⑦ 연조직에서 발생하는 낭종은 표면 피부나 점막에 발적, 궤양이 나타나지 않고 파동으로 느껴지는 경우가 많다.

(낭종에 의해 신경이나 혈관의 직접적인 손상은 거의 발생하지 않음)

4. 낭종의 치료

낭종의 치료는 적출술을 원칙으로 하지만, 조대술도 시행된다(그림 3-6-13). 적출술은 낭 자체를 완전히 적출하고 절개창을 봉합해서 폐쇄창(1차 치유)으로 만드는 방법이고 조대술은 낭벽의 일부를 절제해서 자연적인 축소를 꾀하는 방법이다. 수술법은 낭종의 위치나 크기에 따라 결정된다.

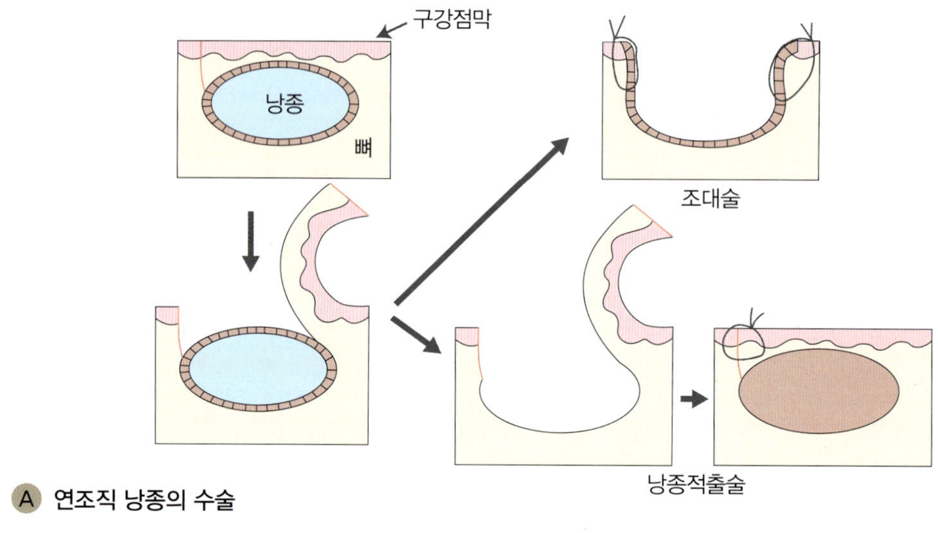

그림 3-6-13 낭종의 수술

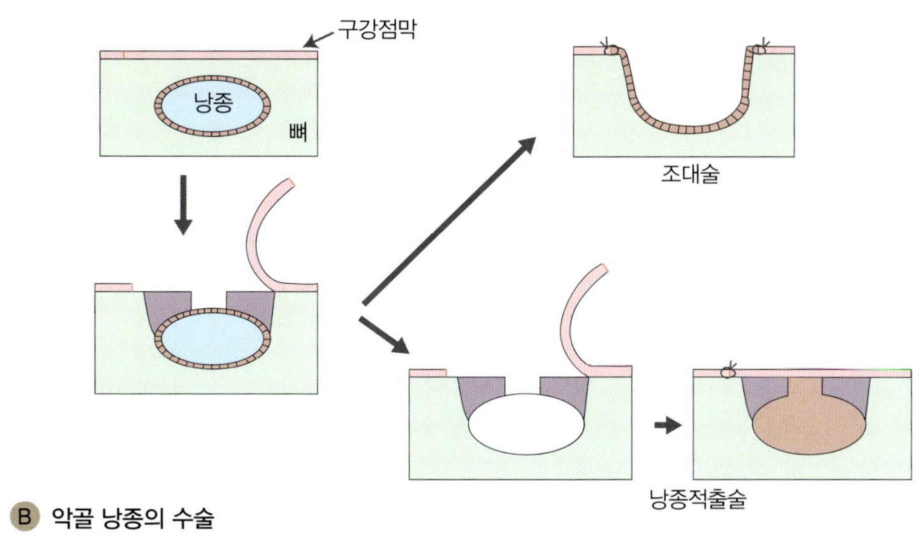

그림 3-6-13 **낭종의 수술 (계속)**

1) 적출술(Enucleation)

낭종을 완전히 적출한 다음에 상처를 완전히 폐쇄하는 방법으로 치료기간은 짧지만 수술 후 감염을 초래하는 경우가 많다. 비교적 작은 낭종에 적용하는 방법이다.

(1) 장점과 단점

① 장점

- 낭종을 완전히 적출할 수 있다.
- 치료기간이 짧다.
- 재발 가능성이 적다.

② 단점

- 치아의 손상이나 악골의 골절 가능성이 있다.
- 근육이나 신경을 손상시킬 가능성이 있다.
- 감염을 초래하기 쉬우며 이 경우 치유기간이 길어진다.
- 상악동이나 비강으로 누공이 유발될 수 있다.

(2) 필요한 기구

① 치과용 기본세트(치경, 핀셋, 탐침, 흡인관, 거즈)

② 소독용구(소독용 면구, 수술포〈surgical drape〉)

③ 국소마취용구(주사기, 주사침, 마취제)
④ 크리스털바이올렛(디자인용구)
⑤ 외과용 메스(#11, #12, #15)
⑥ 골막기자
⑦ 외과용 핀셋
⑧ 외과용 큐렛
⑨ 골끌(bone chisel), 외과용 망치
⑩ 골겸자
⑪ 골줄
⑫ 치은가위
⑬ 견인기
⑭ 전기엔진, 터빈 및 버
⑮ 식염수, 주수용 주사기
⑯ 봉합용 기구(지침기, 봉합사, 봉합침, 봉합사 가위 등)
⑰ 기타(국소지혈제, 발치겸자, 발치기자, 근관충전용 기구, 병리표본병 등)

(3) 술식 (그림 3-6-14)

① 소독

구강 안팎을 소독한 후 수술포를 덮는다.

② 절개선 디자인 (그림 3-6-14B)

크리스털바이올렛으로 절개선을 디자인한다.

③ 국소마취

2% 리도카인으로 국소마취를 한다.

④ 절개

메스로 점막을 절개한다.

⑤ 낭종 적출

메스나 박리가위로 낭종 주위의 연조직을 조심스럽게 박리해서 낭종을 완전히 적출한다(그림 3-6-14C, D).

⑥ 봉합

지혈, 소독 후에 봉합한다(그림 3-6-14E).

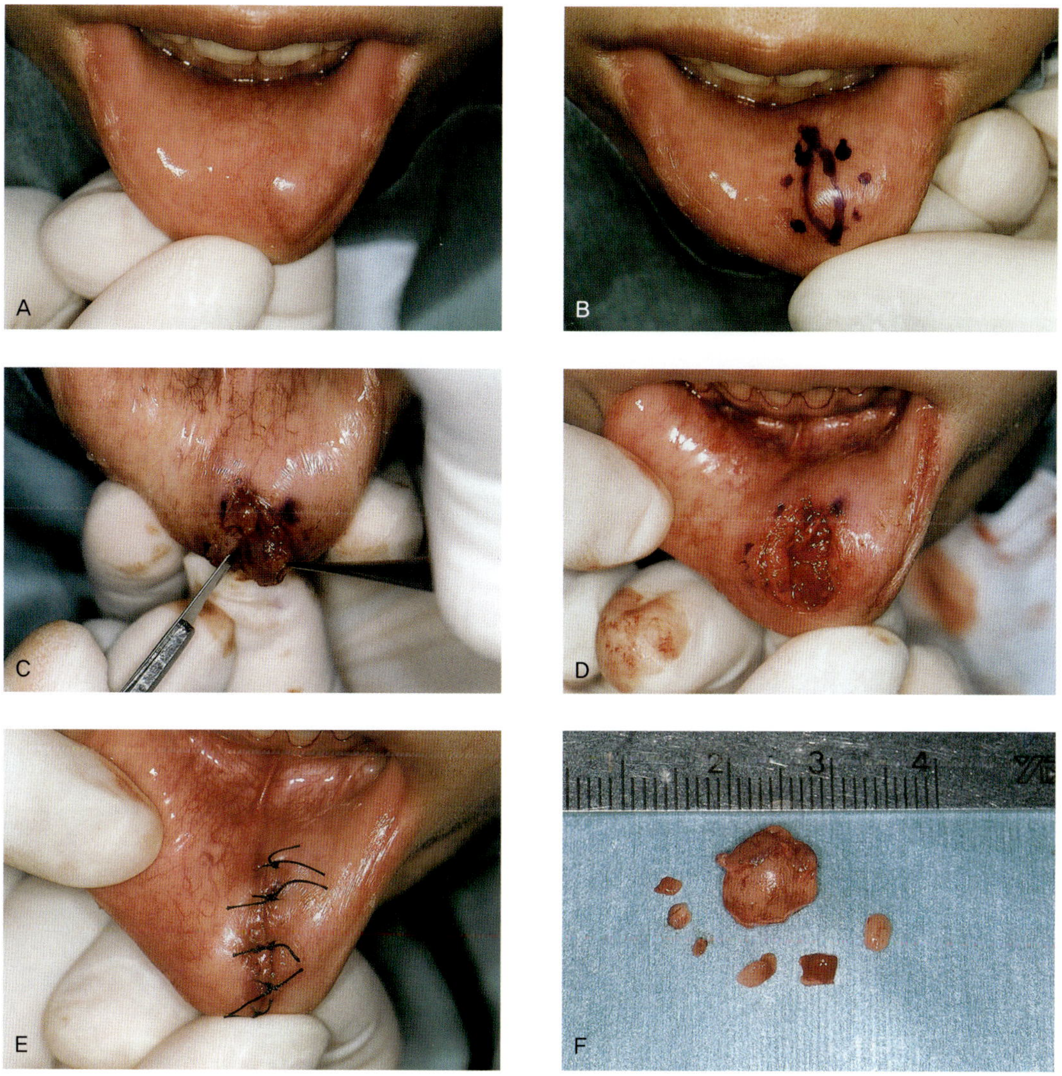

그림 3-6-14 **낭종 적출술의 실제**

A. 수술 전 B. 절개선 디자인 C. 적출 중 D. 적출 직후 E. 봉합 후 F. 적출물(낭종과 소타액선)

(4) 수술 후 처치

① 수술 후 주의사항

일반적인 구강외과수술의 수술 후 주의사항과 같다. 환자에게는 구체적으로 이해하기 쉽게 설명한다.

- 통증, 종창, 출혈 등에 대응하는 방법을 설명한다.
- 가글이나 목욕, 식사 등 수술 후 주의사항을 설명한다.

② 투약

항생제, 소염진통제 등을 처방한다.

③ 처치

- 수술 다음날에 상처 부위 상태를 확인한다.
- 1주일 후에 봉합사를 제거한다.

2) 조대술(Marsupialization)

낭종이 너무 크거나 인접 구조물의 손상이 우려되는 경우 낭종을 완전히 적출하지 않고 낭종벽의 전면만을 절제한 후 구강 내로 개방함으로써 낭종 크기를 축소시키고 낭종의 내용물을 제거하는 술식이다.

(1) 장점과 단점

① 장점

- 인접 주위조직의 손상을 피할 수 있다.
- 근육이나 신경을 손상시키지 않는다.
- 골삭제가 적다.
- 함치성 낭종으로 인한 미맹출 치아의 맹출이 가능하다.

② 단점

- 치유기간이 길다(장기적인 드레싱 필요).
- 종양으로의 이행 가능성 및 재발 가능성이 있다.

(2) 적응증

- 비교적 크기가 큰 낭종으로 수술 후 큰 공간이 남아 이차감염이 일어나기 쉬운 경우
- 낭종에 감염이 있어 수술 후 감염의 재발이나 삼출액의 증가가 예상되는 경우
- 적출술에 의한 낭종 주위조직의 손상을 피하고자 하는 경우로, 주위에 치배가 있는 유아기의 악골 낭종이나 하악관에 근접해 있는 낭종
- 낭종 내에 매복된 치아의 맹출을 유도하는 경우
- 전신적 · 국소적 이유로 외과적 침습을 줄이고자 하는 경우로, 적출술을 실시하면 골절 가능성이 큰 하악골 낭종
- 하마종처럼 적출 자체가 어려운 경우

(3) 필요한 기구

'낭종 적출술' 시 필요한 기구 외에 개창부에 충전할 항생제를 도포한 거즈 등이 필요하다.

(4) 술식(함치성 낭종의 증례) (그림 3-6-16)

악골 낭종에서 흔히 볼 수 있는 함치성 낭종의 증례이다. 오른쪽 상악측절치와 견치가 낭종 속에 매복되어 있다(그림 3-6-16A). 맹출을 유도하기 위해 조대술을 시행하였다.

① 소독

구강 안팎을 소독한 후 수술포를 덮는다.

② 절개선 디자인 (그림 3-6-15)

크리스털바이올렛으로 절개선을 디자인한다.

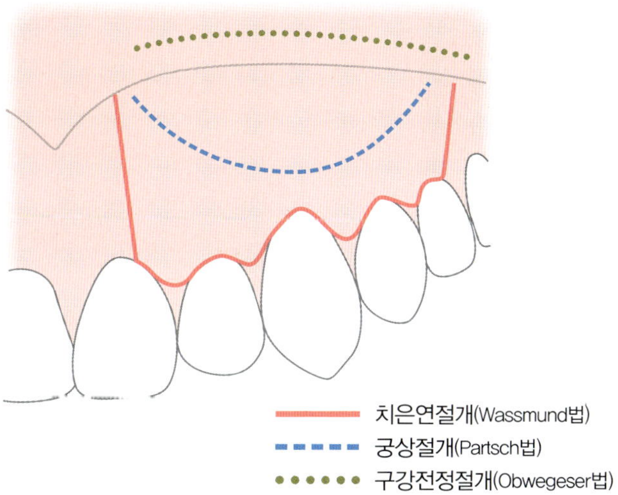

그림 3-6-15 **대표적인 악골낭종 수술의 절개선**

③ 국소마취

2% 리도카인으로 국소마취를 한다.

④ 절개

메스로 점막, 골막을 절개한다.

⑤ 낭종 접근

골막기자로 골막 아래로 점막을 박리하여 낭종 위의 골면을 노출시킨 다음 낭종 위의 뼈를 골끌로 제거하여 낭종벽을 노출시킨다(그림 3-6-16C).

⑥ 낭종벽 절제

낭종벽을 메스로 절제하고 내부를 세척한다(그림 3-6-16D, E).

⑦ 구강점막과 낭종벽의 봉합

점막 · 골막을 개창부위에 맞추어 절제한 다음 점막 · 골막의 단면과 낭종 내벽을 연결해서 봉합한다.

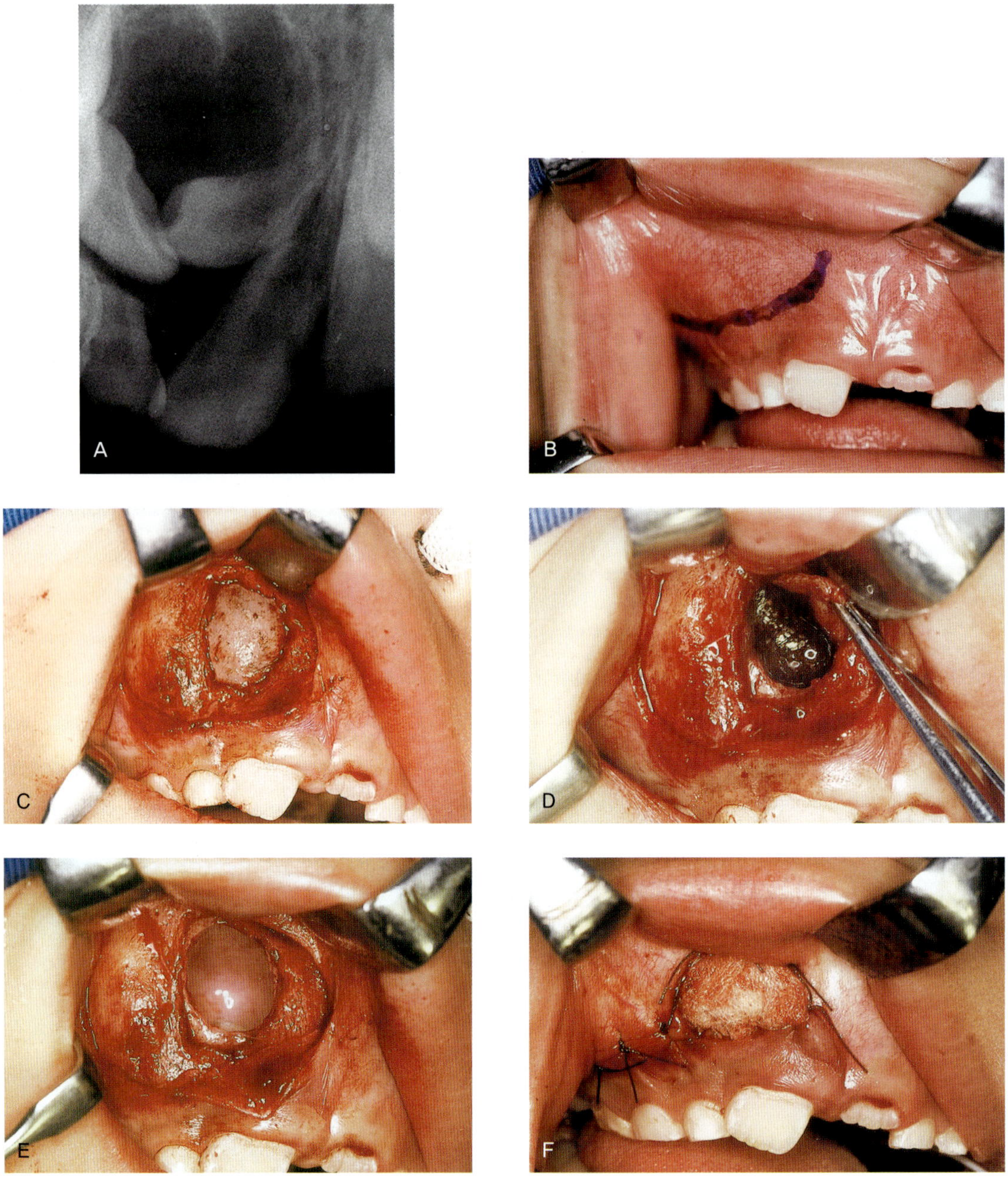

그림 3-6-16 **낭종조대술의 실제**

A. 함치성 낭종 증례(방사선 소견) B. 절개선 디자인 C. 낭종 표면의 골삭제
D. 낭종벽 절제 E. 낭종벽 절제 후 F. 조대술 직후(항생제가 도포된 거즈를 낭종 내에 충전)

⑧ 거즈 충전

항생제연고를 도포한 거즈를 낭종 내에 채운다(그림 3-6-16F).

(5) 수술 후 처치

① 수술 후 주의사항

낭종적출술 후 주의사항과 같다.

- 항생제연고 도포 거즈의 교환에 대해 설명한다.
- 통증, 종창, 출혈 등의 대응법에 대해 설명한다.
- 가글이나 목욕, 식사 등 수술 후의 주의사항을 설명한다.

② 투약

항생제, 소염진통제 등을 처방한다.

③ 처치

- 수술 다음날에 상처 부위 상태를 확인한다.
- 항생제 연고가 도포된 거즈는 수술 후 3일째에 교환한다.
- 1주일 후에 봉합사를 제거한다.
- 개창부의 자가세정을 지도한다.

3) 조대술 후 적출술

낭종의 크기가 매우 커서 적출술을 시행할 경우 주위 조직의 손상이 크거나 접근하기 어려운 경우에 시행하는 방법으로, 조대술을 시행해서 낭종의 크기를 감소시킨 다음 이차적으로 적출술을 시행하는 방법이다.

핵심포인트

① 낭종은 고유의 벽을 가진 주머니 모양의 공간을 가진 병변이다.
② 악골 내에서 발생하는 모든 낭종 중에서 가장 발생빈도가 가장 높은 것은 치근단낭종이다.
③ 낭종은 내용물의 증가에 따라 서서히 커지는데 크기가 작을 때는 증상이 없지만, 크기가 커짐에 따라 팽륭이나 파동이 느껴진다.
④ 낭종 치료법에는 낭종적출술과 낭종조대술이 있는데, 낭종적출술이 낭종조대술보다 치유가 빠르고 재발도 적다.
⑤ 낭종적출술은 낭종을 완전히 적출하고 절개창을 봉합하는 술식이고, 낭종조대술은 낭종적출술을 적용할 수 없는 경우에 시행하며, 낭종벽의 일부를 절개해서 낭종의 자연축소를 꾀하는 방법이다.

Chapter 07

구강악안면 영역의 종양

핵심용어

법랑모세포종, 치아종, 유두종, 섬유종, 혈관종, 림프관종, 편평세포암종, 악성 흑색종, 육종, 림프절전이, 원격전이, TNM 분류, 경부청소술, 조직이식술, 방사선요법, 화학요법

학습목표

1 종양의 개요

1. 구강악안면 영역의 종양을 분류할 수 있다.

2 구강악안면 영역의 양성 종양

1. 양성 종양의 종류를 분류할 수 있다.
2. 양성 종양의 증상을 기술할 수 있다.
3. 양성 종양의 치료방법을 기술할 수 있다.

3 구강악안면 영역의 악성 종양

1. 악성 종양의 종류를 분류할 수 있다.
2. 악성 종양의 증상을 기술할 수 있다.
3. 악성 종양의 치료방법을 기술할 수 있다.

1 종양의 개요

1) 종양의 정의

종양(tumor)은 신생물(neoplasia)이라고도 하는데, 다양한 외적 요인 및 내적 요인에 의해 신체를 구성하는 정상 세포가 비정상 세포로 변화하여, 정상 세포가 가지고 있는 제어기전을 벗어나 과잉 증식을 지속하는 비정상 세포집단이다.

2) 종양의 분류

종양은 양성 종양(benign tumor)과 악성 종양(malignant tumor)으로 분류된다. 양성 종양은 숙주에 영향이 적고 생명에 거의 위험이 없으나 악성 종양은 숙주에 영향이 커서 사망에 이르게도 한다. 일반적으로 악성 종양을 '암'이라고 하는데, 상피성 악성 종양을 암종(carcinoma), 비상피성 악성 종양을 육종(sarcoma)이라고 한다(표 3-7-1).

표 3-7-1 양성 종양과 악성 종양의 특징

	양성 종양	악성 종양
성장 속도	느리다.	빠르다.
성장 형태	경계 명확, 국한성, 팽창성, 압박성	경계 불명확, 침윤성, 파괴성
전이 및 재발경향	전이는 없고 재발도 거의 없다.	전이 및 재발이 흔하게 발생한다.
표면색조	종양조직 고유의 색이다.	궤양이나 괴사로 인해 변색된다.
궤양형성	거의 없다.	흔하게 발생한다.
신경혈관계의 영향	거의 없다.	출혈이나 감각 · 운동장애가 많다.
방사선감수성	비교적 낮다.	비교적 높다.
혈관 및 림프관 침입	없다.	흔하다.
세포이형성	경도	고도
예후	양호	불량

Tip ■ 종양의 명명법

양성 종양의 경우 기원 조직의 이름에 '종'을 붙이고 악성 종양의 경우 상피세포에서 유래하면 '암종(carcinoma)', 비상피세포에서 유래하면 '육종(sarcoma)'을 붙인다. 또한 암종과 육종이란 용어를 붙여서 부르는 대신 예외적으로 악성 흑색종, 악성 림프종, 급성 백혈병, 만성 백혈병 등으로 부르기도 한다.

2 구강악안면 영역의 양성 종양

1. 구강악안면 영역 양성 종양의 분류와 특징

구강악안면 영역의 양성 종양은 발생하는 조직에 따라 상피성, 혼합성, 간엽성 등으로 분류되며, 또 치아를 형성하는 조직(악골)에서 유래하는 종양을 치성 종양, 치아를 형성하는 조직과 무관한 조직(연조직)에서 유래하는 종양을 비치성 종양으로 분류한다(표 3-7-2).

표 3-7-2 구강악안면 영역 양성 종양의 분류

유래	치성 종양	비치성 종양
상피성	• 법랑모세포종 • 편평상피성 치성종양 • 석회화상피성 치성종양 • 선양치성종양	• 구강유두종
혼합성	• 석회화치성낭종 • 법랑모세포성 섬유종 • 치아종(복합, 복잡) • 법랑모세포성 섬유치아종	
간엽성	• 양성 백악모세포종 • 치성섬유종 • 치성점액종	• 섬유종 • 혈관종 • 림프관종 • 골종 • 지방종

1) 치성 종양(Odontogenic tumor)

치아는 장차 법랑질로 분화될 법랑모세포 등의 치성 상피와 상아질로 분화될 상아모세포 등의 치성 외배엽성 중간엽의 복잡한 상호작용에 의해 형성된다. 치성 종양이란 치아를 형성하는 조직에서 유래하는 종양으로, 치성 외배엽성 중간엽과 치성 상피가 혼합되어 발생한다. 일반적으로 양성이 많고, 악골 내부에서 발생하여 악골 융기나 치아 경사, 동요, 치근흡수 또는 치아의 맹출부전과 같은 증상을 일으킨다. 또 낭종과 유사한 투과상 또는 석회화에 의한 불투과상 등 각각 특징적인 방사선 소견을 나타내는 경우가 많다.

(1) 상피성 치성 종양

① 법랑모세포종(ameloblastoma) (그림 3-7-1)

가장 대표적인 상피성 치성 종양으로, 치아 발생 과정에서 생긴 잔존 상피 성분에서 유래하며 국소적으로 침윤성을 나타내는 다형성의 양성 종양이다. 치성 종양 전체의 약 40%의 발생률을 나타내며 드물게 악성화한다.

하악 대구치부에서 하악지에 걸쳐 많이 발생하지만, 소구치부나 전치부에 발생하고 드물게 서서히 발육하기 때문에 초기에는 자각증상이 없고 악골의 무통성 융기나 치아동요 등의 증상으로 발견되는 경우가 많다. 20~50대에 걸쳐 발생한다.

파노라마 방사선 사진에서는 경계가 명료한 단방성 또는 드물게 다방성의 투과성 병소를 나타내는데, 이것을 '비누거품 모양 소견'이라고 한다. 병변부에 인접한 치아에서 '벌집모양' 치근흡수가 나타나거나 매복치가 동반되기도 한다.

방사선 소견 및 생검에 의한 병리조직상으로 진단한다.

원칙적으로는 외과수술이 적용된다. 종양의 크기가 작은 경우에는 적출술을 시행하며, 크기가 큰 경우에는 조대술을 통해 종양을 축소해서 적출하는 방법과 소파술을 반복하는 방법이 있다.

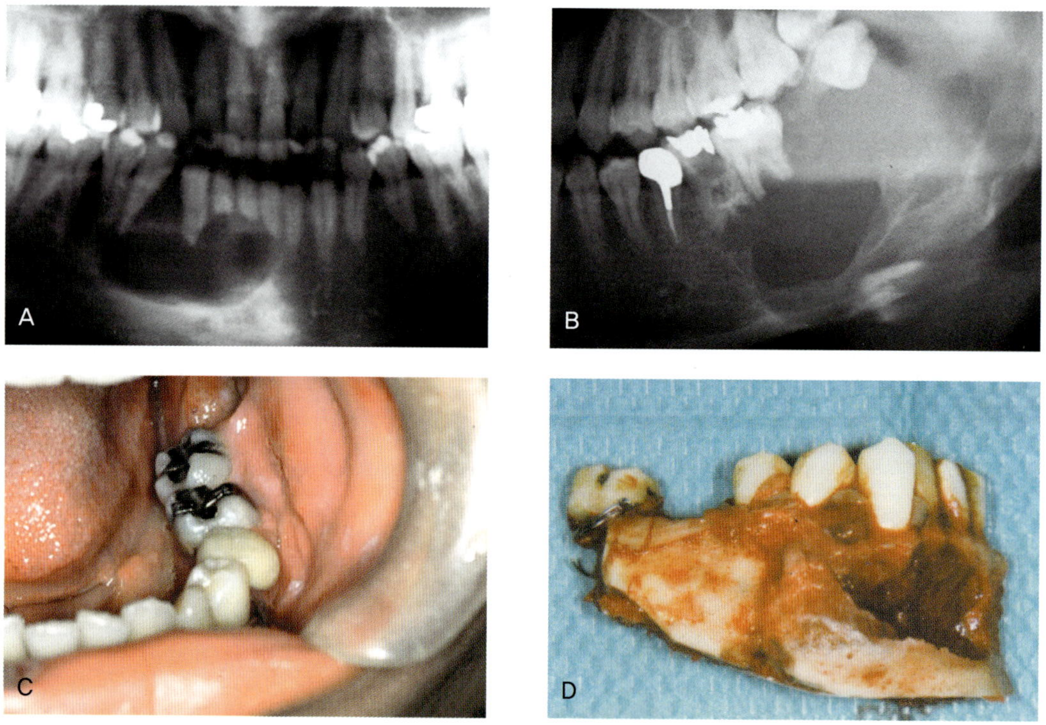

그림 3-7-1 **법랑모세포종**

A. 법랑모세포종의 파노라마 방사선 사진 B. 하악골체에서 하악지에 걸친 법랑모세포종
C. 법랑모세포종(구강 내 소견) D. 법랑모세포종(절제표본)

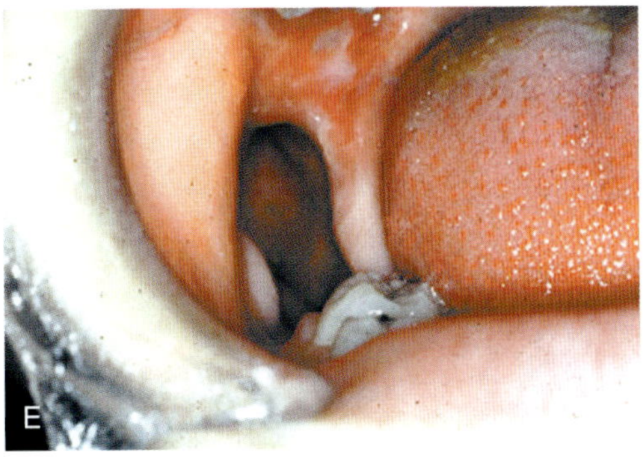

그림 3-7-1 **법랑모세포종** (계속)
E. 조대술을 이용한 법랑모세포종의 치료

② 선양치성종양(adenomatoid odontogenic tumor)

법랑기에서 유래하는 양성 상피성 종양으로, 호발연령은 10대이며 발생률은 여성이 남성보다 약 2배 높다. 상악 전치부, 특히 매복된 견치부 주변에서 호발한다.

방사선 검사에서는 대부분 경계가 명확한 방사선 투과상 병소가 관찰되는데 매복치의 치관을 둘러싸고 있는 경우, 함치성 낭종과 유사해 보이므로 감별이 필요하다.

적출술로 치료하며, 예후가 좋아서 거의 재발되지 않는다.

(2) 혼합성 치성 종양

① 치아종(odontoma) (그림 3-7-2)

법랑질, 상아질, 백악질 등의 치아 경조직의 일부 또는 전부가 증식하는 종양으로 복잡치아종과 복합치아종의 2종류로 나뉜다.

방사선 검사에서 우연히 발견되는 경우가 많다. 발생빈도는 법랑모세포종 다음으로 많고 10대에 호발하며 복합치아종이 많다. 치료는 적출술을 시행하는데 결합조직성 피막을 주위 뼈에서 박리하여 한 덩어리로서 적출한다.

- **복합치아종**(compound odontoma) : 상악 전치부에서 많이 발생하며, 방사선 검사에서 주위에 1층의 선 모양 투과상을 동반하며 작은 석회화물의 집합 덩어리로서 불투과상을 나타낸다. 종양은 치아와 유사한 구조로 구성되어 있어, 적출 시 작은 치아 모양의 구조물을 남기지 않도록 주의해야 한다(그림 3-7-2A, B).
- **복잡치아종**(complex odontoma) : 하악 구치부에서 많이 발생하며, 방사선 검사에서 주위에 선 모양의 방사선 투과대를 가진 균일한 석회화 유사 불투과상을 나타낸다. 덩어리 모양으로 치아와 유사한 구조물이 혼재되어 비정상적인 형태이며 치아 모양을 찾기 어렵다(그림 3-7-2C, D).

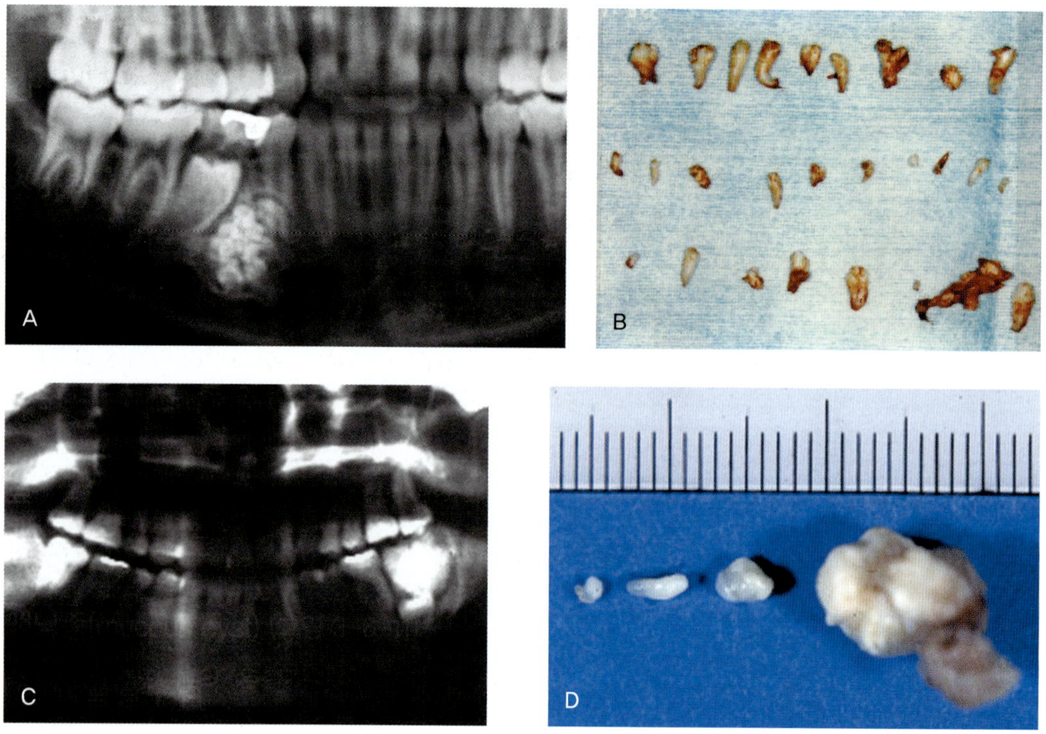

그림 3-7-2 **복합치아종과 복잡치아종**

A. 복합치아종(파노라마 방사선 사진) B. 복합치아종(적출표본)
C. 복잡치아종(파노라마 방사선 사진) D. 복잡치아종(적출표본)

(3) 간엽성 치성 종양

① 양성 백악모세포종(cementoblastoma) (그림 3-7-3)

비교적 드물게 발생하는 질환으로, 20~30대의 남성에게 호발한다.

대부분 하악 대구치 부위에서 발생하는데 서서히 발육하며 엄지손가락 머리 정도의 크기가 많다. 크기가 커지면 악골 융기를 나타내기도 한다.

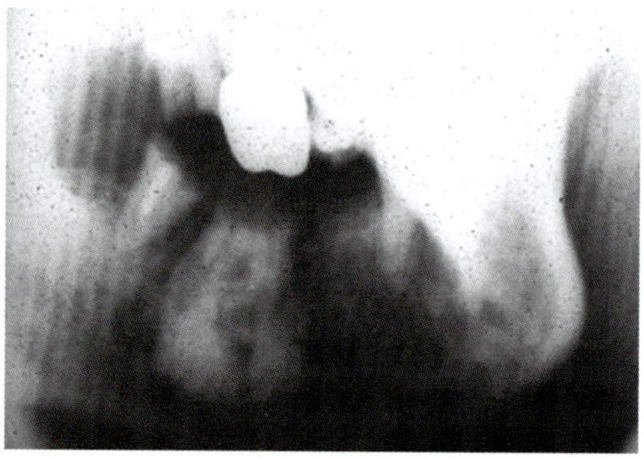

그림 3-7-3 **백악모세포종(방사선사진)**

방사선 검사에서는 치근단에 경계가 뚜렷한 구형의 방사선 불투과성 병소 주위를 투과상이 감싸고 있는 형태를 나타낸다. 치아와 함께 적출해서 치료하며, 예후는 양호하다.

2) 비치성 종양

(1) 상피성 비치성 종양

① 구강유두종(oral papilloma) (그림 3-7-4)

피부나 점막 등의 상피에서 유래하는 종양으로, 구강악안면 영역의 상피성 양성 종양 중에서는 가장 발생빈도가 높다. 만성적인 기계적 자극에 대한 반응성 증식이라고 보는 견해가 많다.

혀, 구개, 치은, 구순, 협점막 등에서 많이 발생하며 고령자의 발병률이 약간 높다. 국한성, 표재성이며, 유경성 종양을 형성한다. 지름 10mm 이하가 많으며 형태는 대개 작은 꽃양배추(콜리플라워) 모양이고, 표면은 백색이며 거칠다. 무통성이며 서서히 발육한다.

치료는 적출술을 시행하는데 종양의 기저부를 포함해 적절하게 적출해내면 예후가 양호하지만 재발되는 경우도 있다.

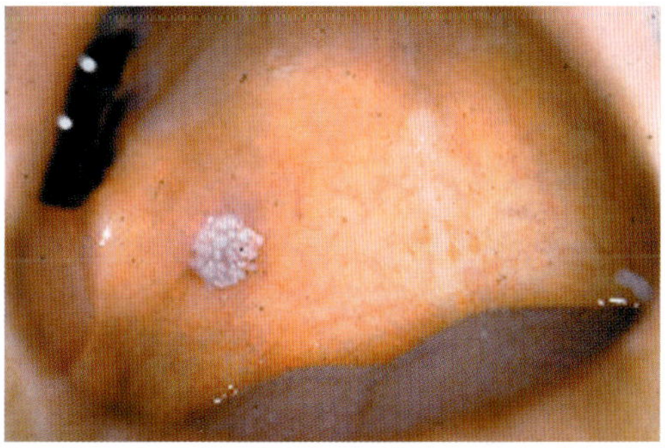

그림 3-7-4 **구강유두종**

(2) 간엽성 비치성 종양

① 섬유종(fibroma) (그림 3-7-5)

섬유성 조직의 증식에 의한 종양성 병변으로, 만성적인 기계적 자극에 대한 섬유조직의 반응성 과잉 증식으로 보고 있다. 악골 내부에 발생하는 경우도 있다.

정상적인 색상으로 표면 점막이 매끄러우며 마디 모양, 폴립 모양의 종양으로, 팥알 크기에서부터 계란 크기까지 다양하다. 비교적 단단하고 무통성이며 서서히 발육한다. 표면이 돌출되어 있어, 자극에 의해 궤양이나 염증을 수반하기도 한다. 30~50대에 많이 발생하며, 치은, 볼, 구개, 혀, 구순 등에서 호발한다.

병리조직상에서는 두꺼운 중층편평상피를 나타내며, 상피 아래는 섬유모세포와 교원섬유로 이루어진 섬유성 결합조직의 증식을 나타낸다.

치료는 적출술을 시행하는데, 예후는 양호하며 재발은 잘 일어나지 않는다.

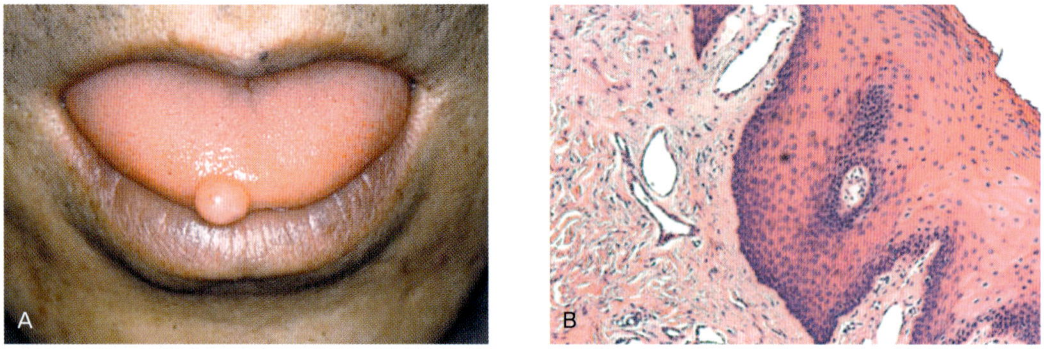

그림 3-7-5 **섬유종**
A. 구강 내 사진 B. 병리조직사진

② **혈관종**(hemangioma) (그림 3-7-6)

혈관조직의 증식으로 생긴 종양으로, 구강영역의 양성 종양 중에서는 발생빈도가 높은 것 중 하나이다. 대부분 조직의 발육이상 또는 과오종으로 보고 있으며 출생 시 또는 유아기에 확인되며 연령 증가와 함께 커진다. 여성에게 발병률이 약간 높다.

부위, 크기, 종류에 따라 다양한 치료법이 선택된다. 크기가 작은 것은 외과적 절제, 큰 것은 결찰요법, 분할절제 등을 시행한다.

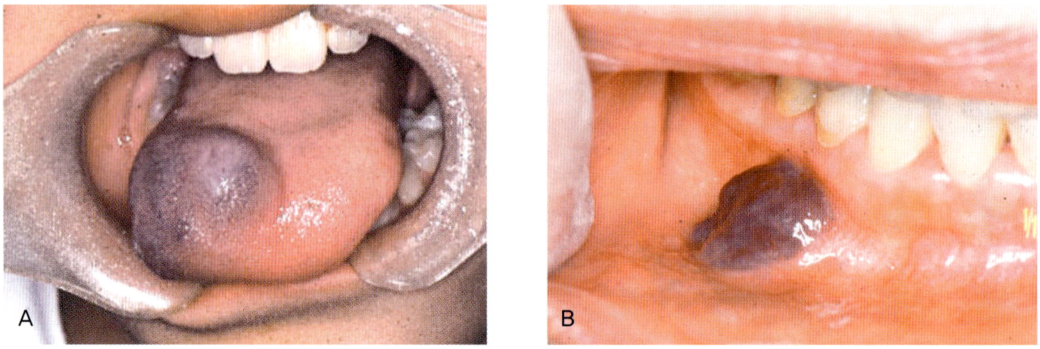

그림 3-7-6 **혈관종**
A. 설혈관종 B. 치은혈관종

③ **림프관종**(lymphangioma) (그림 3-7-7)

림프관 조직의 과다 증식으로 이루어진 종양성 병변으로, 림프관 조직의 형성이상으로 보고 있다. 구강영역의 림프관종은 혀에서 많이 발생한다. 10세 이전에 많이 발생하며, 남녀 발병률에는 차이가 없다.

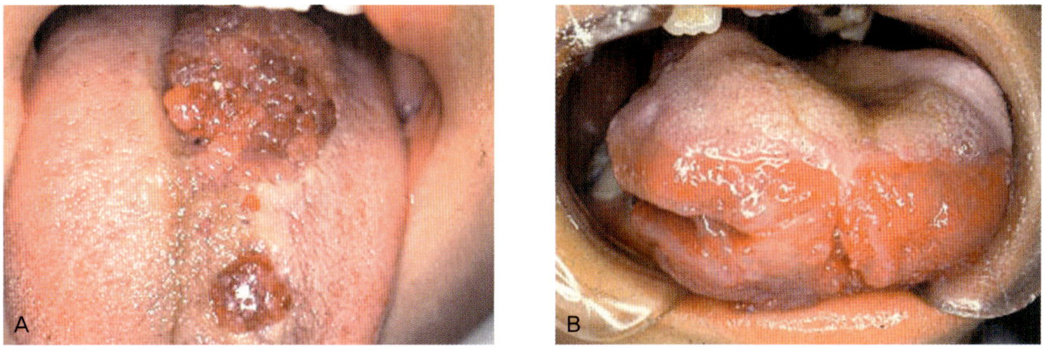

그림 3-7-7 **설림프관종**

④ 골종(osteoma)

성숙한 골조직의 증식으로 형성된 병변으로, 상악에서는 치조돌기, 견치와에 많고, 하악각부에서도 관찰된다. 서서히 발육하며, 크기가 커지면 치열이나 교합이상을 일으키기도 한다.

종양이 뼈와 유사한 정도로 단단하기 때문에 진단은 비교적 쉽다.

치료는 국한성의 골종인 경우 적출술 또는 삭제술을 시행하며, 크기가 큰 골종은 악골절제술을 시행한다. 장애가 없으면 치료할 필요가 없는 경우도 있다.

3) 비종양성 악골 병소

① 외상성 골낭종(traumatic bone cyst)

단순성 골낭종, 출혈성 골낭종이라고도 하며, 낭종 내에 상피가 없는 얇은 결합조직이다.

10~20대 남성의 하악골 정중부와 골체부에서 많이 발생하며 외상 병력이 있다.

방사선상에서는 경계가 분명한 단방성 투과상으로 나타난다.

② 골융기(torus)

상악 구치부 협측이나 구개 정중부, 하악 소구치 설측의 골 표면에 나타나는 외골증이다.

구개융기, 하악융기로 구분하며, 의치 제작시 장애가 되면 제거한다.

2. 양성 종양의 치료

양성 종양의 크기와 특징을 고려해서 시행한다. 치아종, 법랑모세포성 섬유종, 백악모세포종 같은 공격성이 낮은 대부분의 악골종양은 적출술 또는 소파술을 병행해서 치료하며 법랑모세포종, 석회화상피성 치성종양과 편평상피성 치성종양 등과 같은 공격성이 높은 악골종양은 종양과 함께 주변의 골조직을 포함해서 절제한다. 구강연조직의 양성종양은 근층까지 절개해서 적출하고 경구개 등에서는 골막까지 절개하여 한 덩어리로서 적출한다. 종양은 기본적으로는 잔존물이 없도록 확실하게 제거해야 하지만 혈관종, 림프관종과 같이 심재성이면서 미만성인 것은 완전절제가 어려운 경우가 있다.

1) 구강연조직의 양성 종양

(1) 필요한 기구 (그림 3-7-8)

① 핀셋
② 메스(#15 및 #11)
③ 견인기
④ 봉합사, 봉합침, 지침기, 봉합사 가위
⑤ 전기메스

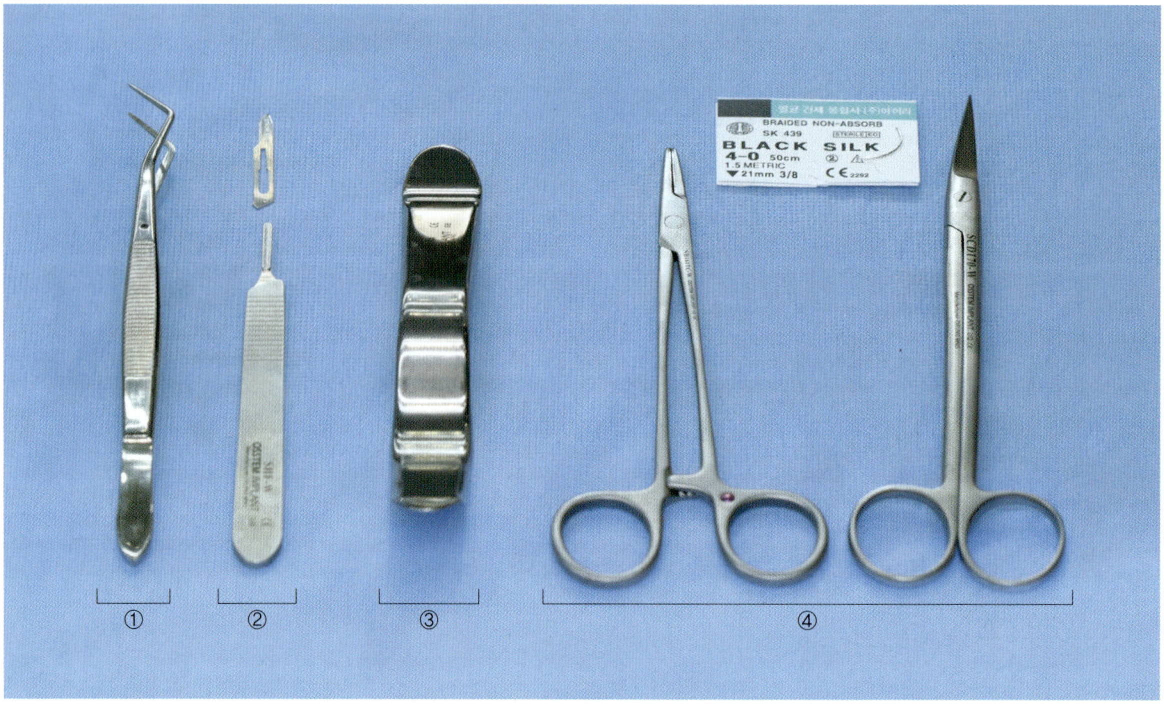

그림 3-7-8 양성 종양의 치료에 필요한 기구

⑤

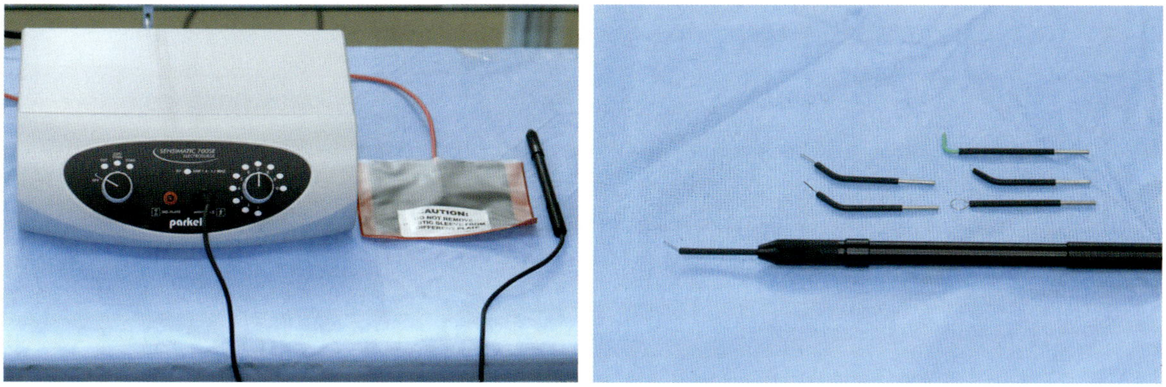

그림 3-7-8 **양성 종양의 치료에 필요한 기구** (계속)

(2) 술식

① 국소마취

종양 주위의 구강점막을 방추형으로 설정해서 국소마취한다.

② 절개

혀 등의 연조직에서는 근층까지 절개하고, 경구개 등에서는 골막까지 절개하여 한 덩어리로서 적출한다.

③ 봉합

근층까지 절제한 것은 흡수사로 근층을 봉합한 후 점막봉합을 한다. 구개부 등에서 골막까지 넓게 절개한 것은 인공진피를 올린 후 항생제연고 도포 거즈를 1장 올리고 미리 만들어 둔 부목(splint)으로 고정한다. 협점막 등의 결손에는 피부이식이 필요한 경우도 있다(그림 3-7-9, 10).

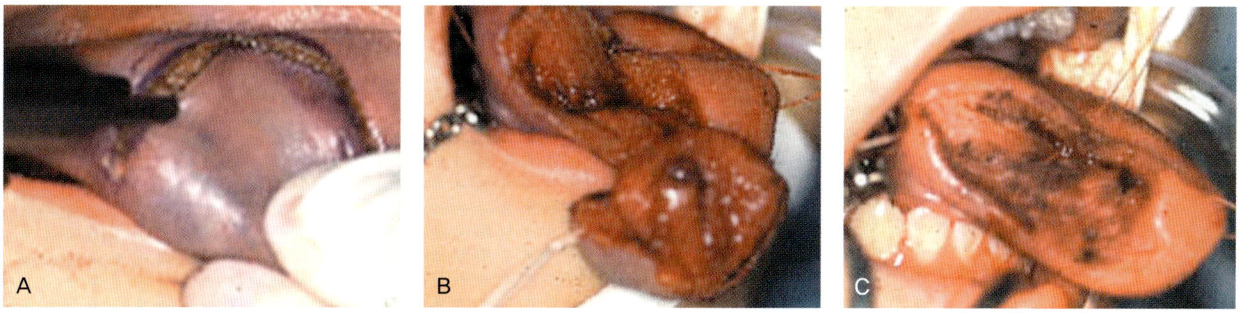

그림 3-7-9 **혀의 혈관종절제술**

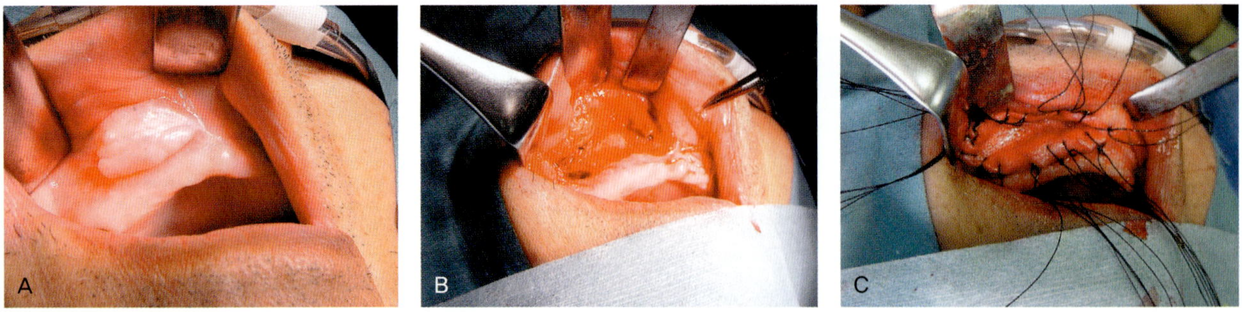

그림 3-7-10 **의치성 섬유종절제술**
A. 의치성 섬유종 B. 골막 위에서 절제 C. 인공진피로 덮어줌

2) 악골의 양성 종양

(1) 필요한 기구

① 외과용 메스(#15, #11)
② 골막기자
③ 절삭기구
④ 골버
⑤ 전기톱
⑥ 드릴
⑦ 핀셋
⑧ 견인기
⑨ 봉합사(흡수사 및 나일론사 또는 견사), 봉합침, 지침기
⑩ 가위
⑪ 전기메스

(2) 술식

① 국소마취

종양 주위에 침윤마취를 시행한다.

② 절개

치은연을 절개하고 점막골막피판을 박리하여 들어올린다. 종양부의 악골 피질골을 삭제하면 종양이 노출되는데 종양을 주위 악골로부터 박리하여 적출한다.

③ 봉합

잔존물이 없음을 확인하고 창상부를 봉합한다.

3 구강악안면 영역의 악성 종양

암은 한국인의 사망원인 1위를 차지하는 질환이며, 전체 암 가운데 2~3%가 구강악안면 영역에서 발생한다. 구강암의 발생 원인은 밝혀지지 않았지만, 흡연자의 경우 비흡연자보다 발암 위험이 높다는 사실이 역학조사를 통해 밝혀졌으며, 특히 흡연과 음주를 모두 하는 경우 구강암 발생률은 더욱 높아진다.

구강암의 호발연령은 대부분의 악성 종양과 마찬가지로 40세 이후이며, 평균연령은 60세 전후이다. 부위별로 살펴보면 설암은 비교적 젊은 층에게서 발생하기 쉽고 치은암은 고령자에게서 많이 발생한다. 성별에서는 남성이 많은데 이는 흡연과의 연관성을 생각할 수 있다.

구강암 중에서 가장 발생빈도가 높은 것이 설암이고, 그 외에 하악치은암, 협점막암, 상악치은암, 구강저암, 구순암 등이 있다.

1. 구강악안면 영역 악성 종양의 분류 (표 3-7-3)

표 3-7-3 구강악안면 영역 악성 종양의 분류

유래	치성 종양	비치성 종양
상피성(암종)	• 악성 법랑모세포종	• 편평(상피)세포암종 • 악성 흑색종 • 우췌성 암종 • 상피내암종
비상피성(육종)	• 법랑모세포섬유육종 • 치성암육종	• 섬유육종 • 골육종 • 평활근육종 • 횡문근육종 • 악성 림프종

1) 악성 상피성 비치성 종양(암종)

(1) 편평세포암종(squamous cell carcinoma)

편평세포암종은 구강에서 가장 흔한 악성 종양으로, 모든 구강암의 약 90% 이상을 차지한다. 호발연령은 40세 이후이고 하순, 혀가장자리, 구강저, 연구개에서 가장 흔하게 발생한다.

육안으로는 백반 또는 홍반, 주위에 경결을 동반한 융기 모양, 외향성의 발육을 보이는 유두 모양, 가장자리가 일정하지 않은 궤양 모양 등의 형태가 관찰된다. 초기에는 자각증상이 없지만 결막의 백반이나 궤양 형성에 따른 통증을 자각하는 경우가 있다. 암종이 위치하는 부위에 따라 구순암, 치은암, 구개암, 설암 등으로 구분한다.

원인으로는 흡연, 알코올, 만성 자극, 바이러스, 광화학선 작용, 매독, 만성 캔디다증, 면역결핍, 영양부족 등이 있다.

(2) 악성 흑색종(malignant melanoma)

악성 흑색종은 멜라닌세포가 악성화한 종양으로, 악성도가 매우 높으며 유색 인종보다 백인에서 발생빈도가 높다. 한국인의 경우, 발바닥과 함께 구강점막도 호발부위 중 하나이다(그림 3-7-11).

악성 흑색종은 림프절 전이뿐만 아니라 원격 전이의 빈도가 높기 때문에 전이를 촉진할 가능성이 있는 치료(절개 등의 관혈적 치료나 생검 등)는 금한다. 또 수술 전 화학요법이나 방사선요법도 면역력을 저하시키기 때문에 적절하지 않다.

치료에서는 안전영역을 포함해서 충분히 절제해야 하며, 수술 후 원격전이를 예방하기 위해 표준적 화학요법을 시행하는데, 조기에 발견되는 경우를 제외하고는 예후가 나쁘다.

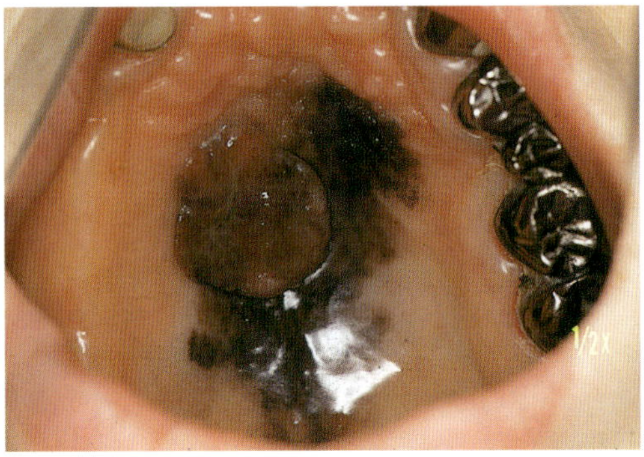

그림 3-7-11 구개 부위의 악성 흑색종

2) 악성 비상피성 비치성 종양(육종)

(1) 구강영역의 육종

발생빈도는 낮지만 골육종(osteogenic sarcoma), 섬유육종(fibrosarcoma), 평활근육종(leiomyosarcoma), 횡문근육종(rhabdomyosarcoma) 등 다양한 조직형의 악성 비상피성 종양이 구강영역에서 발생한다.

일반적으로 육종(악성 비상피성 종양)은 암종(악성 상피성 종양)에 비해 젊은 층에서 발생하고 경부림프절 전이 빈도는 높지 않지만 폐 등 원격장기에 혈행성 전이를 일으키기 쉽다. 육종은 원격전이의 빈도가 높기 때문에 암종보다 예후가 나쁘다.

(2) 악성 림프종(malignant lymphoma)

악성 림프종은 림프계 조직이 악성화한 것으로, 경부림프절이나 비인두가 호발부위이기 때문에 구강악안면외과에서 자주 접하게 되는 악성 종양이다. 치은 등의 구강점막이나 상악동에서 발생하기도 한다.

2. 구강암의 임상증상

구강암의 임상증상은 종창, 통증, 궤양 등이며, 시진이나 촉진으로 쉽게 악성이라는 진단이 내려지기도 하지만, 염증성 질환이나 양성 종양 등으로 오진하는 경우도 드물지 않다. 따라서 최종적으로는 생검을 통해 확정 진단한다. 구강암이 진행되면 경부림프절로 전이되거나 폐 등의 원격장기로 전이되기도 한다.

구강암의 육안소견은 일반적으로 유두형, 백반형, 육아형, 팽륭형, 궤양형으로 분류된다(그림 3-7-12). 이중에서 유두형, 백반형, 육아형을 외향형, 팽륭형과 궤양형을 내향형이라고 하기도 한다. 내향형 종양은 외향형 종양에 비해 침윤 경향이 강하고 림프절 전이나 원격 전이를 잘 일으키며 예후가 나쁘다.

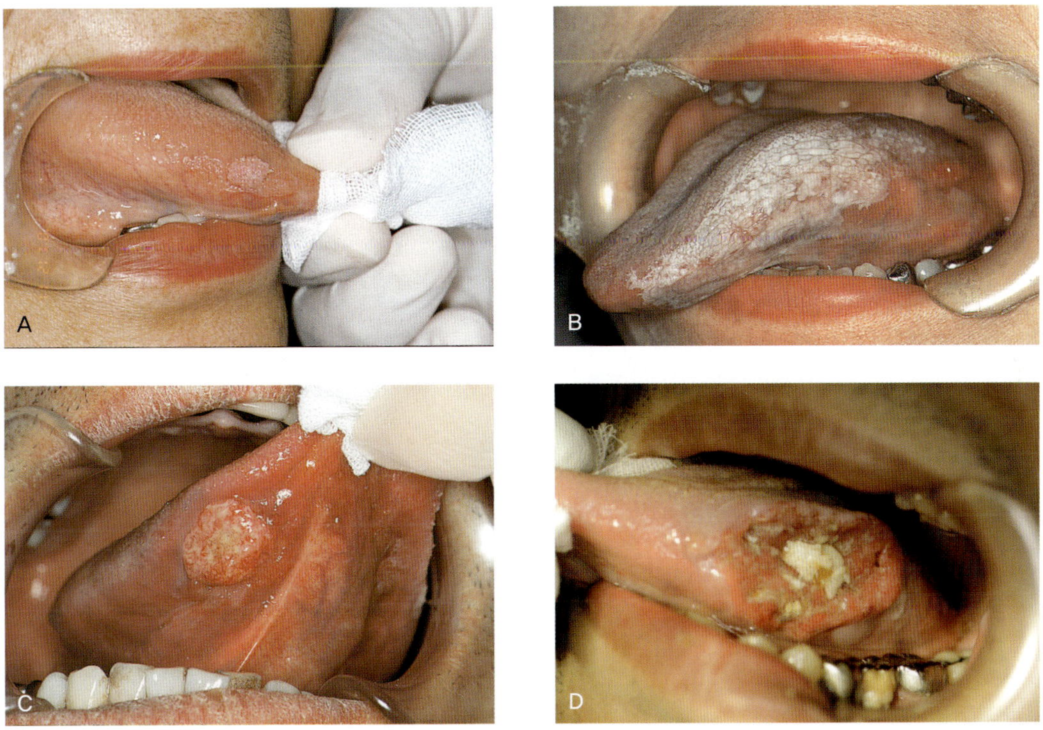

그림 3-7-12 **구강암의 육안소견**
A. 유두형 B. 백반형 C. 육아형 D. 팽륭형

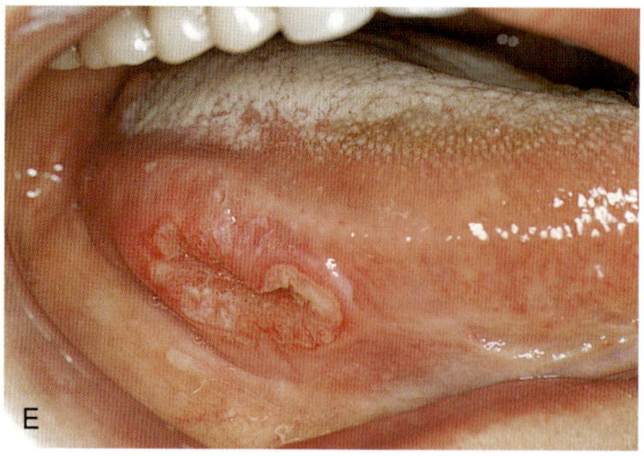

그림 3-7-12 **구강암의 육안소견** (계속)
E. 궤양형

3. 구강암의 조직형 및 병기 평가

구강영역 악성 종양의 조직형은 다양하지만, 90% 이상이 악성 상피성 종양(암종)이며 그 대부분이 구강 점막 유래의 편평세포암종이고, 일부가 타액선 상피 유래의 타액선암이다. 악성 비상피성 종양(육종)은 발생률이 낮다. 또 악성 흑색종이나 악성 림프종이나 백혈병도 드물게 발생한다.

악성 상피성 종양(암종)의 병기는 TNM 분류에 의해 평가한다(표 3-7-4). 이것은 T(T stage, size of the primary tumor; 원발 종양의 크기), N(N stage, lymph node status; 림프절 전이 유무), M(M stage; distant metastasis; 원격전이 유무) 분류를 바탕으로 정해진 국제분류로서 0기에서 4기까지의 임상병기로 분류하고 있다. TNM 분류는 치료법의 표준화, 예후 추정, 치료시설이나 치료법 사이의 성적 비교 등에 유용하다.

4. 구강암의 감별진단

구강암과 감별해야 하는 질환으로는 구내염, 의치 등의 자극에 의한 욕창성 궤양(그림 3-7-13), 치은 · 치조농양, 치은종(그림 3-7-14), 백반증 · 편평태선 등의 점막질환(그림 3-7-15, 16), 낭성 질환 등 다양한 질환이 있다. 미란이나 궤양이 있지만 확실한 원인이 없는 경우, 종창이나 경결이 있지만 염증소견이 없는 경우, 통증이나 감각둔마가 있지만 원인 불명인 경우, 홍반 또는 백반과 홍반이 혼재하는 경우 등은 악성 종양의 가능성을 부정할 수 없으므로 생검을 통한 확정 진단이 필요하다.

표 3-7-4 구강암의 TNM 분류(AJCC 7th edition 2009)

<table>
<tr><th colspan="4">T – 원발 종양</th></tr>
<tr><td>T0</td><td colspan="3">종양의 존재 여부가 확인 불가능</td></tr>
<tr><td>Tis</td><td colspan="3">상피내암</td></tr>
<tr><td>T1</td><td colspan="3">최대 지름이 2cm 이하인 종양</td></tr>
<tr><td>T2</td><td colspan="3">최대 지름이 2cm 이상 4cm 이하인 종양</td></tr>
<tr><td>T3</td><td colspan="3">최대 지름이 4cm 이상인 종양</td></tr>
<tr><td>T4</td><td colspan="3">T4a : 골수질, 혀 심층의 근육, 외설근, 상악동, 안면피부에 침윤하는 종양
T4b : 저작근 간극, 익상돌기, 두개저에 침윤하거나 또는 내경동맥을 전체적으로 둘러싸는 종양</td></tr>
<tr><th colspan="4">N – 소속림프절 전이</th></tr>
<tr><td>NX</td><td colspan="3">소속림프절 전이의 평가 불가능</td></tr>
<tr><td>N0</td><td colspan="3">소속림프절 전이 없음</td></tr>
<tr><td>N1</td><td colspan="3">환부측 단발성 림프절 전이, 최대 지름 3cm 이하</td></tr>
<tr><td rowspan="3">N2</td><td>N2a</td><td colspan="2">환부측 단발성 림프절 전이, 최대 지름 3cm 이상 6cm 이하</td></tr>
<tr><td>N2b</td><td colspan="2">환부측 다발성 림프전 전이, 최대 지름 6cm 이하</td></tr>
<tr><td>N2c</td><td colspan="2">양측 또는 반대측 림프절 전이, 최대 지름 6cm 이하</td></tr>
<tr><td>N3</td><td colspan="3">최대 지름 6cm 이상의 림프절 전이</td></tr>
<tr><th colspan="4">M – 원격전이</th></tr>
<tr><td>M0</td><td colspan="3">원격전이 없음</td></tr>
<tr><td>M1</td><td colspan="3">원격전이 있음</td></tr>
<tr><td>MX</td><td colspan="3">원격전이의 평가가 불가능</td></tr>
<tr><th colspan="4">병기 분류(Stage 분류)</th></tr>
<tr><td>0기</td><td>Tis</td><td>N0</td><td>M0</td></tr>
<tr><td>I기</td><td>T1</td><td>N0</td><td>M0</td></tr>
<tr><td>II기</td><td>T2</td><td>N0</td><td>M0</td></tr>
<tr><td rowspan="2">III기</td><td>T3</td><td>N0</td><td>M0</td></tr>
<tr><td>T1, T2, T3</td><td>N1</td><td>M0</td></tr>
<tr><td rowspan="3">IV기</td><td>T4</td><td>N0, N1</td><td>M0</td></tr>
<tr><td>T와 상관없음</td><td>N2, N3</td><td>M0</td></tr>
<tr><td colspan="2">T, N과 상관없음</td><td>M1</td></tr>
</table>

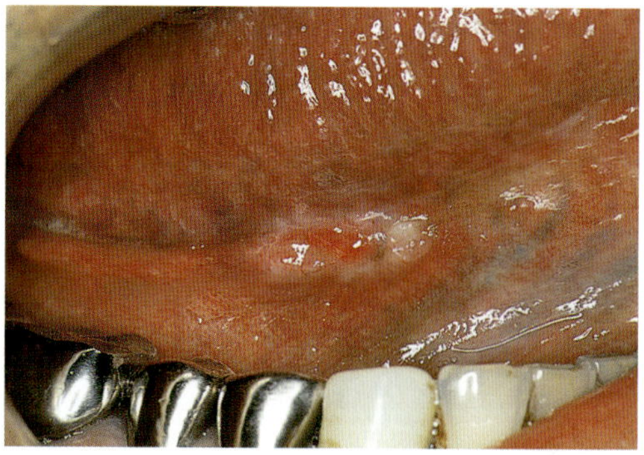

그림 3-7-13 **욕창성 궤양과 편평세포암종**

욕창성 궤양을 의심하여 경과관찰을 했지만 개선되지 않아 생검을 시행한 결과 편평세포암종으로 판명

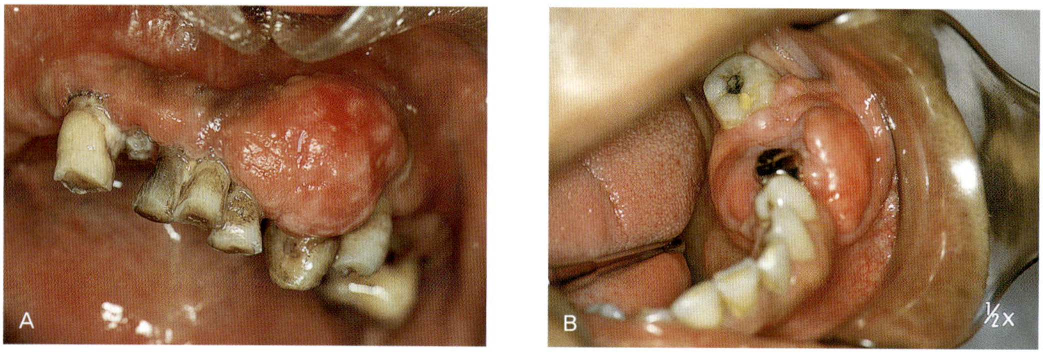

그림 3-7-14 **치은종(A)과 골육종(B)**

육안소견만으로는 진단이 어려운 경우

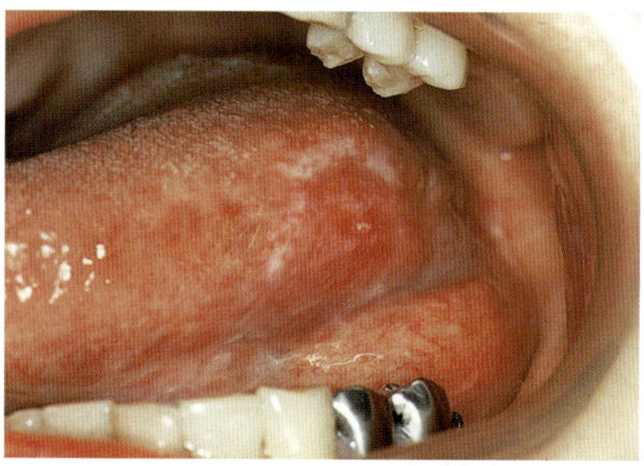

그림 3-7-15 **편평세포암종**

당초 편평태선으로 진단되었으나 편평세포암종으로 판명

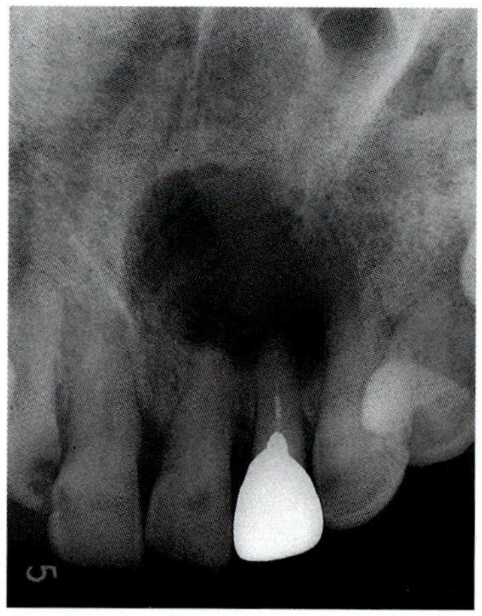

그림 3-7-16 **악골중심성 편평세포암종**

당초 치근단낭으로 진단되어 적출하였으나 악골 중심성 편평세포암종으로 판명

5. 구강암의 치료

구강암의 치료방법에는 수술요법, 방사선요법, 화학요법, 면역요법 등이 있는데 TNM 분류에 의한 종양의 진행도에 따라 단독 또는 2가지 이상의 요법을 조합한 치료법이 선택된다.

1) 수술요법

(1) 수술의 기본

구강암 수술의 기본은 원발 병소인 종양과 함께 인접 정상 조직을 포함해서 충분히 절제해야 하며 경부림프절 전이가 동반된 경우에는 경부청소술을 실시한다. 근치적 경부청소술(radical neck dissection)은 총경동맥, 내경동맥, 미주신경, 횡격막신경 등을 보존하면서 깊은 목근육막의 표층과 심층 사이에 존재하는 연조직을 한 덩어리로 절제하는 술식인데 여기에서는 안면부종, 목이나 상완의 운동장애와 같은 기능장애도 발생할 확률이 크다. 따라서 최근에는 내경정맥, 부신경, 흉쇄유돌근 등을 보존하는 변형적 경부청소술(modified neck dissection)이나 구강암의 전이 빈도가 높은 부위만 제거하는 견갑설골상부경부청소술(supraomohyoid neck dissection) 등이 주류가 되고 있다(그림 3-7-17).

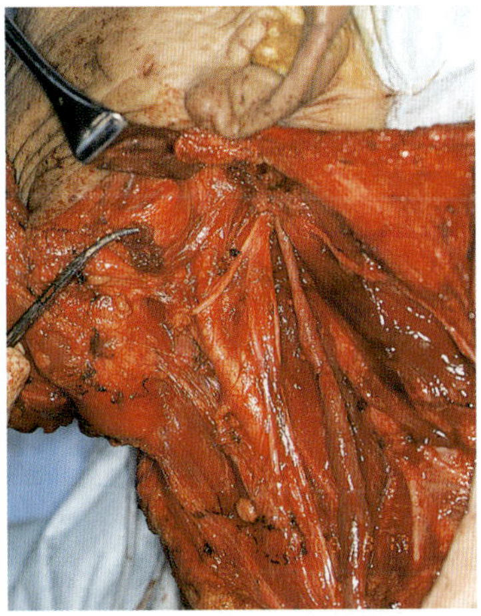

그림 3-7-17 **내경정맥과 부신경을 보존한 변형적 경부청소술**

(2) 수술 후 조직이식술

구강암 수술 후에는 다양한 정도의 심미장애나 저작 · 발음 · 연하 등의 기능장애가 발생하기도 한다. 1990년대 이후 현미경하 혈관문합을 이용한 조직이식술이 현저하게 발달하면서 이러한 장애를 최소한으로 줄일 수 있게 되었다. 가동점막이 비교적 적은 결손에서는 전완 유리피판(그림 3-7-18)이 사용되고, 큰 결손에서는 복직근 유리피판(그림 3-7-19)이 사용되며, 경조직 결손에서는 비골 유리피판(그림 3-7-20)이 사용되는데, 고령자, 당뇨병 환자 등 혈관문합이 어려운 경우에는 대흉근피판 등 유경피판이식이 시행된다.

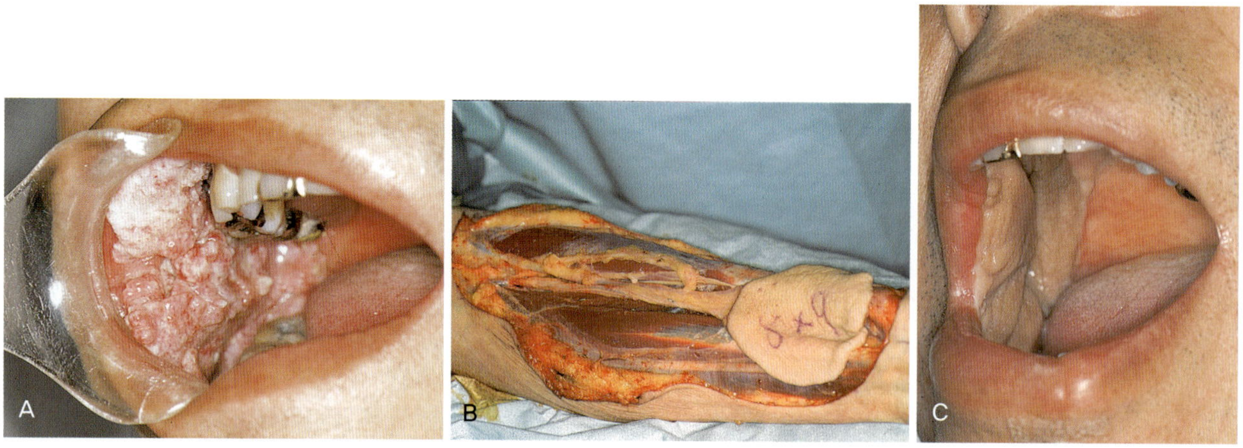

그림 3-7-18 협점막암 절제 후 이식된 전완 유리피판

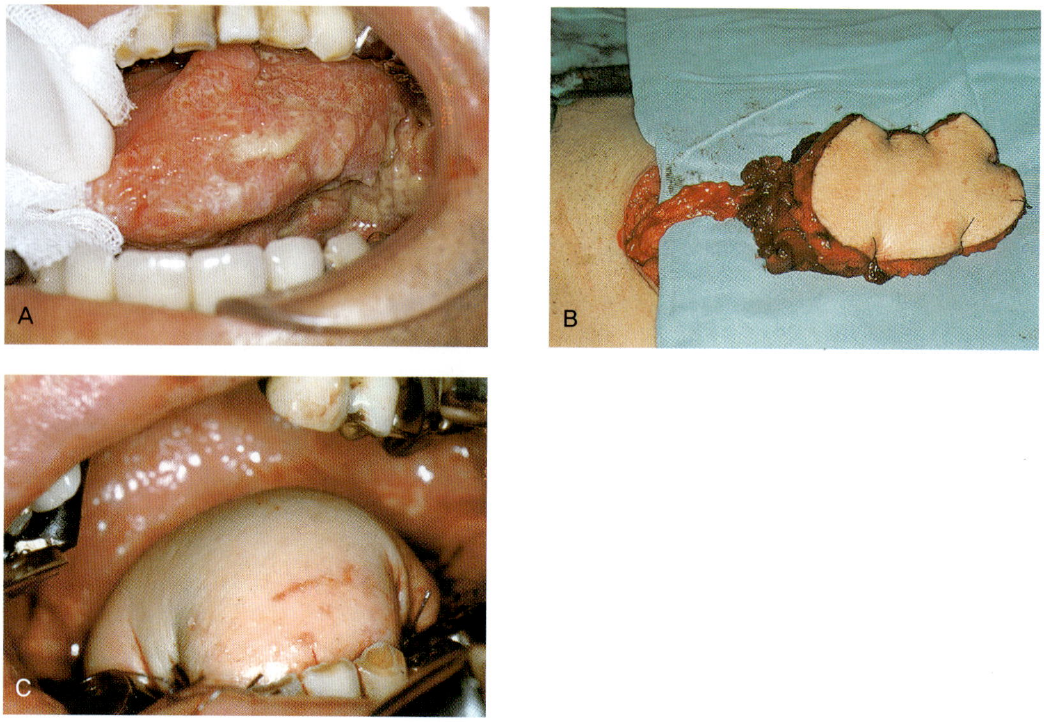

그림 3-7-19 설암 절제 후 이식된 복직근 유리피판

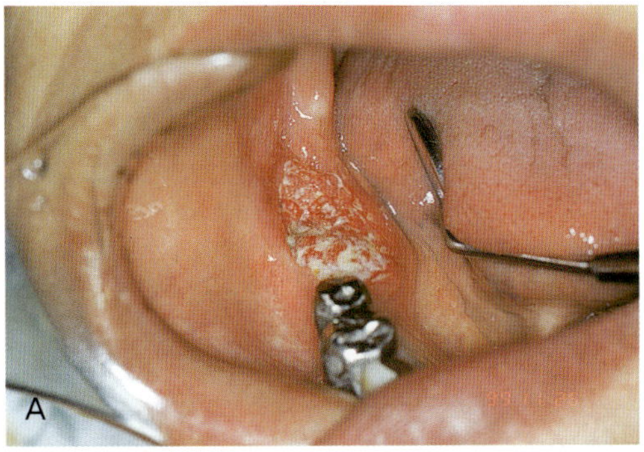

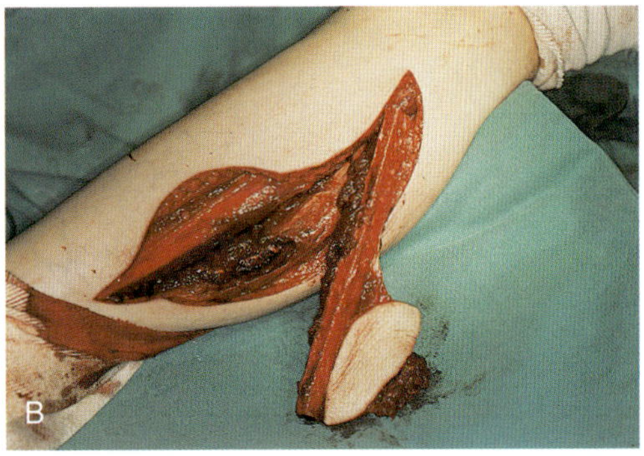

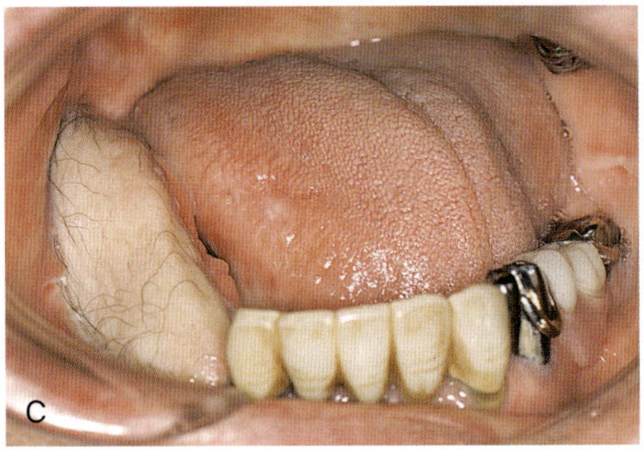

그림 3-7-20 **하악 치은암 구역질제 후 이식된 비골 유리피판**

향후의 임플란트 치료를 고려하여 이중으로 이식됨

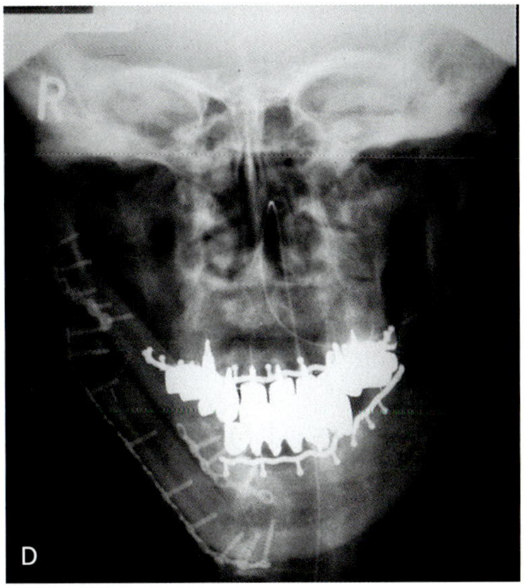

2) 방사선요법

방사선요법은 고에너지 방사선을 조사하여 암세포를 사멸시키는 방법으로, 사용하는 방사선은 엑스선, 감마선, 전자선, 중성자선 등이 있다. 수술에 비해 침습이 적고 형태와 기능 보존에 유리하지만, 국소 제거율은 수술보다 떨어지고 경부림프절 전이에 대해서는 효과가 적다. 또 암세포를 사멸시킬 수는 있지만 난치성 궤양이나 방사선(성) 골괴사를 일으켜 오히려 수술보다 큰 장애를 일으키는 경우도 있다. 예전에는 조기 설암 등에 대해 조직내 조사(interstitial irradiation; 세슘이나 이리듐 등의 작은 선원을 종양 내에 삽입)가 종종 이루어졌지만, 현재는 조직내 조사를 시행하는 경우는 적다. 그러나 구강암 치료에서 고령자, 유병자 및 재발하는 경우에는 방사선 치료의 역할이 크다고 할 수 있다.

(1) 방사선 치료 시의 치과치료

① 방사선 치료 전

- 구강청결 유지를 위해 스케일링을 시행하고 치아우식이 있는 경우 치료한다.
- 방사선 치료 시 문제가 될 수 있는 치아는 방사선 치료 2주 전에 발치한다.
- 보철이나 의치의 상태를 확인하여 다시 조정한다.

② 방사선 치료 중

구강청결을 잘 유지하고 불소(불소용액, 불소도포) 등을 이용해서 우식을 예방한다.

③ 방사선 치료 후

구강건조 증상이 나타나면 인공타액을 처방받는다.

(2) 방사선 치료 시의 부작용

두경부에 방사선 치료를 받은 후에는 다음과 같은 부작용이 나타날 수 있다.

① 구강점막염

방사선 조사를 시작하고 1주 후부터 구강점막에 궤양이나 출혈과 함께 통증, 연하곤란, 미각상실 등의 증상이 나타난다. 구강청정제를 사용해 병소부위를 청결하게 하고 국소마취제로 통증을 경감시킨다. 또, 비타민이나 고단백 식품 등 영양 공급을 충분하게 한다. 보통 방사선 조사가 끝나고 2~3주 후에는 자연 치유된다.

② 구강건조증

방사선 조사 시작 후 1~2주경부터 타액분비의 감소로 구강건조증이 나타난다. 타액분비의 감소는 구강위생의 불량을 초래하여 치아우식이나 미각상실의 원인이 된다.
껌 등으로 타액분비를 자극하거나 심한 경우에는 인공타액을 사용한다.

③ 방사선 치아우식

방사선 조사로 인한 타액분비의 감소, 치질에 대한 탈회작용으로 치아우식에 이환되기 쉽다. 보존치료나 근관치료를 시행하는데 예후는 좋지 않다. 이 경우 발치를 하게 되면 방사선 골괴사증이 발생할 위험이 있다.

④ 개구장애, 연하장애

방사선이 조사된 부위의 근육이 딱딱해져 입을 벌리기 힘들어지고 말하거나 음식을 삼키기도 힘들어진다. 따라서 방사선 조사 시에는 조사 부위에 최대한 방사선 차폐를 해주어야 하며, 개구운동을 하게 함으로써 개구장애가 발생하지 않도록 교육시켜야 한다.

⑤ 방사선 골괴사증

방사선 조사를 받은 두경부 조직에서는 저세포증, 저혈관증, 저산소증 현상이 나타나는데, 방사선 조사 후 10~30%의 빈도로 발생하며, 상악보다는 하악에서 빈발한다. 방사선 조사 부위의 발치나 외과적 치주치료는 외상과 감염 그리고 방사선 골괴사증 발생의 위험을 야기한다. 연조직의 괴사나 골조직이 노출될 때에는 그 부위를 청결하게 관리하고 항생제를 투여한다. 환자에게 흡연이나 음주, 뜨겁거나 찬 음식 등은 금지시킨다.

3) 화학요법

1980년대 시스플라틴(cisplatin)의 등장 이후 구강암에 대해서도 시스플라틴을 중심으로 한 다제 병용 화학요법이 활발히 시행되고 있다. 항암제로는 시스플라틴(CDDP) 외에 블레오마이신(bleomycin, BLM), 페플로마이신(peplomycin, PEP), 5-플루오로우라실(5-fluorouracil, 5-FU), 메토트렉세이트(methotrexate, MTX), 도세탁셀(docetaxel, TXT) 등이 종종 사용된다. 치료를 마친 사례에서는 50~80% 정도로 높은 유효율(종양이 50% 이하로 축소)이 보고되고 있지만, 조기암 이외에는 화학요법만 사용하여 치유되는 경우는 드물며, 더욱이 화학요법의 부작용을 고려하면 그 적용은 제한적이다.

(1) 화학요법의 효과

화학요법은 전신적으로 쇠약하고 영양상태가 좋지 않은 환자일수록 또한 고령 환자일수록 그 효과가 떨어진다. 영양상태가 좋지 않은 상태에서는 화학요법을 견디기 힘들고 구내염이나 감염 등의 합병증을 일으키기 쉬우며, 고령 환자인 경우도 대부분 신체의 각 기관에 질환을 가지고 있는 경우가 많으므로 화학요법을 감당하기 힘들어 효과가 떨어진다.

(2) 화학요법에 의한 구강 내 후유증

구강암에 대한 화학요법은 다른 악성 종양에 대한 화학요법에서와 마찬가지로 정상 세포에도 영향을 미치기 때문에 다양한 후유증이 발생할 수 있다. 특히 구강 내 상재균이나 구강조직에 큰 영향을 미치기 때문에 약 50%에서 점막염, 구강건조증, 치수장애, 치은 및 점막하출혈 등이 나타날 수 있다.

6. 구강암의 예방

구강암 예방법으로서 금연, 음주조절 및 식습관 등이 강조되고 있으며, 과일과 녹황색 야채, 비타민 A, C, E 등의 섭취가 구강암의 발생을 예방한다는 연구 결과가 보고되고 있다.

또 잘 맞지 않는 의치나 오래 사용하여 변형된 구강 내 보철물 등에 의한 구강점막의 지속적인 손상으로 발생한 상처가 구강암으로 전환될 가능성도 있으므로 이에 대한 주기적인 검사가 필요하다. 이와 함께 조기 발견으로 완치의 가능성을 높이는 것이 중요하다. 구강암으로의 전환 가능성이 높은 전암병소를 조기에 발견하여 치료하면 암으로의 진행을 막을 수 있으므로 주기적인 검진을 받는 것이 구강암 발생의 예방에 매우 중요하다.

핵심포인트

① 종양은 다양한 외적요인과 내적요인에 의해 신체를 구성하는 정상세포가 비정상세포로 변화함으로써 제어기전을 벗어나 과잉 증식을 지속하는 비정상 세포집단으로 신생물이라고도 한다.
② 종양은 악성 종양과 양성 종양으로 분류되는데 악성 종양을 암이라고 하며 상피성 악성 종양을 암종, 비상피성 악성 종양을 육종이라고 한다.
③ 치아를 형성하는 조직에서 유래하는 종양을 치성 종양, 치아를 형성하는 조직에서 유래하지 않는 종양을 비치성 종양이라고 하여, 구강악안면 영역의 종양은 상피성 치성종양, 상피성 비치성종양, 비상피성 치성종양, 비상피성 비치성종양으로 분류된다.
④ 구강악안면 영역의 양성 종양은 발생하는 조직에 따라 상피성, 혼합성, 간엽성 등으로 분류된다.
⑤ 법랑모세포종은 대표적인 상피성 치성 종양으로 치성 종양 전체의 약 40%의 발생률을 나타낸다.
⑥ 연조직에서 발생하는 양성 종양에는 유두종, 섬유종, 혈관종, 림프관종 등이 있다.
⑦ 구강악안면영역에서 발생하는 악성 종양의 90% 이상이 암종이며, 조직형은 대부분 편평세포암종이다.
⑧ 구강암의 치료방법에는 수술요법, 방사선요법, 화학요법, 면역요법 등이 있다.
⑨ 암종의 병기는 TNM 분류에 의해 평가한다.

Chapter 08

악관절질환

핵심용어

악관절, 관절원판, 단순관절음, 염발음, 악관절내장증, 교합장치, 악관절탈구, 악관절강직증

학습목표

1 악관절의 구조와 기능

1. 악관절의 해부학적 특징과 기능을 설명할 수 있다.

2 악관절질환

1. 악관절질환을 분류할 수 있다.
2. 악관절내장증의 원인을 기술할 수 있다.
3. 악관절내장증의 증상을 기술할 수 있다.
4. 악관절내장증의 치료방법을 기술할 수 있다.
5. 악관절탈구를 분류할 수 있다.
6. 악관절탈구 증상을 기술할 수 있다.
7. 악관절탈구 시 치료방법을 설명할 수 있다.

1 악관절의 구조와 기능

악관절은 측두골과 하악골이 만나 이루어지는 관절로 다양한 하악운동을 가능하게 하는 관절이다. 악관절이 제대로 기능하지 못하면 개 · 폐구 시 관절부위에서 소리가 나거나 통증이 발생하거나 저작이 불편해지는 등 악관절장애(악관절질환)가 나타난다.

악관절장애를 일으키는 원인은 여러 요인이 복합적으로 작용하는 것으로 알려져 있으며, 일단 장애가 발생하면 조기에 발견하고 원인을 찾아 적절한 치료를 해서 기능을 회복하는 것이 중요하다.

1) 악관절의 해부학적 구조

악관절(턱관절, temporomandibular joint)은 하악을 움직이게 하는 관절로, 하악골 양끝에 있는 하악과두와 측두골의 하악와 사이에 있다(그림 3-8-1, 2).

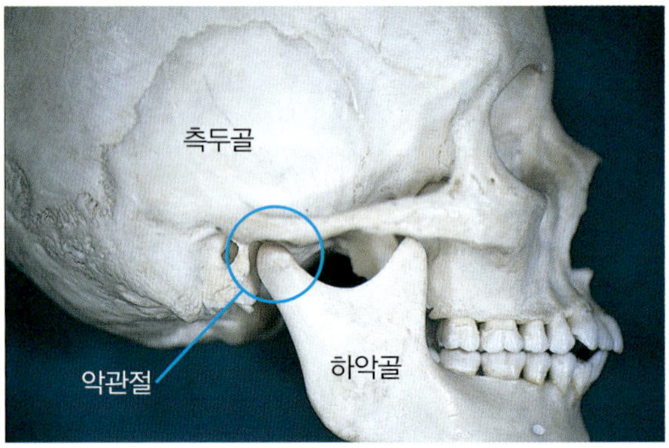

그림 3-8-1 **악관절의 골표본**

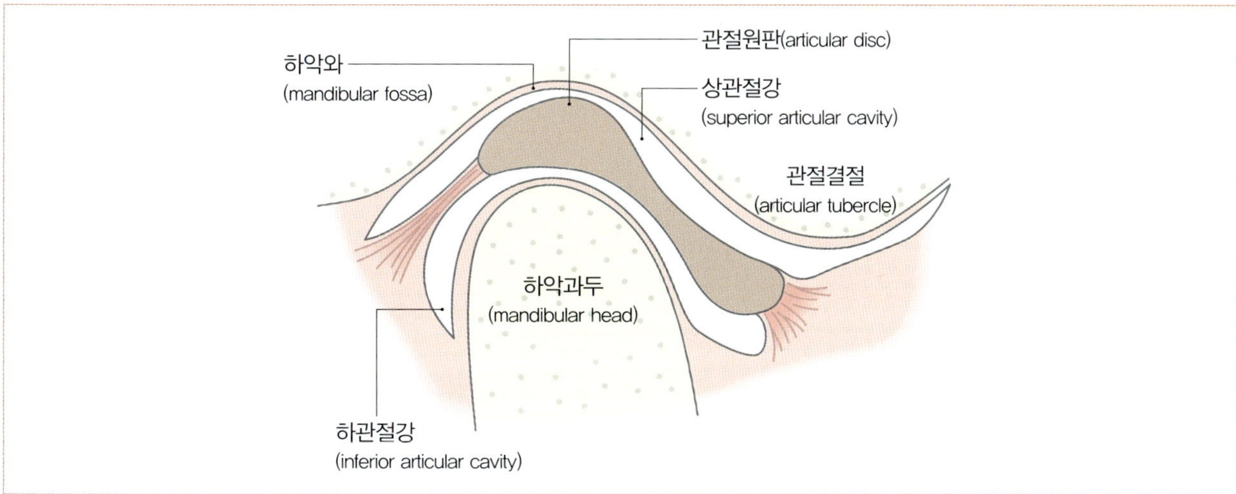

그림 3-8-2 **악관절의 해부**

(1) 하악과두(condyle head)

하악과두(그림 3-8-3)는 하악이 두개골과 관절을 형성하여 운동이 일어나게 하는 부위로 하악골 관절돌기의 일부분이며 측두골의 하악와와 관절을 이루는 부분이다.

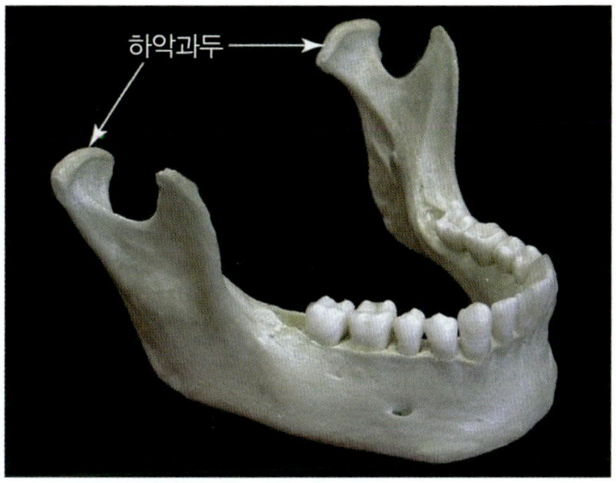

그림 3-8-3 **하악과두**

(2) 하악와와 관절융기(mandibular fossa and articular eminence)

하악와는 측두골(관자뼈)에서 하악과두가 위치하는 부위이다(그림 3-8-4). 하악와의 전방에는 관절융기라고 불리는 볼록한 골융기가 있으며, 하악와의 형태와 관절융기의 기울기가 하악과두의 이동경로를 결정하는 데 관여한다.

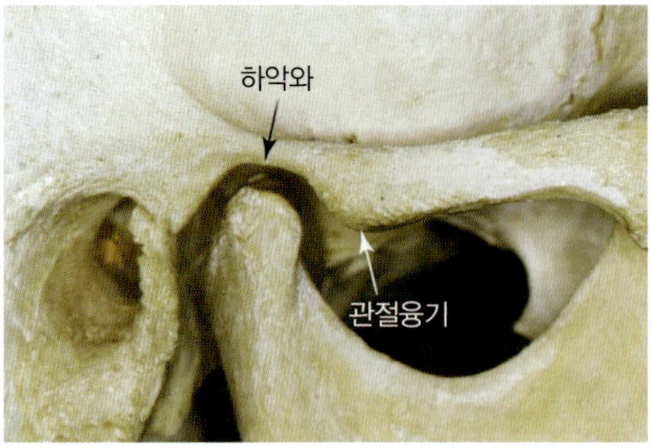

그림 3-8-4 하악와와 관절융기

(3) 관절원판(articular disc)

관절원판(그림 3-8-5)은 혈관이나 신경분포가 없는 치밀한 섬유성 결합조직으로 구성되어 있다. 중앙부는 얇고 전후방이 두꺼운 형태를 나타내며 전방보다 후방이 두꺼워 하악과두의 움직임에도 정상적으로는 전방이나 측방으로 탈락되지 않는다.

관절원판은 전후방 및 내외측방으로 관절낭인대에 부착되어 있어 관절을 2개의 관절강으로 나누는데, 하악과두와 관절원판 사이의 공간을 하관절강이라 하고 관절원판과 하악와 사이의 공간을 상관절강이라고 한다.

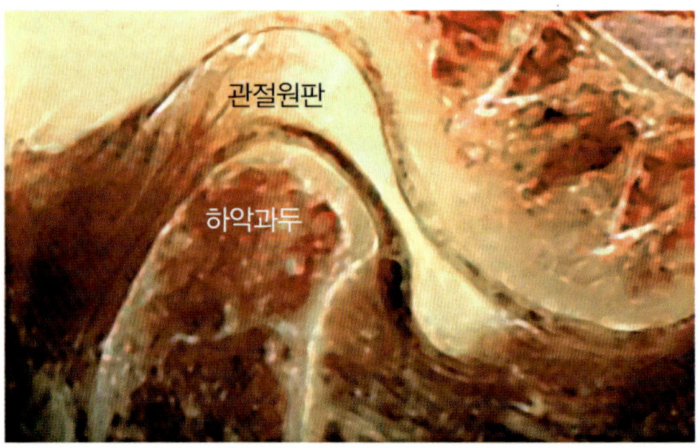

그림 3-8-5 관절원판의 측면 구조

(4) 관절낭(articular capsule)

관절낭(그림 3-8-6)은 인대에 의해 상방으로는 하악와와 관절융기의 경계를 따라 측두골에 부착되어 있고, 하방으로는 하악과두의 경부에 부착되어 있다. 전체적으로 악관절을 감싸며 외력으로부터 보호하고 윤활액을 유지하는 기능을 한다. 윤활액은 관절강 내면에서 생성되어 두 관절강을 채우며, 조직의 대사산물의 교환 및 기능 시 관절면의 윤활작용을 한다.

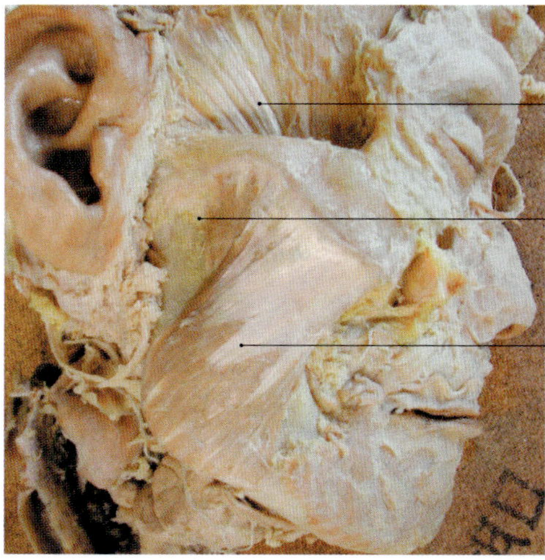

그림 3-8-6 **교근, 측두근, 관절낭**

(5) 관절인대(articular ligament)

원판측부인대, 측두하악인대, 접형하악인대, 경돌하악인대로 구성되어 있으며 과도한 관절운동의 제한, 외상으로부터 보호 등의 작용을 한다.

2) 해부학적 특징과 기능

① 좌우 관절 연동

손발의 관절은 좌우 관절이 별도로 움직이지만, 악관절에서는 한쪽이 움직이면 반드시 반대쪽도 움직인다.

② 좌우 관절 및 치아교합의 3곳에서 지지

손발의 관절은 뼈 양끝에 관절이 있지만, 악관절은 좌우 관절의 중앙에 치아교합이 있어서 악관절의 움직임을 제어하고 있다(그림 3-8-7).

③ 생리적 운동으로 하악와에서 이탈

일반적으로 관절은 관절낭에 둘러싸여 강인한 인대로 지지되고 있으며 관절와에서 관절두가 이탈되지 않는 구조로 되어 있다. 그러나 악관절에서는 전방에 관절낭이 없고 인대도 외측에만 있다(외측인대). 따라서 하악과두는 정상적인 운동범위에서도 하악와에서 이탈해 전방으로 이동한다(그림 3-8-8). 귀에서 1cm 앞쪽에 있는 피부에 손을 대고 하악과두의 움직임을 확인해보면(그림 3-8-9) 입을 작게 벌리고 오므릴 때는 하악과두가 회전만 하지만(접번운동), 입을 크게 벌리면 하악과두가 전방으로 이동하는 것을 알 수 있다(활주운동).

④ 관절원판의 개재

인체에서 관절원판이 사이에 끼여 있는 관절은 악관절과 흉쇄관절뿐이다. 그리고 이와 매우 비슷한 구조로서 슬관절에 반월판이 있다.

악관절원판은 하악과두와 하악와 사이에 있는 치밀한 섬유성 결합조직으로(그림 3-8-10) 하악과두의 모자와 같다고 생각하면 된다. 악관절원판은 복잡한 운동을 하는 관절에서 완충적인 역할을 하고 있다.

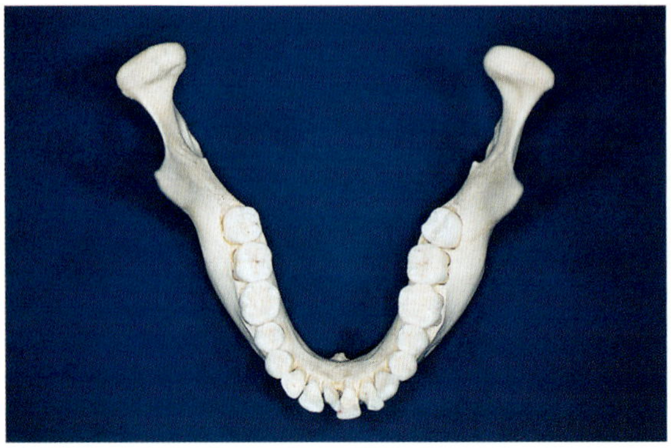

그림 3-8-7 **하악골 상면**

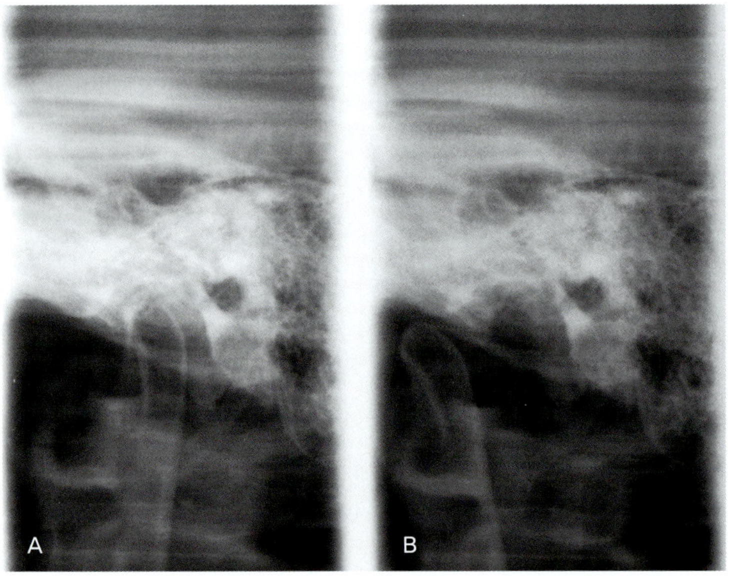

그림 3-8-8 **개구 · 폐구 시의 파노라마 4분할 방사선사진**

A. 폐구 시 B. 개구 시

정상적인 개구 시 하악과두는 하악와에서 전방으로 튀어나와 있다.

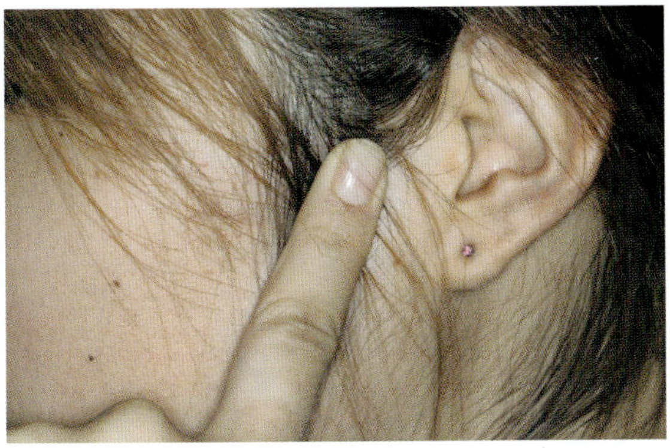

그림 3-8-9 악관절부의 촉진

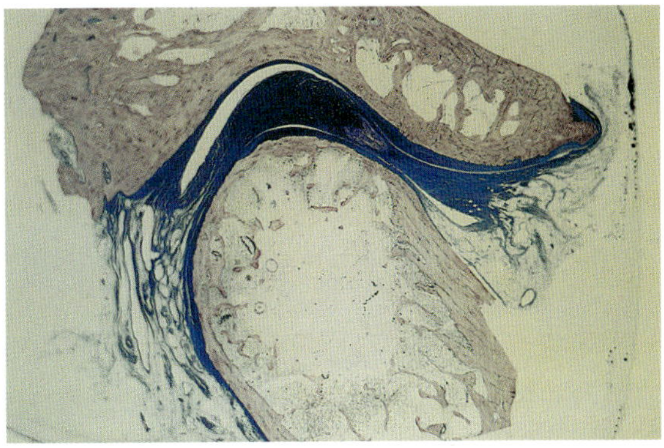

그림 3-8-10 악관절의 조직표본(트루이딘블루 염색)

2 악관절질환

악관절질환이란 악관절이나 저작근의 통증, 관절(잡)음, 개구장애 또는 악운동이상을 주요 증상으로 하는 장애의 포괄적 진단명으로 입을 벌리고 오므리는 데 관여하는 저작근이나 악관절의 통증, 턱을 움직일 때 나는 잡음, 입이 크게 벌어지지 않는 등의 악운동장애 중 하나 또는 여러 증상이 동시에 나타나는 질환을 포괄한다. 따라서 치료 시에는 각각의 병형으로 나누어 대처해야 한다.

발병 원인은 하악이나 악관절의 외상, 정신적 스트레스, 구강악습관, 부정교합 등이 복합적으로 작용하는 것으로 보고 있다.

1. 악관절질환의 분류

1) 악관절의 형태이상

악관절에 형태적, 기능적 장애가 발생하는 병태로 선천성인 경우와 발육장애에 의한 경우가 있는데, 골수염(osteomyelitis), 다발성 골수종(mutiple myeloma), 베체트병(Behcet's disease) 등을 제외하면 통증을 동반하는 경우는 많지 않다.

2) 악관절내장증

악관절내장증의 전형적인 병태는 관절원판이 하악과두 전방으로 변위되는 것이며(그림 3-8-11), 개구 도중에 정상적인 위치로 되돌아오는 정복성과 되돌아오지 않는 비정복성으로 나뉜다.

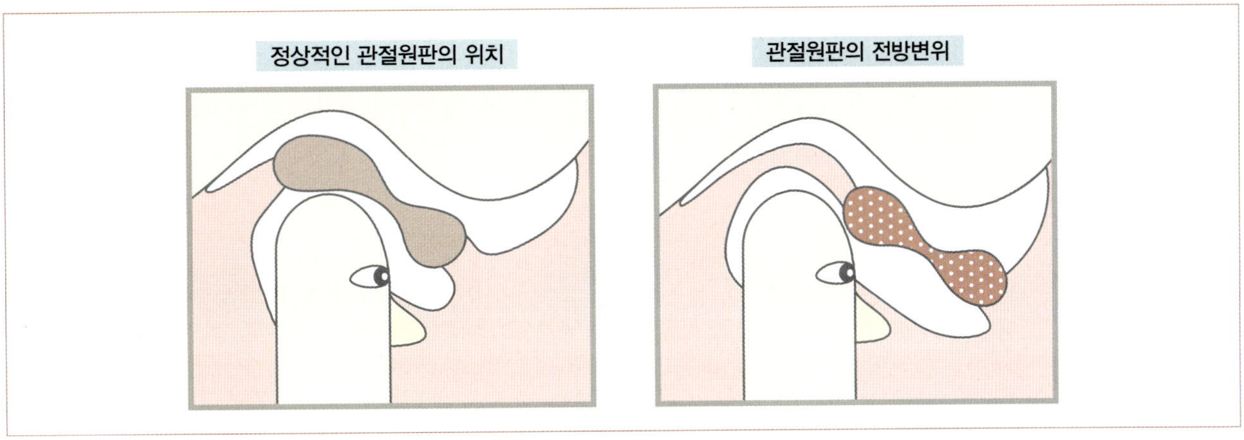

그림 3-8-11 **관절원판변위**

하악과두를 얼굴, 관절원판을 모자로 비유한 모식도

(1) 정복성 관절원판변위(disc displacement with reduction)

① 증상

입을 벌리면 하악과두가 전방으로 미끄러져 이동한다. 그 때 전방으로 변위되어 있던 관절원판이 정상적인 위치로 되돌아온다. 되돌아오는 순간에 하악과두와 관절원판 아랫면이 닿아 관절잡음이 발생한다. '딱' 하는 소리가 나는데 이것을 단순관절음(click)이라고 한다. 입을 오므릴 때는 관절원판이 다시 전방으로 변위하기 때문에 또 하악과두와 관절원판이 닿아 단순관절음이 발생한다. 관절원판변위의 개념은 하악과두를 얼굴, 관절원판을 머리에 쓴 모자로 비유하여 앞으로 미끄러진 모자를 바로 쓸 때 모자 뒤의 모서리가 닿아서 소리가 난다고 생각하면 이해하기 쉽다(그림 3-8-12, 13).

② 치료

치료의 기본은 전방으로 변위된 관절원판을 정복시키기 위한 하악운동요법이다. 매 식사 후 수분간 반복하게 한다. 그리고 연습하지 않는 시간은 최대한 장시간 관절원판이 정복된 상태(원판정위 하악위)를 유지하도록 함으로써 하악과두와 관절원판의 위치관계를 안정화시킨다.

운동요법으로 약 60%가 관절잡음이 소실된다. 나머지는 전방정복형 교합장치요법을 병용하는데 낮에는 운동요법을 하고 야간에만 교합장치로 보조하는 방법이다.

교합장치로도 관절잡음이 완전히 사라지지 않는 경우에는 교정이나 보철로 교합을 재건한다.

(2) 비정복성 관절원판변위(disc displacement without reduction)

① 증상

정복성 관절원판변위 상태가 진행되면 개구 시 하악과두 위로 정복되던 관절원판이 정복되지 않게 되는데 이것을 비정복성 관절원판변위라고 한다. 전방으로 변위된 관절원판이 하악과두의 전방 활주를 방해하기 때문에 개구가 제한된다(그림 3-8-14).

개구가 제한되기 직전까지는 단순관절음이 발생하는데 어느 날 갑자기 개구가 제한되고 관절음도 사라진다. 이때의 최대 개구량은 상하 절치 사이 25~30mm 정도이며, 심한 개구제한(5~10mm)을 받지는 않는다. 하악과두의 활주운동만 제한되고 회전운동은 방해를 받지 않기 때문이다.

② 치료

우선 도수로 관절원판의 정복을 시도한다. 관절원판이 정복되면 단순관절음이 나고 한 번에 정상 개구 범위까지 회복된다. 그러나 도수로 관절원판이 정복되지 않을 때는 악관절가동술(pumping manipulation)(그림 3-8-15)이 효과적이다. 단, 이러한 증상이 오래 지속되면 관절원판은 유착 및 변형이 심해져 하악과두 가동훈련이나 악관절세정술 또는 관절경하 수술의 대상이 된다.

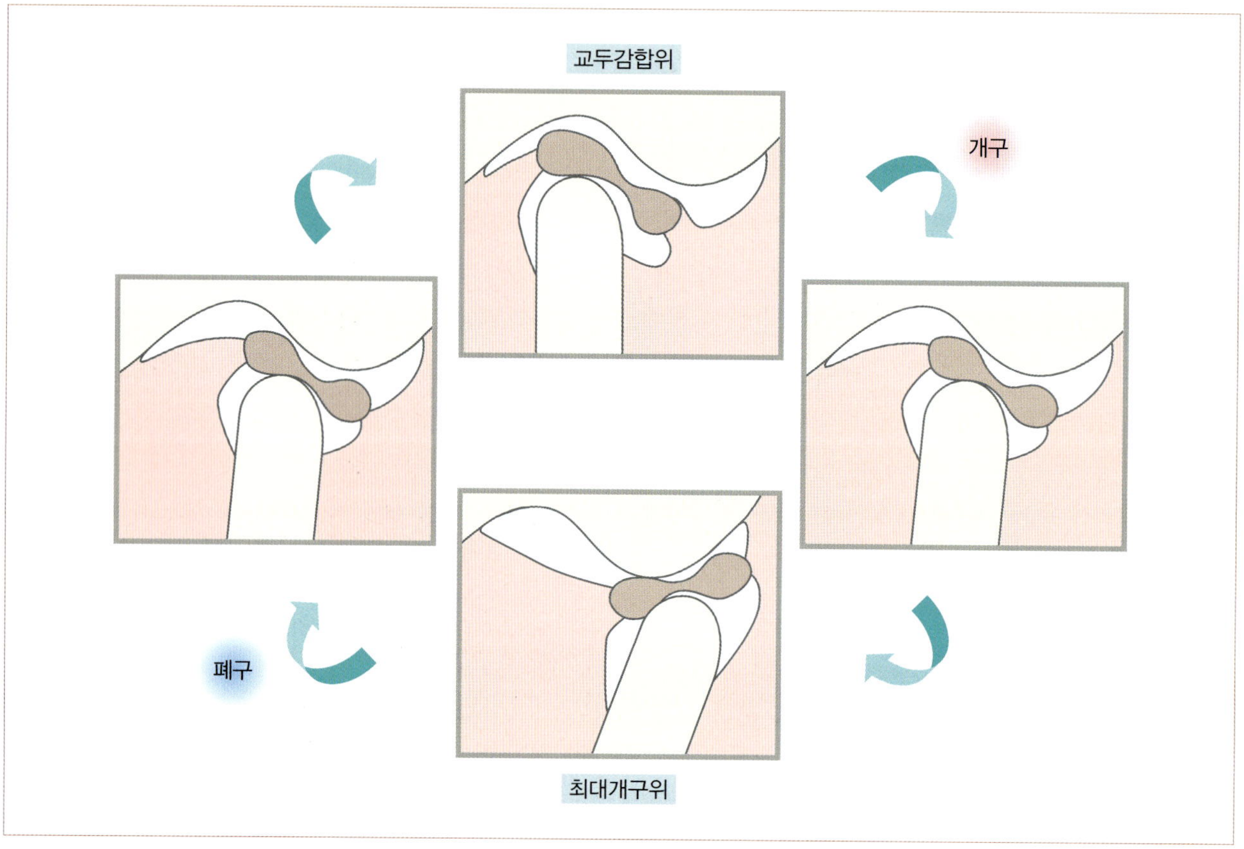

그림 3-8-12 개 · 폐구 시 정상적인 악관절의 움직임

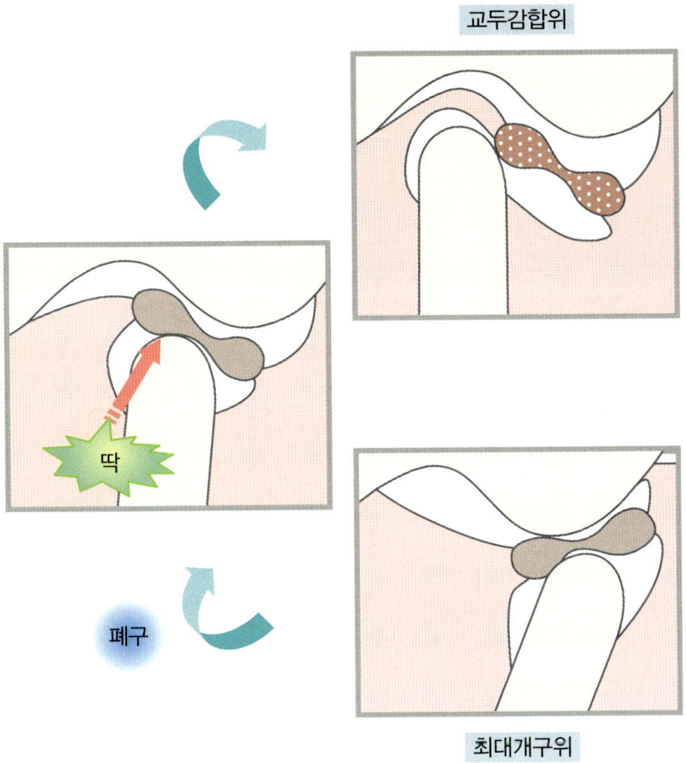

그림 3-8-13 정복성 관절원판변위

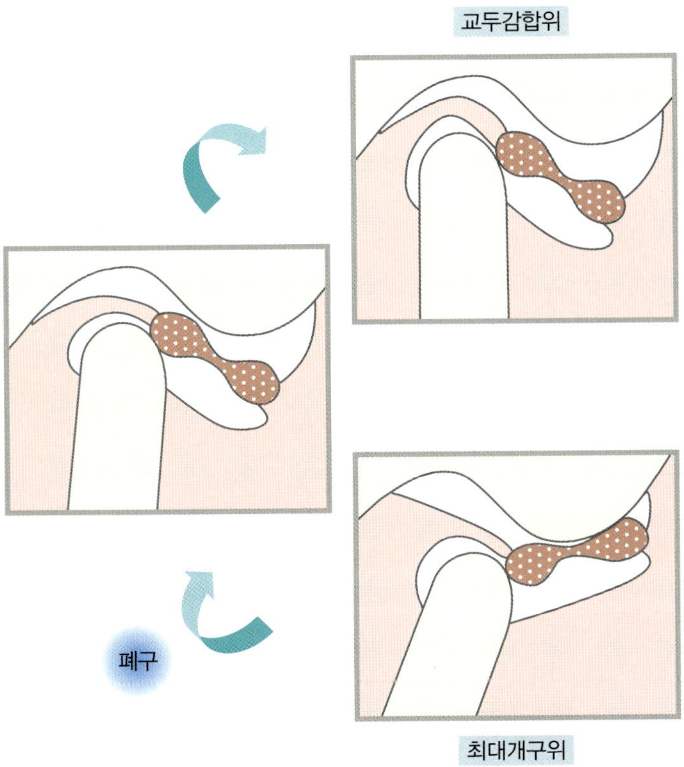

그림 3-8-14 비정복성 관절원판변위

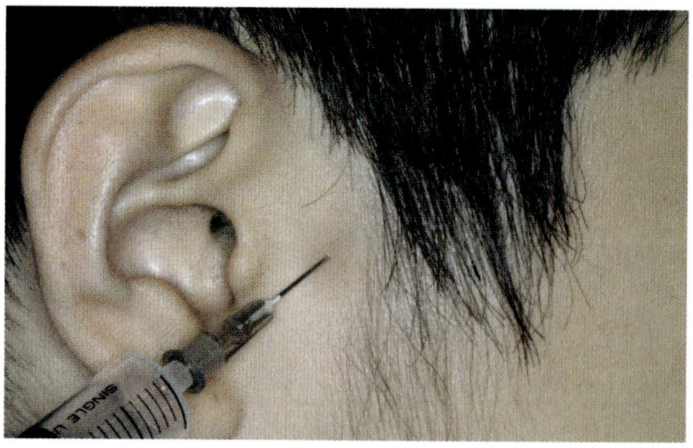

그림 3-8-15 **악관절가동술**
상관절강 내에 국소마취제를 주입한 다음 강제 개구시킨다.

3) 악관절탈구(Dislocation of the TMJ)

탈구(dislocation)란 관절이 정상적인 운동범위를 넘어 관절면의 정상적인 상대관계를 상실한 상태로 흔히 "턱이 빠졌다"라고 표현하는 상태이다. 손발의 관절에서는 관절와에서 골두가 이탈되면 탈구되지만, 악관절에서는 하악와에서 하악과두가 전방으로 이탈되는 것이 정상적인 운동이다. 그러나 일반적인 턱의 운동범위를 넘어 과다 개구로 인해 하악과두가 전방으로 고정되어 폐구되지 않는 경우가 있는데 이것을 악관절탈구라고 한다. 악관절탈구를 방치하면 하악과두가 유착되어 버린다.

① 분류

- 탈구의 정도 → 완전탈구, 불완전탈구
- 탈구의 방향 → 전방탈구, 측방탈구, 내방탈구, 후방탈구
- 시간적 경과 → 급성 탈구, 만성 탈구

탈구가 반복되는 것을 습관성 탈구(habitual dislocation)라고 하는데 대부분이 전방탈구이며, 하품 또는 크게 웃거나 치과치료 시 개구 등이 원인으로 발생한다.

② 증상

전방탈구에서는 폐구장애, 하악의 전방돌출, 이주(tragus) 전방의 함요, 협골궁 하부의 팽륭, 침흘림 등의 증상이 나타난다.

편측성인 경우는 턱끝부위가 정상 쪽으로 편위되지만 양측성인 경우는 편위가 나타나지 않는다. 증상으로 판단하여 진단은 용이하지만 방사선검사가 필수적이다.

③ 치료

보통은 도수로 정복하며(그림 3-8-16), 심하면 관절수동술에 준한 수술이 필요하다. 습관성 탈구에 대해서는 교합의 안정화나 운동요법이 효과적인 경우도 있다.

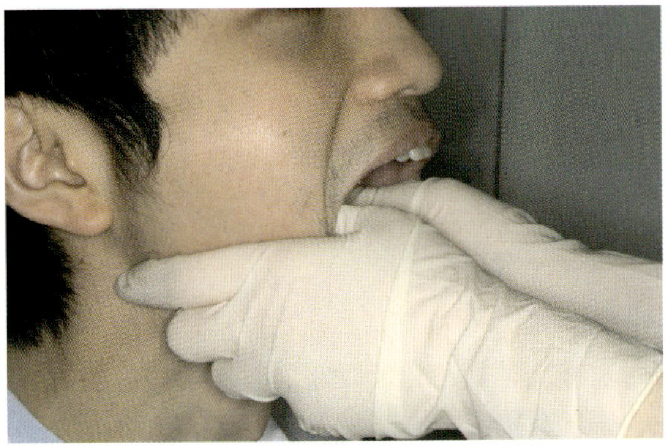

그림 3-8-16 **도수에 의한 탈구정복**

4) 염증 상태

(1) 윤활막염(synovitis)

윤활막염이란 감염이나 외상으로 인해 윤활막에 염증이 발생하는 현상이다. 윤활막(synovium)은 관절낭의 속을 싸고 있는 막으로 윤활액을 분비하여 관절의 마찰을 방지해주는 역할을 한다. 따라서 윤활막에 염증이 발생하면 관절이 부어 굽히거나 펴는 동작이 제한된다.

(2) 관절낭염(capsulitis)

관절낭에 염증이 발생하는 질환으로 악관절낭은 염증이 심하더라도 주위에 종창이 나타나는 경우는 매우 드물다. 염증이 심해 관절원판 후방조직에 종창이 발생하거나 관절 내에 윤활액이 증가하는 경우에는 이환측의 치아가 완전히 물리지 않는 부정교합이 발생한다(acute malocclusion). 임상적으로 관절낭염과 윤활막염을 구별하는 것은 어려우므로, 임상적으로는 관절낭염이라고 보는 경우가 많다. 치료에서는 턱의 운동을 제한하고 소염제 등의 약물을 투여하는 것이 효과적인데, 외상에 의한 경우에는 종창을 줄이기 위해 냉찜질을 한(약 48시간) 다음 온찜질을 해주는 것이 좋다.

5) 악관절염

(1) 골관절증(osteoarthrosis)

관절의 퇴행성 변화로 인해 발생하는 골의 구조적 변화를 말하며 염증은 없는 상태이다. 통증이 없고 촉진 시 압통도 없으며 방사선상에서는 골의 구조적 변화가 관찰된다.

(2) 골관절염(osteoarthritis)

하악과두, 관절융기, 하악와 등에 골변화가 나타난 상태로, 하악과두, 관절융기, 하악와 등의 변형이 있는 경우에 골관절염이라고 하는데, 이것을 퇴행성 관절염이라고도 한다.

관절의 과부하에 의해 하악과두의 형태가 변하고 이차적인 윤활막염을 동반하기 때문에 압통과 기능 시에 통증이 있다. 통증이 심한 경우에는 보존적 요법으로 치료할 필요가 있으나 대체로 치료를 하지 않아도 시간이 지남에 따라 증상이 사라진다. 방사선상에서 골의 변화가 관찰된다.

(3) 다발성 관절염(polyarthritides)

류마티스관절염, 강직성 척추염, 감염성 관절염 등에 의해서 전신의 관절이 이환되는 질환을 총칭하는 용어이다. 증상으로는 악관절에 통증, 염발음, 개구장애 등의 증상이 나타나며, 방사선 사진에서는 양측 악관절에 골변화가 관찰되는 경우도 있다. 양쪽 악관절에 골흡수가 발생하면 전치부 개교(anterior openbite)가 발생할 수 있다.

치료에서는 개구훈련과 약물요법을 사용하지만, 개교에 대해서는 악간고무견인이나 개구장애에 대한 관절수동술의 대상이 되기도 한다.

6) 악관절강직증(Ankylosis of the temporomandibular joint)

강직(ankylosis)이란 관절이 지속적으로 강제적인 위치에 놓이게 되어 정상적인 운동이 제한된 상태를 말한다. 악관절강직증은 악관절이 기질적 변화를 일으켜 강한 개구장애가 발생한 상태를 말하며, 섬유성 강직증과 골성 강직증(bony ankylosis)으로 분류된다(그림 3-8-17).

섬유성 강직증은 악관절 내의 유착에 의해 발생하며 이환부 측으로 변위되어 반대측으로의 측방운동이 제한된다. 통증은 없으나 개구제한이 나타난다.

골성 강직증은 골세포의 증식에 의해 악관절이 골에 융합된 상태로 관절이 운동불능 상태가 된다. 통증은 없으나 이환부 측으로 변위되어 개구 및 반대측으로의 측방운동이 과도하게 제한된다.

후천적 외상이나 감염증(중이염 등) 등에 속발해서 발생하는 경우가 많은데 선천적(류마티스관절염이나 혈우병 등)으로 발생하는 경우도 있다. 유아기에 이환된 경우는 소악증이나 안면비대칭증을 초래한다. 또한 개구장애로 인해 구강 내 위생상태가 불량해져 다발성 우식이나 치주염에 이환되기 쉽다.

치료는 악관절수동술이 시행되는데 술후의 개구훈련이 필수적이다.

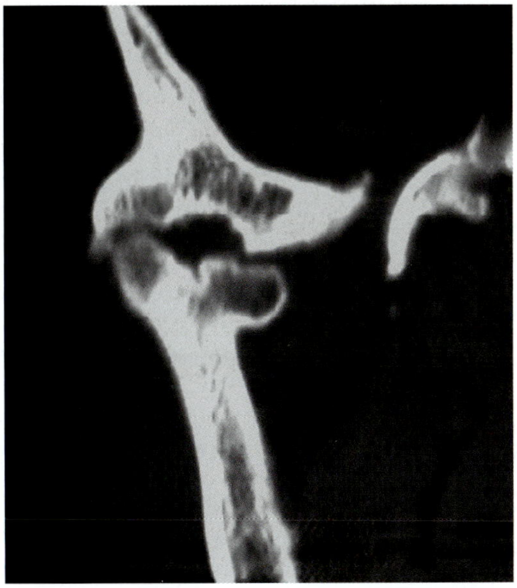

그림 3-8-17 일부 골성 섬유성 악관절강직증(CT)

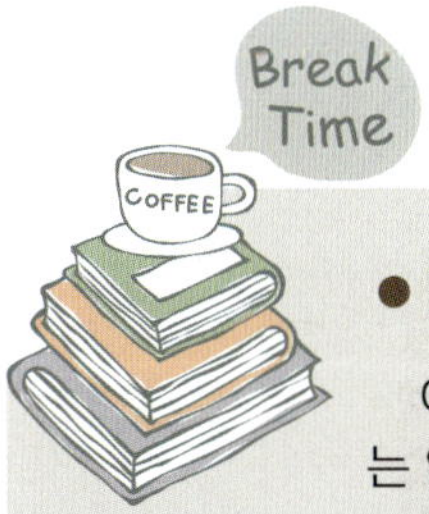

● **관절잡음은 반드시 치료해야 하는가?**

어느 치과의사회의 악관절 검진에 참가했을 때의 일이다. 관절잡음 환자가 특별히 관절잡음이 신경 쓰이지는 않는데 '이대로 내버려두면 안 되나요?'하며 질문했다.

관절잡음과 함께 당기는 느낌이 심해서 식사나 대화에 지장이 있는 경우에는 치료를 해야 한다. 그러나 신경쓰지 않고 생활하는 사람도 있고 개중에는 치과의사가 지적하기 전까지 관절잡음을 모르고 지내는 사람도 있다. 이러한 경우에 무리하게 치료를 해야 하는 것일까?

여기서 주목해야 할 것은 지금 별 지장이 없는 상태가 나중에도 계속될 것인가 하는 점이다. 예를 들어 악성 종양은 그 시점에는 지장이 없더라도 미래에 영향을 미칠 가능성이 높다. 따라서 조기 대응이 필요하다. 그렇다면 관절잡음은 어떠한가?

정복성 관절원판변위에 의한 단순관절음(clik)은 비정복성 관절원판변위로 진행될 가능성이 있다. 그러나 자연경과를 검토한 조사에서는 단순관절음에서 비정복성 관절원판변위로 진행된 것은 5년간 19.4%였다. 즉, 관절원판변위성 잡음을 방치한다고 반드시 비정복성 관절원판변위로 진행되는 것은 아니다. 따라서 치료하지 않고 상태를 관찰하는 것도 하나의 선택지가 될 것이다. 환자에게는 이러한 정보를 반드시 전달한 후에 치료를 진행할 것인지를 검토하게 한다.

핵심포인트

① 악관절은 하악을 움직이게 하는 관절로 하악골 양끝에 있는 하악과두와 측두골의 하악와 사이에 있다.

② 악관절질환이란 악관절이나 저작근의 통증, 관절(잡)음, 개구장애 또는 악운동이상을 주요 증상으로 하는 장애의 포괄적 진단명이다.

③ 악관절질환의 발병 원인은 하악이나 악관절의 외상, 정신적 스트레스, 구강악습관, 부정교합 등이 복합적으로 작용한다.

④ 악관절내장증의 전형적인 병태는 관절원판이 하악두 전방으로 변위되는 것이며, 개구 도중에 정상적인 위치로 되돌아오는 정복성과 되돌아오지 않는 비정복성으로 나뉜다.

⑤ 악관절탈구란 일반적인 턱의 운동범위를 넘어 과다 개구로 인해 하악두가 전방으로 고정되어 폐구되지 않는 상태를 말하며 방치하면 하악두가 유착되어 버린다.

⑥ 악관절탈구의 치료는 보통 도수(손)로 정복하며, 심하면 관절수동술에 준한 수술이 필요하며, 습관성 탈구에 대해서는 교합의 안정화나 운동요법이 효과적인 경우도 있다.

⑦ 악관절강직증이란 악관절이 기질적 변화를 일으켜 강한 개구장애가 발생한 상태를 말하며, 섬유성 강직증과 골성 강직증으로 분류된다.

Chapter 09

타액선 질환

핵심 용어 ▶▶ 대타액선, 소타액선, 타액, 타액선염, 타석증, 유행성 이하선염, 다형선종, 선낭암종, 쇼그렌증후군

학습목표

1 타액선의 구조와 기능

1. 타액선의 구조와 기능에 대하여 설명할 수 있다.

2 타액선 질환

1. 타액선 질환의 종류를 분류할 수 있다.
2. 타액선 질환의 증상을 기술할 수 있다.
3. 급성 타액선염의 원인을 기술할 수 있다.
4. 급성 타액선염의 증상을 기술할 수 있다.
5. 급성 타액선염의 치료방법을 기술할 수 있다.
6. 만성 타액선염의 증상을 기술할 수 있다.
7. 만성 타액선염의 치료방법을 기술할 수 있다.
8. 유행성 이하선염의 증상을 기술할 수 있다.
9. 타석증의 원인을 기술할 수 있다.
10. 타석증의 치료방법을 기술할 수 있다.
11. 타액선 종양의 발생부위를 기술할 수 있다.

1 타액선의 구조와 기능

타액선(salivary gland)은 구강 내에 타액을 분비하는 기관으로, 좌우에 쌍을 이루는 대타액선(이하선, 악하선, 설하선)과 구강점막 아래에 있는 소타액선으로 구성된다(그림 3-9-1). 선세포(glandular cell)의 성질에 따라 장액선(serous gland)과 점액선(mucous gland) 및 혼합선(mixed gland)으로 분류된다.

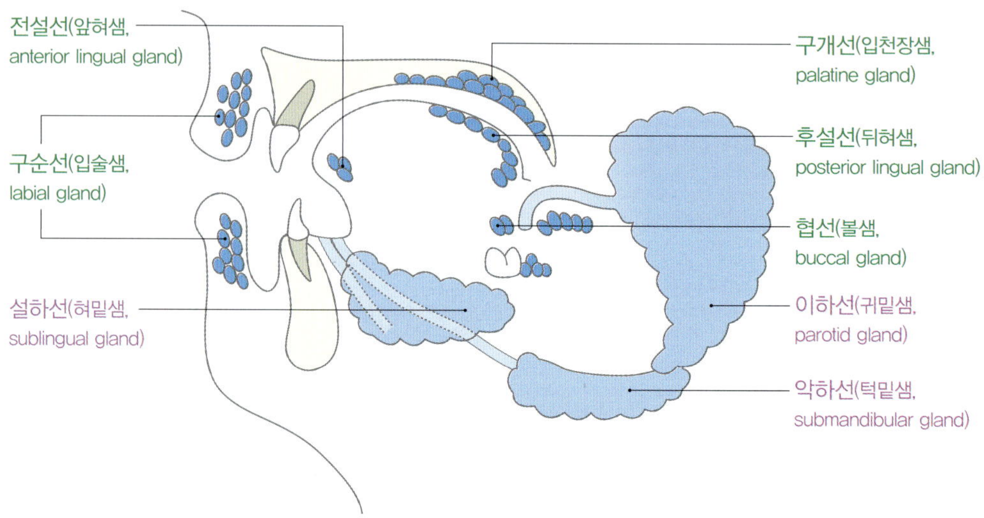

그림 3-9-1 대타액선(—)과 소타액선(—)의 위치

1) 대타액선(Large salivaary glands)

(1) 이하선(parotid gland)

이하선은 귀 앞부분의 피하에 넓게 자리하고 있는 가장 큰 타액선으로, 관골궁 하부에서 흉쇄유돌근 앞쪽에 걸쳐 있다. 이하선의 선체 속에는 안면신경이 통과하고 있다. 이하선의 도관인 이하선관은 이하선 전방부에서 일어나 교근 위를 통과하여 협근 및 구강점막을 관통하여 상악 제2대구치 부근의 협점막에서 이하선유두로 열린다. 이하선에서 분비되는 타액은 장액성이며 점도는 없다.

(2) 악하선(submandibular gland)

악하선은 악하부에 위치하고 있다. 악하선의 도관인 악하선관은 악하선에서 나와 구강저의 점막하를 전방으로 주행하여 설하부 중앙의 설하소구에서 열린다. 악하선은 혼합선으로, 분비되는 타액은 장액성 및 점액성이 혼합된 혼합성이며 점도는 비교적 낮다.

(3) 설하선(sublingual gland)

설하선은 설하부 점막하에 존재한다. 도관은 짧고 설하소구부 및 설하주름부 점막에서 개구한다. 설하선은 점액 생산이 우위인 혼합선으로, 분비되는 타액은 비교적 점도가 높다.

2) 소타액선(Minor salivary glands)

(1) 구순선(labial gland)

구열(입술틈새, oral fissure) 주위의 점막 바로 아래에 위치한 띠 모양의 혼합선(점액선이 우위)이다. 상순선은 소구치 부위까지 이어지며 하순선은 제1대구치부위까지 이어진다.

(2) 구개선(palatine gland)

경구개와 연구개의 점막 아래에 위치하며 구개의 뒤쪽 2/3를 차지하는 점액선이다.

(3) 협선(buccal gland)

이하선관이 협근을 관통하는 부위의 협근 외면에 위치한 띠 모양의 혼합선(점액선 우위)이다.

(4) 구치선(molar gland)

구후삼각(어금니뒤삼각, retromolar trigone)에 위치한 혼합선이다.

(5) 설선(lingual gland)

① 전설선(anterior lingual gland; 블란딘눈선)

설첨부 근처의 설하면에 설중격을 사이에 두고 좌우 대칭으로 위치한 혼합선이다.

② 후설선(posterior lingual gland)

설근부 뒤쪽의 설측연에 위치한 점액선이다.

③ 에브너선(Ebner's gland)

유곽유두, 엽상유두 바로 아래에 위치한 장액선이다.

3) 타액(Saliva)

(1) 조성과 성질

대타액선과 소타액선에서 분비되는 전타액(혼합타액)은 99.4%의 수분, 0.2%의 무기질(칼슘, 인산염, 칼슘, 나트륨, 염소, 중탄산염, 티오시안 등), 0.3%의 유기질(단백질, 요소 등), 0.1%의 유형성분(박리상피, 백혈구, 적혈구, 미생물)으로 구성된다. 그러나 타액의 성질은 분비 자극, 나이, 성별, 일내변동, 전신질환의 유무 등의 영향을 받아 개인차가 크다.

(2) 생리작용

타액은 소화작용, 용해작용, 저작 · 연하 보조작용, 배설작용, 세정작용, 항균작용, 희석작용, 치아질 보호작용 등을 한다.

2 타액선 질환

1. 염증성 타액선 질환

타액선의 염증은 대부분 세균이나 바이러스에 의해 발생하며 타액선의 통증성 종창과 다양한 기능이상을 유발하여, 타액분비량이 감소되고 타액의 점도나 혼탁도가 증가한다.

1) 세균성 타액선염

(1) 급성 타액선염

타액분비가 저하됨으로써 구강상재균이 타액선 도관 내에 침입하여 화농성 타액선염으로 발병한다.

① 증상

타액선 선체에 염증이 발생하면 통증을 동반하는 타액선 종창이 나타나고, 발열 증상이 나타난다. 타액선 주위에도 염증이 퍼지면 주위 조직의 농양 또는 봉와직염이 속발한다. 타액선을 중심으로 주위 조직의 발적이나 종창이 확대되고 심한 자발통이 동반된다.

급성 타액선염의 특징으로는 타액선도관의 개구부 발적 및 종창이 나타나며 누르면 개구부에서 배농이 발생하기도 한다. 급성 타액선염은 이하선에 가장 많이 발생하고 이어서 악하선에 발생한다.

② 종류

a. 이하선염

이하선에 화농성 타액선염이 발생하면 귀 앞부분 피부의 종창 및 발적이 나타나고 측두부에서 안면부로 통증이 퍼진다. 교근에 염증이 퍼지면 개구장애가 나타난다. 이하선부의 압박에 의해 이하선유두부로부터 배농이 발생한다.

b. 악하선염

악하선에 화농성 타액선염이 발생한 경우 구강저부의 종창 또는 악하부의 종창 및 자발통이 발생한다. 구강저부 또는 악하부의 압박에 의해 설하 소구부에서 배농이 발생한다.

c. 소타액선염

소타액선(구순선, 구개선, 협선, 설선 등)에 화농성 타액선염이 발생하면 소타액선이 존재하는 부위의 구강점막에 종창, 발적 및 자발통이 나타난다.

③ 치료

항생제 및 소염진통제를 투여한다. 염증부위에 농양이 형성되는 경우에는 절개나 배농 등의 소염수술을 실시한다.

(2) 만성 타액선염

급성 타액선염과 같은 원인으로 발생하지만 타액선의 염증이 장기간에 걸쳐 급성 타액선염이 만성화되어 지속되거나 또는 반복적으로 재발하는 경우를 말한다. 악하선에 많이 발생한다.

만성 악하선염이 오래 경과하면 타액선이 경화해서 종창이 되어 종양성 병변과 비슷한 병태를 나타내는데 이것을 Kuttner 종양(만성 경화성 타액선염)이라고도 한다. 이 경우는 타액선종양과의 감별이 중요하다.

① 증상

하악각 부위에 편측성으로 종창이 발생하는데 수일~수개월간 지속되면서 간헐적인 악화와 완화를 반복한다. 발열은 없고 미약한 통증이 나타날 수 있다. 재발이 자주 발생하는데 여러 번 재발하는 경우 타액선 실질조직의 섬유화로 인해 도관이 폐쇄되어 타액의 양이 감소하며, 타액선의 경결감이 나타난다. 농양과 낭종이 타액선 조직 내에서 형성될 수 있다.

② 치료

전신적인 항생제 투여와 항생제를 이용한 도관 세정(ductal irrigation)을 실시한다. 타액의 분비 촉진 및 물리적인 보존 치료를 시행한다. 경우에 따라 외과적으로 타액선을 적출하기도 한다.

2) 바이러스성 타액선염

바이러스성 타액선염의 원인이 되는 바이러스는 다수 존재한다. 과로나 전신질환에 의한 쇠약 등 전신적으로 저항력이 약해진 상태에서 발병하는 경우가 많다. 가장 많이 발생하는 바이러스성 타액선염은 멈프스바이러스에 의한 유행성 이하선염이다.

(1) 유행성 이하선염(mumps)

멈프스바이러스(mumps virus)에 의한 전염성 질환으로, 한번 걸리면 평생면역을 획득한다고 보았으나 최근에는 재감염 가능성이 있는 사실이 지적되고 있다(20~30%가 무증상이며, 40~50%는 특징적 증상이 나타나지 않음). 타액으로 바이러스가 배출되는 기간은 약 1주일이며 타액의 비말 또는 접촉에 의해 감염된다. 특히 2~6세 소아가 감염 감수성이 높고 영유아나 노인은 낮다. 잠복기간은 보통 14~18일이다.

감염자의 타액 중에서 바이러스가 배출되며 약 10일간 지속된다. 타액 외에 소변에서도 바이러스가 배출된다.

① 증상

타액 분비가 감소하고 도관 개구부에 발적이 나타나며, 발열, 두통, 사지근육통 등의 초기증상에 이어 비교적 급속도로 이하선부에 종창이 나타난다. 이하선부의 종창에서는 자발통이 발생한다.

종창은 양측에서 많이 나타나지만 편측성인 경우도 있으며 악하선이나 설하선에서 종창이 확인되기도 한다(그림 3-9-2). 양측 이하선이 종창된 모습에서 볼거리라고도 한다.

이하선종창은 발병 3일 정도되면 최고조에 달했다가 7~10일 정도 지나면 호전된다. 일반적으로 그 외의 전신증상은 경미하지만 수막염이나 수막뇌염의 합병에는 주의가 필요하다.

통증이나 타액선 종창으로 타석증을 의심할 수 있으나 방사선 검사를 통해 확인할 수 있다.

성인의 멈프스바이러스 감염은 소아에 비해 위중해지는 경우가 많으며 불임의 원인이 되기도 하므로 주의해야 한다.

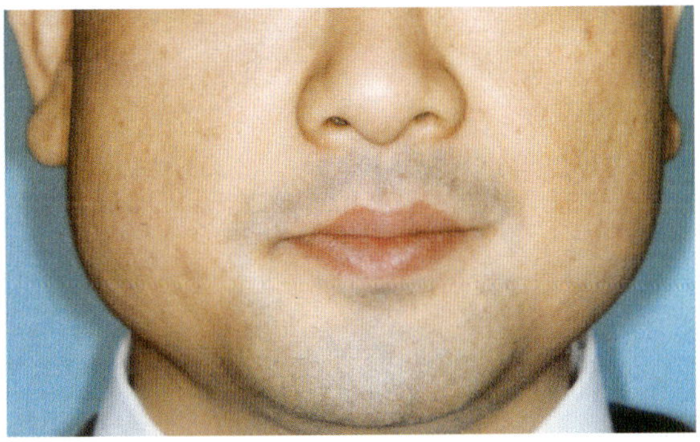

그림 3-9-2 **유행성 이하선염(볼거리) 환자의 양측성 이하선종창**

② 치료

대증요법을 시행하고 격리하는 것이 바람직하다. 진통과 해열을 실시하고 2차 세균감염을 예방하기 위해 항생제를 투여한다. 예후는 일반적으로 양호하지만 1만 명에 1~3명의 비율로 사망례가 보고되고 있다. 임신 초기에 이환되면 유산 확률이 높다.

2. 폐쇄성 타액선질환

타액의 흐름이 어떠한 원인에 의해 막히거나 느려지면서 생기는 타액선의 염증이다. 타석증이 폐쇄성 타액선질환의 대표적인 원인 질환이다.

폐쇄성 타액선질환의 주요 증상은 반복적인 타액선의 통증과 종창이다. 주로 식사 시 자극에 의해 발생하나 일상적인 상황에서 증상을 느끼기도 한다.

(1) 점액낭(mucous cyst)

점액낭(그림 3-9-3)은 타액선의 유출장애에 의해 발생하는 가성낭(pseudocyst)으로, 점막 아래의 소타액선 특히 하순, 설하면의 소타액선에 많이 발생한다. 타액선의 도관이 어떤 원인으로 폐쇄되어 타액이 고이거나 도관이 손상되어 주위 조직 속으로 타액이 흐르거나 또는 이물질, 염증 등에 의해 도관이 폐쇄된 결과 발생한다.

① 증상

점막면에서 반구형으로 융기되어 있고 경계가 명료하며 파동이 있다. 호발연령은 10~20대이며 성별 차이는 분명하지 않다.

② 치료

병소와 함께 관련된 소타액선의 소엽을 완전히 절제한다. 예후는 비교적 좋다.

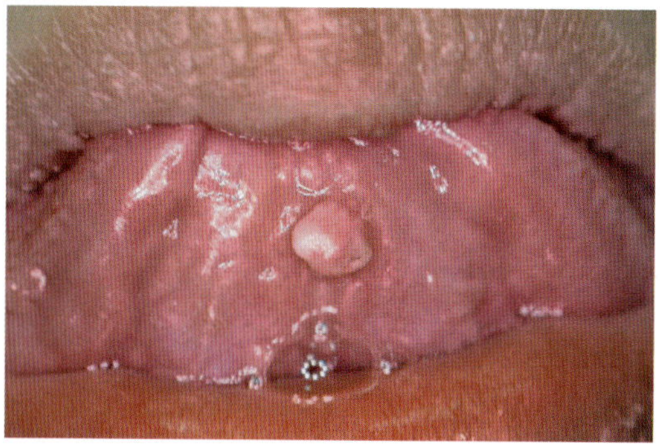

그림 3-9-3 **점액낭**

(2) 하마종(ranula)

악하선이나 설하선의 배출관 장애로 구강저에 생긴 커다란 점액낭으로 외형이 두꺼비의 후두낭과 유사하다고 해서 하마종(두꺼비종)이라고 한다(그림 3-9-4). 대타액선의 도관이 절단되거나 폐쇄되어 종창이 발생하는 것으로 점액낭보다 큰 편이며 구강저의 정중앙부 측방에 위치한다.

① 증상

하마종은 보통 구강저에 파동성의 편측성 연조직 덩어리 형태를 나타내며, 청색을 띠고 그 모양이 불룩한 개구리 배와 유사하다. 크기가 커지면 저작장애나 연하곤란을 일으킬 수 있고 혀의 편위가 일어나 정중선을 넘을 수도 있다.

② 치료

외과적으로 절제하며, 크기가 큰 경우 감압술을 통해 크기를 감소시킨 후 절제한다.

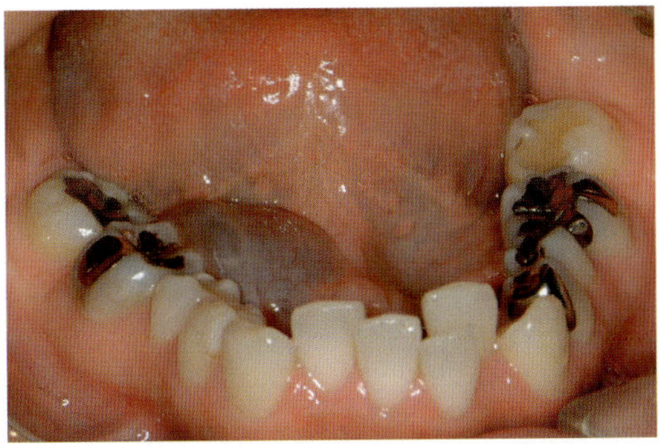

그림 3-9-4 하마종

3. 타석증(Sialolithiasis)

타액선의 도관에 형성된 결석을 타석(salivary stone)이라고 하며 이 타석이 원인이 되어 타액선 부위의 종창, 통증, 염증 등의 증상을 나타내는 질환을 타석증이라고 한다. 증상 없이 방사선 검사에서 타석이 발견되는 경우도 많다.

타석증은 타액선질환 중에서 가장 발생빈도가 높으며 20~40대에서 가장 많이 발생하고 10세 미만에서는 드물며, 남녀의 성별 차이는 없다. 발견되는 타석의 개수는 1개가 많지만, 여러 개인 경우도 20% 전후에서 관찰된다(그림 3-9-7). 타석의 크기는 5mm 미만인 것부터 40mm를 초과하는 것도 있는데, 10mm 전후인 것이 가장 많다.

(1) 발생원인

타석이 타액선 또는 도관 내에서 생성되는 원인은 타액의 점성에 이상이 생기고 여기에 칼슘염이 침전되어 타석이 형성된다고 보고 있다. 이와 같은 원인에는 타액의 화학적 성질 변화, 분비저하 등에 의한 타액의 정체, 도관 내의 이물질 혼입 및 도관 내 세균감염 등을 들 수 있다.

소타액선의 경우도 국소인자의 영향이 중요시되고 있다.

(2) 증상

타석증의 특징적인 증상은 타석에 의한 타액선도관의 폐쇄에 의해 식사 시에 분비량이 증가된 타액이 통과하기 어려워져 내압이 현저하게 증가하기 때문에 타액선 주위가 종창되며 급격하고 격렬하게 통증이 발생하는 경우가 있다(그림 3-9-5, 6). 이들 증상은 일과성으로 시간이 경과됨에 따라 도관의 내압이 낮아져 식사가 끝나면 완화되지만 식사할 때마다 반복해서 나타난다. 또 타석의 이동이나 도관의 확장에 따라 증상이 자연히 완화되기도 한다.

도관 내에 타석(그림 3-9-7)이 있으면 세균 감염이 일어나기 쉬워지며 도관 주위의 염증이나 도관 개구부에서 배농을 확인할 수 있게 된다. 또 타석에 의한 도관의 손상도 염증의 한 원인으로 판단된다. 이 시기에 적절하게 치료하지 않으면 염증이 주위 조직으로 파급되기도 한다.

타석증은 대부분 편측성으로 나타나며 양측성인 경우는 매우 드물다.

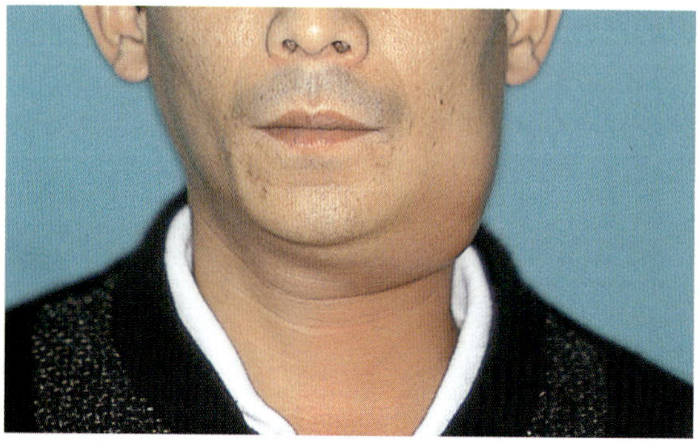

그림 3-9-5 **타석증으로 인한 좌측 악하부의 종창**

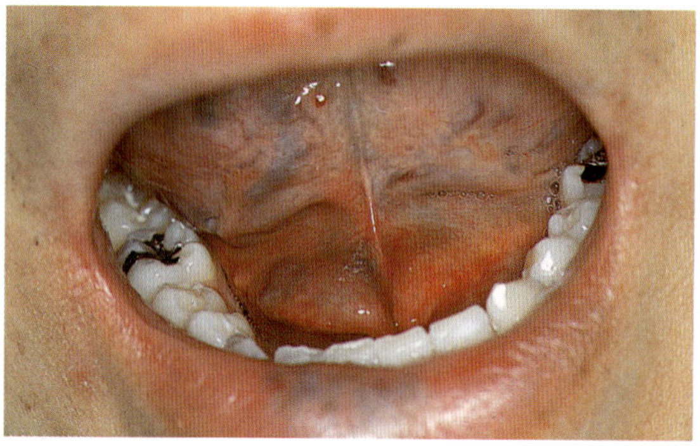

그림 3-9-6 **악하 타석증**
구강저 점막의 종창과 발적

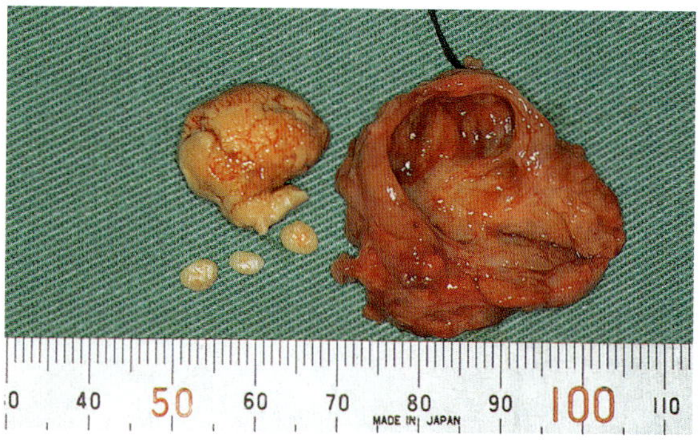

그림 3-9-7 **악하선과 선체 내 도관에서 발견된 4개의 타석**

(3) 호발부위

타석은 악하선에 많이 발생하는데 그 이유로는 악하선도관은 개구부까지의 거리가 비교적 길고, 도관이 악설골근 뒤모서리 부위에서 구부러진다는 점이 타석 형성을 쉽게 한다. 또 악하선이 생산하는 타액은 뮤신을 풍부하게 함유하여 점성이 높고, 알칼리성으로 칼슘염이나 인산염 농도가 높기 때문에 타석이 형성되기 쉽다.

악하선에서 발생하는 타석증(그림 3-9-6, 7)은 타석증 전체의 80% 이상을 차지하고 이하선의 타석증은 전체의 10~20%를 차지하며 설하선 및 소타액선에서 발생하는 타석증은 1~2%로 적다.

소타액선에서는 상순이나 협점막에서 발생하는 경우가 많다.

(4) 진단

대타액선의 타석증에서는 섭식 시의 타액선 종창, 통증을 주요 증상으로 내원하는 경우가 많으며 촉진과 방사선 검사에서 타석이 확인되면 진단은 쉽다(그림 3-9-8).

타액선조영법에서는 폐쇄부위를 확인함과 동시에 조영제의 배출을 시간 경과에 따라 관찰함으로써 타액선의 분비기능도 알 수 있다(그림 3-9-9). 다만, 급성 염증인 경우에는 염증이 악화되기 때문에 금한다.

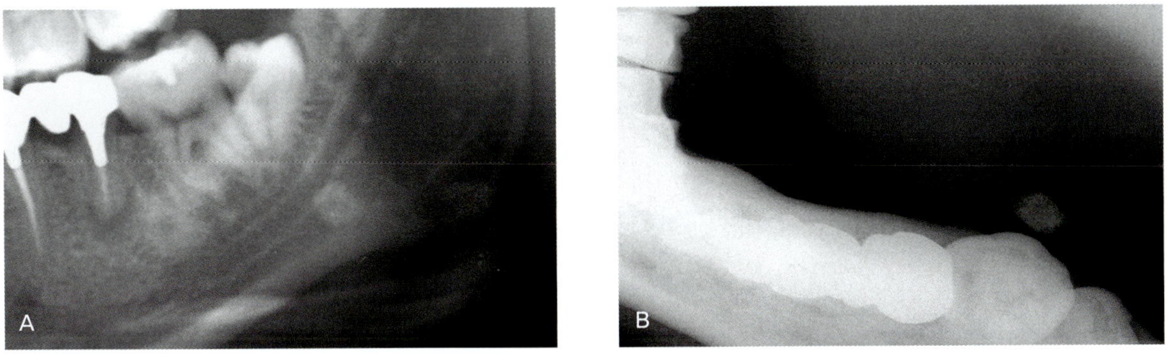

그림 3-9-8 **악하선의 타석**

A. 파노라마 방사선 사진 B. 교합방사선 사진

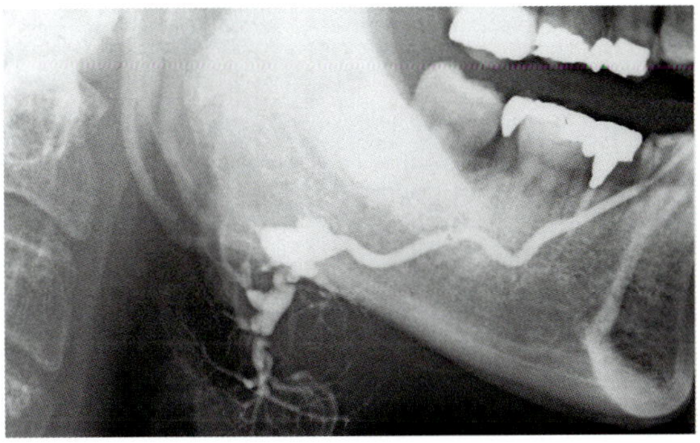

그림 3-9-9 **악하선 타석증의 타액선 조영사진**

(5) 치료

타액선관의 개구부 근처에 위치하는 작은 타석은 자연배출되거나 타액선 마사지에 의해 배출되기도 하지만, 일반적으로는 외과적으로 적출한다. 염증을 동반하는 경우에는 소염처치 후에 타석을 적출한다.

4. 구강건조증(Dry mouth)

구강건조증은 그 자체가 특정한 질환이라기보다 구강 내에서 건조감을 느끼는 자각증상으로 타액의 분비가 없거나 적은 상태이다. 정상인의 경우 타액량은 분당 0.1mL 이상인데, 이것이 분당 0.05~0.07mL 이하로 떨어질 때 뚜렷한 구강건조증이 나타난다.

원인으로는 약물부작용, 방사선치료, 쇼그렌증후군(그림 3-9-10) 및 기타 빈혈, 탈수, 호르몬 장애 등을 들 수 있다.

(1) 증상

타액량의 감소로 인해 미각기능 감소, 저작 및 연하장애, 구강점막의 통증 등이 나타나고 치아우식증 및 치주염에 잘 이환되며, 타액의 윤활기능 저하에 따라 구강 내 궤양이 호발하고, 의치 아래 조직에 염증이 자주 발생한다.

(2) 치료

기본적으로 평상시 충분히 수분을 섭취하며 스트레스 관리 등이 중요하다. 심한 경우 인공타액이나 타액분비촉진제를 사용하여 불편함을 완화시킨다. 또한 구강청결을 유지하는 것이 중요하며, 치아우식이나 치주염을 예방하기 위해 치면세균막 조절이나 불소도포를 시행한다.

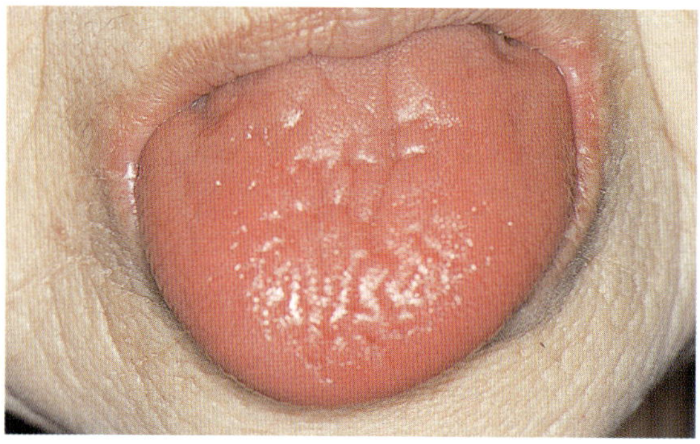

그림 3-9-10 **쇼그렌증후군에 의한 혀의 건조와 혀유두의 위축**

5. 타액선 종양

타액선종양의 발생 빈도는 높지 않아 전체 종양의 약 1%를 차지한다. 이하선이나 악하선과 같은 대타액선에서 발생하는 경우가 많고 구강점막에 존재하는 소타액선에서 발생하기도 한다. 발생원인에 대해 확실히 알려진 것은 없으나 흡연이나 음주, 타석증이나 만성 염증과 관련이 있는 것으로 알려져 있다.

양성 종양에는 다형선종, 와르틴종양(Warthin tumor) 등이 있고 악성 종양에는 선낭암종, 점액상피암종 등이 있다.

1) 양성 종양

(1) 다형선종(pleomorphic adenoma)

다형선종(그림 3-9-11)은 양성 상피성 종양으로 전체 타액선종양의 약 60%를 차지하는 가장 발생빈도가 높은 종양이다. 발생부위는 이하선이 가장 많으며, 주로 20~50세에 발생한다.

종양은 보통 통증이 없고 피하, 점막하에서 결절 모양으로 증식하기 때문에 구개 등의 외적 자극이 많은 부위를 제외하고는 궤양을 형성하지 않는다.

구강 내의 소타액선에서 발생한 다형선종은 구개선의 분포부위에 발생하는 경우가 많다. 구개의 다형선종은 편측성으로 경구개와 연구개의 경계부위에 발생하며 무통성이고 반구형이며 주위 조직과의 경계가 명확하다.

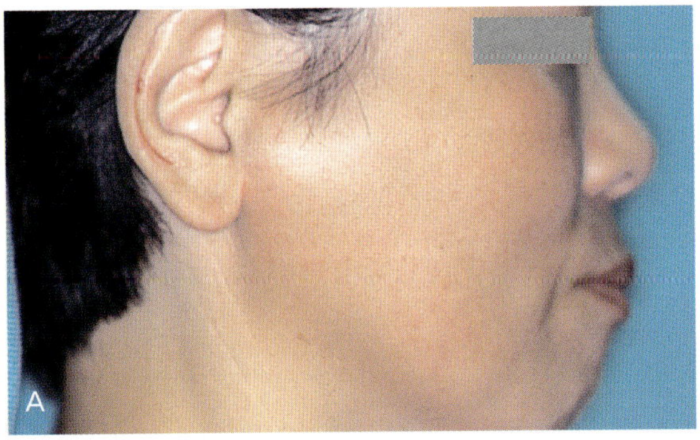

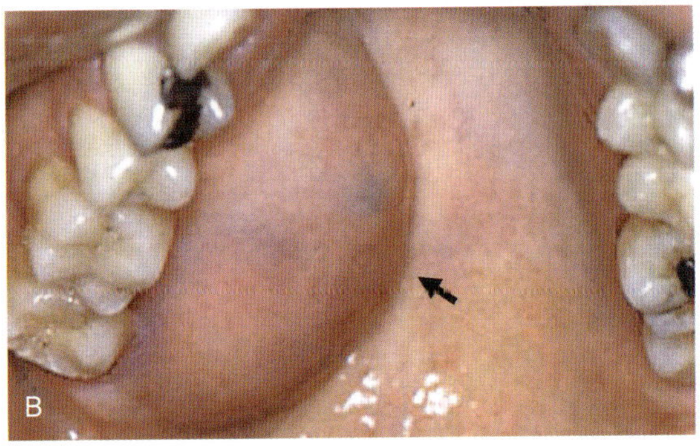

그림 3-9-11 **다형선종**

A. 이하선에서 발생 B. 우측 구개점막 밑에 반구형 종양의 발생

2) 악성 종양

(1) 선낭암종(adenoid cystic carcinoma)

선낭암종은 서서히 발육하여 현저한 침윤성 증식을 나타내는 타액선의 악성 종양으로, 소타액선에서 많이 발생한다. 소타액선 종양의 25%를 차지하여 다형선종 다음으로 많다. 특히 구개선에서의 발생률이 비교적 높다(그림 3-9-12, 13).

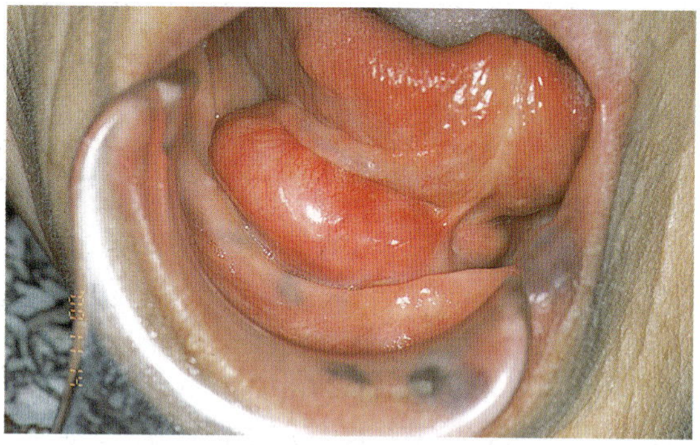

그림 3-9-12 선낭암종(우측 설하선)

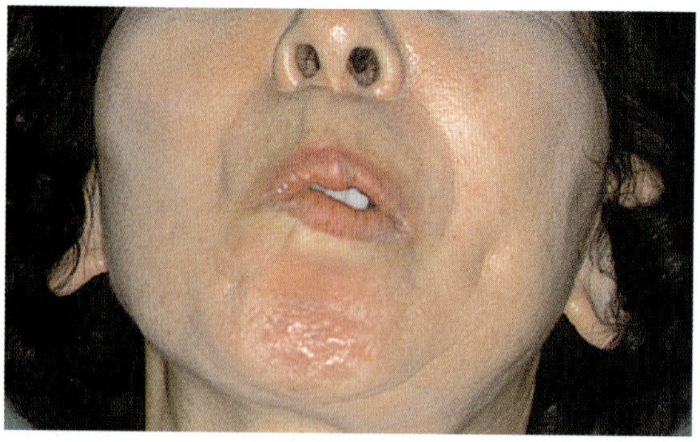

그림 3-9-13 좌측 이하선의 선낭암종에 의한 구순의 안면신경마비

핵심포인트

① 타액선은 구강 내에 타액을 분비하는 기관으로 대타액선과 소타액선으로 구성되며, 대타액선에는 이하선, 악하선, 설하선이 있고, 소타액선에는 구순선, 구개선, 협선, 구치선, 설선이 있다.

② 타액선질환은 염증성 타액선질환, 폐쇄성 타액선질환, 타석증, 타액선종양, 기타 질환으로 크게 분류할 수 있다.

③ 염증성 타액선질환에는 세균성 타액선염, 바이러스성 타액선염이 있고 세균성 타액선염에는 급성과 만성이 있으며 바이러스성 타액선염에는 유행성 이하선염 등이 있다.

④ 급성 타액선염은 이하선에 많이 발생하는데 타액 분비의 저하로 인해 구강상재균이 타액선 도관 내에 침입하여 발생하고, 증상으로는 타액선도관 개구부의 발적, 종창 및 배농 등이 발생한다.

⑤ 만성 타액선염은 악하선에 많이 발생하는데 타액선의 염증이 장기간에 걸쳐 지속되거나 반복적으로 재발하고, 하악각 부위에 편측성으로 종창이 발생하며 발열은 없고 미약한 통증이 나타나기도 한다.

⑥ 바이러스성 타액선염은 바이러스에 의해 발생하는 타액선염으로 멈프스바이러스에 의한 유행성 이하선염(볼거리)이 있다.

⑦ 폐쇄성 타액선질환은 타액의 흐름이 막히거나 느려지면서 발생하는 타액선의 염증으로 점액낭, 하마종 등이 있다.

⑧ 타석증은 타액선 질환 중에서 가장 발생빈도가 높으며, 타액선 부위의 종창, 통증, 염증 등의 증상이 나타나고 악하선에서 호발한다.

⑨ 타석은 자연적으로 배출되거나 타액선 마사지에 의해 배출되기도 하지만 일반적으로는 외과적으로 적출한다.

⑩ 타액선 종양 중에서 가장 발생빈도가 높은 것은 다형선종으로 양성 상피성 종양이며 주로 이하선에서 발생한다.

⑪ 선낭암종은 타액선의 악성 종양으로 소타액선에서 많이 발생하는데 특히 구개선에서의 발생률이 높다.

Chapter 10

구강악안면 영역의 신경질환

핵심 용어

삼차신경통, 발레압통점, 안면신경통, 삼차신경마비, 안면신경마비, 벨마비 증상

학습목표

1 구강악안면 영역의 신경

1. 구강악안면 영역을 지배하는 신경에 대해서 설명할 수 있다.

2 신경통

1. 삼차신경통의 증상을 기술할 수 있다.
2. 삼차신경통의 치료방법을 기술할 수 있다.

3 신경마비

1. 삼차신경마비의 원인을 기술할 수 있다.
2. 삼차신경마비의 증상을 기술할 수 있다.
3. 안면신경마비의 원인을 기술할 수 있다.
4. 안면신경마비의 증상을 기술할 수 있다.
5. 안면신경마비의 치료방법을 기술할 수 있다.

1 구강악안면 영역의 신경

악안면영역의 감각과 운동은 뇌신경의 지배를 받는다. 특히 교뇌에는 악안면 부위의 감각 · 운동신경핵이 존재하며 삼차신경, 안면신경 등이 여기에서 나온다. 또한 설인신경, 미주신경, 부신경 및 설하신경은 연수에서 나오며 이들은 연하나 발음 등 구강과 인두의 운동 및 감각을 지배한다(표 3-10-1).

(1) 삼차신경(trigeminal nerve)

삼차신경은 안면 및 구강감각(촉각, 압각, 통각, 온도각)을 주관하는 감각성 요소와 함께 저작근의 운동을 지배하는 운동성 요소로 이루어진 혼합신경으로 두개 내에 삼차신경절을 형성하고, 여기에서 안신경(삼차신경 제1가지), 상악신경(삼차신경 제2가지), 하악신경(삼차신경 제3가지)으로 분지된다(그림 3-10-1, 2).

① 안신경(ophthalmic nerve)

안신경은 감각신경이며 안와, 전두부피부, 상안검부의 감각을 지배한다.

② 상악신경(maxillary nerve)

상악신경은 감각신경이며 그 분지인 상치조신경은 상악치은, 상악동, 상악치아의 치수감각을 지배하고, 종말가지인 안와하신경은 볼, 상순, 비익(콧망울)의 피부감각을 지배한다.

③ 하악신경(mandibular nerve)

하악신경은 감각신경과 운동신경의 혼합신경이며 감각신경은 이개측두신경, 하치조신경, 설신경, 협신경으로 분지한다.

하치조신경은 하악치아의 치수와 치은의 감각 및 하악부의 피부, 하순의 감각을 지배한다. 설신경은 혀 앞 2/3의 감각을 지배한다.

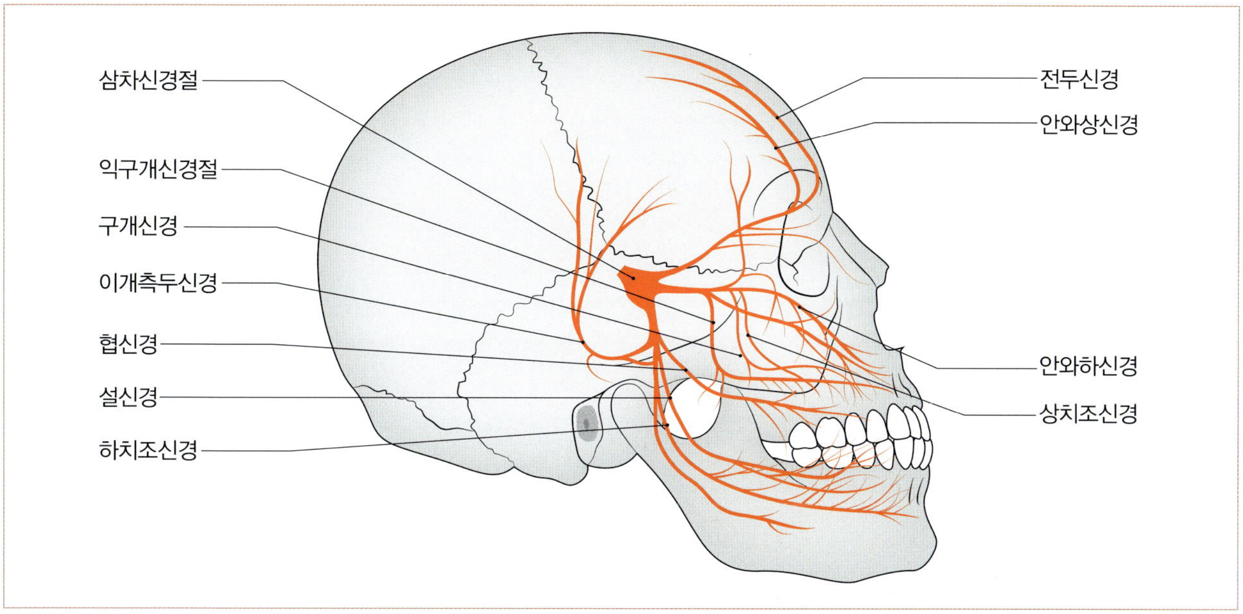

그림 3-10-1 **삼차신경의 주요 감각성 요소(감각가지)**

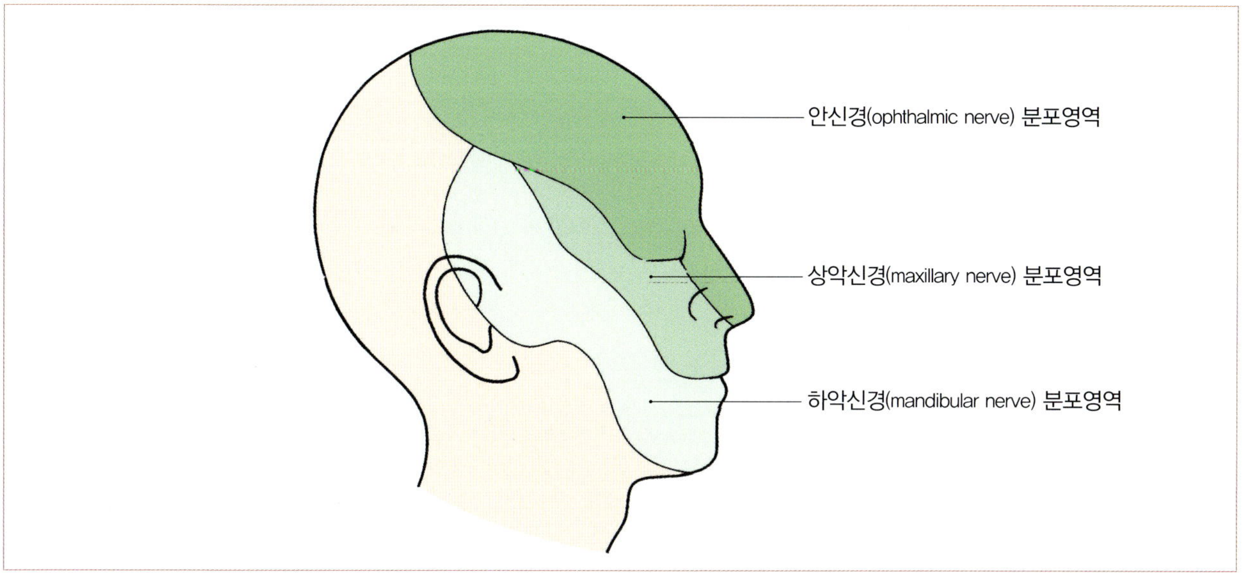

그림 3-10-2 **삼차신경의 안면 피부감각 분포**

(2) 안면신경(facial nerve)

얼굴의 표정근을 지배하는 운동신경과 혀 전방 2/3의 미각이나 누선, 타액선의 분비를 조절하는 부교감신경을 포함하는 혼합신경이다.

(3) 설인신경(glossopharyngeal nerve)

설인신경은 혼합신경으로 혀 후방 1/3의 감각과 미각을 전달하는 감각신경과 연하운동에 관여하는 인두근을 지배하는 운동신경 및 이하선 분비를 조절하는 부교감신경을 포함한다.

(4) 미주신경(vagus nerve)

미주신경은 혼합신경이며 운동 요소로서 인두 및 후두의 운동을 지배하고 연하나 발성에 관여하는 성대의 운동을 지배한다. 감각요소로서 외이도나 고막의 감각을 주관하며, 또한 내장평활근과 심장으로 자극을 전달하는 부교감신경을 포함한다.

(5) 부신경(accessory nerve)

부신경은 미주신경의 운동섬유가 독립한 것으로, 구개근과 인두근 및 흉쇄유돌근과 승모근의 운동을 지배하는 운동신경이다.

(6) 설하신경(hypoglossal nerve)

설하신경은 혀 운동에 관여하는 설근을 지배하는 운동신경이다.

표 3-10-1 구강악안면 영역을 지배하는 신경

지배하는 뇌신경	감각/운동	기능
삼차신경 제1지 안신경 제2지 상악신경 제3지 하악신경	 감각성 감각성 혼합성	 안와, 전두부 피부, 상안검부 감각 담당 상악치아 · 치은, 상순, 경구개, 중안면피부, 비강점막, 부비강의 감각 담당 하악치아 · 치은, 하순, 하안면피부 감각, 저작근 운동 담당
안면신경	혼합성(주로 운동성)	안면표정근 전부와 연구개 근육, 혀 전방 2/3의 미각, 누선 및 타액선의 분비 담당
설인신경	혼합성	구협인두부의 점막, 혀 후방 1/3의 감각과 미각, 인두부 · 연구개의 연하 담당
미주신경	혼합성	외이 · 인두부, 식도 상부의 감각, 인두부의 연하와 발성에 관여, 내장평활근과 심장으로 자극전달 담당
설하신경	운동성	혀 운동 담당

2 신경통

신경통(neuralgia)이란 통증을 담당하는 말초신경이 자극을 받아 그 신경이 지배하는 영역을 따라 나타나는 통증으로 원인은 외상, 신경의 퇴화, 염증, 압박 등이며 가장 흔한 원인은 근육이나 인대 또는 뼈의 주변에서 통증을 담당하는 신경이 압박되거나, 신경으로 가는 혈액이 원활하게 공급되지 않는 것이다.

1) 삼차신경통(Trigeminal neuralgia)

삼차신경통은 삼차신경(trigeminal nerve)의 3개의 가지, 즉 안신경(제1지), 상악신경(제2지), 하악신경(제3지) 중 1개 또는 복수의 영역에서 일어나는 발작성 통증이다. 통증은 매우 격렬하고 갑자기 일어나며 수초 정도 지속된다. 특정한 부위를 접촉함으로써 통증이 유발되는데 예를 들어 이를 닦거나 세수를 하거나 수염을 깎는 등의 행위가 자극이 되어 통증이 유발된다.

(1) 원인

뇌간(brain stem)에서 나온 삼차신경이 주위 혈관에 압박되기 때문에 통증이 일어난다고 보고 있다. 또 원인을 특정할 수 없는 경우를 특발성 삼차신경통이라고 하고 외상, 염증, 종양 등에 동반하여 일어나는 경우를 증후성 삼차신경통이라고 한다.

(2) 증상

안면의 편측에 갑자기 나타나는 발작성 통증이 주요 증상으로, 통증은 갑자기 나타나서 수초에서 1~2분 내에 사라지는데, 이것이 반복적으로 나타나며, 발작과 발작 사이에는 통증이 없는 것이 특징이다. 그러나 질병이 진행되면서 통증이 없는 간격이 짧아진다. 따라서 환자는 식사나 구강관리가 어려워져 구강 내가 불결하고 구취가 심하다. 40세 이상 여성에게 많이 발생하는데 삼차신경 제2지(상악신경) 및 제3지(하악신경) 영역에서 많이 일어난다. 또 신경이 골공(뼈구멍)에서 나오는 부위인 안와상공(안신경의 종말가지가 피하로 가는 출구), 안와하공(상악신경의 종말가지가 피하로 가는 출구), 이공(하악신경의 종말가지가 피하로 가는 출구)을 누르면 통증을 호소하는데 이 부위를 발레압통점(Valleix's tender point)이라고 한다(그림 3-10-3, 4).

(3) 치료

항뇌전증 약물인 카바마제핀(carbamazepine)이 효과적이며 이로 인해 일시적으로 통증은 사라지지만, 서서히 효과가 감소하는 경우가 많다. 또 신경차단요법으로 국소마취제나 무수알코올을 사용해서 신경의 말초부터 순차적으로 차단해가는 방법이 있다. 이 외에도 신경외과적 요법으로서 삼차신경을 압박하는 혈관을 박리하는 미세혈관감압술(microvascular decompression)이 시행되고 있으며, 효과를 거두고 있다.

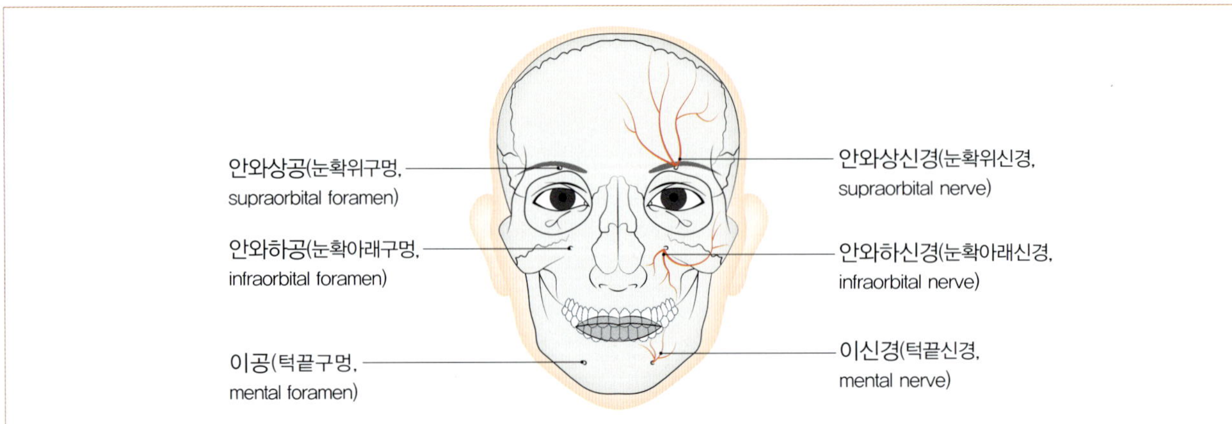

그림 3-10-3 **발레압통점**

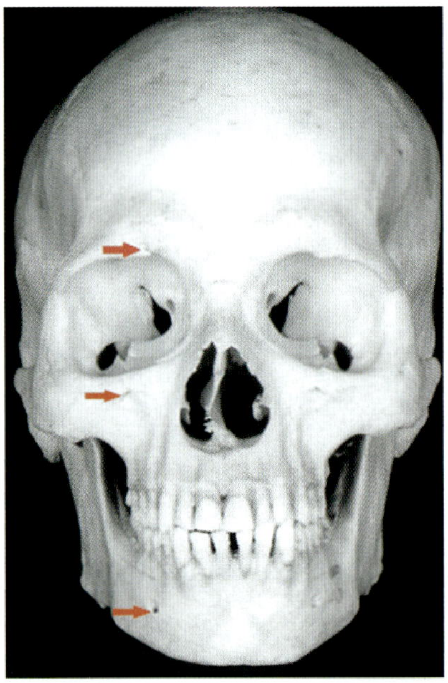

그림 3-10-4 **삼차신경이 골공(뼈구멍)에서 나오는 부위(→)**
위에서부터 순서대로 안와상공(제1지), 안와하공(제2지), 이공(제3지)이며, 이 부위를 누르면 통증이 있다.

2) 안면신경통(Facial nerve neuralgia)

안면신경(facial nerve)은 운동신경이지만, 감각섬유로 이루어진 중간신경(슬신경)이 존재하기 때문에 매우 드물게 신경통이 발생한다. 통증은 외이도, 이개, 유양돌기에서 나타난다(그림 3-10-5). 처치는 삼차신경통과 동일하다.

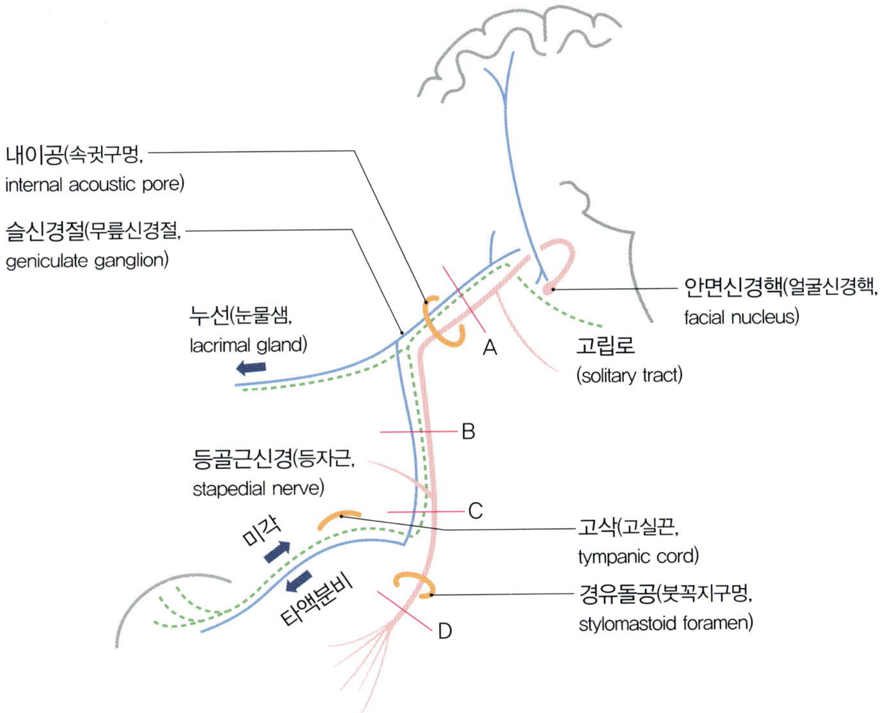

그림 3-10-5 **안면신경의 장애부위**

(———) 운동신경 (- - - - -) 감각신경 (———) 부교감신경

경유돌공을 나온 부위(D)에 장애가 있으면 동측의 표정근마비만 관찰된다.
상위 (C)에 장애가 있으면 미각장애와 타액분비장애도 관찰된다.
상위 (B)에서는 청각신경, (A)에서는 누액분비장애가 추가된다.

3) 기타 신경통

(1) 설인신경통(glossopharyngeal neuralgia)

설인신경 영역에 발생하는 발작성 동통이다.

① 증상

설인신경통은 삼차신경통과 마찬가지로 발작성의 격렬한 통증으로 갑자기 발생한다.

통증은 설근부, 편도 주위 또는 연구개 주위에서 발생하며 귀쪽으로 퍼진다. 연하 시, 저작 시, 재채기 등에 의해 유발되며 통증지속 시간은 수초이지만 삼차신경통과 달리 수면 중에도 발작성 통증이 발생한다. 발생빈도는 삼차신경통보다 매우 낮다.

통증유발 부위가 인두, 설근부, 편도와이기 때문에 연하나 저작, 언어기능이 현저하게 장애를 받는다.

② 치료

통증이 발생하는 부위에 국소마취제(리도카인, lidocaine)를 스프레이로 도포하는 등의 국소요법을 시행하거나 또는 항뇌전증 약물인 카바마제핀(carbamazepine)을 이용한 약물요법을 시행한다.

(2) 미주신경통(vagus nerve neuralgia)

후두부의 발작성 통증을 주요 증상으로 하며 통증은 하악각이나 귀로 퍼진다. 통증은 연하, 기침, 하품 등에 의해 유발되기 때문에 일상생활에 큰 지장을 준다. 매우 드문 질환이다.

3 신경마비

1. 삼차신경마비(Trigeminal paralysis)

삼차신경마비는 주로 감각성 요소의 마비이기 때문에 신경이 분포하는 범위의 감각 소실이나 저하를 초래한다. 두개 내 종양, 동맥류, 바이러스감염, 두개저부 골절 등이 원인인 중추성 삼차신경마비와 말초신경의 주행에 해당하는 부위의 염증, 종양 또는 신경손상 등이 원인인 말초성 삼차신경마비가 있다.

치과임상에서 볼 수 있는 삼차신경마비는 대부분 말초성으로, 치과질환이나 그 치료와 관련된 합병증으로서 발생하는 경우가 있기 때문에 중요하다.

(1) 원인

국소적 원인으로는 악골골절이나 종양 이외에 매복 지치의 발치, 전달마취, 악골수술, 임플란트수술 등에 의한 삼차신경의 손상 등이 있다. 특히 하치조신경(inferior alveolar nerve)이 손상되면 하순감각에 이상이 일어나기 때문에 음식물 섭취가 자유롭지 못하며, 뇌혈관장애 등 중추신경에 원인이 있으면 삼차신경이 지배하는 광범위한 부위에 감각 또는 하악운동마비가 나타난다.

(2) 증상

삼차신경이 손상된 부위에서 말초에 이르는 범위에 다양한 정도의 감각마비와 감각둔마가 나타난다.

상악신경(삼차신경 제2지)이 분포하는 영역에서는 안와하공에서 하부에 해당하는 전협부, 비순구부, 상순의 감각마비로 나타난다. 환측인 상악치은, 구개점막, 치주인대 감각 및 상악치아의 치수에 감각마비가 나타난다.

하악신경(삼차신경 제3지)의 영역에서는 하악치은, 하악치아의 치주인대 및 치수의 감각이 마비된다. 또한 이부(턱끝부위) 피부나 하순에 감각마비가 나타난다.

(3) 치료

원인 제거 외에 부신피질호르몬, 비타민 B, ATP제제의 투여, 성상신경절차단(stellate ganglion block) 등이 시행되지만, 신경 실질에 장애가 심한 경우에는 치유가 어렵다.

2. 안면신경마비(Bell's palsy)

안면신경마비는 운동신경의 전도장애이기 때문에 지배당하는 근육의 운동마비를 초래한다.

뇌의 안면신경핵(facial nucleus)보다 상위에 장애를 입으면 중추성 안면신경마비, 하위에 장애를 입으면 말초성 안면신경마비라고 한다. 치과임상에서 중요한 것은 말초성 안면신경마비로 벨마비(Bell's palsy)라고도 하며 발생빈도가 80% 이상으로 높다.

안면신경이 손상된 부위에 따라 증상이 다르게 나타나는 것이 특징이다(그림 3-10-5).

(1) 원인

말초성 안면신경마비의 원인은 한랭자극, 순환장애, 바이러스 감염 외에 중이의 수술이나 이하선, 악관절, 악하부 수술에 의한 신경손상이며, 중추성 안면신경마비의 원인은 뇌출혈, 뇌염, 뇌종양 등이다.

(2) 증상

- **말초성 안면신경마비 증상** (그림 3-10-6)

① 이마에 주름이 잡히지 않는다.

② 눈을 감을 수 없고 무리하게 감으면 안구가 위쪽으로 회전하여 흰자위가 보인다(이것을 벨마비 증상이라고 함).

③ 구각부가 내려가서 침이 흐르고 눈에 눈물이 고인다.

④ 휘파람을 불지 못하며 가글을 할 수 없다.

⑤ 비순구(코입술선)는 편평해지고 안면비대칭이 된다.

⑥ 혀 앞 2/3 부분에 미각장애가 나타난다.

- **중추성 안면신경마비 증상**

① 이마의 주름은 잡을 수 있다.

② 장애부위와 반대쪽 안면 하반부에 표정근이 마비되며(안면 하부 2/3에만 마비증상이 나타남), 미각장애나 타액의 분비장애는 일어나지 않는다.

(3) 치료

부신피질호르몬, 비타민 B, ATP제제의 투여, 성상신경절차단이나 물리요법을 시행하며, 효과가 없으면 안면신경관개방술이나 신경이식술이 시행된다.

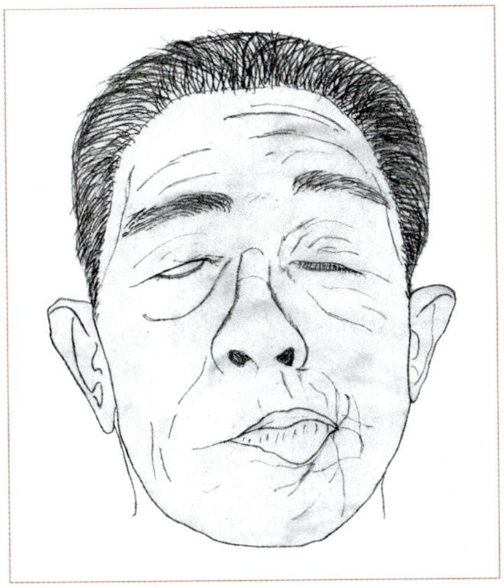

그림 3-10-6 **말초성 안면신경마비(우측 마비)**

이마에 주름이 잡히지 않고 눈을 감으려고 하면 흰자위가 보인다. 구각이 내려가고 비순구가 편평해지며 입을 꽉 다물면 입술이 환부 반대쪽으로 당겨진다.

3. 기타 신경마비

(1) 설인신경마비(glossopharyngeal nerve paralysis)

설근부, 인두점막의 감각마비, 연하장애, 혀 후방 1/3 부위의 미각장애가 나타난다. 설인신경마비는 드문 질환으로, 원인은 뇌종양이나 염증에 의한 중추성과 외상이나 수술로 인한 손상 등으로 발생하는 말초성이 있다.

(2) 미주신경마비(vagus nerve paralysis)

경부 종양의 압박에 의해 반회신경(recurrent laryngeal nerve)에 마비가 발생하면 인두근이나 성대근 마비에 의한 쉰 목소리 또는 발성불능, 호흡곤란, 인두 및 후두의 감각소실, 연하마비 등이 발생한다. 그 밖의 원인으로는 두개 내 종양이나 동맥류, 수막염에 의한 장애, 알코올중독, 디프테리아독소(diphtheria toxin)에 의한 마비가 있다.

(3) 설하신경마비(hypoglossal nerve palsy)

편측성으로 일어나는 경우가 많고 혀를 전방으로 움직이면 설첨은 환부측으로 편위된다. 양측성 마비에서는 저작, 연하, 발음기능이 현저히 떨어진다. 연수 질환의 부분증상으로 관찰되는 경우가 많다.

드물게 외상, 뇌저질환, 경부질환, 경부종양 등에 의해 발생하기도 한다.

핵심포인트

① 구강악안면영역을 지배하는 주요 신경은 삼차신경, 안면신경, 설인신경, 미주신경, 부신경, 설하신경이다.

② 삼차신경(trigeminal nerve)은 안면 및 구강감각(촉각, 압각, 통각, 온도각)을 주관하는 감각성 요소와 함께 저작근의 운동을 지배하는 운동성 요소로 이루어진 혼합신경이다.

③ 삼차신경통은 삼차신경의 3개 가지 중에서 상악신경(제2지), 하악신경(제3지) 영역에서 많이 발생하는 발작성 통증으로 편측의 심한 통증이 주요 증상이다.

④ 삼차신경마비는 중추성 삼차신경마비와 말초성 삼차신경마비가 있는데 치과임상에서 볼 수 있는 삼차신경마비는 대부분 말초성이며, 하악의 지치 발치 시 합병증으로도 발생한다.

⑤ 삼차신경마비의 치료는 원인 제거 외에 부신피질호르몬, 비타민 B제, ATP 제제 투여 및 성상신경절차단(stellate ganglion block) 등이 시행된다.

⑥ 안면신경마비의 치료는 부신피질호르몬, 비타민 B제, ATP 제제 투여, 성상신경절차단이나 물리요법, 또는 안면신경관개방술이나 신경이식술이 시행된다.

Chapter 11

구강악안면 영역의 선천적 이상과 변형

핵심용어 ▶▶

설소대, 상순소대, 정중이개, 정중능형설염, 균열설, 상피진주, 구순구개열, 다인자 유전, 임계기, 구순성형술, 구개성형술, 발음보조기, 상대적 반대교합, 하악전돌, 상악전돌, 안면비대칭, 개교, 골연장술

학습목표

1 구강 연조직의 선천적 이상

1. 구강 연조직의 소대 이상을 설명할 수 있다.
2. 설소대유착증의 치료목적을 설명할 수 있다.
3. 설소대유착증의 치료시기를 설명할 수 있다.

2 구순구개열

1. 구순구개열의 발생기전을 설명할 수 있다.
2. 구순구개열의 발생원인을 기술할 수 있다.
3. 구순구개열에 수반되는 장애를 설명할 수 있다.
4. 구순구개열의 수술시기를 설명할 수 있다.
5. 구순구개열의 치료계획을 설명할 수 있다.

3 악골의 선천적 이상과 변형

1. 두개악안면 기형의 종류를 열거할 수 있다.
2. 악골의 선천적 이상 환자 치료의 필요성을 설명할 수 있다.

1 구강 연조직의 선천적 이상

1. 소대의 부착이상(Anomaly of the frenum)

구강에는 상순소대, 하순소대, 상 · 하협소대 및 설소대가 있는데 위치 이상, 비후, 유착증이 나타나는 경우가 있다. 소대이상은 정중이개, 치아의 위치이상, 치주염의 원인이 되거나 구순, 혀의 운동을 억제하여 수유, 저작, 발음 등의 기능장애를 일으키기도 한다.

(1) 설소대유착증(ankyloglossia)

설소대(lingual frenulum)는 설하면 정중앙과 하악 설측 정중앙 치조부의 골막에 연결되어 있는 주름이다. 영아기에 설소대가 설첨부까지 부착되어 있더라도 보통은 성장함에 따라 부착부가 설하면으로 후퇴한다. 그러나 소대가 짧고 강인하며 끈 모양으로 혀를 고정한 상태를 설소대유착증 또는 설소대강직증이라고 한다. 설소대유착증에서는 혀의 전방 및 후방 운동이 제한되어 수유, 저작장애, 발음장애가 나타나 수술의 대상이 된다.

① 증상

설소대가 짧아 혀를 들면 설첨이 당겨져 하트 모양을 나타내며, 구개에 닿지 않는 경우가 많다(그림 3-11-1). 발음장애가 특히 문제가 된다. 구개열 환자에게서 높은 비율로 나타난다.

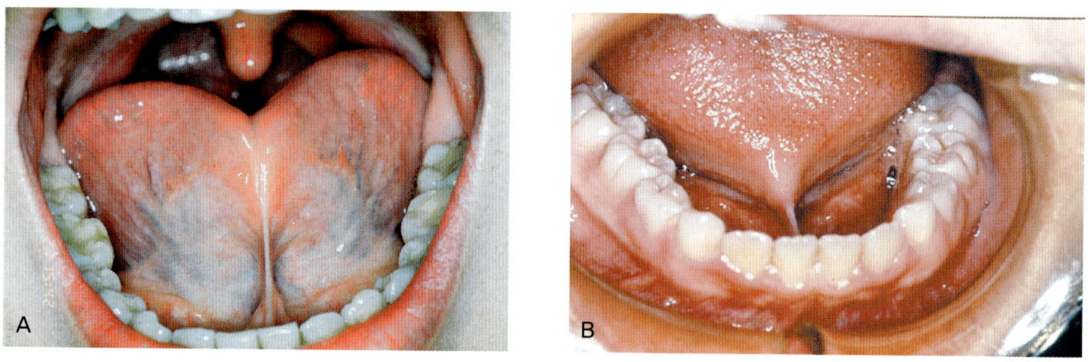

그림 3-11-1 **설소대유착증**
A. 23세 남성 B. 7세 여아

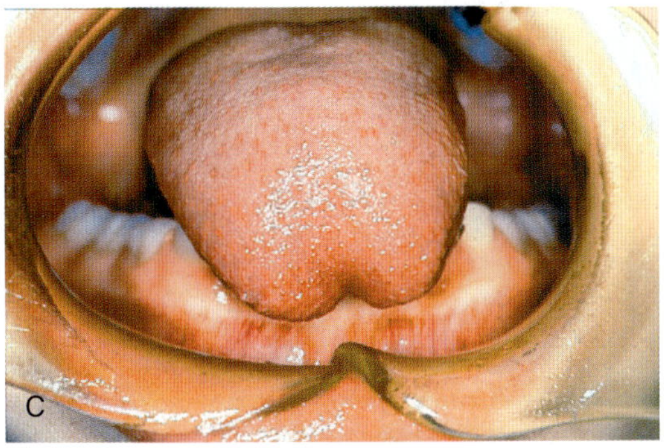

그림 3-11-1 **설소대유착증** (계속)
C. B와 동일 증례

② 치료

환자의 연령, 설소대이상의 정도, 발음장애의 정도에 따라 치료방침을 결정한다.

4세 이하의 소아에서는 혀를 내밀고 당기는 등의 기능훈련을 하여 경과관찰만으로 좋아지는 경우도 많다. 5세 이상이 되어도 장애가 있으면 소대연장술이나 소대절제술을 시행한다.

(2) 상순소대비대증(hypertrophy of upper labial frenum)

상순소대는 출생 직후에는 치조정 부근에 부착되어 있지만 보통은 성장과 함께 점차 위쪽으로 이동하고 폭도 가늘어진다. 그러나 측절치의 맹출이 끝나도 상순소대가 치조정을 넘어 절치유두 부근에 부착되어 있는 경우에는 상악 중절치 사이의 정중이개(diastema)가 관찰되며 수술의 대상이 된다.

① 증상

상순소대비대증에서는 부착부위가 높아 치조정이나 절치유두에 부착되며, 소대는 비대하여 펼쳐진 부채 모양으로 보이는 경우가 있다(그림 3-11-2).

구순의 운동장애, 상악 중절치의 맹출지연, 위치이상, 정중이개가 나타나기도 한다.

② 치료

어린 연령에서는 상순소대절제술을 피하고 6~8세가 되어도 정중이개가 관찰되는 경우에는 소대연장술이나 소대절제술을 실시하며, 필요에 따라 교정치료를 한다.

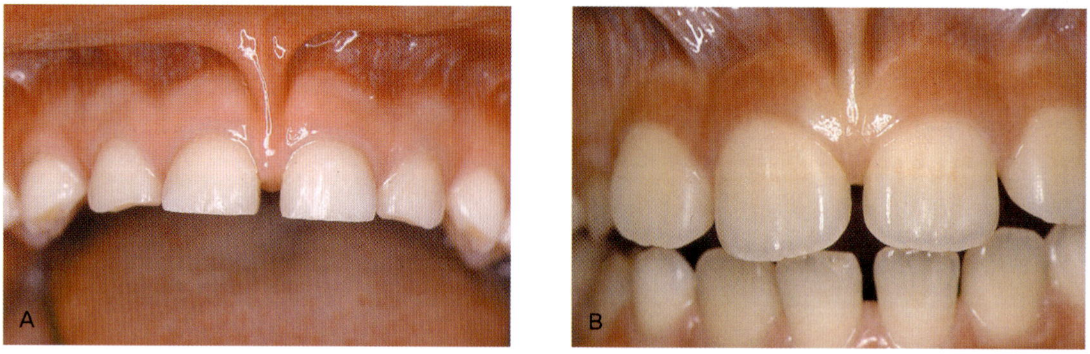

그림 3-11-2 **상순소대비대**

A. 5세 여아
B. A와 동일 증례의 3년 후, 상순소대 부착부위는 상방으로 이동하여 정중이개는 개선되었다.

(3) 협소대이상(ankylosis of buccal frenum)

협소대는 보통 견치에서 제1소구치 사이에 있는 협점막과 치조점막 사이를 통과하는 1~3쌍의 주름이다. 협소대에 이상이 발생하면 그 부근의 치아는 치주질환에 이환되기 쉽다. 치아가 없는 경우에는 소대가 치조정 부근에 부착하기 때문에 의치가 불안정해진다(그림 3-11-3).

① 증상

협소대가 끈 모양으로 높은 위치에 부착해 있으면 유치악에서는 치간이개, 치주질환 유발, 무치악에서는 의치 불안정, 의치성 궤양을 일으키기도 한다.

② 치료

장애의 정도에 따라 소대연장술이나 소대절제술이 적용되는데, 하악 협소대이상인 경우 이공(턱끝구멍)의 위치를 확인해서 신경혈관 속을 손상시키지 않도록 주의한다.

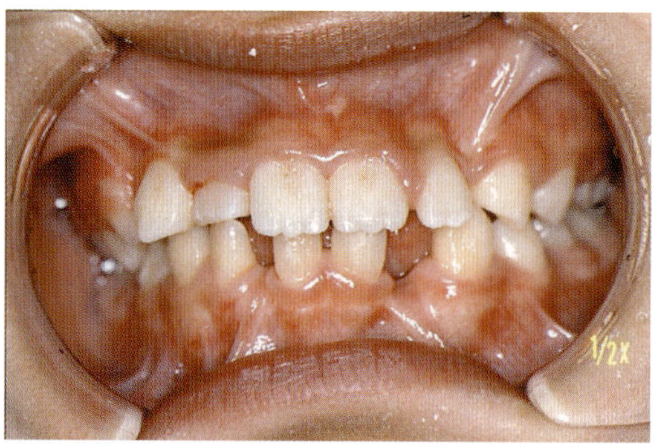

그림 3-11-3 **협소대이상**(9세, 여아)

2. 혀의 이상

(1) 정중능형설염(median rhomboid glossitis)

설배면의 정중앙 뒤쪽에서 유곽유두 앞쪽에 발생하는 계란형 또는 마름모형의 경계가 뚜렷한 홍반성 병변으로, 유두의 결손 또는 위축을 동반한다(그림 3-11-4). 예전에는 혀 발생 시 존재하던 설결절(lingual tuberosity)의 잔유물, 유합부전 때문에 생기는 형성부전이라고 보았지만 최근에는 캔디다(*Candida albicans*)에 의한 감염병이라는 설이 유력(홍반성 캔디다증)하다. 중년 이후의 남성에게 많이 발생한다.

① 증상

설유두가 소실되어 매끄럽거나 또는 결절 모양으로 융기한 적색반이 있다. 보통은 증상이 없지만 염증이 생기면 발적과 통증을 동반한다. 암을 의심하여 내원하는 경우가 많다.

② 진단

조직학적으로 극세포(가시세포, prickle cell)의 비후, 과각화 및 착각화, 때로는 이상각화를 나타낸다. 캔디다(*Candida albians*)의 균사가 확인되기도 한다. 암과의 감별이 어려운 경우가 있다.

③ 치료

치료가 필요 없거나 또는 항진균제에 의한 입안헹굼 등을 시행한다. 융기해서 이물감을 호소하는 경우에는 절제한다.

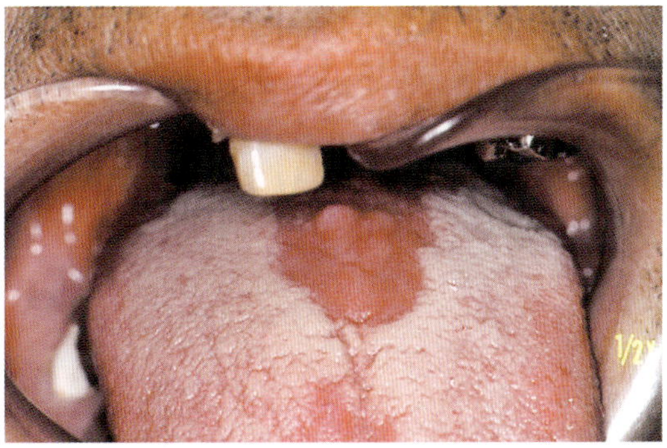

그림 3-11-4 **정중능형설염(74세, 남성)**

(2) 균열설(fissured tongue)

설배 표면에 다수의 균열이 형성된 상태로, 종종 좌우 대칭으로 관찰된다(그림 3-11-5). 건강한 성인에게서도 관찰되지만(20대부터 발생 빈도가 높아짐) 가족성으로 발병하거나 전신질환(정신발달지체, 뇌전증)에 동반해서 나타나는 빈도가 높다.

다운증후군(Down syndrome)에서 거대혀(megaloglossia)와 함께 나타나는 경우나 멜커슨-로젠탈증후군(Melkersson-Rosenthal syndrome; 육아종성 구순염, 균열설, 안면신경마비)의 한 증상으로서 나타나기도 한다.

① 증상

설유두의 발달이 나쁘고 지도상설(geographic tongue)을 합병하는 경우가 많다. 불결해지기 쉽고 경도의 염증이나 캔디다증을 합병하며 설통을 동반하기도 한다.

② 진단

조직학적으로 균열의 저부에 있는 상피는 위축성이며, 상피 아래에는 염증성 세포 침윤을 동반하는 비특이성 만성 염증이다.

③ 치료

구강위생관리와 대증요법(가글, 연고)을 실시한다.

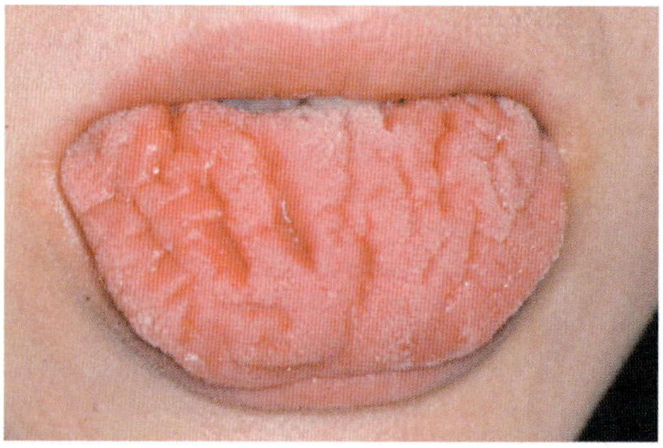

그림 3-11-5 **균열설(35세, 여성)**

2 구순구개열

얼굴에서 발생하는 선천성 기형의 하나로, 얼굴이 만들어지는 임신 4~7주 사이에 구순 및 구개를 만드는 조직의 이상으로 발생하는 구순과 구개의 갈림증이다. 단순히 피부나 점막의 갈림증이 아니라 근육, 연골, 뼈의 변형을 야기하여 여러 가지 구강기능 장애를 야기하는 중요한 질환 중 하나이다.

1. 발생원인 및 기전

구순구개열의 발생원인은 다수의 유전자와 환경인자가 상호 작용함으로써 발생하는 다인자 유전질환이다.

유전적 요인에 대해서는 이 질환이 다발하는 가계가 관찰되는 점, 또 일란성 쌍생아에서의 이 질환의 일치율이 이란성 쌍생아의 일치율보다 높다는 점에서 유전적 요인이 관여한다고 짐작할 수 있다.

환경적 요인에 대해서는 약물(수면제인 살리도마이드, 호르몬제인 글루코코르티코이드, 항뇌전증제, 유산촉진제인 아미노프로테인, 비타민 등), 감염병(풍진 등), 방사선, 당뇨병, 빈혈, 영양장애, 흡연, 음주 등이 있으나 원인 불명인 경우가 많다.

사람의 배아 발생 또는 특정 조직이나 기관의 성장에 있어 가장 기형유발물질에 대한 감수성이 높은 위험한 시기를 임계기(critical period)라고 하는데, 임계기는 세포분열이 가장 급격하게 이루어지는 시기이다. 구순의 경우 태생 5~6주, 구개의 경우 태생 7~9주, 치아의 경우 6~8주 무렵이 기형유발물질에 대한 감수성이 매우 높은 임계기이다.

구순열의 발생시기는 태생기 5~8주 사이로 내측 비돌기와 상악돌기의 융합부전에 의해 발생하며, 구개열은 태생기 7주~12주 사이에 비중격과 구개돌기의 융합부전으로 발생한다.

2. 분류 및 발생률

1) 구순열(Cleft lip)

구순열은 내측비돌기와 상악돌기의 융합부전으로 발생하며, 상순의 열이상을 말한다. 각각 양측성, 편측성이 있으며 열의 정도에 따라 완전 구순열과 불완선 구순열로 분류된다(그림 3-11 6). 구순에서 비강까지 열이 연속되어 있는 것을 완전 구순열이라 하고 열이 도중에 끝난 것을 불완전 구순열이라고 한다.

정중앙 부위에서 생기는 경우는 드물며, 대부분 상악에서 편측성으로 발생하지만 간혹 양측성으로 발생하는 경우도 있다. 여자아이보다 남자아이에게 발생률이 높다.

수유와 발음장애 및 입과 코의 감염이 발생하기 쉽다.

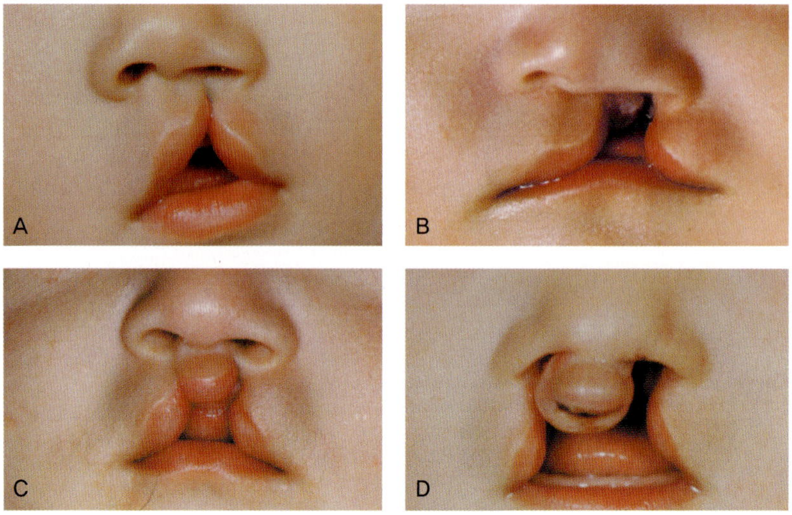

그림 3-11-6 **구순열의 분류**

A. 편측성 불완전 구순열 B. 편측성 완전 구순열
C. 양측성 불완전 구순열 D. 양측성 완전 구순열

2) 구개열(Cleft palate)

구개열은 좌우 구개돌기의 융합이 장애를 받아 발생한다(그림 3-11-7C). 호발부위는 구개 정중앙부이며, 그 외에 연구개에서만 발생하는 경우도 있고, 연구개에서 경구개에 걸쳐 발생하는 경우도 있다.

구개수에서 경구개 절치공까지 열이 연속되어 있는 것을 완전 구개열이라고 하고 그 도중까지 있는 것을 불완전 구개열이라고 한다. 그 밖에 뚜렷한 구개열이 관찰되지 않음에도 불구하고 비인두 폐쇄가 이루어지지 않아 개방성 비음증(open nasal speech) 등의 구개열과 비슷한 언어증상을 나타내는 질환으로 선천성 비인강폐쇄부전증이 있다. 선천성 비인강폐쇄부전증 중에서 구개수열이 있고 연구개 정중앙이 얇으며 경구개 뒤모서리에 V자형 골결손이 있는 것을 점막하구개열이라고 한다(그림 3-11-7D).

구개열은 여자아이에게 더 많이 발생한다. 수유나 연하 및 발음에 장애가 생긴다.

3) 구순구개열(Cleft lip & palate)

구순구개열(그림 3-11-7A, B)은 구순열과 구개열이 합병되어 있는 것으로, 완전 구순구개열과 불완전 구순구개열이 있다. 구개열은 1차 구개형성부전과 함께 2차 구개형성부전이 나타나고, 구순열은 편측성인 것이 많지만 간혹 양측성 구순열을 동반하는 경우도 있다.

구순구개열의 발생률은 출생 400~600명당 1명의 비율로 나타난다. 각 열의 형태별 발생률은 구순구개열이 가장 높고 이어서 구순열, 구개열의 순이다. 구순열의 발생률은 남녀 비슷하지만, 구개열의 발생률은 여아가 높고 구순구개열의 발생률은 남아가 높다. 구순열은 우측보다 좌측에 많이 발생한다.

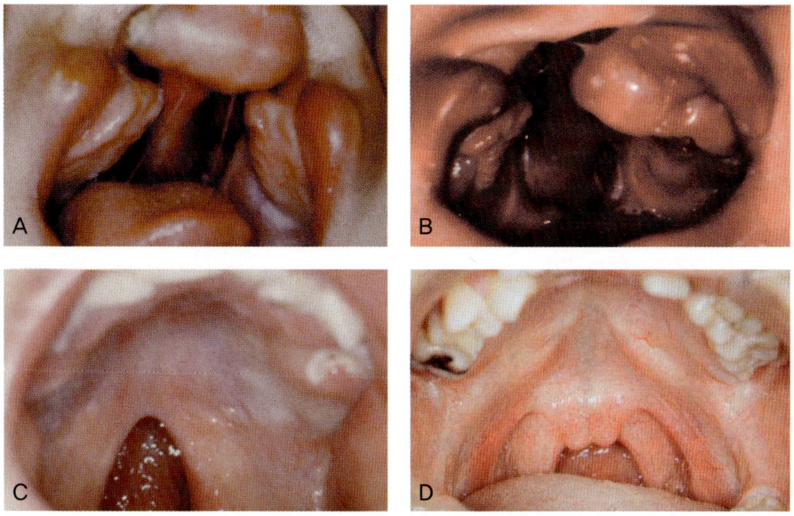

그림 3-11-7 **구순구개열의 분류**

A. 양측성 완전 구순구개열 B. 편측성 완전 구순구개열
C. 구개열 D. 점막하구개열

3. 구순구개열에 수반되는 장애 (표 3-11-1)

구순구개열이 있으면 구순의 열이나 구강과 비강의 연결로 인해 다양한 장애를 일으킨다.

수유장애는 출생 직후부터 나타난다. 구순열을 동반하는 경우에는 조직결손이나 그에 따른 근육의 주행 이상으로 구순변형이나 비구순의 변형이 나타난다(심미장애).

또 구개열 수술이 지연되거나 수술이 불충분한 경우에는 발성 시 비강과 구강 사이 폐쇄가 불완전해져(비인강폐쇄부전) 소리가 코로 새는 개방성 비음증을 나타내며, 구개열 특유의 말투도 나타난다(발음장애). 악열 부위의 치아결손, 치아형태이상, 맹출방향 이상이 있으며, 수술 후에는 상악이나 치열의 협착을 일으키므로 치열부정이나 교합이상을 나타낸다. 구순구개열에서는 상악의 전방 발육이 장애를 받는 경우가 많고, 이에 동반해서 상대적 반대교합을 나타낸다.

또한 치열부정이나 법랑질형성부전 때문에 우식이나 치주질환에 걸리기 쉽다.

구개열을 동반하는 경우에는 삼출성 중이염이 높은 빈도로 발생하며, 그 밖에 정신발달에 영향을 미치거나 전신적 · 국소적 질환 합병, 두개안면의 중증 이상 · 변형이 속발할 수 있다.

표 3-11-1 **구순구개열에 수반되는 장애**

1	수유장애	
2	심미장애	비구순의 변형
3	언어장애	비인강폐쇄부전에 의한 개방성 비음 구개열 특유의 말투(발음이상)
4	치아이상	치아결손, 치아수, 치아형태이상, 맹출방향이상, 법랑질형성부전 등
5	치열부정, 교합이상, 턱발육장애	상악 전방 발육장애에 동반되는 상대적 반대교합, 상악의 협착 치열궁 등
6	우식, 치주질환에 이환되기 쉬움	
7	귀증상	삼출성 중이염이 높은 빈도로 발생
8	기타	정신발달에 미치는 영향, 전신적 · 국소적 질환 합병

표 3-11-2 **구순구개열 진료팀과 주요 치료내용**

구순구개열 진료팀	치료내용
구강악안면외과	호츠 플레이트, 발음보조기(발음보조장치), 구순성형술, 구개성형술, 인두피판이식술, 악열부 골이식, 골연장술, 악교정술, 구순비교정술 등
교정치과	치과교정치료
언어치료	언어치료
소아치과	우식예방 · 치료
보철과	가공의치, 의치, 발음보조기
임플란트과	임플란트
이비인후과	중이염 진단 · 처치
소아과	전신상태 · 합병 질환 진단
간호부	수유지도 · 입원지도
구강관리	구강보건지도 · 예방처치

* 수술은 성형외과가 담당하는 시설도 있음

4. 구순구개열의 치료계획

구순구개열에서는 출생 직후부터 성인에 이르기까지의 발달단계에 맞게 해결해야 할 다양한 의학적 및 치과적 문제를 가지고 있다. 이러한 여러 가지 문제를 해결하려면 치료계획을 잘 세워(그림 3-11-8) 구강악안면외과, 교정과, 언어치료사 등의 전문가와 함께 팀의료를 행할 필요가 있다. 또한 구순열, 구개열 환자나 환자

가족의 정신적 고통이 크므로 환자 본인뿐만 아니라 환자 가족에 대한 정신적 지원도 중요하다(표 3-11-2).

수술은 보통 1차수술과 1차수술 후에 남은 변형이나 장애를 수정하거나 개선하는 2차수술이 있다. 구순구개열 환자의 치료 과정은 다음과 같다.

(1) 구순열의 치료

구순성형술은 보통 생후 3~4개월경 체중 5.5kg 이상이 되는 무렵에 실시한다. 삼각피판법이나 회전-전진법이 흔히 시행된다(그림 3-11-9).

(2) 구개열의 치료

출생 직후에는 구개열로 인해 수유장애가 있기 때문에 호츠 플레이트(Hotz plate)라는 레진플레이트를 장착하면 수유를 개선하고 발음이나 턱의 발육에도 도움이 된다(그림 3-11-10).

구개성형술은 구개열의 폐쇄와 함께 양호한 언어기능을 얻기 위해 시행된다.

수술은 생후 1년 6개월 경에 실시하는데, 이 시기에 수술을 실시하는 이유는 1년 6개월 경부터 언어능력이 급속하게 발달하기 때문이다. 만일 출생 후 너무 일찍 수술을 시행하면 수술침습에 의해 상악골 성장발육이 억제된다.

또 구개열 수술 후에는 턱의 발육장애가 관찰되므로 턱의 발육장애를 최소한으로 줄이기 위해 다양한 수술법이 검토되고 있는데, 구개성형술 중 대표적인 방법으로는 푸쉬백법(push back palatoplasty; 구개피판 후방이식술)이 있다. 푸쉬백법은 경구개에서 구개점막 골막판을 박리 거상하여 구개열을 폐쇄하고 여기에 연구개의 점막과 근육을 후방으로 이동시키는 방법이다(그림 3-11-11).

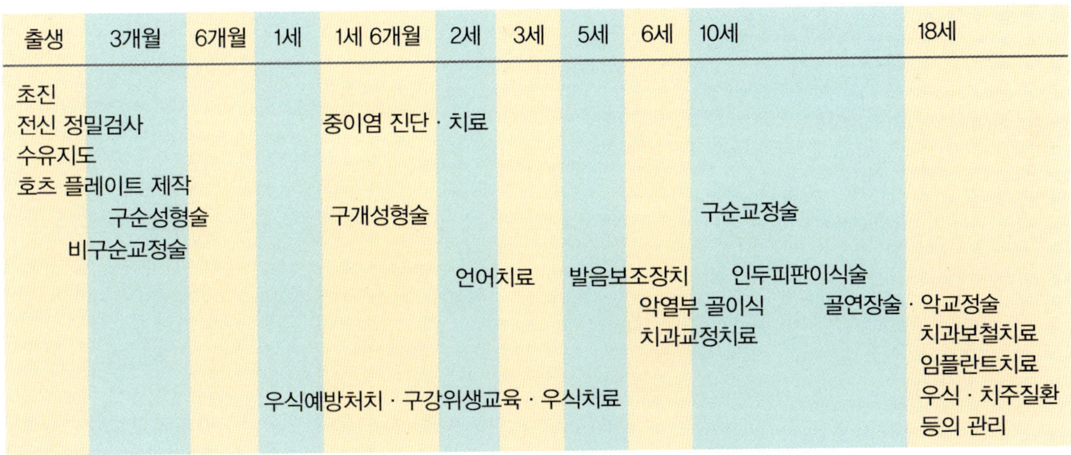

그림 3-11-8 **구순구개열의 치료계획**

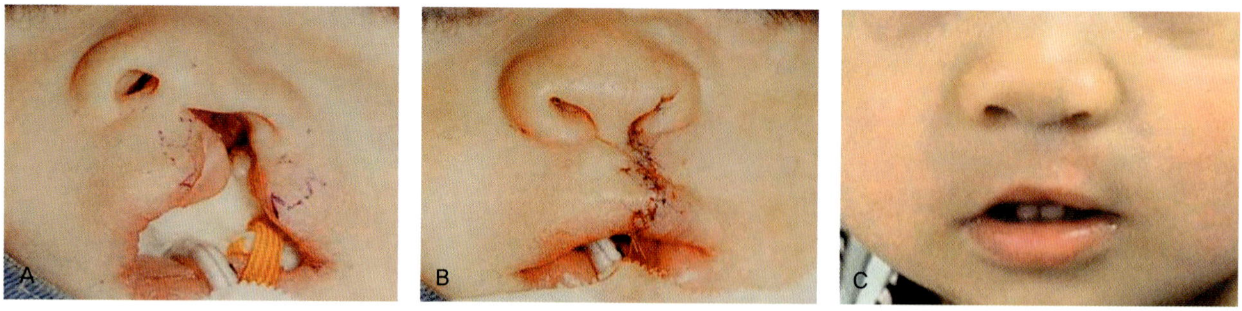

그림 3-11-9 삼각피판법에 의한 구순성형술

A. 절개선 B. 봉합종료 시 C. 수술 후

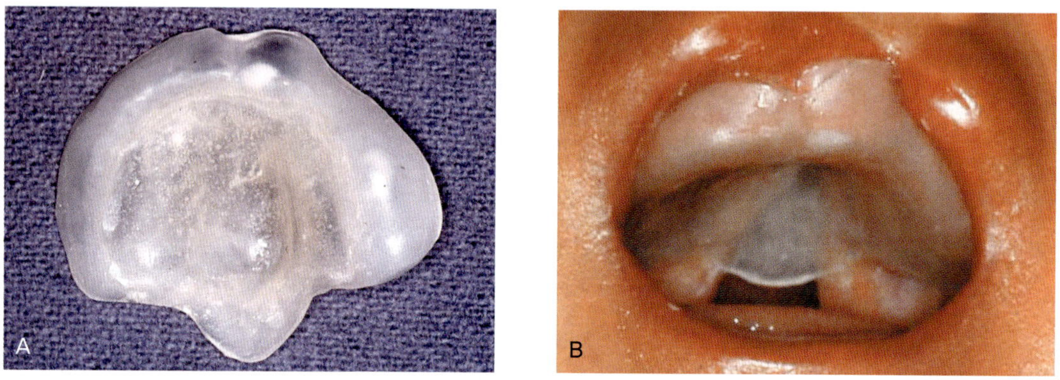

그림 3-11-10 보철치료

A. 호츠 플레이트 B. 구강 내에 장착한 모습

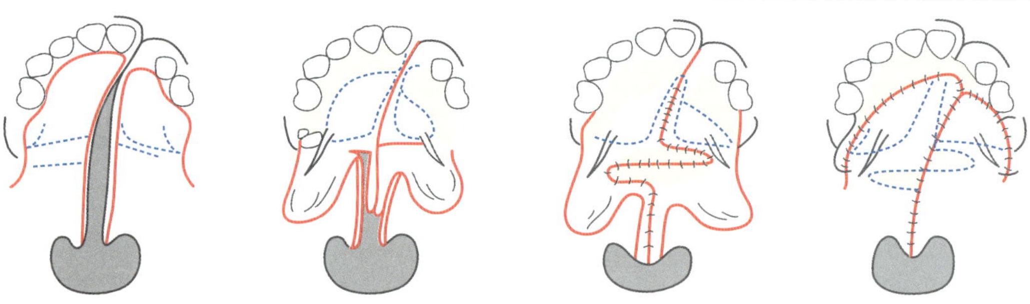

그림 3-11-11 푸쉬백법(구개피판후방이식술)에 의한 구개성형술

(3) 치조열의 골이식술

치조골 결손부에 골을 이식하는 방법으로, 인접 치아를 골이식 부위로 유도하여 단절되어 있는 부위를 연결하여 일체화시킨다. 치은함몰 교정, 비구강루 폐쇄, 임플란트를 위한 전처치 등의 목적으로 시행된다(그림 3-11-12).

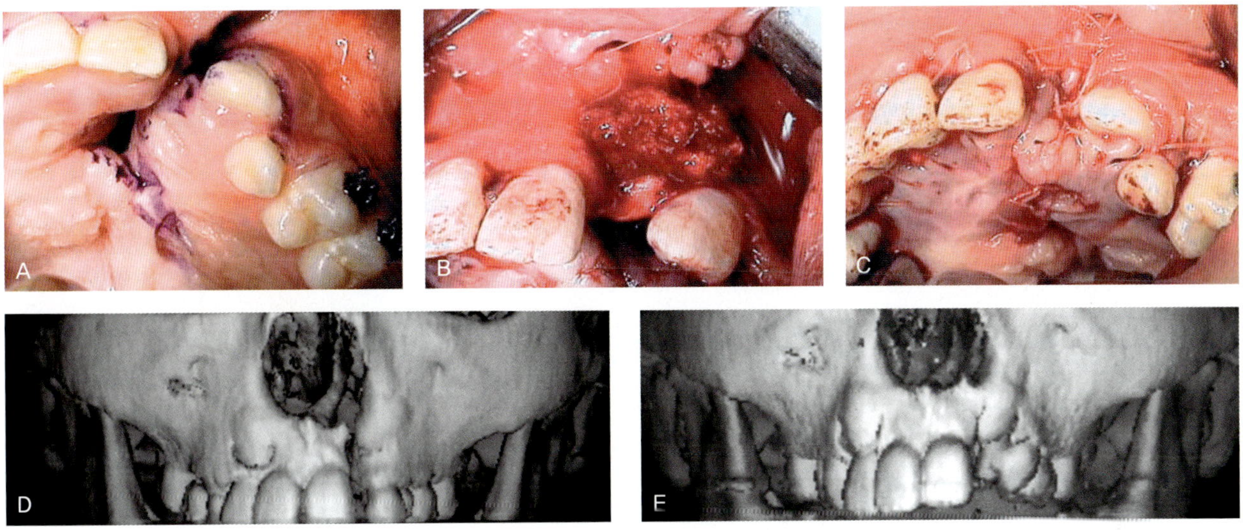

그림 3-11-12 **치조골 결손부의 골이식술**
A. 수술 전 B. 골이식 후 C. 봉합 종료 D. 3D-CT상(수술 전) E. 3D-CT상(수술 후)

(4) 구순비 교정술

영아기의 구순성형술 후 반흔이 두드러진 경우나 성장에 따라 비구순의 변형이 관찰되는 경우에는 교정술이 시행된다. 일반적으로 성장발육이 완료되는 16~18세 무렵에 이루어진다.

(5) 교정치료 및 악교정술

구순구개열에서는 상악의 발육부전으로 인해 상대적 반대교합을 나타내는 경우가 많다. 대부분은 치과교정 치료로 개선되지만, 일부는 상악 단독 또는 하악골을 포함한 악교정술이 필요하다. 상악이 현저하게 발육부전을 나타내는 경우에는 골연장술이 시행된다(그림 3-11-13).

(6) 발음교정 치료

구개성형술 후 소리가 코로 새는 경우가 있는데, 이를 개방성 비음증(open nasal speech)이라고 한다. 원인은 발음 시 연구개와 인두벽에 의한 비인강 폐쇄기능이 불충분하게 작용하여 비인강 폐쇄부전을 일으키기 때문인데 구개성형술의 약 10%에서 관찰된다.

치료법으로는 발음보조기(그림 3-11-14) 또는 연구개거상장치라는 발음보조장치를 이용하는 방법, 재구개성형술, 인두피판이식술 등의 수술법이 있다.

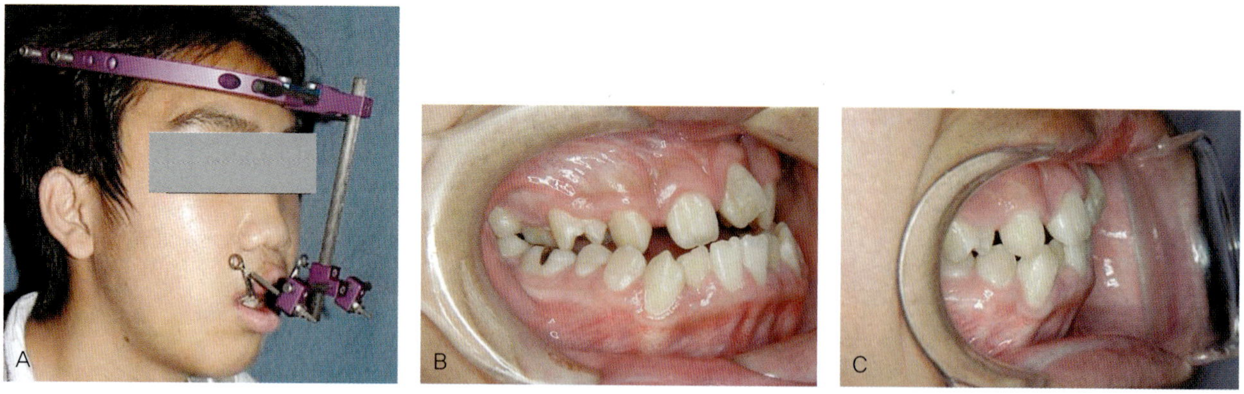

그림 3-11-13 RED 시스템에 의한 골연장술

A. RED 시스템 장착 중 B. 수술 전 C. 수술 후

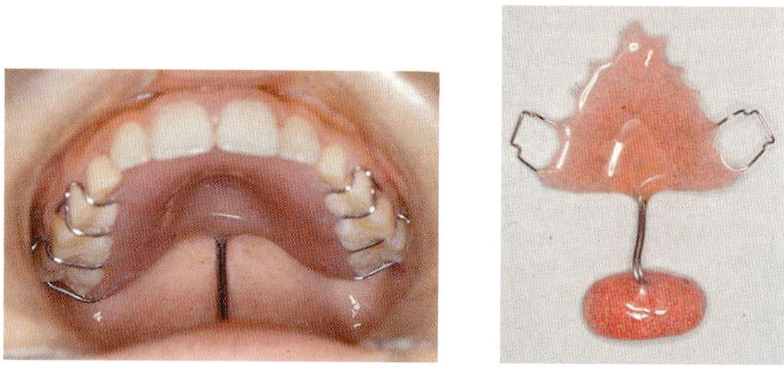

그림 3-11-14 발음보조기

(7) 정기적인 구강관리

구순구개열 환자는 치열부정이나 그 치료를 위해 교정장치를 사용하기 때문에 자가관리만으로는 구강위생을 유지하지 못하는 경우가 많다(그림 3-11-15). 정기적인 검진을 통해 구강위생관리를 지도하고 동시에 전문가관리를 받도록 하는 것이 바람직하다.

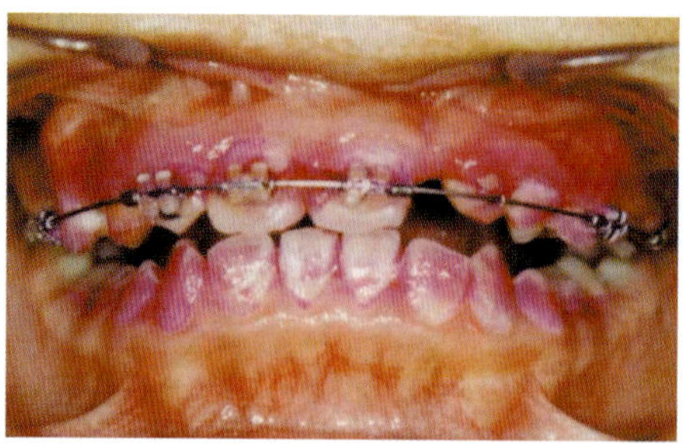

그림 3-11-15 양측성 순악구개열 환자(12세)의 구강위생상태(염색 후)

3 악골의 선천적 이상과 변형

1. 악골의 성장발육

개체의 성장발육은 개인차가 크고 또 신체의 성숙 정도도 개체마다 다르기 때문에 같은 연령이라고 해서 반드시 같은 정도의 성장과 발육을 한다고는 볼 수 없다. 따라서 악골기형 치료에서는 생리적 연령, 즉 왼손의 방사선사진을 통해 골연령을 평가하여 적절한 시기에서의 악골 성장조절을 시작한다(그림 3-11-16).

엄지 척측의 종자골(sesamoid bone)은 남아의 경우 사춘기의 신장 최대발육기 무렵, 여아의 경우 최대발육기 약 6개월 전부터 나타난다(그림 3-11-17).

또 남아의 경우 이차성징은 모두 종자골 출현 후에 나타나는 데 비해 여아의 경우 유방이 부풀어 오르기 시작하는 시기는 종자골 출현 전에 나타나지만, 초경은 종자골 출현 후 1~2년 후에 시작되고 종자골 출현 전에 초경이 나타나는 경우는 없다.

사춘기에 키 크는 시기가 악골이 최대로 성장하는 시기이기도 하다(그림 3-11-18).

악골기형의 수술적응 시기는 사춘기성 발육성장을 마치고 골연령이 성인에 도달하여 신장이나 악골의 성장이 종료된 시기(여성 17~18세 이후, 남성 18~20세 이후)가 좋으며 그때까지는 악골의 성장 조절을 위한 치료가 적용된다.

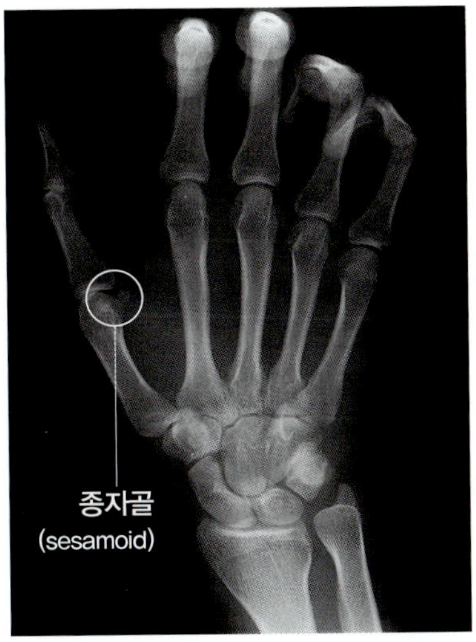

그림 3-11-16 왼손의 방사선사진

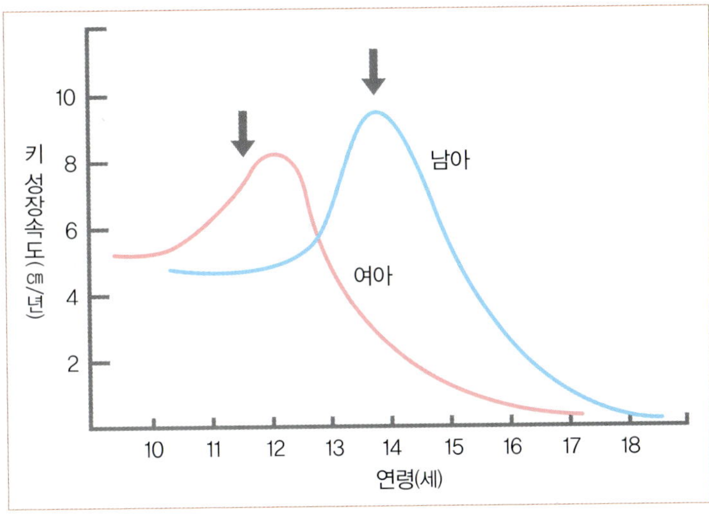

그림 3-11-17 신장의 최대발육기와 종자골 출현의 시간적 관계
화살표 : 종자골 출현 시기

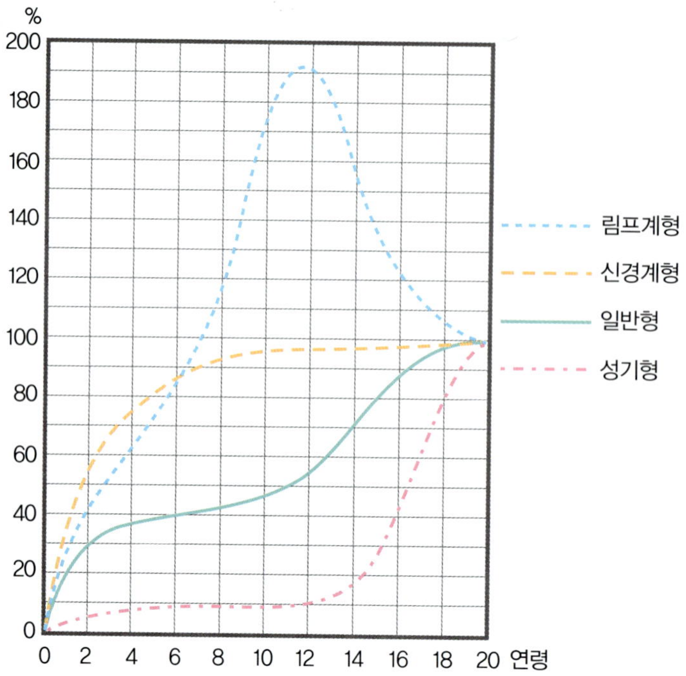

그림 3-11-18 **장기의 발육곡선**

- 제1형(일반형) : 근육, 골격, 신장, 체중 등의 성장발육 과정으로, 악안면의 성장발육도 이 곡선을 나타낸다. 이 곡선은 S자를 끌어당긴 듯한 형태를 나타내는 점에서 S자 커브라고 한다.
- 제2형(신경계형) : 뇌, 척수 등 신경계의 성장발육 과정. 두개골, 특히 뇌두개저의 성장도 이 형에 속한다.
- 제3형(성기형) : 생식기 관계의 성장발육. 제2형과 완전히 반대 패턴을 나타낸다.
- 제4형(림프형) : 림프조직의 성장발육

2. 악골기형의 분류와 증상

1) 상악골 저성장 (그림 3-11-19)

상악골 저성장은 상악의 발육부전을 말하며, 상악뿐만 아니라 비골, 협골의 발육부전을 동반하는 경우가 많다. 접시 모양 얼굴, 초승달 모양 얼굴을 나타내며 구순구개열(cleft lip and palate), 크루종증후군(Crouzon's syndrome)이 대표적 질환이다.

2) 하악골 저성장 (그림 3-11-20)

하악골 저성장은 하악의 발육부전을 말하며, 폭경, 고경, 전후경 모두 저성장을 나타낸다.
또 동시에 턱끝 부위의 발육부전을 동반하는 경우가 많아 이른바 새얼굴(bird face) 모양을 나타낸다.

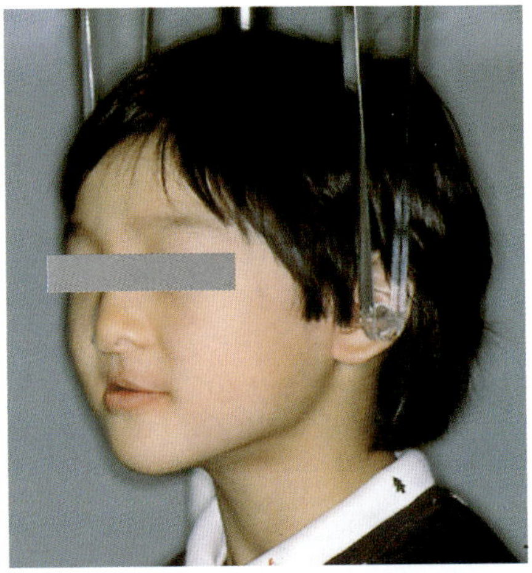

그림 3-11-19 구순구개열에 기인한 상악골 저성장

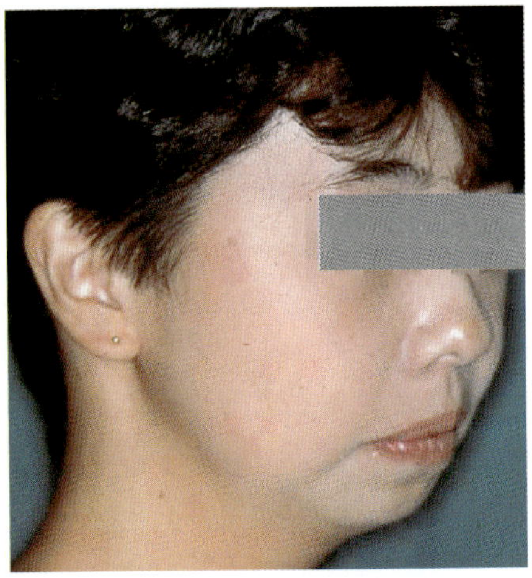

그림 3-11-20 하악골 저성장

3) 하악전돌증(Mandibular protrusion) (그림 3-11-21)

골격성 하악전돌증은 상하악의 전후관계 이상으로, 상악골과 하악골의 위치관계에 따라 분류된다.

골격성 하악전돌증은 하악이 전방위를 취하는 빈도가 가장 많은데, 상악의 저형성을 동반하는 빈도도 상당히 높다.

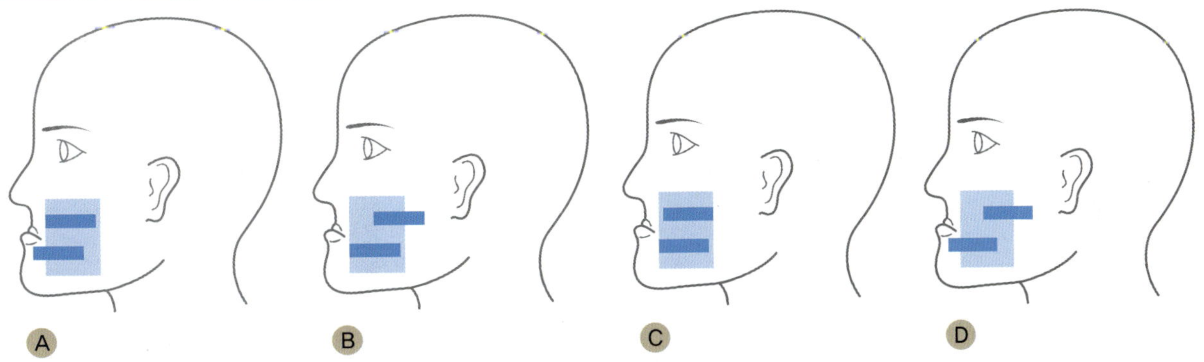

그림 3-11-21 하악전돌증의 분류

A. 하악전돌에 의한 것 B. 상악후퇴에 의한 것
C. 상하악 돌출 정도 모두 정상 D. 상악후퇴와 하악돌출에 의한 것

4) 상악전돌증(Maxillary protrusion) (그림 3-11-22)

상악 치조돌기의 전돌이 현저한 치성 상악전돌증과 상악골 전체의 돌출이 현저한 골격성 상악전돌증으로 분류된다.

상악 전치는 순측경사에 의한 전방돌출이기 때문에 이른바 '뻐드렁니'를 나타내며 입을 다물기 어려운 경우가 많다.

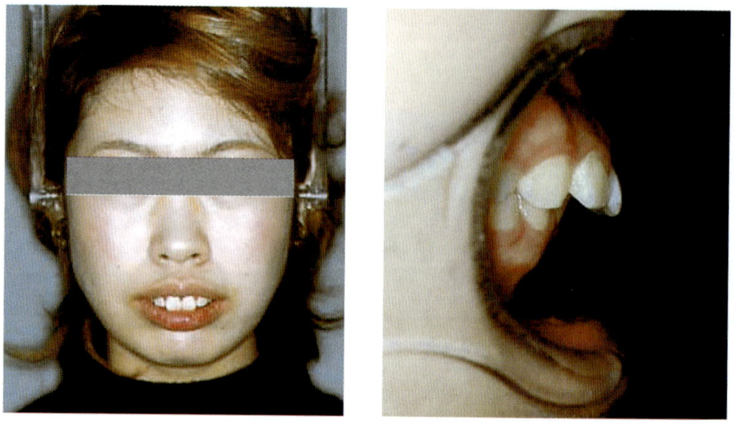

그림 3-11-22 **골격성 상악전돌증**

5) 안면비대칭(Asymmetry) (그림 3-11-23)

안면비대칭을 진단하는 데에는 명확한 기준이 없어 주관적인 판단에 맡겨지는 경우가 많다.

정면 세팔로(cephalo) 분석 측정치는 참고자료는 되지만, 경조직의 비대칭과 연조직의 비대칭이 반드시 일치하는 것은 아니다.

선천성에서는 제1, 제2새궁증후군에 기인한 안면비대칭, 후천성에서는 골격성 하악전돌증에 기인한 하악비대칭, 편측 하악두과형성에 기인한 상하악비대칭 등이 있다.

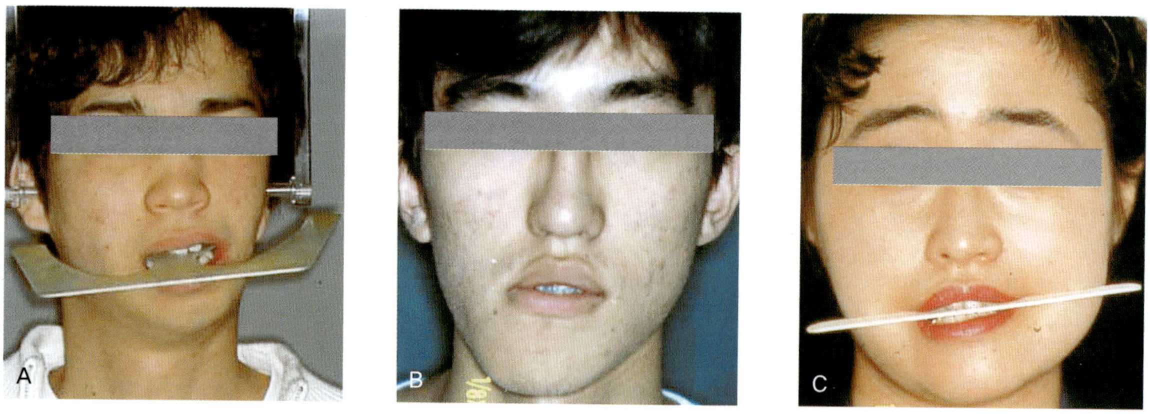

그림 3-11-23 **안면비대칭**

A. 제1, 제2새궁증후군에 기인한 안면비대칭
B. 골격성 하악전돌증에 기인한 하악비대칭
C. 우측 하악두과형성에 기인한 상하악비대칭

6) 개교증(Open bite) (그림 3-11-24)

교합 시 상하악의 치아가 서로 닿지 않아 상하악의 치아와 치아 사이에 틈새가 생기는 것으로, 치성과 골격성이 있다.

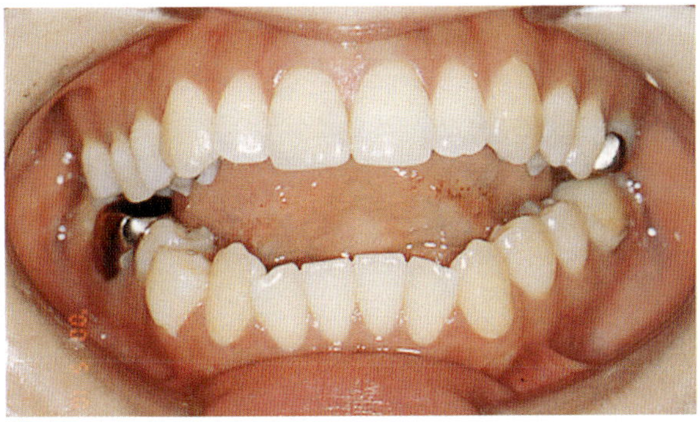

그림 3-11-24 **골격성 개교증**

3. 치료의 흐름 (그림 3-11-25)

1) 진단 및 치료계획

악교정 수술 환자에 대한 철저한 평가와 진단은 성공적인 수술을 위해 가장 중요한 요소이다. 이를 위해서는 환자의 주소, 체계적인 임상검사, 방사선 영상분석, 치아모델 분석 등을 통해 종합하고 정리해서 진단한 다음 치료방침 및 치료계획을 세운다. 수술 계획은 보통 치과교정의와 구강악안면외과의의 협의 하에 결정되며 수술 전 교정 - 수술 - 수술 후 교정의 단계로 진행된다.

2) 치료

(1) 수술 전 교정

대부분의 악골 기형 환자는 악안면 수술 전 교정이 필요하다. 악골 기형으로 인해 구강 주위 조직에 대한 압력으로 변화된 치열을 정상 상태로 되돌려 놓아 수술이 최대한 효율적으로 이루어질 수 있게 하는 것이 수술 전 교정의 목적이다(그림 3-11-26).

최근에는 수술 전 교정 없이 수술을 먼저 하고 그 다음에 교정을 하는 선수술법이 시도되고 있는데 악골 기형이 심하지 않은 경우에 가능하다. 안모 개선이 먼저 이루어지고 교정치료 기간도 단축되는 장점이 있으나 수술 시 구강악안면외과의와 교정의의 긴밀한 협의하에 치료계획이 세워져야 만족한 결과를 얻을 수 있다.

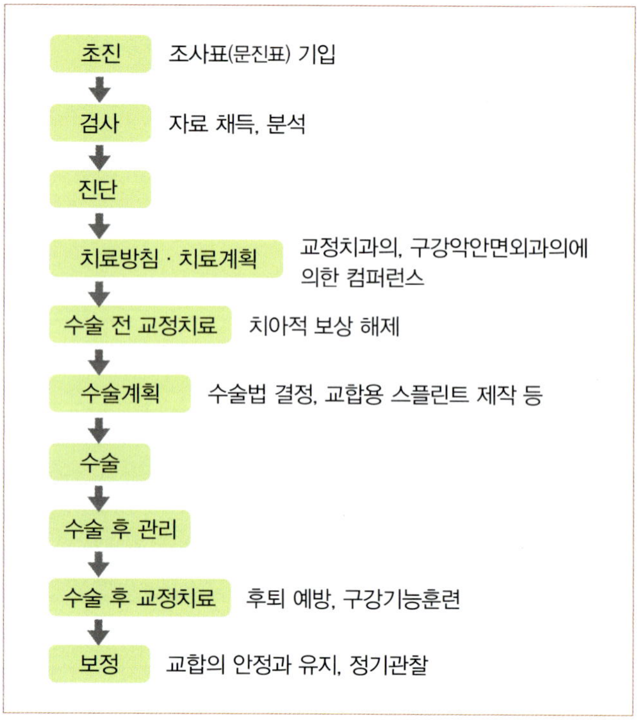

그림 3-11-25 **치료의 흐름**

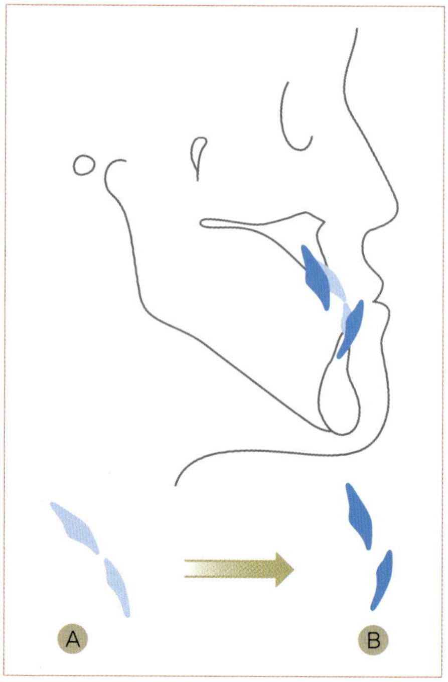

그림 3-11-26 **수술 전 교정의 목적**
A. 치열교정 전 B. 치열교정 후

(2) 수술

① 상악골

a. 르포르(Le Fort) 골절단술 (그림 3-11-27A)

상악골 수술교정을 위한 수술법으로 골을 절단하는 방법에 따라 Ⅰ형, Ⅱ형, Ⅲ형의 세 가지 방법이 있는데, Ⅰ형 골절단술은 수평적인 절단방법으로 가장 많이 시행되며, Ⅱ형, Ⅲ형은 중안모나 안와부위를 포함한 상악골의 심한 부조화가 있는 경우에 시행된다.

르포르 Ⅰ형 골절단술은 상악골을 수평, 수직적으로 동시에 이동시킬 수 있으므로 상악골의 부조화를 제거하여 안면비대칭을 치료한다.

b. 상악 전치부 분절골절단술 (그림 3-11-27D)

상악의 수평적 과성장 즉, 골격성 상악전돌증이나 전치부 개교에 대한 술식이다. 소구치를 발치하고 그 발치 공간을 골절단부로 삼아 상악 전치부의 치조골편을 후방 이동하거나 회전 이동하는 방법이다. 최근에는 SAS(골내고정원, skeletal anchorage system)에 의해 교정을 주체로 한 매우 낮은 침습의 수술로 상악 전치부 분절 골절단술과 같은 효과를 나타내고 있다.

② 하악골

a. 하악골 상행지 시상분할골절단술(Sagittal Split Ramus Osteotomy, SSRO) (그림 3-11-27B)

하악골에 대한 골절단술로서 가장 널리 보급되어 있는 수술법 중 하나로 하악전돌증 및 후퇴증을 치료하는 대표적인 술식이다.

구강 안으로 접근하여 하악지를 내외측으로 넓게 수질 사이에서 분할하기 때문에 수술 후 골유합이 잘 된다.

b. 하악골 상행지 수직골절단술(Intraoral Vertical Ramus Osteotomy, IVRO) (그림 3-11-27C)

하악골 상행지 외측을 하악절흔에서 하악지의 후방 또는 하연까지 수직으로 분할하는 방법이다. 수술시간이 짧고 출혈량이 적으며 감각장애의 발생빈도도 적다.

c. 하악 전치부 분절골절단술 (그림 3-11-27E)

하악 전치부의 치조골을 절단한 다음 후방, 상방 또는 측방으로 이동하여 교합을 개선하는 방법이다.

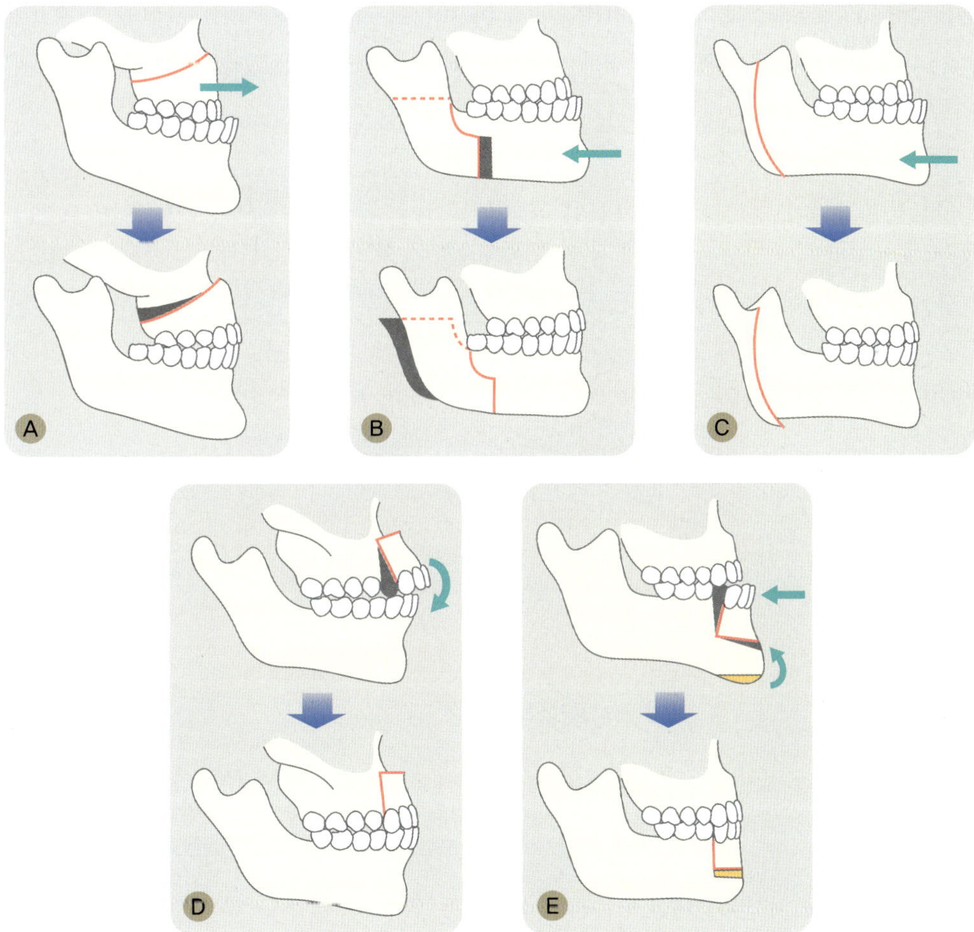

그림 3-11-27 **주요 악골 기형 수술법**

A. 르포르 I형 골절단술 B. 하악골 상행지 시상분할골절단술 C. 하악골 상행지 수직골절단술
D. 상악 전치부 분절골절단술 E. 하악 전치부 분절골절단술

(3) 수술 후 교정

수술 후 악골관계가 안정되면 적절한 교합을 위해 수술 후 교정치료가 필요하다. 이 과정을 통해 바람직한 악골 위치에 치아가 정착되어 제 기능을 할 수 있게 된다.

일반적으로 수술 후 교정치료 기간은 3~6개월이 소요된다.

Memo ■ 악골기형의 치료목표점

완전히 동일한 악골기형이라도 성형외과를 찾는 환자의 주소는 '미용 · 심미장애'이며 '저작장애'인 경우는 없다.

구강악안면외과를 찾는 환자 대부분은 '저작장애'를 주소로 하고 있다.

악골기형을 치료함에 있어 '저작장애'를 주소로 내원한 경우라도 그 심층의 심리에는 '미용 · 심미' 측면이 존재한다는 사실을 잊어서는 안 된다.

동시에 '미용 · 심미' 목적으로 내원한 경우라도 '교합 · 저작'을 빼고서는 치료가 성립되지 않는다는 사실을 환자에게 인식시킬 필요가 있다.

핵심포인트

① 구강 연조직의 소대이상에는 설소대유착증, 상순소대비대증, 협소대이상 등이 있으며, 정중이개, 치아위치이상, 치주염, 수유 · 저작 · 발음장애 등을 유발한다.

② 설소대유착증(ankyloglossia)은 소대가 짧고 강인하며 혀의 전방 및 후방 운동이 제한되어 수유, 저작장애, 발음장애가 발생하므로 치료 대상이 된다.

③ 설소대유착증의 치료는 4세 이하의 경우 혀의 기능훈련에 의해 상태가 좋아지는 경우가 많으나 5세 이상이 되어도 장애가 있으면 소대연장술이나 소대절제술을 시행한다.

④ 정중능형설염은 캔디다증과의 연관성이 있으며 중년 이후의 남성에게 많이 발생한다.

⑤ 균열설은 가족성으로 발생하거나 전신질환에 동반해서 발생하는 경우가 있다.

⑥ 구순구개열은 구강악안면영역의 선천이상 중에서 가장 발생빈도가 높다.

⑦ 구순구개열에서는 수유장애, 심미장애, 언어장애, 치아이상, 치열부정, 턱 발육장애 등 다양한 장애를 일으킨다.

⑧ 구순성형술은 보통 생후 3~4개월 경(체중 5.5kg 이상)에 실시하며 구개성형술은 생후 1년 6개월 경에 실시하는데, 출생 후 너무 일찍 수술을 시행하면 상악골 성장발육이 억제된다.

⑨ 두개악안면 기형에는 상악골 저성장, 하악골 저성장, 하악전돌증, 상악전돌증, 안면비대칭, 개교증 등이 있다.

Index

찾아보기

- 한글
- 영어

한글

ㅂ

ㅅ

ㅇ

ㅈ

ㅊ

ㅋ

ㅌ

ㅍ

ㅎ

기타

영어

A

B

C

D

E

F

G

H

U

V

Z

감수 및 편저자

- **감수**

차인호 교수　연세대학교 치과대학 구강악안면외과학 교실

- **편저**

임순연 교수　남서울대학교 치위생학과
강현주 교수　광주여자대학교 치위생학과
구자영 교수　삼육보건대학교 치위생과
김다혜 교수　동서대학교 치위생학과
김재은 교수　서영대학교 치위생과
김한나 교수　연세대학교 치위생학과
박보람 교수　대전과학기술대학교 치위생과
윤미혜 교수　안동과학대학교 치위생과
이금선 교수　수원여자대학교 치위생과
정경이 교수　호남대학교 치위생학과
정나래 교수　한서대학교 치위생학과
정명희 교수　송호대학교 치위생과
정임희 교수　을지대학교 치위생학과
최규영 교수　강동대학교 치위생과
최진선 교수　강릉원주대학교 치위생학과

치과위생사를 위한
구강악안면외과학

2019년 8월 12일 초판 발행
2021년 8월 20일 2판 발행
2023년 2월 20일 3판 발행
2024년 7월 25일 4판 발행

감　　수 차인호
편　　저 임순연 · 강현주 · 구자영 · 김다혜 · 김재은 · 김한나 · 박보람 · 윤미혜
이금선 · 정경이 · 정나래 · 정명희 · 정임희 · 최규영 · 최진선
발 행 인 최경희 · 배영환
발 행 처 도서출판 의학교육
등록번호 제2013-114호
주　　소 서울시 영등포구 영중로 138-1(영등포동 8가 80-2) 드림프라자 B 901호
Tel 02) 2637-4806, 4863　Fax 02) 2637-4807
홈페이지 www.medipub.co.kr
E-mail okpress1208@naver.com
정　　가 45,000 원
ISBN 979-11-6127-219-1 93510